건강기초의학대람 II

- 인체 기관별 건강 및 한의학적 건강법 -

의학박사 **천병수** 저

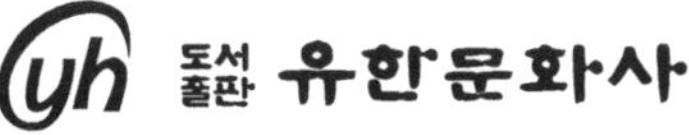
도서출판 유한문화사

머 리 말

기초과학과 기초의학이 무너지면 모든 과학의 본질은 사상누각과 같이 될 것이다. 오늘날 과학기술은 인류의 연구 결과에 의해 이미 큰 체계가 성립되어 있다. 그러나 과학의 발전은 무(無)에서 유(有)를 창조한 것이 아니라 그 대부분은 가까이 있는 자연의 창조물(생물)에서 찾으려 하였다.

20세기 과학기술은 대량 생산 대량 소비를 목표로 발전해온 결과, 지구환경이나 인류 자신에 큰 부하를 주었다. 21세기 과학기술은 환경과 사람에 부드럽고 에너지 절약과 자원 절약을 약속하는 일이 현대사회에서 절실히 요구되고 있다.

현대 사회에 있어서 인간에게 가장 중요한 것은 어떠한 기초의학 전반에 걸쳐 또는 식물에서, 육류에서의 영양가에 의한 인체의 밸런스에 이상적일까라는 말은 쉬우면서도 어려운 문제이기도 하다. 저자는 이러한 관점에서 종래의 저서들이 호구지책으로 광란하게 열거 형식으로 설명되어진 틀에서 탈피하고자 저자가 대학과 대학원에서의 강의 내용 등과 30여 권의 저술을 총 망라하여 간단명료하고 알기 쉽게 포인트를 중심으로 교재를 만들고자 몇 십 년의 자료를 수집하여 저서를 집필하게 되었다.

인체 각 기관들의 생명체에 대한 생리반응과 화학적 변화 등과 결핍에 의한 질병, 과다 섭취에 의한 고장 등을 의학적으로 이해하고 건강하게 살아갈 수 있는 법을 소개한다. 영양소가 인체에 흡수되면 어떠한 메커니즘에 의해 작용하는가에 대해 세밀하게 설명하여 식품영양학, 식품공학, 생화학, 생리학 등 기초의학 일반에 이르기까지의 내용을 총 망라하였다.

전공 학생은 물론 자연과학 전공자, 영양사, 식품학, 의학전공자 등에까지 관심이 있는 일반인은 물론 예비 기초의학 과정을 쉽게 이해할 수 있으며, 자연과학을 익숙하게 접할 수 있는 모든 사람들을 대상으로 필히 알아두어야 할 내용들을 순도 높게 패턴별로 형식을 타파한 모름지기 기초의학의 마지막 보로인 기초의학대전을 집대성하고 정리하여 알기 쉽게 저술하였다.

특히 본서는 저자가 20여 년 간 대학 필드에서 기초의학 교수로서 느낀 폭넓은 기초의학 전반을 꾸준히 연구하면서 100여 개 부문(총 5편)으로 나눠 10여 년 간 꾸준히 집대성한 백과사전과 같은 의미있는 서적으로서, 분야별 5편(5권)의 의학백과 사전으로 21세기 패러다임을 바꿔 놓을 획기적인 저서가 되기를 기대한다. 또한 이 저서를 통해 많은 일반인은 물론 전공자들의 필독서로 쓰여졌으면 하는 바램이다. 끝으로 이 책의 제작에 있어 물심양면으로 아낌없는 성원을 해주신 유한문화사 사장님과 직원 여러분께 깊은 감사를 표합니다.

2025년 9월

저자 천병수 박사

차 례

— 인체 각 기관별 구조 및 건강편 —

제 1 장 소화기 건강법 / 19

제 2 장 호흡기 건강법 / 31

제3장 눈 건강법 / 47

제4장 치아 건강법 / 65

제 5 장 비뇨기계 건강법 / 75

제 6 장 이비인후과계 건강법 / 85

제 7 장 혈액 건강법 / 97

제 8 장 척추 건강법 / 119

제 9 장 간 건강법 / 143

제 10 장 신장 건강법 / 177

제 11 장 장 건강법 / 185

제 12 장 재생의학 건강법 / 225

제 2 장 자연식 건강법 / 273

제 3 장 산약초와 법제에 의한 효능 / 299

제 6 장 생명공학을 지탱하는 전자공학 / 481

병원용어 / 497

인체 각 기관별 구조 및 건강편

제 1 장

소화기 건강법

1. 소 화

우리가 매일 먹는 음식물이 몸에서 흡수될 수 있는 상태로 잘게 분해되는 현상을 소화라고 한다. 우리는 음식물을 먹고 소화된 물질(영양분)을 흡수하여 활동할 수 있는 에너지를 얻게 된다. 즉 우리가 활동하는 데 필요한 에너지를 얻기 위해서는 입, 식도, 위, 작은창자, 십이지장, 큰창자와 같은 소화기관과 간, 쓸개, 이자, 침샘과 같은 소화를 도와주는 기관이 있어야 한다.

2. 소화기관

섭취한 음식물을 분해하여 몸에 필요한 영양소를 흡수한 후 혈액 속으로 보내지고 남은 찌꺼기들은 몸 밖으로 내뱉는 일을 하는 장기로서 치아와 혀, 위, 십이지장, 소장, 대장, 항문에 연결되어 관처럼 생긴 기관들로 타액선, 간장, 췌장 등의 장기가 모두 소화기관에 포함된다.

3. 소화기 진단 및 질환

3.1 췌장염

췌장은 두 가지 기능을 담당한다. 하나는 췌장액이란 소화효소를 분비하는 곳이며, 또 하나는 인슐린 호르몬을 분비해 혈당을 조절하는 장소이다. 주로 췌장에 생기는 대표적 질환은 췌장염이다.

1) 원 인

췌장의 염증은 급성과 만성으로 나눌 수 있다. 급성 췌장염의 경우는 남자가 여자보다 더 자주 발현하게 되는데, 그 이유는 췌장염의 발생이 알코올의 섭취 남용과 밀접한 관계가 있기 때문일 수도 있다. 그리고 췌장염은 결석이 있는 담낭염이 있는 환자에게도 자주 일어나며, 담도수술과 후복막 결절 절개술과 같은 수술 후에 췌장염은 높은 빈도로 발생한다.

그 외의 원인으로는 바이러스성 간염, 유행성 이하선염, 소화성 궤양, 신경성 식욕불량, 췌장 파열을 야기하는 외상, 내시경 역행성 담낭 췌장 조영술에 의한 약물에 의해서도 일어난다고 한다. 어린이들은 췌장염에 걸리는 빈도가 낮은데, 일반적으로 어린이들의 췌장염은 이차적 유전적 요인, 과지방혈증, 담낭계의 회충 혹은 창상과 같은 다른 질환과 관련되어 일어날 수 있고, 당성 피질성 스테로이드군 치료 시에 일어나기도 한다.

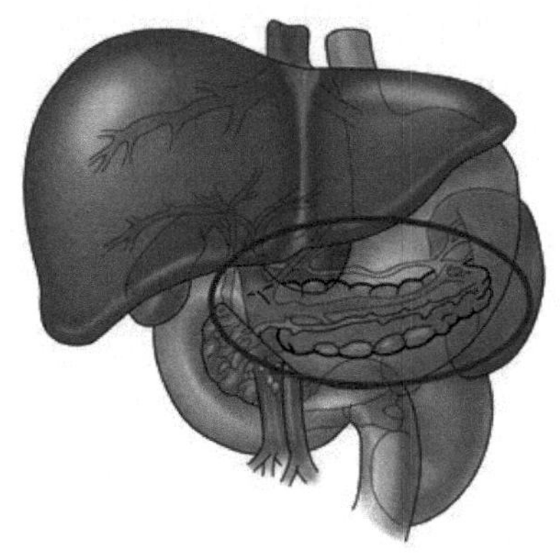

만성 췌장염은 췌장이 점차적으로 변성되어진 상태를 말하며, 췌장염이 반복 재발됨으로써 점진적으로 췌장이 파괴되어진 상태를 말한다. 미국의 경우 만성알코올 중독이 만성 췌장염의 가장 흔한 원인이며, 단백질 영양실조군의 경우는 만성 췌장염의 원인이 되기도 한다.

2) 증 상

급성 췌장염의 경우는 칼로 저미는 듯한 통증이 좌측 상복부 또는 상복부 위로 느껴지며, 구역질과 구토가 동반되기도 한다. 이 통증은 응급치료를 요하는 경우가 많고, 등쪽으로 퍼지듯이 일어날 수 있다. 이러한 통증의 시작은 음식물이나 알코올과 관련되어 나타난다. 만성 췌장염의 경우도 급성과 같이 점차 무딘 통증이 심한 통증과 구토, 발열 그리고 황달과 더불어 나타난다. 사람들은 대개 반듯하게 누울 때 좀 더 많은 통증을 느끼게 된다. 주로 음식 섭취 후 통증을 유발하므로 음식 섭취를 꺼려하게 되어 체중 감소가 나타나며, 당뇨병성 가스로 인한 복부팽만, 복부경련을 유발하고, 또한 냄새가 좋지 않은 지방성 변이 나타날 수도 있다.

3) 진단 및 검사

진단은 혈액 검사로 아밀라아제라는 효소를 점검함으로써 알 수 있다. 아밀라아제는 급성 췌장염의 가장 적합한 검사로서 건강한 췌장에서는 아밀라아제의 대부분이 장내로 들어가서 머물러 있게 되며, 단지 소량만이 혈액 속에 침착되어 있다. 급성 췌장염의 경우 아밀라아제의 많은 양이 췌장의 림프와 혈류 속으로 들어가게 된다. 이 외에도 혈청 리파아제 검사가 있으며 필요한 경우에는 복부 초음파검사나 대변검사, 소변검사 등을 시행하기도 한다.

4) 치 료

단편적인 치료로는 일단 금식하는 것이 좋으며, 대개 3일 정도 경과하면 복통은 가라앉는다. 증상이 경감되고 정상적인 상태가 되면 죽이나 스프와 같은 유동식을 점차적으로 섭취하면 된다. 담석으로 인한 췌장염은 수술로 담석을 제거해야 하며, 췌장 조직이 썩어 생긴 괴사성 췌장염이나 출혈성 췌장염 등 심한 경우를 제외하고는 수술보다 안정요법을 쓴다. 주로 진통제로 통증을 다스리며, 금식기간 동안은 충분한 수분공급이 필요하다. 식사는 가급적 기름진 음식을 피해야 하며, 췌장효소 등을 복용해 소화를 도와야 한다.

3.2 간 염

간염은 간에 염증이 발생하는 것을 의미하며, 주원인은 바이러스나 세균 혹은 독성물질에 의해 발생한다. 특히 간염은 주로 B형과 C형 간염 바이러스에 의해 발생하며, 이들 모두 만성화 되면 치명적인 간 경변이나 간암을 일으킬 수 있다. 특히 우리나라의 경우 전 국민의 10%에 해당하는 사람이 체내에 B형 간염 바이러스를 가지고 있는 것으로 알려져 간염은 우리나라에서 가장 중요한 보건질환으로 국민질환의 하나가 되었다.

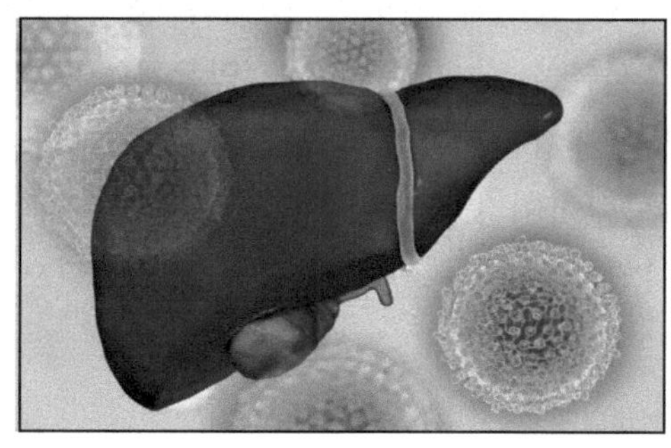

1) 종 류

간염을 일으키는 바이러스는 A형, B형 그리고 A형도 B형도 아닌 형으로 구분되며, 이 중 우리나라에서 가장 흔한 발병 원인은 B형 간염 바이러스(HBV)이다.

(1) A형 간염

잠복기가 가장 짧은 간염으로 주로 전 인구 중 15세 이하에서 발병률이 높은 것으로 대부분 자신도 모르는 사이에 앓다가 치유가 된다. 또한 한번 앓고 나면 평생 동안 면역이 지속되어 재감염 되지 않는다. 위생상태가 깨끗하지 못한 지역에서 주로 발생하지만 유행성일 때에는 지역에 상관없이 감염에 의해 발생하고, 감염된 물이나 우유 또는 음식, 특히 생조개 등을 섭취하면 생길 수 있다.

주로 대변에 오염된 채소 등을 섭취함으로써 발생할 수 있다. 특히 A형 간염 대상자는 황달현상과 초기에는 바이러스가 대변과 혈액에 의해 감염이 되기도 한다. 즉 A형 간염은 밀접한 접촉이나 배설물에 오염된 물품을 취급함으로써 사람에게서 사람에게로 전염이 된다. 감염된 사람은 증상이 나타나기 전에 배설물로 바이러스를 배출하므로 나머지 가족들도 감염 위험에 놓이게 된다. 대부분 건강한 사람은 쉽게 회복이 되어 치사율이 낮긴 하지만 간혹 악화되어 간부전증과 같은 증상을 나타내기도 하고, 전격성 간염으로 진행되기도 한다.

(2) B형 간염

간염을 주로 일으키는 원인은 건강한 보균자나 급성 간염을 앓고 있는 환자이다. 특히 감염된 사람의 혈청과 접촉하게 되어 전염되는 것이 주요 전염원으로 혈액을 통해 전염된다. 보균자란 감염 바이러스가 세포 내에서 감염되어 있기는 하나 몸 안에 있는 면역계에 감지되지 않아 염증 반응이 일어나지 않은 상태를 말한다. 이러한 보균자에는 부모로부터 직접 감염되어 평생 면역반응이 일어나지 않는 평생 보균자가 있고, 면역계가 형성된 후 면역계에 감지되기 전까지의 잠복기 보균자가 있다.

감염된 사람의 혈액을 수혈 받거나 면도기, 성접촉 등에 의해 전염이 되는 것으로 술 컵을 돌리는 것이나 음식물을 같이 떠먹는 것만으로는 전염될 가능성이 거의 없다. 그리고 간염을 앓고 있는 여자가 아이를 임신할 경우 태반을 통해 신생아 간염을 일으킬 수 있는데, 이 경우는 아이가 태어나자마자 감염 억제작용을 지닌 감마글로불린을 필수적으로 접종해야 한다. 10～20% 정도가 만성간염으로 이행되고 간경변증이 되기도 한다.

(3) A형도 B형도 아닌 간염

이 간염은 바이러스가 검출되지 않아 확실한 진단에 어려움을 겪었던 것으로 최근에 이러한 간염의 주된 바이러스가 C형 간염 바이러스인 것으로 알려지고 있다. B형 간염과 같이 보균자에 의해 전염이 되는 것으로 알려져 있다. 혈액이나 정액을 통해 비경구적으로 사람과의 접촉에 의해 전염이 되는 것으로 수혈이나 면도기, 성접촉 등과 같은 것이 포함된다. B형 간염처럼 10～20% 정도가 만성간염으로 이행되는 것으로 알려져 있다.

2) 증 상

위 세 가지의 감염 모두가 비슷한 증상을 나타낸다. 주된 증상으로는 황달, 무기력, 과민증, 근육통, 식욕부진, 오심, 구토, 우측 상복부통증, 설사 또는 변비, 열 그 외 유행성 감기 같은 증상이 있고, 심한 경우는 출혈 경향이나 빈혈의 증세가 나타난다. 몸이 가려워지는 소양증 증세는 전형적으로 심하지 않고 일시적이나 초기나 말기에 심한 경우도 있으며, 황달은 눈과 점막에서 먼저 나타나게 된다.

어린이는 대부분 황달이 없으나 어른의 경우는 황달이 오기 몇 일 전 보통 소변이 짙어지고 회백색 대변을 보게 된다. 황달이 나타나기 시작하면 초기에 나타나던 감기 또는 소화기계 증상들은 대부분 없어지게 되며, 일반적으로 황달이 심한 시기는 황달이 나타나기 시작하여 1～2주 후이며, 1～6주 후에는 황달기가 빠지게 된다.

3) 검 사

(1) SGOT/SGPT : 황달이 나타나기 1～2주 전부터 상승하기 시작하여 보통 증상이 나타난 후 1주일이면 가장 높이 올라간다. 그러나 이 수치가 간세포의 파괴와는 직접적인 상관관계가 희박하므로 간염예후의 척도가 되지는 못한다.

(2) 혈청빌리루빈(Bilirubin) : 황달이 있음을 알 수 있는 검사로 수치가 매우 높거나 높은 상태로 오래 지속되면 간염이 심한 것을 의미한다.

(3) 혈청검사 : 간염항원항체에 대한 검사로서 일반적으로 신체검사에서 간염항원항체가 음성으로 나온 사람은 예방백신접종을 맞아야 하며, 항원은 음성이나 항체가 양성인 경우는 이미 면역력이 생긴 것을 의미하므로 B형 간염에 대해서는 안심할 수 있다. 그러나 항원양성에 항체 음성인 경우는 간염바이러스에 감염되었음을 의미하며, 이때는 적어도 1년에 한번 이상 병원을 찾아 간기능 검사와 초음파검사 등으로 간염의 악화 유무를 점검해야 한다.

4) 치 료

급성 간염은 대부분이 발병된 지 3～6개월 만에 완치되며, B형 간염, 수혈에 의한 간염이 중증의 간염이나 만성간염, 간경변으로 발전하기 쉬우므로 평소 충분한 안정과 식이요법을 엄격히 따르는 것이 중요하다. 간염과 관련된 피로는 일상생활에 지장을 준다. 대부분의 사람들은 황달 전기에 극심한 피로를 경험하고, 황달기가 나타나는 동안에 더 강하게 느끼기 시작한다. 따라서 심한 피로감을 호소할 때에는 휴식을 충분히 취하는 것이 중요하다. 물론 모든 사람이 반드시 간염이 걸리면 절대 안정을 취해야 한다는 것은 아니다.

영양이 풍부한 아침식사를 섭취한다. 왜냐하면 식욕부진은 보통 낮 동안 악화되므로 아침식사를 제일 잘 할 수 있기 때문이다. 충분한 영양을 섭취하는 것은 중요하나 양이 많고 기름기 있는 음식은 간 기능을 저하시키고, 메슥거림을 유발할 수 있으므로 삼가하도록 도와준다. 따라서 주로 고단백, 고칼로리, 고비타민, 보통의 지방을 섭취하도록 식단 계획을 짜도록 한다. 식욕이 없고 복통이 있는 경우는 먹기 쉽고 소화가 잘 되는 식품을 조리해 먹거나 주식 대신 부식을 충분히 먹도록 한다. 그리고 식사는 소량씩 자주, 예를 들면 하루에 4～5회씩 먹도록 한다.

최근에 간염치료에 도움을 주는 것으로 알려진 치료법은 인터페론 주사뿐이며, 특히 간염 중에서도 조직검사상 앞으로 간경변 등으로 악화될 소지가 많은 활동성 간염인 경우 인터페론 주사요법을 받는 것이 바람직하다. 그러나 인터페론 주사요법은 많은 비용이 소요되며, 부작용 또한 만만치 않아 의사의 면밀한 진찰 아래 시행되어야 하며, 어렸을 때부터 간염에 걸린 사람은 치료효과가 높지 않다는 단점이 있다.

이와 같이 간염에는 특효약이 없으므로 어떤 약제를 피해야 하는 방법을 아는 것이 더욱 중요하다. 그리고 일반적인 증상의 완화, 즉 가려움증이나 메슥거림, 구토 등의 증상 완화를 위해 약물을 투여할 수 있으나 스테로이드제의 사용은 금하고 있다.

3.3 변 비

변비란 대장 연동운동의 저하로 원활한 배변운동을 하지 못하는 질환으로서, 하복부의 불쾌감과 항문출혈이 주요 증상이다. 변비가 있는 이들은 대부분 대변을 볼 때 힘들어 하든가, 횟수가 드물거나 정상 이상으로 변이 굳은 증상을 호소한다. 대체로 3일이 지나도 대변이 나오지 않거나 1분 이상 힘을 주어야 배변이 될 정도로 굳은 대변을 볼 때 변비가 있다고 생각하면 된다.

물론 변비에 대해 확정된 의학적 기준은 없다. 그리고 사람에 따라 자신이 편안하게 여기는 배변기간은 다양하다. 가령 일주일 동안 배변을 하지 않아도 별로 불편하지 않은 사람은 변비가 아니라고 할 수 있다.

(1) 선천적 이상으로 인해 올 수 있다.
(2) 작업상의 활동상 직립자세를 오래 취하게 되면 생길 수 있다.
(3) 섬유소가 적은 식습관은 장운동을 저하시키고, 변의 양을 적게 하므로 올 수 있다.
(4) 정해진 시간에 배변을 하는 훈련이 되어 있지 않거나 개인적인 일로 인해 변의를 참게 되는 등의 습관이 반복되면 변비가 발생한다.
(5) 적당한 배변 자세는 가슴과 다리를 구부리고 복부 면적을 적게 하여 복강내압을 증가시키는 것이다. 그러나 서양식 변기는 복강 내압의 증가가 적어 완전 배변이 여의치 않아 변비를 초래할 수 있다.
(6) 불필요한 하제와 관장약의 사용은 정상적인 배변운동을 저하시켜 변비가 생긴다.
(7) 횡경막의 근력 약화, 복근력의 허약, 골반상의 허약 그리고 장 근조직의 이완 등의 문제로 배변력이 떨어져 변비가 일어난다.
(8) 장반사 운동이 안 되어 변비가 생길 수 있다.
(9) 직장 배변 반사가 소실되어 직장 안에 변이 들어가도 직장 벽이 둔해져 변비증을 느끼지 못한다. 이것은 하제와 관장약을 남용하거나 변의를 무시하는 습관에 의해 일어난다.
(10) 장 내부의 협착이나 항문 괄약근의 장애로 인해 장 내용물이 전진하여 저항이 증가되어 발생할 수 있다.
(11) 위장 질환에 의해 변비가 가능하다. 또한 위장병에 대한 약물 복용의 결과로도 변비가 생긴다.

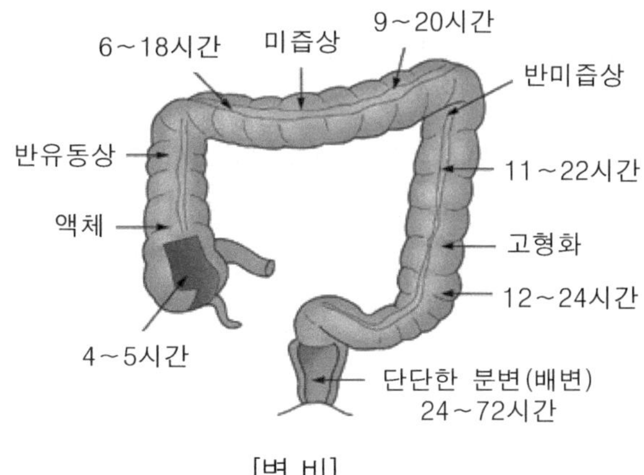

[변 비]

(12) 금속류인 납, 비소, 수은, 인 중독 시 변비가 생긴다.
(13) 약물남용, 대사성 내분비적 원인과 대장질환에 의해서도 변비가 생길 수 있으며 신경성 변비도 있다.

만복감, 직장 압박감, 그리고 잦은 배변 욕구를 갖게 된다. 오랜 변비 뒤에는 상복부 팽만감, 오심, 트림, 역류, 복부 불쾌감이 있을 수 있고 두통, 어지러움증, 식욕감퇴, 구강 내 악취 등이 전신 증상으로 있을 수 있다.

《 변비 시 유의사항 》

① 얼마 동안 변비가 있었는가?
② 최근에 배변습관에 어떤 변화가 있는가?
③ 얼마나 자주 대변을 보는가?
④ 변의가 없는 것인가? 아니면 변을 배출시키는 것이 어려운 것인가?
⑤ 변의 굳기는 어느 정도인가?
⑥ 배변 후에 완전히 배출된 뒤에 느끼는 시원한 기분이 드는가?
⑦ 배변 시에 통증이 있는가?
⑧ 배변 시 출혈을 보인 적이 있는가?

위의 내용을 기초로 하여 진단을 하게 되며, 검사방법으로는 손가락을 이용하여 항문 압통감이 있는지, 괄약근의 톤, 직장 체류, 폐쇄성 종양의 유무를 알아보는 수지검사가 있고, 그 외 직장경, 대장경, 대장 X선 검사가 있다.

변비약을 복용하거나 심한 경우 관장을 할 수 있지만 남용할 경우 배변 습관을 더욱 나쁘게 해 증상이 오히려 악화될 우려가 있다. 따라서 장기적 측면에선 올바른 식사와 배변습관이 변비 치료를 위해 바람직하다. 특히 만성 변비의 가장 효과적인 치료법은 단순한 배변 훈련이다. 규칙적으로 조식 후 충분한 시간(10분 이상)을 들여 대변을 보도록 시도하고, 반응이 없으면 일상 활동 후 식후에 다시 시도해 보는 것이 좋다.

올바른 식습관에 있어서는 채소나 과일 등 고섬유소 식사를 위주로 하며, 평소 물을 많이 마시도록 한다. 채소류 중에서도 부피만 차지하는 김치 콩나물류 보다 입에서 물이 질겅질겅 씹히는 수분 함유력이 높은 차전초, 상치, 당근 등이 좋다. 또 변비 치료를 위해선 평소 운동이 권장되는데, 이는 운동을 통해 자연스럽게 스트레스를 해소할 수 있기 때문이다. 근육 긴장력이 약한 사람은 복근운동으로 효과를 얻을 수 있다.

3.4 황 달

담즙 색소가 혈액 중에 나타나서 피부, 점막 기타의 장기에 침착하여 신체가 황염된 상태를 황달이라 한다. 증후명이며 병명은 없다. 황달이란 비에 습이 있고, 위에 열이 왕성하므로 눈과 온몸이 누렇고 소변도 누렇거나 붉은 빛을 띤다. 『동의보감』에서는 「황달이 생기는 것은 마치 누룩을 띄우는 것 같다. 5달은 다 습열인데, 대체로 습열과 이 진액과 혈액을 훈증하며 오르면 얼굴과 눈으로부터 온몸과 손톱, 발톱까지 모두 누렇게 되는 것이 황달병이다.」라고 하였다.

황달의 원인에 대해서는 대체로 그 병이 땀을 내야 할 경우에 땀을 내지 않아도 황달이 되고, 오줌을 잘 내리게 해야 할 경우에 이를 잘 하지 않아도 황달이 된다. 비위는 기육과 사지를 주관하는데, 한습과 내열이 합한 관계로 이렇게 된다. 또한 황달은 습열과 음식에 체한 경우도 생긴다. 이밖에도 동의 고전들에는 여러 가지 유인들과 원인들을 설명하고 있다.

총괄적으로 풍한이 사람의 몸에 감촉된 것, 유행성 감기 혹은 더위가 잠복하여 풀리지 못한 것, 술과 기타 음식물 상한 것 등등의 원인들이 있다. 그러나 원인은 거의 대부분 경우에서 일치하게 습열이 울결하여 사기가 나가지 못하거나 어혈로 인하여 누렇게 되는 것이다. 직 습열의 실증과 허증으로 구별된다. 황달의 종류는 주달, 곡달, 황한달, 여로달 등의 5달과 음황, 양황, 흑달, 황반 전염성 황달 등이 있다.

증상은 대체로 양황과 음황으로 종합할 수 있다. 양황은 습열이 울결하여 누렇게 되므로 일반적으로 표현되는 것은 맥이 삭하고 몸에 열이 있으며, 구갈이 나고 얼굴과 온몸의 피부는 귤빛 같이 몹시 누러며, 소변은 황적색이며 변비가 있다. 음황은 비위의 양기가 미약하므로 음한이 침입한 증후인데, 이것은 양황을 제때에 치료하지 못하거나 혹은 찬 약을 지나치게 써서 생긴 것이다. 일반적 증상은 팔다리가 궐랭하고, 맥은 침세하며, 그 빛은 황색이면서 거무스레하고 대변은 붉다.

치료는 양황에서는 위를 치료하는 데 위열을 내리게 하고 습을 제거하여야 하며, 음황에서는 비를 치료하는 데 비양을 덥게 해야 한다. 그의 치료 처방은 양황에는 습이 열보다 왕성하면 인진 귤피탕이나 이진오령산 등을 써서 온화삼리 하는 것이 좋으며, 열이 습보다 더 왕성하면 치자 백피탕을 써서 해열, 이뇨하는 것이 좋다. 음황에는 인진부자건강탕이나 이중탕에 인진, 복령을 가미하여 쓰는 것이 좋다.

일반적으로 표가 실하고, 땀이 없으며 오한이 있고, 누런 빛이 선명하면 계지황기탕이나 마황승즙탕을 써서 땀을 내고, 소변이 잘 내리지 않으면 이진오령산을 써서 잘 내리게 한다. 만일 반표 반리에 병이 있으면 복부촉진을 잘한 다음 대 소시호탕을 위주로 하여 인진을 가미하거나 인진호탕과 합하여 쓴다.

1) 폐색성 황달

담석, 담도염, 종양, 반흔 등 때문에 담도의 통과 장해가 일어나며, 담즙이 울체하여 재흡수되어 황달을 일으키게 되는 것이다. 담즙이 울체하면 간세포의 장해가 일어나게 되므로 악순환적으로 황달의 정도를 증가하게 된다.

2) 간세포성 황달

간세포가 상해되면 한 번 간세포에 의해 배설된 빌리루빈(담즙색소)이 재차 혈중으로 들어가 황달을 일으킨다. 바이러스성 간염, 중독성 간염은 이에 속한다. 종래 단순성(카타르성 황달)이라고 불리어 온 것도 대개는 바이러스성 간염(또는 유행성 간염)에 의한 황달이다. 외인성 중독의 원인으로는 좀약, 인, 클로로포름, 비소, 사르바르산 등을 들 수 있다. 내인성 중독의 원인으로는 임신성 황달이 있다. 세균성 감염에 의한 것에는 폐렴,황열병, 티푸스, 파라티푸스, 성홍열, 패혈증, 매독, 출혈성 스피로헤타 등을 들 수 있다.

3) 객혈 황달

생체 내의 적혈구 파괴가 병적으로 항진할 경우 빌리루빈의 생성 과잉에 의하여 황달을 일으키는 것이다. 악성빈혈, 발작성 혈색소뇨, 말라리아 등에 보이는 황달은 이에 속한다. 가족성에 선천적으로 만성 용혈성 황달도 이에 속한다.

4) 증 상

소화기 증상으로는 식욕부진, 토기, 구토, 상복부 압통 등이 있다. 신경증상으로는 두압, 두중, 피로, 기울 등이 있다. 피부 및 점막의 색은 황염한다. 안공막과 연구개에서 시작하여 후에는 전신의 피부, 점막이 황색으로 물들어 간다(인공 등화로 보면 가벼운 황달은 보기에 놓치는 수가 있으므로 주의를 요한다). 피부소양, 발진을 초래하는 수가 있다.

대변에 담즙색소가 부족하여 회백색으로서 변비로 기울어지고, 요는 갈색을 띤다. 맥박은 서맥, 즉 완서하다. 열은 간세포성의 경우는 발열하지만 폐색성 황달에는 담석증 등 이외에는 일반적으로 발열하지 않고 도리어 평균 체온 이하이다. 간장종창이 있고, 그 경도를 증가하며 압통을 수반한다. 용혈성인 경우는 비종을 수반한다. 병세가 좋아지면 점차 여러 증상이 감퇴하고, 대변색도 황색이 증가하여 피부의 황색이 감소하고, 요중에 우로비링을 인지하게 한다.

5) 치료법

치료법은 그 원인에 따라 다르다. 일반적으로 말하면 비호요법이 주요하므로 안정하게 눕고, 식사요법으로는 지방을 제한하고, 당질, 단백질 등이 풍부한 음식물을 공급한다. 고형식을 먹지 않는 것에는 우유 등 유동식을 취하게 한다. 식사요법은 10일 ~2주간 계속한다.

침구요법이 적응하는 경우는 담석증, 담도담낭염, 카타르성 황달, 급성간염으로 인한 황달 등이다. 기타는 적절한 내과적·외과적 요법을 행하게 한다. 황달을 현대의학에 의존해서 치료하기 보다는 한약과 침구에 의한 치료로 간경화, 간암 초기에 이르기까지 많은 환자의 치료 경험을 가지고 있다. 1차적으로 황달의 한방약은 한방의 3대 명약이라 불리우는 인진고탕, 인진오랭산이 이용되고, 담석에서 오는 황달에는 대시호탕이 이용된다.

6) 침구요법

카타르성 황달, 급성간염에서 오는 황달 치료는 다음과 같다.

(1) 온침요법

중완, 우양문, 기문, 일월, 천추, 관원. 곡지, 양릉천, 태충

배수혈 온침 : 심수, 격수, 간수, 비수, 위수, 비근, 담수, 담낭혈(음릉천하방 1촌) 머리에는 백회, 통천, 정영, 솔곡, 신정, 신문, 풍지, 천추에 자침

(2) 이침요법

M61(간염점), M51(교감), M88(십이지장), M76(간장 1), M77(간장 2), M55(신문), M96(담), M97(간) 상기혈 외에 췌점, 피질하점을 사용하여 특효를 본다.

상기에 자침한 후 잘 듣지 않을 때에는 췌점과 피질하를 추가해 보는 것도 좋은 방법이다. 일반침의 경우는 4호침을 사용하여 관통이 안 될 정도로 자침하고, 30분 유침 중 4~5회 회전자극을 주면 속히 회복된다. 피내침의 경우에는 1회 3혈씩 3~4일 간격으로 교대 치침하여야 한다.

치침중은 상시 귀를 만져 자극을 연속적으로 주는 방법도 좋은 방법이다. 황달에는 반드시 간염점(우측)에 2~3개 침을 자입하고, 피질하를 동시에 자침하되 매일 계속하여야 한다. 간경화, 간암인 경우는 예외이며, 원인 치료에 중점을 두어야 한다. 우측 귀의 간양 1, 간양 2는 전염성 간염에 주치하는 혈이다

제 2 장

호흡기 건강법

1. 호흡기는 튼튼하게

환절기에 호흡기 질환이 빈번한 이유는 아기들의 몸이 환절기의 급변하는 날씨와 심한 일교차에 적응을 잘 못해 방어 기전이 약화되는 탓이다. 또한 환절기가 호흡기 질환을 일으키는 바이러스들이 활동하기 좋은 조건을 갖추고 있는 탓이기도 하다. 아기의 호흡기가 성인에 비해 호흡기 질환에 잘 걸리는 조건을 갖추고 있다는 점도 빼놓을 수 없는 이유이다.

아기는 아직 면역학적으로 미숙한 신체를 가지고 있어서 인터페론과 같이 바이러스 감염에 중요한 방어 역할을 하는 면역물질의 생성이 적기 때문에 호흡기 질환에 더욱 잘 걸린다. 또한 어린 아기일수록 호흡기의 구조가 완전히 성장하지 않아서 표면적이 적고, 이로 인해 산소 공급 능력이 떨어지고, 기도 내경이 좁아 약간의 분비물이나 막힘이 있어도 쉽게 호흡곤란이나 합병증이 생긴다. 그런가 하면 기도 내 점액선의 밀도가 높아 균에 감염되면 가래가 많이 생기고, 기도가 잘 막히며, 가로막 근육 발달이 덜 되어 가로막이 쉽게 피로해지고, 호흡곤란이 올 때 견뎌내는 힘도 약하다.

2. 한의학적 호흡기 건강법

한방에서도 감기 예방의 첫 번째 수칙은 청결한 환경을 유지하는 것이라고 강조한다. 흔히 감기는 손에서 입으로 간다고 한다. 때문에 감기가 유행할 때는 사람이 많은 곳을 피하며, 가족들은 외출 후 집에 돌아와서는 손을 씻고, 양치질을 한 뒤에 아기를 가까이 한다. 몸이 약해진 아이라면 찬 기운이나 찬 음식에 노출되지 않도록 하여 감기에 걸리지 않게 해야 한다. 또한 평소 일반적인 체력 향상에 노력하며, 특히 피부를 단련시켜야 한다.

적당한 운동은 우리 몸의 기 순환과 기 출입에 도움을 주어서 체내 노폐물을 배출시킨다. 돌이 지났다면 햇빛을 받으며 뛰어놀 수 있는 환경에서 체질 및 면역력을 증강시킬 수 있도록 해주며, 돌 전이거나 걷지 못할 때는 짧은 시간이나마 유모차로 산보를 시켜준다. 또한 건강할 때 보약을 먹여두는 것도 감기를 예방하고 건강을 유지하는 한 방법이다.

아이들의 약한 부분을 보충할 시기는 질병이 없을 때가 더욱 좋다. 또한 이때 영양도 충분히 공급해 주어야 한다. 깨끗하지 못한 음식, 인스턴트, 자극성 음식물, 기름진 음식은 금하는 것이 좋으며, 밥에 따르는 부식물도 담백한 것으로 평소에 좋아하는 것을 주되 가능한 한 따뜻한 것이 좋다. 특히 아침에 일어나서 처음 먹는 물은 상온에 5분 정도 두어 찬 기운을 뺀 다음 마시거나 미지근한 물을 마신다.

3. 호흡기를 튼튼히 하는 식생활

1) 무엇보다도 담배를 절대 끊어야 한다.

흡연자가 비흡연자보다 사실은 20배나 폐암에 잘 걸린다는 사실은 알려진 지 오래다. 호흡 건강법에서 빼놓을 수 없는 것은 식생활이다. 호흡기의 점막을 보호하고 튼튼하게 해주는 식품들을 충분히 섭취하도록 한다. 일반적으로 유자・모과・생강・양파・밀감・검정콩・은행・호도・배추・무우・시금치・미역・김・굴・해삼 등이 호흡기에 좋은 식품이다.

이들 식품에는 점막을 튼튼하게 하고 자극에 대해 저항성을 높이는 비타민 A와 C 그리고 D가 다량 농축되어 있다. 유자・밀감・생강 등은 차로 매일 자주 마시면 더욱 좋다. 생강을 갈아서 즙을 내어 뜨거운 물에 부으면 생강차가 된다. 이렇게 식생활을 하여 호흡기를 튼튼하게 하면 수명에 큰 도움이 된다. 특히 담배 피우는 사람에게 권장한다. 천식환자는 새벽조깅을 조심한다.

2) 환절기, 황사 등이 호흡기 질환에 미치는 영향

정상인에게 갑자기 차고 건조한 공기를 호흡기로 주입하면 심한 천식증상과 비슷한 현상이 생기는 것을 발견할 수 있다. 우리 몸의 호흡기계는 될수록 따뜻하고 될수록 습기가 충분한 공기를 원한다. 그러나 차고 건조한 공기가 들어오면 코 안에서 일차적으로 가습과 온도를 올리는 1차적인 작용을 하게 된다. 그리고 코를 통해 내려간 공기가 목을 통해서 한 번 더 이런 작용이 일어나게 되며, 기관지를 통해서 폐의 깊숙한 곳까지 들어간다.

이때 폐 속의 기관지 내에는 습도가 높은 축축한 상태가 된다. 이런 상태라야 적당한 점도를 가진 객담이 만들어져 기관지로 들어온 이물질을 빨리 힘들지 않게 배출할 수 있다. 그러나 차고 건조한 공기가 들어오면 이러한 것이 객담의 정상적인 기능을 잃게 만들고, 기관지를 자극해 기관지 과민반응을 일으키게 된다. 이는 정상인에 한해 적용되지만 천식, 폐결핵 등 호흡기 질환자에게는 치명적인 결과를 초래할 수 있다.

천식환자는 새벽조깅을 조심한다. 기관지 천식환자가 환절기 새벽에 운동을 열심히 하는 것은 거의 살인적인 행위와도 같다. 그만큼 기존의 호흡기 질환자에게는 환절기가 고통의 연속이 되는 시기이다.

최근 황사현상이 점점 심해지고 있고, 서울의 대기오염이 최악인 상황에서 호흡기 질환자들은 살 수 있는 공간이 점차 줄어들고 있다고 할 수 있다. 황사에는 모래만 섞여 있는 것이 아니고, 중금속과 알레르기성 물질들 그리고 각종 이물질이 그대로 호흡기로 흡입하게끔 만들고 있다. 또 질산화물로 가득 찬 서울의 대기에서 숨쉬는 호흡기 질환자에게는 숨쉬기조차 힘들어지게 된다.

3) 환절기 호흡기 건강 예방법

외출을 삼가는 것이 좋다. 외출이 필요한 경우 마스크 안에 티슈를 한 장 접어서 넣고 마스크를 한 다음, 가장자리를 부드러운 반창고로 봉합하는 것이 최소한의 예방법이다. 그리고 될수록 코로 들이마시고 입으로 내쉬는 것이 또한 중요하다. 최소한의 가습을 유지하기 위해서다. 천식환자의 경우 천식예방 흡입제를 미리 흡입하고 외출하는 것이 좋다.

평소에 물을 많이 마셔라. 바깥의 습도가 낮으므로 몸 안에 스스로의 가습작용을 강화시켜야 한다. 이를 위해서는 물을 수시로 마시는 것이 효과적이다. 단 만성기관지염이 굉장히 심해 숨을 헐떡거려서 입원을 할 경우는 예외다. 그런 특수한 상황을 제외하고는 대부분의 호흡기 질환 시 물은 어떤 약보다도 좋은 약의 구실을 한다. 대략 하루에 성인을 기준으로 2～3ℓ 정도가 좋다. 수분이 많아지면 객담도 시원하게 배출되고 기침도 줄게 된다.

그리고 집안에서는 가습기 등 수단과 방법을 가리지 말고 가습을 하는 것이 중요하다. 가장 좋은 것은 가습기보다 어항이다. 실내습도를 유지하는데 어항 등 물을 대야에 떠놓는 것이나 빨래를 널어놓는 것이 가습기보다 효과적일 수 있다. 그렇다고 가습기를 가동하지 말라는 것은 아니다. 가습기를 사용하지 않는 것보다는 효과적이다. 이때 주의할 것은 반드시 소독이 잘 된 물을 사용해야 한다. 오래 방치된 물을 사용할 경우 물속에서 균이 자라서 호흡기로 들어가고 그것이 치명적인 호흡기 질환을 유발할 수 있다.

외출에서 돌아오면 항상 양치질과 손발을 씻는 것이 중요하다. 그렇지 않더라도 약해져 있는 호흡기 상황인데 바이러스까지 스며들면 통증 고생과 함께 경과가 나쁠 수 있다. 가능하면 집안에 공기정화기를 가동하는 것도 어느 정도 도움이 된다. 실제로 보고에 의하면 알레르기성 질환에서 공기정화기가 그렇게 도움이 안 된다는 보고도 있지만 사용하는 것이 도움이 되리라 생각된다.

새벽에는 어떠한 일이 있더라도 집밖으로 나오지 말라. 공기가 가장 건조하고 가장 찰 때가 새벽이다. 이때 집밖으로 나가는 것은 정말로 위험한 행동이고 무모한 행동이다. 집안에서 적당한 몸의 움직임을 가져라. 대개 특별한 경우가 아니면 집안에서 생활을 하게 되는데, 적당한 실내운동을 해주는 것이 호흡기 질환의 조절에도 중요하다. 이밖에 환자와의 접촉을 피하고 감기가 유행할 때에는 사람들이 많이 모이는 장소에 가지 말며 충분한 수면과 휴식, 균형 있는 영양 섭취가 기초 체력을 강화시켜 질병을 퇴치할 수 있다.

4. 아기를 위한 호흡기 건강법

대표적인 호흡기 질환인 감기는 원인이 되는 바이러스만 해도 매우 많은 아형(변형)이 있어서 항체를 만들기가 어렵다. 이 때문에 감기를 앓아도 면역이 생기지 않아 거듭 감기에 걸리는 것이다. 지금까지 알려진 바이러스의 종류만 해도 200여 종 이상이라고 하며, 감기를 달고 산다고 해도 매번 다른 바이러스에 걸리는 것이라고 볼 수 있다.

안타까운 점은 호흡기 질환을 일으키는 바이러스에 노출되지 않는 것이 사실상 불가능하고, 인플루엔자 등 특정 종류 외에는 마땅한 백신이 없다는 사실이다. 따라서 호흡기 건강을 유지하려면 평소 건전한 생활습관을 통해 바이러스 노출을 가급적 피하고, 신체의 방어 능력을 키우는 게 최선의 방법이다.

바이러스는 손이나 신체 접촉, 그리고 호흡기를 통해 사람에서 사람으로 전염되므로 유행 시기에는 사람이 많이 모이는 곳을 피하고, 손발을 자주 씻으며, 손으로 눈, 코, 입을 자주 만지지 않도록 해야 한다. 마스크를 착용하는 것이 감기를 예방하는 데 큰 도움이 되지는 않지만 감기 환자의 기침 분비물이 퍼지는 것을 막을 수 있다. 또한 환자의 콧물이나 콧물을 닦은 휴지는 잘 처리해야 한다.

또한 충분한 수면을 취해 피곤하지 않게 하고, 단백질과 비타민을 충분히 섭취하게 하며, 실내 공기가 너무 건조하지 않게 가습기도 틀어놓고 환기도 자주 한다. 일교차가 심할 때에는 밤이나 새벽에 실내온도가 낮아지지 않도록 하고, 아이의 체온이 떨어지지 않도록 해준다. 몸에 무리가 가지 않는 한도에서 산책 등으로 적당히 운동을 하거나 마사지를 해주어도 좋다.

5. 호흡기 질환에 민감한 요인

1) 수 분

열과 더불어 설사나 구토가 심하면 몸에서 수분이 빠져나가 탈수 증상이 올 수 있으므로 보리차, 과즙, 이온 음료 같은 수분을 충분히 섭취하도록 한다. 식욕이 떨어지기 쉬우므로 모유나 우유는 아기가 원하는 만큼만 주고, 이유식은 소화가 잘 되고, 아기가 좋아하는 것을 조금씩 주도록 한다.

2) 실내 습도

공기가 건조하면 기침이나 코 막힘이 심해지므로 가습기나 물수건, 젖은 세탁물 등을 사용하여 방안의 습도를 50~60%로 조절한다. 아파트형 주거 형태라면 50~60%의 습도 유지가 쉽지 않으므로 최대한 습도를 높여야 할 것이다.

3) 콧물, 코막힘

콧물을 자주 뽑아주는 것은 그다지 권장할 만한 일이 아니다. 단, 코가 심하게 막히거나 콧물이 날 때는 항히스타민 또는 항염성 비액을 코에 넣으면 증상이 좋아진다. 집에서 할 수 있는 방법으로는 젖병에 끓여서 식힌 물을 넣어 콧속에 한 방울 떨어뜨리거나 젖은 면 수건을 코 주변에 대주면 효과가 있다.

4) 기 침

기침을 줄이는 치료는 꼭 필요한 경우 외에는 하지 않는다. 왜냐하면 기침은 우리 몸 안에 들어온 나쁜 균을 내보내기 위한 것이기 때문이다. 기침을 줄이면 우선은 아기가 편안해하지만 나쁜 것을 내보내지 못해 오히려 병이 악화될 수 있다. 그러므로 꼭 필요한 경우가 아니라면 병이 호전되어 기침이 저절로 멎기까지 기다린다.

5) 고 열

38.5℃ 이상의 고열이 날 때에는 우선 기저귀와 팬티까지 다 벗기고 미지근한 물에 적신 수건으로 약하게 문지르듯이 머리, 팔, 다리, 겨드랑이, 사타구니를 닦아준다. 단, 이때 배나 등은 닦아주지 않는 것이 좋다. 또한 절대로 찬물이나 알코올은 사용하지 않는다. 물수건은 꼭 짜지 말고 물이 뚝뚝 떨어지게 해서 열이 떨어질 때까지 쉬지 않고 계속 닦아준다. 10~20분을 닦아도 열이 내리지 않으면 해열제을 쓴다. 해열제는 타이레놀이나 부루펜 시럽, 폰탈 시럽 등을 많이 사용하는데, 아기가 약을 못

먹거나 토할 때는 서스펜 좌약을 사용한다.

6. 호흡기에 좋은 한방차

1) 맥문동차

기침이 겨우내 떨어지지 않는 경우, 특히 끈적끈적한 가래로 공생이 심한 경우에 좋다. 먼저 말린 맥문동 뿌리를 물에 담가 연해지면 뿌리 가운데 박힌 심을 빼내어 버리고 말린 뒤 보관해 뒀다가 맥문동 8g을 물 1컵 반 정도에 넣고 절반이 될 때까지 끓여서 하루 3~4회 나누어 마신다. 이때 오미자를 같은 양으로 배합해서 끓이면 더욱 좋다. 오미자도 가래와 기침을 다스리면서 자양작용이 강한 약재이다

2) 귤껍질차

한방에서는 '진피'라는 이름의 약재로 통용된다. 비타민 C가 많고, 정유 성분이 있으며 향기도 좋아서 차로 마시면 좋다. 단, 시중에서 유통되는 있는 귤은 농약이 많이 묻어 있고, 왁스로 표면 처리를 한 것이 대부분이므로, 유기농법으로 재배한 귤을 써야 한다. 음용법은 말린 귤껍질 10g에 물 3컵을 붓고 절반이 될 때까지 끓여 수시로 나누어 마시면 된다.

3) 배꿀 즙

배는 가래를 삭이고, 기침을 잦아들게 하며, 감기를 다스려준다. 또한 편도선염으로 인해 아픈 목을 풀어주기도 한다. 배를 깨끗이 씻어서 1/3 정도 되는 윗부분을 도려내고 배의 씨가 들어 있는 심을 파낸 다음 나머지 속을 숟가락으로 긁는다. 이 속에 꿀 3큰술을 넣고 배위 뚜껑을 덮은 다음 이쑤시개로 고정시켜서 찜통에 찌고, 다 쪄지면 짜서 그 즙을 먹는다. 약을 먹을 수 없는 유아에게 특히 좋은데, 급할 때는 배즙만 먹여도 효과가 있다.

4) 도라지

심한 기침과 가래를 멎게 해주는 성분이 있고, 칼슘과 철분도 풍부하며, 섬유질이 많은 우수한 알칼리성 식품이다. 한방에서는 '길경'이라는 약명으로 널리 이용되고 있다. 말린 도라지를 끓이거나, 생뿌리를 쌀뜨물에 담갔다가 생채나 무침을 만들어 먹거나, 차로 끓여 먹는다. 율무나 말린 생강과 함께 끓이면 인후통이나 편도선염에도 아주 좋은 효과를 볼 수 있다.

도라지의 여린 잎과 줄기는 데쳐서 나물로 무쳐 먹거나 기름에 튀겨 먹어도 맛있

는데, 이것 역시 조금씩 꾸준히 먹이면 고질적인 천식은 물론 호흡기의 전반적인 기능을 증진하는 효과가 있다. 도라지는 한꺼번에 다량 먹는 것은 좋지 않다.

환절기에 호흡기 질환이 빈번한 이유는 아기들의 몸이 환절기의 급변하는 날씨와 심한 일교차에 적응을 잘 못해 방어기전이 약화되는 탓이다. 또한 환절기가 호흡기 질환을 일으키는 바이러스들이 활동하기 좋은 조건을 갖추고 있는 탓이기도 하다. 아기의 호흡기가 성인에 비해 호흡기 질환에 잘 걸리는 조건을 갖추고 있다는 점도 빼놓을 수 없는 이유이다.

아기는 아직 면역학적으로 미숙한 신체를 가지고 있어서 인터페론과 같이 바이러스 감염에 중요한 방어 역할을 하는 면역물질의 생성이 적기 때문에 호흡기 질환에 더욱 잘 걸린다. 또한 어린 아기일수록 호흡기의 구조가 완전히 성장하지 않아서 표면적이 적고, 이로 인해 산소 공급 능력이 떨어지고, 기도 내경이 좁아 약간의 분비물이나 막힘이 있어도 쉽게 호흡곤란이나 합병증이 생긴다. 그런가 하면 기도 내 점액선의 밀도가 높아 균에 감염되면 가래가 많이 생기고, 기도가 잘 막히며, 가로막 근육 발달이 덜 되어 가로막이 쉽게 피로해지고, 호흡곤란이 올 때 견뎌내는 힘도 약하다.

7. 염증 부위에 따라 병명이 달라진다

인체에서 호흡에 관여하는 기관은 코와 인두, 후두, 기관지, 폐 등이다. 코를 통해 들어온 산소는 인두를 통해 후두를 지나 기관으로 내려간 다음 폐에 도달하는데, 코에서 인두까지를 '상기도'라고 하고, 후두에서 폐까지를 '하기도'라고 부른다.

코(비강)는 공기를 폐로 운반하는 첫 관문이다. 물론 코는 냄새를 맡는 기관이지만 호흡과 관련해서는 수문장 역할을 담당한다. 정확한 부위는 코끝에서 목젖이 있는 곳까지 약 10cm 정도를 말하는데, 들이마시는 공기의 온도와 습도를 우리 몸에 맞도록 조절하고 공기에 섞여 있는 이물질을 걸러주는 역할을 한다. 따라서 아기가 여러 가지 원인으로 코로 숨을 못 쉬고 입으로 숨을 쉴 때에는 외부의 건조한 공기가 아무런 여과 없이 목으로 직접 들어오기 때문에 목이 칼칼해지고 감기 등 호흡기 질환에 걸리기 쉽다.

뿐만 아니라 코는 기관지에 비해 알레르기 항원에 노출될 기회가 많으므로 집먼지 진드기나 꽃가루 등에 의한 알레르기 비염을 일으키기도 쉽다. 감기의 합병증으로 코를 중심으로 그 주위의 머리뼈 사이의 공간(부비동)에 염증이 생기면 이를 '부비동염'이라고 하며, 일반적으로 쓰이는 '축농증'은 단순히 고름이 차 있다는 의미로 부정확한 병명이다.

코에 이어서 비인두 부위가 있고, 이것은 인두로 이어진다. 또 입과 인두가 연결되는 부위에 편도선과 아데노이드가 있는데, 이들은 호흡기가 병균에 감염되는 것을 막아주는 역할을 한다. 감기는 코와 인두에 염증이 생긴 것으로 의학 용어로 '비인두염'이라고 부르기도 한다.

인두 다음에는 후두가 있다. 이 부위는 다른 부위에 비해 좁은 편인데, 염증이 생기면 더욱 좁아져서 기도 폐쇄나 호흡곤란이 일어나기도 한다. 또한 후두에는 성대가 있어서 염증이 생기면 목소리가 곧잘 쉬곤 한다. 어린 아이들은 '컹컹' 하는 기침소리가 특징인 후두염(크룹)을 흔히 앓는다.

후두 아래에는 기관이 있고, 좌우 양측의 기관지로 이어진다. 기관지는 계속 가지를 치면서 더욱 가늘어지는데, 세기관지로 연결되기까지 약 20여 회 정도 가지를 친다고 한다. 세기관지는 폐포(허파꽈리)로 이어져 있다. 기관지염은 단독으로 발생하거나 감기의 합병증으로 발생할 수 있다. 2세 이하의 어린 아이에게는 아주 가는 기관지 염증인 '세기관지염'이 발생할 수 있으며, 이는 폐렴(말단 세기관지와 허파꽈리에 염증이 생김)과 함께 어린 아이들이 병원에 입원하는 주요 원인이 된다.

1) 감 기

감기는 만병의 근원이다. 현대의학에서 보는 감기의 원인에 관해서는 세균설, 바이러스설 등 여러 가지가 있다. 자연 의학에서는 감기를 예방할 수가 있다.

[감기 예방법]

(1) 냉온욕과 풍욕

피부가 건전하면 간장도 건강하고, 피로도 없으며, 변통도 잘 되고 수족도 따듯하고, 혈액이 정화되어 체액이 산 과잉으로 되지 않고 열도 나지 않는다.

(2) 염분과 수분, 비타민 C를 잃은 것은 충분히 보충한다.

특히 염분 부족은 발의 고장을 일으키고, 발의 고장은 신장 기능의 부전을 가져와 혈액의 정화작용이 충분히 행해지지 않으므로 조직의 활력이 감퇴되어 전신에 혈액이 균등하게 순환되지 않는다. 그 결과로 혈액이 정체하므로 이를 해소하기 위하여 감기라는 증상을 나타내게 하는 것이다.

또 발의 고장은 코나 목의 점막을 약하게 하므로 세균이 침입하기 쉽게 만든다. 비타민 C의 부족은 피하출혈을 일으켜 피하출혈은 만병의 원인이므로 비타민 C를 충분히 섭취하면 감기에 걸리지도 않고, 예방과 해결에 가장 중요한 구실을 한다. 수분의 부족은 체내에서 정상적으로 요소와 암모니아가 만들어지지 않게 하므로 구아니딘이 생기는데, 이것은 여러 가지 궤양의 원인이 된다.

이상과 같이 발한 후에 염분과 비타민 C, 수분을 공급하지 않으면 목구멍에 고장과 피하 출혈, 코나 목의 염증 등과 간장이나 신장의 해독기관이 충분히 일을 하지 못하게 되고, 장에는 숙변이 정체되며, 체액이 산성으로 기울게 된다. 따라서 열을 내어 세균을 멸살시키고, 생체를 약알칼리의 건강체로 회복시키려는 증상이 나타나게 되는 것이다.

실제 문제로서 환절기, 즉 피부가 기후의 변화에 적응되지 않을 때 감기가 드는 일이 많다. 몸이 쇠약했을 때나 과격한 운동 후 피로했을 때, 오염된 공기를 마셨을 때, 과식한 후 변비가 있을 때 감기에 걸리기 쉽다.

[감기 치료법]

열이 나기 전에 한기가 있는 것은 정맥 내에 끼어있는 세균을 털어 내기 위한 것으로, 한기가 들 때는 옷을 엷게 입어 피부혈관과 근육의 수축을 충분히 일으키도록 하는 것이 바람직하다.

(1) 풍욕이 효과적이다. 열이 날 때는 안정을 취하고 땀을 빼도록 한다. 발열은 체액을 정화하기 위한 수단이다. 장의 대변은 열의 원인이므로 물 관장을 하여 변통을 좋게 하여 둔다.
(2) 오전 중에는 냉온 교대욕을 하는 것이 좋다.
(3) 오후 3시 이후는 각탕을 한다.
(4) 고열이 날 때는 가슴에 겨자찜질을 붙여 폐렴을 예방한다.
(5) 목이 아프면 겨자찜질이나 식염수 습포를 3시간 이상 하는 것이 좋다. 엽록소 양치질도 좋다. 기침이 나면 찬 공기가 직접 들어오지 않도록 하되 공기의 유통이 잘 되도록 한다.
(6) 식사는 가능한 안 하는 것이 좋다. 동물은 아프면 먹지 않는다. 열이 있는 동안은 증세에 따라서 미음이나 죽을 먹고, 부식은 채소 데친 것, 흰살생선 정도로 조금 취한다.

감기의 예방은 평소에 옷을 엷게 입고 냉온욕, 풍욕을 하고 변비를 막아 피가 더러워지지 않게 하며, 수분과 비타민 C를 충분히 취하여 체액의 조화, 즉 약알칼리성을 보전하도록 하는 것이다.

2) 기 침

(1) 가슴에 겨자찜질을 한다. 먼지나 매연은 기침을 유발하므로 방안의 공기 유통이 잘 되도록 하고, 통풍도 잘 되게 하여야 한다.
(2) 감잎차, 생수를 조금씩 마신다.

(3) 모관운동을 하여 발을 튼튼히 한다.
(4) 풍욕과 냉온욕으로 피부를 건전하게 한다.
(5) 각탕도 좋다.

3) 편도선염, 편도선 비대

입안 후두부 양쪽에 있는 편도선이 염증을 일으키는 것을 편도선염이라 하고, 코 안에 있는 인후 편도가 비대한 것을 아데노이드라 한다. 둘 다 감기를 고치지 않거나 발이 약해지면 오는 것으로, 편도선의 표면이 발갛게 붓고 흰 반점이 보인다. 열이 38~39℃ 정도 나고, 어린이는 열이 더 높다. 두통, 어깨결림, 요통, 식욕부진, 목이 아프고 음식을 삼킬 때 아픔이 심하다.

편도선이 부으면 목이 막힌 느낌이고, 소리가 변하거나 나오지 않게 된다. 아데노이드는 코가 막히고 콧소리가 나며, 음식을 삼킬 때 목이 아프다. 귀가 잘 들리지 않고 중이염의 원인이 된다.

[개선법]

(1) 엽록소 양치질을 한 뒤 그 물을 그대로 삼킨다.
(2) 목에다 냉수 또는 소금물로 냉습포를 한다.
(3) 열이 나면 각탕, 족탕을 한다.
(4) 최대의 원인이 되는 발의 고장을 고치기 위해 모관운동을 한다.
(5) 감잎차를 많이 먹어 혈관을 튼튼히 한다.
(6) 생채식을 하고 사탕이나 과자를 피한다.

4) 기관지염

대개 감기가 원인이 된다. 때로는 유독가스를 마셔서 일어나는 일도 있다. 감기는 잦은 환절기에 많다. 증상은 온몸이 나른하고, 밥맛이 없으며, 두통, 오한, 열이 나고 기침, 담이 나온다. 열은 그다지 높지 않으나 폐렴 등의 합병증을 일으키면 열이 높아진다.

[개선법]

(1) 하루에 한두 번 겨자찜질을 한다.
(2) 엽록소 양치질을 한다.
(3) 열이 나면 각탕, 수마를 먹어 변통을 한다.
(4) 호흡이 곤란하면 배에 된장 찜질을 한다.
(5) 냉수, 비타민 C를 섭취한다.

(6) 열이 없으면 풍욕을 한다.
(7) 미열 정도면 냉온욕을 한다.
(8) 혼수에 빠지더라도 한 시간마다 겨자찜질을 하여 발적하면 회복된다.
(9) 식사는 죽이나 생채식으로 하면 회복이 빠르다.

8. 알레르기 비염, 폐 치료

비염, 축농증(부비동염) 치료를 위해서 폐에 좋은 약을 쓴다. 비염과 축농증(부비동염)은 병증이 코에 나타나는 특성상 콧병이라고 생각하기 쉽지만, 그 근본 원인은 코에 있지 않다는 것이 폐를 통한 알레르기 비염치료 방법의 이유이다. 알레르기성 비염은 면역체계의 식별 능력이 떨어져 위험하지 않은 물질에 대해서도 코의 점막이 과민하게 반응하는 질환이다. 따라서 면역력을 회복하면 콧물, 코막힘, 재채기, 축농증 등의 증상이 사라지게 된다.

항생제와 비강 세척 등의 일반적인 치료방법 역시 증상 완화에 도움을 주지만, 근본적인 비염 치료를 위해서는 면역력 강화가 필요하다. 면역력 강화를 위해서는 폐에 있다. 폐를 통한 비염 치료법이 핵심이다. 인체의 면역력을 책임지는 기관은 편도선인데, 편도선을 관장하는 어미 기관이 바로 폐이다.

폐가 건강해지면 편도선이 튼튼해져 면역력이 높아진다. 편도선의 임파구는 혈관 속의 산소를 여러 장기로 운반하는 적혈구와 인체로 들어온 세균과 싸우는 백혈구가 흘러나오는 곳이다. 적혈구와 백혈구의 활동이 왕성해지면 식균 능력이 활발해져 전체적인 신체 면역력이 높아지는 것이다. 이를 통해 알레르기성 난치 질환, 특히 호흡기 질환 치료에 큰 효과를 얻을 수 있다.

폐 건강법은 근본적인 면역력을 강화하기 때문에 비염, 아토피, 천식 등 난치성 알레르기 질환들에 모두 효험이 있다고 전한다. 폐 정화에 뛰어나 청폐차로도 알려진 편강탕이 알레르기 질환 전체에 효험을 보이는 이유이다. 폐 건강법은 그 중에서도 특히 비염, 축농증 치료법으로 효과가 좋은데, 코와 폐는 연결된 호흡기이기 때문이다. 비강 세척은 비염과 축농증으로 인한 염증을 가라앉히고, 섬모의 운동을 활성화시키는 데 좋은 방법이므로 자주 해주면 좋다. 깨끗한 물 1리터에 소금 3티스푼, 식용소다 1티스푼을 타서 아침저녁 세수할 때 코로 들이마신 후 입으로 뱉으면 된다. 이 때 생리식염수도 좋지만 천연 구운 소금을 사용하면 좋다.

양손을 강하게 108회 마찰시킨 후 중지와 약지 두 개의 손가락을 나란히 펴서 왼손은 왼쪽, 오른손은 오른쪽 콧망울 옆 위아래로 가볍게 문지르는 마사지를 규칙적으로 해준다. 생선 비린내가 난다고 해서 어성초라고 부르는 식물의 마른 잎이나, 탈지면에 묻힌 무즙, 머위의 잎, 파 흰 뿌리 볶은 것 등을 콧속에 넣어두는 것도 도움이 된다. 보리차, 곶감죽, 생 연뿌리즙, 질경이차, 유근피차, 보리차, 무생강차 등을 장복하면 좋다.

9. 겨울철 실내 온도 건강법

건조한 실내에서 너무 오래 지내면 호흡기 질환에 걸리기 쉬울 뿐 아니라 피부 건조나 가려움증으로 고생할 염려가 있다. 중앙난방을 하는 아파트의 경우 주택보다 건조가 더 심하므로 반드시 가습기 등을 이용해 실내 습도를 유지해야 한다.

1) 가습기에 아로마 오일 한 방울

아이가 있는 집이라면 가습기는 필수품이다. 늘 씻고 관리하는 것이 번거롭다면 생수병을 꽂아 사용하는 제품을 구입한다. 가습기를 사용할 때 아로마 오일을 한두 방울 떨어뜨리면 건조나 감기를 예방할 수도 있다. 라벤더, 티트리, 샌들우드, 유칼리, 레몬 등의 오일은 저항력을 높여서 감기를 쫓아준다. 코감기나 재채기가 심할 때는 유칼리나 페퍼민트가 효과적이다. 티트리나 유칼리는 살균 효과도 있다.

2) 햇살이 들어오는 오전에는 반드시 환기를 시킨다.

겨울철에는 여름철에 비해 적게는 2배, 많게는 25배까지 실내 오염도가 높다. 따라서 하루 서너 번은 현관까지 활짝 열어 강제 환기를 시켜주어야 한다는 것이 전문가들의 조언이다. 아무리 오염된 바깥 공기라도 오래된 실내 공기보다는 낫다고 하므로 자주 문을 열어 환기시킨다. 특히 햇살이 좋은 아침 시간은 공기가 깨끗하고 따뜻하므로 적극적으로 이용한다. 난방 기구를 사용하고 있을 때는 1시간에 5분 정도씩은 환기를 시키는 게 좋다.

3) 빨래는 밤에 해서 집안에 널기

젖은 빨래를 너는 것은 가장 손쉽고도 효과적인 건조 해결 방법이다. 특별히 건조한 밤 시간에는 실내에 자연스럽게 수분을 공급하고 빨래도 잘 마르기 때문에 일석이조이다. 마지막 헹굴 때 따뜻한 물을 이용해야 집안 공기가 차지지 않고 공기 중으로 수분 증발도 빠르다.

4) 온도는 습도를 잡아먹는 주범

실내 온도가 높으면 공기 중의 수분이 줄어드는 것은 당연한 일. 온도가 낮을수록 몸의 신진대사도 활발해지므로 습도뿐 아니라 건강을 위해서도 실내 온도는 너무 높지 않은 것이 좋다. 갓난아기가 있지 않는 한(신생아가 있다면 22℃ 정도가 적당), 한겨울에도 18~20도 정도로 실내 온도를 유지한다.

5) 화장실 문은 항상 열어 둔다.

화장실은 항상 습기가 많아 오히려 걱정인 곳. 냄새가 나지 않도록 화장실을 깨끗하게 청소한 후 문을 살짝 열어두는 것도 습도 유지에 좋은 방법이 된다. 화장실의 습기가 실내로 들어와 실내 건조는 막고 화장실의 눅눅함을 덜 수 있어 일석이조이다. 외출 시에 화장실 문을 활짝 열어 놓고 나가는 습관을 들인다.

6) 어항이나 숯도 좋은 가습기

사실 실내에 물만 받아놔도 도움이 된다. 어항은 인테리어 효과도 있고, 교육적인 효과도 얻을 수 있어 많이 추천하는 방법이다. 전자파를 제거하고, 오염된 공기를 정화하는 기능이 있는 숯은 집안 구석구석에 많이 놓아두는 아이템. 숯을 물에 푹 적셔두면 수분이 증발하면서 숯의 원래 기능에 가습 기능이 첨가되므로 일석이조의 효과를 얻을 수 있다.

실내가 너무 건조하다 싶을 때는 분무기로 물을 뿌려주면 즉각적인 가습 효과를 볼 수 있다. 공기 중이나 커튼 등에 뿌리는데, 필요에 맞게 아로마 오일을 한두 방울 타서 뿌리면 여러 가지 효과를 얻을 수 있고, 세균 탈취제를 섞어서 뿌리면 세균 및 냄새를 제거할 수 있다. 단, 너무 많은 양을 한 번에 뿌리면 바닥에 물기가 남아 오히려 세균이 들러붙을 수 있으므로 양 조절에 주의한다.

10. 호흡기 질환 예방하는 손궁 두드리기

주요 장기로는 인체의 호흡과 우주의 기를 담당하는 우측의 폐 부근이다. 흡연이나 오염된 환경에서 근무를 오래 할 경우 이곳에 문제가 생길 수 있다. 우울이나 근심 등 심리적인 요인도 이곳을 막히게 하는 요인이 된다. 이곳에 이상이 있으면 호흡기 질환, 기관지천식, 폐결핵, 폐암 등 폐 관련 질환이 생기게 된다. 어깨관절인 오십견과 중풍 등도 발생한다. 특히 이곳이 막히면 어떤 일이든지 막혀버리고, 일이 잘 풀리지 않는다.

1) 손궁 뚫어주는 통기법

(1) 오른쪽 손바닥 노궁으로 손궁 구역을 두드려준다. 이때 왼쪽 손바닥은 리궁 구

역을 두드린다.

(2) 생각은 산 위에서 살랑살랑 부는 봄바람을 상상한다.

(3) 음악은 바다와 연관된 음악을 듣는 것이 좋다.

(4) 이곳을 뚫어주면 각종 호흡기 질환에 효과가 있고 기관지천식, 오십견, 중풍, 결핵 등이 치료된다. 또 막힌 일도 잘 풀린다.

2) 심장기능을 좋게(리궁 두드리기) 한다.

우리 인체에서 태양을 상징하는 가슴 중앙의 심장이 위치한 매우 중요한 곳이다. 삶의 경쟁으로 인한 각종 스트레스, 시부모 등 인간관계로부터 오는 심리적인 압박감, 남을 미워하는 감정, 급하게 살려는 생활태도, 운동부족으로 인한 심폐기능 저하 등이 이곳을 막히게 한다. 그렇게 되면 화병이 생기고 관상동맥질환, 심장발작, 협심증, 면역력 저하로 면역성 질환이 나타나게 된다. 특히 이곳이 건강하면 항상 마음 편안한 일이 생기고, 여행할 기회도 많아진다.

3) 리궁 뚫어주는 통기법

(1) 양발을 어깨넓이로 벌리고 양손으로 태양의 기를 가슴으로 끌어들여 이곳의 막혔던 맥을 뚫어준다.

(2) 양손을 크게 벌려 태양의 기를 끌어들이는 동작을 하며, 가슴에 닿을 때는 중앙으로 흐르는 임맥을 열어주는 동작으로 두드려 준다.

(3) 이때 생각은 남쪽 하늘에 이글거리는 태양을 상상한다.

(4) 음악 또한 태양을 상징하는 음악을 듣는다.

(5) 이곳을 뚫어주면 심장기능을 강화시켜 혈액순환을 촉진시키고, 오장육부의 기능을 증진시켜 준다. 또한 각종 화병, 심장질환, 미워하는 감정 등을 해소하여 너그러운 마음을 갖게 해준다.

4) 돌연사를 예방하는 곤궁 두드리기

좌측 폐가 위치한 곳이다. 이곳 또한 흡연이나 공기가 오염된 곳에서 장기간 근무하면 문제가 생긴다. 특히 심리적으로 사랑이 부족하거나 마음 등 정서부족, 슬픔이나 우울한 일을 겪은 후에는 이곳에 문제가 잘 생긴다. 이곳에 문제가 생기면 각종 호흡기 질환이 나타나고, 심장 이상으로 돌연사가 나타날 수도 있다. 특히 사업 실패 등 안 좋은 일이 많이 발생하므로 늘 뚫어주는 것이 좋다.

5) 곤궁 뚫어주는 통기법

(1) 오른쪽 손바닥으로 곤궁 구역을 부드럽게 두드리고, 왼쪽 손바닥으로는 건궁을 다소 약하게 두드린다.
(2) 이때 생각은 어머니의 모습과 사랑을 상상한다.
(3) 음악 또한 어머니 관련 음악을 선정한다.
(4) 이곳을 두드려 주면 미워하는 감정이 사라지면서 호르몬 분비가 왕성해진다. 각종 호흡기 질환 및 기관지천식, 심장발작 등에 효과가 있다.

11. 허브건강법

예로부터 알려져 온 약초 및 향신료인 히솝은 박하 같은 상쾌한 향기와 쌉싸름한 맛이 있다. 히솝이란 이름의 어원은 히브리어 ezob, 즉 '지나가다' 라는 말에서 비롯된 것이라 하는데, 성스러운 향초(holy herb)를 가리키는 것이다. 이스라엘 사람들은 정결케 하는 의식에 이 향초의 묶음으로 물을 뿌려 재앙과 악귀를 물리쳤다는 것이다.

이스라엘 민족이 애굽을 탈출하기 전날 밤 하나님이 애굽인 장자를 치실 때 모세에게 계시로 이슬라엘인 집은 양을 잡아 그 피를 히솝(ezob) 묶음으로 문설주와 안방에 칠하면 죽음의 사자가 그 집은 건너뛰어 지나가서 재앙을 면할 수 있다 했다. 그리하여 이스라엘인을 제외한 전 애급인 집에 장가가 죽자 바로 왕이 이스라엘 사람들을 국외로 내어 보내주었던 출애굽기 12장 21~27절의 사건으로 유태인은 유월절에 히솝을 먹는 풍습이 있다.

성서 식물학자의 고증에 의하면 성서의 ezob은 히솝과는 다른 식물로 히솝은 유럽원산으로 이스라엘에는 나지 않았으며 성지에 나는 마조람으로서 시리아 히솝(Syrian Hyssop)이 성서의 ezob과 발음이 비슷해서 동일 식물처럼 굳어져 버렸다(우리나라 성경에는 우슬초로 번역되어 있다).

아랍인은 아직도 시리아히솝(마조람)을 azaf라 하여 차와 향신료로 사용하며, 사마리아인의 고나습에 따라 향유를 전통적으로 유월절 성찬에 사용한다는 것이다. 히솝은 종명이 말해 주듯이 약초로서 약효가 높이 평가 되었는데, 옛날부터 잎으로 만든 허브차를 건위정장제로 히스테리 류마티스의 치료제로 썼으며 구풍작용, 거담작용이 있어서 기관지염, 감기 등 호흡기 계통의 질환에도 좋다고 한다. 심신의 강장제로 쓰이고 있는 히솝은 쌉싸름한 향미가 소화흡수를 촉진한다. 또 상처 난 곳에 잎을 비벼서 외과용 치료에도 이용했다 한다.

히솝이 대단한 영력이 있는 식물로 믿었던 것은 근래에 입증되고 있는데, 히솝의 잎에 페니시린을 만드는 곰팡이가 생기는 것이 발견되어서 히솝이 성경의 ezob과 동일한 종류인지의 여부가 논의되고 있는 바 이는 성경의 레위기 14장 4절에 문둥병을 고치는 데 쓰였다는 기록이 있기 때문이다. 히솝은 목욕제로 쓰이고 잎, 꽃, 줄기에서 추출한 에센셜 오일은 향기가 좋기로 이름이 나 있어서 향수, 오데코롱의 원료와 락큐의 부향제로 쓰이며, 잎은 지방질이 많은 생선, 육류 등의 요리용 향미뿐만 아니라 소화 촉진의 역할도 한다.

12. 배는 호흡기에 좋은 차가운 과일

한의학에서 '이' 혹은 '이자'라고 하는 배는 독특한 단맛과 시원한 맛을 지닌 알칼리성 식품으로 성질은 차갑다. 배의 당분은 과당이 대부분이고, 포도당은 적으며, 주석산, 구연산 등의 유기산이 적어 신맛이 거의 없어 사과처럼 잼이 잘 만들어지지 않는다. 폐경과 위통에 작용하여 진맥을 가라앉히고, 얼굴에 윤기를 주며, 열을 내려주고, 담을 삭이며, 소변의 배출을 좋게 하고, 폐를 보하며, 신장의 기능을 도와주는 다양한 효능을 지니고 있다.

한편, 대장과 소장을 보호하고, 독소를 제거하는 효능도 있다. 가슴이 답답한 증상, 갈증, 열이 나면서 발생하는 기침, 천식, 변비, 종기나 옴 등의 피부질환, 치통, 요도염증, 중풍, 인후염이나 코 통증을 치료하며, 스트레스로 발생되는 열을 꺼주고, 술을 먹고 난 후나 토사곽란 후에 발생되는 갈증을 없애주며, 원기를 회복시키는 약재로 사용되어 왔다. 『동의보감』에서는 배나무의 잎을 '이엽'이라 하여 구토와 설사를 하는 증상에 잎 달인 물을 마시면 효과가 있다고 했다. 또한 배나무 껍질은 '이수피'라고 하여 피부질환, 옴 등을 치료하는 데 효과가 있다'고 했다.

배의 85% 정도를 차지하는 풍부한 수분은 감기나 기침, 천식 등의 호흡기 질환이나 담배나 술의 해독 및 이뇨와 갈증 해소에 도움이 된다. 독특한 배의 석세포 및 식이섬유는 소화가 안 되는 부분으로 배변을 촉진시켜 변비를 예방하고, 대장암을 예방하는 효과가 있다. 최근에는 항산화 효과와 항암효과 및 발암물질 배출 효과에 대한 연구 결과가 발표되어 건강식품으로서의 효능이 입증되기도 했다.

예부터 가래가 나오는 기침에는 배에 꿀이나 생강즙을 넣어 달여 먹었으며, 목이 쉬거나 혹은 중풍으로 목소리가 나오지 않을 때는 배즙을 마셨다. 어린 아이가 배가 차고 아플 때 배나무 잎 삶은 물을 마시면 효과가 있어 활용되어 왔다. 배 속에는 효소가 많아 고기가 연해질 뿐 아니라 소화를 돕는 작용을 해서 불고기를 잴 때나 육회 등에 넣어 요리했다. '쇠고기 먹고 체했을 때는 배를 먹어라'는 말이 있을 정도이다.

제 3 장

눈 건강법

1. 눈 질환 치료법

눈병 중에서 결막염의 원인은 땀을 많이 흘려서 염분과 비타민 C가 결핍되어 있고, 또한 하지가 경직되어 있기 때문이다. 그러므로 식염과 비타민 C를 보급하고 생야채식을 하며, 냉온욕과 하지 유연법, 모관운동 등을 행하고, 감잎 차로 눈을 씻고 순수한 참기름 한 방울을 점안하는데 조석으로 하면 좋다. 또한, 찔린 눈은 결코 비비지 말고 상처가 난 눈 쪽의 손을 높이 올려서 모관운동을 하고, 배복운동을 하면 효과적이다.

근시는 백설탕의 과잉 섭취, 칼슘과 비타민 B_1, C의 부족, 경추 등 척추골의 부탈구, 숙변의 정체 및 하지의 약화가 원인이다. 백설탕은 체내에서 칼슘을 앗아간다. 칼슘이 부족하면 눈의 모양체에 영향을 주고, 충치와 골절 등에 영향을 준다. TV를 장시간 보는 것도 비타민 B_1을 굉장히 소모시킨다.

우리 눈의 렌즈인 수정체에 하얀 백태가 끼면 사물을 정확히 볼 수가 없고, 실명하기까지 한다. 이처럼 우리 눈의 렌즈가 마치 목욕탕 안의 거울처럼 뽀얗게 되어 눈앞에 실 같은 것이 기어다니는 것처럼 보이다가 급기야는 하얀 백태가 끼어 잘 보이지 않게 되는 것을 백내장이라고 한다. 백내장은 실명을 초래하는 위험한 병이면서도 생명에 관계되지 않는다고 해서 의외로 등한시 되고 있다.

이러한 백내장이 생기는 원인은 수정체가 나이를 먹어감에 따라 점점 커지게 되는데, 수정체가 무거워지는 것은 수정체 내에 섬유가 생겨나기 때문이다. 정상인의 경우에는 섬유질이 수정체 표면을 균일하게 덮고 있기 때문에 백내장에 걸리지 않는다. 그러나 사람의 피부가 노화되면 주름살 잡히듯이 수정체도 표면에 입혀진 섬유가 노화하여 혼탁해지는 것이다. 또한 노화 이외에도 고농도의 당이 백내장의 원인이 되고 있다. 실제 당뇨병 환자의 경우 백내장이 보통 사람에 비해 5~6배나 잘 걸린다.

최근에 발표된 바에 의하면 노화나 당뿐만 아니라 자외선도 백내장의 원인이 된다고 한다. 그렇기 때문에 수정체 보호를 위해서 자외선에 장시간 노출되는 것을 피해야 하고, 특히 여름철에는 선글라스를 착용하는 것도 좋은 방법일 것이다.

백내장은 일단 생기기 시작하면 1～2년 안에 완전히 백태로 덮여 실명하게 된다. 따라서 백내장에 걸리면 조기에 빨리 수술에 의해 백태를 제거해야 한다. 시력이 0.5 이하이거나 직업에 따라 지장이 있다고 생각되면 수술을 권하게 되지만, 동공의 가운데가 겉에서 보기에도 희게 될 때까지 수술을 안 하면 염증 등의 여러 가지 합병증을 유발하여 수술하기가 더 어려워진다. 백내장 수술은 흐려진 렌즈, 즉 수정체를 제거하고 인공 수정체를 삽입하는 것이다.

수술 결과는 대부분 양호하여 백내장이 생기기 전 시력을 되찾을 수 있다. 그러나 백내장이 없었을 때에도 시력이 좋지 않았거나 고령인 경우, 다른 질환이 있는 경우에는 시력 개선이 늦고 시력이 잘 안 나올 수도 있다. 수술 후 약 10～14일 정도는 외출을 삼가는 것이 좋고, 2주 후에는 출근과 운전이 가능하나 한 달 정도는 운동, 여행, 사우나 등은 피하는 것이 좋다. 드물게는 수술이 아무리 잘 되었어도 무의식적인 환자의 부주의로 눈 속에 균이 들어가 안내염이 되어 실명하는 경우 있다.

균이 우리 눈에 보이지 않으므로 아무리 주의한다 해도 문제가 발생 할 수 있으므로 한 달 동안은 눈에 손을 대지 않거나 이물질이 들어가지 않도록 주의해야 한다. 플라스틱 안대는 예기치 못한 외부 충격으로부터 수술 받은 눈을 보호하기 위하여 수술 후 약 한 달은 부착해야 한다. 경우에 따라서 낮에는 도수 없는 보안경을 쓰고, 밤에는 플라스틱 안대를 대는 것도 괜찮다.

또한 후발성 백내장이란 백내장이 다시 발생하는 것이 아니고 인공 수정체를 넣은 수정체 후낭에 혼탁이 발생하는 것을 말한다. 환자의 나이가 젊거나 당뇨 등 전신 질환 및 다른 안과 질환이 있을 경우 잘 발생한다. 이런 경우 전에는 재수술을 하였으나 요즈음은 외래에서 레이저 치료로 간단히 치료가 된다. 백내장은 수정체가 희게 흐려져서 시력이 약화되어 가는 병으로 노인이 되면 수산 석회가 고이므로 동맥경화와 함께 백내장의 경향이 생긴다.

노인성 백내장에는 40, 50대에 생기고, 특히 당뇨병 환자는 백내장이 발생하기 쉽다. 치료법으로는 생수와 감잎차를 마시고 생야채식을 한다. 삶은 야채는 수산 석회를 고이게 하여 시력을 약화시킨다. 수산 석회를 녹이기 위해서는 풍욕, 냉온욕, 모관운동, 옷을 얇게 입는 것 등으로 피부 호흡을 왕성하게 하여 피부를 통해 산소를 많이 넣어 줄 필요가 있다. 또한 단식 요법으로 숙변 배제, 수족을 움직이는 전신운동 등이 좋다.

그리고, 녹내장은 안구의 혈압이 유달리 높아진 것으로 안압이 상승하면 안구가 굳어지고, 동공이 청색으로 보이고 눈알이 돌처럼 굳어지므로 석내장이라고도 한다. 눈

알 속에 수산 석회의 용액이 고인 것, 비타민 C의 부족, 변비와 숙변의 정체, 발이나 다리의 경화가 그 원인이다. 그리고 흰 설탕이나 알코올의 과잉 섭취도 그 원인이다.

증상으로는 눈이 침침하게 흐려지고, 시력이 저하되어 오고, 시야에 이상이 있으며, 시신경이 죽어서 실명하게 된다. 치료법으로는 생수와 감잎차, 생야채식, 순생식(옥파는 금물), 마그밀로 변비를 해소하고 단식을 하며, 모관운동, 하지 유연법, 냉온욕, 풍욕 등이 좋다. 눈이 침침할 때, 안개 낀 듯 눈앞이 뿌옇게 보일 때, 혹은 이글거리는 태양을 직시할 때처럼 눈이 시럽다고 하면서 눈물이 그렁거리거나 눈에 핏발이 잘 서면서 눈이 너무 피곤할 때는 간장과 신장 기능을 강화하는 식품을 많이 먹는 게 도움이 된다.

우선 결명자가 좋다. 『동의보감』에는 결명자를 일명 '환동자' 라고 했다. 눈동자를 회춘시킨다는 말이다. 살짝 볶아 짙은 황갈색이 될 때까지 충분히 달여서 자주 복용하면 되는데, 결명자 2되를 찧어 가루 내어 8g씩을 식후에 쌀미음에 타서 먹는다. 이렇게 하면 백일 만에 밤에 촛불 없이도 사물을 볼 수 있다고 했다. 물론 결명자 잎을 나물로 무쳐 먹어도 좋고, 결명자로 베개를 만들어 베고 자도 좋다. 특히, 결명자 베개는 머리가 만성적으로 아프고, 때로 멎었다 발작적으로 아팠다 하면서 어지럽고 메스껍고 귀가 울리면서 눈까지 침침할 때 좋다.

이밖에도 냉이, 구기자, 그리고 전복도 좋다. 특히, 전복의 껍질을 '석결명'이라고 하여, 결명자가 눈의 밝음을 결정하는 식물의 씨앗이라면 석결명 역시 눈의 밝음을 결정하는 동물성 식품이라고 귀하게 여겼던 것이다. 따라서 전복죽이나 전복 회도 많이 들도록 하되 그 껍질을 건재 약국에서 구하여 식초에 담갔다가 불에 굽고 또 식초에 담갔다가 불에 굽고 하기를 여러 차례 한 후 가루 내어 1회 4g씩 1일 3회 온수로 복용하면 침침했던 눈이 밝아진다. 게다가 전복은 열까지 내린다. 건강의 비결은 항상 '머리를 차게 하고, 발은 따뜻하게 하라'는 말로 요약되듯이 머리와 눈은 항상 시원하게 해줘야 하는데, 전복이 바로 체내 필수 영양물질을 자양하면서 열을 떨어뜨리기 때문에 눈은 물론 전신 건강까지 좋아진다.

2. 눈 건강 체조법

눈을 감았다 떴다 하는 시간은 2~3초 간격으로 눈동자를 최대한 멀리 보내는 것이 좋다.

1) 눈 체조

(1) 눈을 뜨고 위로 보고 감는다.

(2) 눈을 뜨고 아래 보고 감는다.
(3) 눈을 뜨고 왼쪽 보고 감는다.
(4) 눈을 뜨고 오른쪽 보고 감는다.
(5) 눈을 뜨고 우상 보고 감는다. (우상 = 오른쪽 위)
(6) 눈을 뜨고 좌하 보고 감는다. (좌하 = 왼쪽 아래)
(7) 눈을 뜨고 좌상 보고 감는다. (좌상 = 왼쪽 위)
(8) 눈을 뜨고 우하보고 감은다. (우하 = 오른쪽 아래)

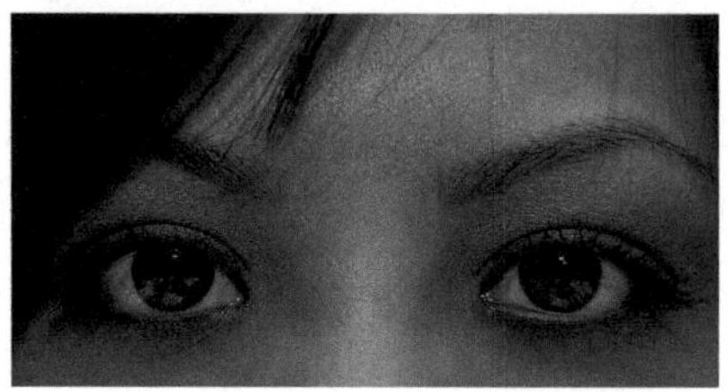

눈동자를 최대한 멀리 보면서 순서대로 보면서 눈을 떴다 감는다. 5세트를 하고 난 후 반대로 5세트(아랫 쪽부터 읽어가면서 하면 된다.) 해주시면 기초 눈 마사지가 끝난다.

2) 원근 교대 응시법

목은 고정한 채로 눈만 근거리에 조정하여 근육을 긴장시켰다가 원거리에는 이완시킨다.

(1) 엄지손가락 끝을 눈앞에 최대한 가까이 초점을 맞추도록 한다.
(2) 10cm 전후로 세운 엄지손가락을 8초간 바라보도록 한다.
(3) 8초 후에는 현 위치에서 가장 먼 곳의 한 점을 8초간 응시하도록 한다. 사물을 주시할 때에는 집중해서 선명하게 볼 수 있도록 하는 것이 좋다.

3) 시력방지를 위한 생활방법

(1) 안경은 필요할 때만 쓰고 될 수 있는 한 벗고 생활하는 습관이 좋다.
(2) 목과 어깨는 구부리지 않도록 하는 것이 좋다.
(3) TV시청과 컴퓨터를 할 때에는 의식적으로 눈을 자주 깜빡거려 준다.
(4) 20분마다 먼 거리를 주시하고 40~50분마다 5분간 휴식을 취한다.
(5) 엎드리거나 누워서 책을 읽거나 TV를 보지 않도록 한다.

3. 눈을 지켜주는 필수 영양소

1) 비타민 A

눈의 비타민이라고 불릴 정도로 좋은 시력과 건강한 눈을 유지하는 데 필수적인 영양소로서 우유 250리터와 달걀 5개를 먹으면 하루 비타민 A 섭취량으로 충분하다. 그 밖에도 토마토, 고구마, 해바라기씨, 효모, 해산물, 시금치, 파슬리 등에 비타민 A가 함유되어 있다.

2) 비타민 C, E

비타민 C와 E는 불포화 지방산의 산화를 예방하고 방지하는 작용을 하면서 눈의 노화를 방지하고 백내장을 예방할 수 있다. 비타민 C는 녹색 채소, 감자, 고구마, 딸기, 감, 감귤류 등에 많고, 비타민 E는 참기름 같은 식물성 기름, 참치, 고등어, 깨, 아몬드, 현미, 콩 등에 풍부하다.

3) 비타민 K

몸이 피로하거나 스트레스를 심하게 받으면 다크 서클로 나타날 수 있는데, 이때 다크 서클 예방에 특별히 좋은 것이 바로 비타민 K이다. 주로 짙은 녹색 채소와 브로콜리, 상추, 시금치, 녹차 등에 풍부하다.

4) 마그네슘과 칼륨

긴장이나 스트레스가 과도할 때, 육체적인 피로가 누적되었을 때 눈꺼풀 떨림을 경험할 수 있다. 이럴 때는 에너지 생산과 단백질 형성 등에 도움을 주는 마그네슘과 칼륨 섭취가 필요하다. 주로 코코아, 견과류, 콩, 양배추, 셀러리 등에 풍부한데 많이 섭취하면 눈 건강은 물론 뼈까지 튼튼해지는 효과를 얻을 수 있다.

4. 나이에 따른 눈 건강법

1) 신생아

태아가 출산길을 통해 포도상구균, 박테리아, 바이러스 등에 감염되어 신생아 결막염에 걸릴 수 있다. 출생 뒤 출혈과 함께 심하게 눈꼽이 끼는 것이 특징이다. 결막염을 막기 위해 투약하는 점안약에 의한 화학성 결막염도 발생하지만 이는 1～2주면 저절로 치유된다.

선천성 백내장일 경우는 아무리 어려도 약시가 되기 전에 빛이 눈에 들어갈 수 있도록 반드시 수술해야 한다. 시력은 후천적으로 발달하므로 그 후에도 정밀 굴절검사를 받아 적절하게 시력이 발달하도록 그 방법을 찾아야 한다. 태어나자마자 안압이 높아 눈물을 많이 흘리고 빛을 싫어하면 선천성 녹내장 여부를 확인해 치료를 해야 한다.

2) 영 · 유아기(생후~12개월)

눈물이 내려가는 비루관은 출생 직후 적어도 6개월이면 대부분 뚫린다. 생후 3~4개월이 지나도 눈에 눈물이 고이거나 눈물을 자주 흘리면 비루관 폐쇄증을 의심해 볼 수 있다. 정상 신생아의 5% 정도가 걸리는 이 질환은 생후 6개월 안에는 마사지법 등으로 치료되지만, 생후 8~9개월까지 호전되지 않으면 수술을 해야 한다. 3개월 이상 유아의 두 눈이 안쪽으로 몰리면 유아성 내사시일 가능성이 높으므로 정확한 진단을 통해 보통 9~12개월이 지나면 수술이 가능하다.

3) 아동기(4~17세)

근시, 원시, 난시 등 시력굴절 이상으로 안경을 가장 많이 쓰기 시작하는 시기이다. 특히 성인의 시력으로 발달하는 6~9세 때 치료시기를 놓치면 약시가 생겨 정상적인 시력 발달이 힘들 수도 있다. 사시는 그냥 두면 외모도 문제지만 영원히 시력을 회복할 수 없는 약시가 될 수 있으므로 치료시기를 놓치지 않는 게 가장 중요하다.

4) 청 · 장년기(18~39세)

망막에 구멍이 생기는 망막열공은 유전적으로 망막이 약하거나 고도근시일 경우 잘 생긴다. 대부분 증상이 없이 지내다 나중에 눈 뒤에 붙어있는 망막이 떨어지는 망막박리로 이어져 시력을 잃을 수 있으므로 주의해야 한다.

5) 장년기 및 노년기(40세 이상)

나이를 먹으면 누구에게나 찾아오는 노안이 있다. 나이 마흔인 불혹에 접어들면 멀리 있는 물체는 잘 보이지만 가까운 곳의 물체는 희미하게 보이며 눈이 침침해진다. 40대 40%, 50대 50%, 60대 60%가 걸릴 정도로 백내장은 노인에게 잘 걸리는 질환이다. 또 어두운 곳에서는 정상이지만 밝은 곳에서만 시력이 떨어지는 '주맹현상'이 생기기도 한다. 모든 질환은 일상생활에 불편을 느끼기 시작할 때 수술하는 게 원칙이며, 물체의 상이 맺히는 망막 중 중앙에 위치한 황반부에 구멍이 생기는 황반열공은 50~60세에 많이 생긴다.

5. 눈의 피로와 시력회복을 위한 뇌 건강법

눈에 힘을 빼는 것이 가장 기본으로 중요한 부분에 속한다. 컴퓨터 작업을 주로 하는 직장인들이 가장 쉽게 피로를 느끼는 것 중 하나가 눈이다. 모니터를 오래 보면 눈이 시리거나 아프고 사물이 흐릿하게 보인다. 눈의 기능을 조절하는 근육도 피로해져서 두통이 오거나 목, 어깨까지 긴장하게 된다.

지금까지 모니터를 뚫어지게 쳐다보고 있었다면 이제 눈동자의 힘을 풀고 사랑하는 연인을 바라보듯 편안하게 바라보자. 입 꼬리를 살짝 올리면 힘이 들어간 눈이 느슨해지는 것을 느낄 수 있다. 책을 보거나 모니터를 응시할 때는 가능하면 눈에 힘을 빼는 것이 중요하다.

6. 우리 눈을 위협하는 수많은 위험물질

대부분의 관통상은 뾰족한 유리, 연필심, 밤송이 가시 등 날카로운 물체에 의해 유발된다. 사실 주의를 기울이지 않는다면 우리 생활의 거의 모든 것들이 우리 눈을 위협하는 물질들이 될 수 있다. 이런 물질에 의해 관통상을 입을 경우 갑작스러운 시력감퇴, 결막부종, 동공 편위, 전방 출혈, 유리체 출혈 등이 생길 수 있다. 치료는 안타상만 있는 경우는 수술적 조치를 요하지 않지만 각막열상이 있는 경우 나일론 봉합사를 이용하여 방수 봉합(Watertight closure)을 한다. 또한 항생제 안약을 투여하여야 하며, 안구 뒤쪽 망막 또는 유리체 손상이 있는 경우 유리체 절제술이 필요할 수도 있다.

안구의 타상을 입히는 흔한 물질은 바로 우리 몸의 주먹이다. 또한 축구공이나 야구공 같은 놀이도구도 타상을 입히기 쉬운 것들이다. 증상으로는 전방의 출혈로 인한 급작스러운 시력감퇴, 안와골절, 외상성 백내장, 망막부종, 망막박리, 외상성 동공산대 등이다. 전방출혈에 대한 치료를 위해서는 입원을 하여 안정을 하는 것이 가장 좋은 방법이라고 할 수 있다. 이때 약물치료를 시행하기도 한다. 또한 눈을 잡아주는 뼈가 골절되었을 경우에는 골절부위에 실리콘 등을 삽입하기도 한다. 타상의 경우 몇 달에서 몇 년 후에 외상성 백내장이 발생할 수 있으므로 각별한 주의가 필요하다.

눈은 또한 조금만 뜨거운 것에도 손상되기 쉬운데, 눈에 입는 화학화상은 매우 큰 응급상황에 속한다. 이 경우 환자를 이송하기 전에 손상 받은 부위에 수돗물을 이용하여 즉시 세척하여야 한다. 특히, 실험실에서 사용하는 알칼리는 안구 조직을 쉽게 통과하여 치명적인 손상을 주므로 충분한 세척 후 곧바로 안과 전문의에게 진료를 받아야 한다. 화상 뒤에는 안압 상승이 빈번하게 발생하는데, 이에 대한 녹내장 치료약제 사용이 꼭 필요하며, 스테로이드제와 항생제 사용이 병행되어야 한다.

1) 컬러렌즈 (우리 눈을 위협하는 또 다른 변수)

최근 젊은 여성들 사이에서는 미용을 위한 컬러 렌즈가 유행하고 있고, 가격이 점차 저렴해져 사용층도 늘어났다. 그러나 컬러 렌즈는 자칫 실명을 초래할 수 있는 위험 요소를 안고 있다는 점을 인식하고 사용에 주의를 기울여야 한다. 인터넷을 통해 만 원짜리 컬러 렌즈를 구입하여 사용하다가 눈 충혈과 눈곱이 심해져 결국 각막염 치료를 받아야만 했다. 컬러 렌즈를 사용하다가 싫증이 나면 친구들과 바꿔 쓰거나 돌려쓰기도 했다고 한다.

컬러렌즈는 눈동자를 또렷하게 하고 눈을 커보이게 하며, 다양한 무늬로 신비스러움을 줄 수 있어 미용 상의 이유로 널리 쓰인다. 그러나 재질이 나쁘고 값싼 중국산 제품이 많으므로 주의해야 한다. 더욱이 컬러렌즈는 일반 소프트렌즈와는 다른 처리 방식으로 산소 투과율이 떨어진다.

이 때문에 쉽게 염증이 생기며, 품질이 나쁜 제품들은 색소가 빠져나와 2차 염증을 일으키기까지도 한다. 각막염증, 궤양이 생기는 것은 물론 심하면 각막 혼탁으로 인해 실명할 수도 있다는 것을 명심해야 한다. 컬러렌즈는 눈 건강을 위해서는 사용하지 않는 것이 좋고, 굳이 사용하려면 믿을 수 있는 전문 업체의 제품을 사용하고, 기간과 용법을 지켜야 한다.

2) 겨울철 눈 건강법

요즘 겨울철 안구 건조증을 호소하는 사람이 늘고 있다. 이를 두고 건성안이라고 하는데, 건성안은 치료하지 않으면 불편함과 함께 각막염 등으로 시력저하와 다른 합병증을 발생시키기도 한다. 기본적인 치료는 인공눈물을 점안하는 것이고, 다음으로 인공눈물 연고를 넣는 방법이 있다. 그리고 세 번째로는 눈물이 눈에 고여 있다가 코로 배출되는 누점, 즉 하수도를 콜라겐으로 일시적으로 막아서 눈물이 고여 있도록 하는 것인데, 이를 통해 증상이 좋아지면 실리콘으로 된 반영구적인 플러그(plug)로 누점을 막아서 안구 건조증을 치료하기도 한다.

겨울철 눈을 보호하기 위해서는 주위의 환경이 무엇보다도 중요하다. 온도는 18～22℃, 습도는 40～70% 유지하여 주는 것이 좋다. 컴퓨터 등을 오래 사용할 때 안구건조증이 심해지므로 컴퓨터와 같이 집중을 요하는 작업을 할 때는 작업시간은 하루 총 4시간을 넘기지 않도록 하는 것도 중요하다. 또한 50분 작업 뒤에는 10분 휴식을 통해 눈의 피로를 풀어주는 것도 잊지 말아야 한다.

7. 머리가 좋아지는 눈 건강법

사물을 본다는 것은 뇌와 눈의 공동 작업이다. 따라서 안구시력뿐 아니라 뇌내 시력에도 적절한 조치를 취해야 비로소 시력이 회복된다. 일반적으로 시력이라고 하면 눈 자체의 기능을 측정하는 안구시력을 말한다. 대부분의 사람들은 눈이 좋아진다고 하면 안구시력이 올라가는 것이라고 생각한다. 그래서 자연적인 시력 회복 능력에는 관심을 기울이지 않은 채 도구를 이용한 시력 교정에만 몰두한다. 즉 안경이나 콘택트렌즈를 사용해서 초점을 맞추는 것에만 주력해온 것이다.

하지만 눈의 기능인 안구시력을 아무리 높여도 뇌내 시력이 떨어져 있으면 전체 시력은 올라가지 않는다. 사물을 본다는 것은 뇌와 눈의 공동 작업이기 때문에 안구시력뿐 아니라 뇌내 시력에도 적절한 조치를 취해야 비로소 시력이 회복된다. 눈으로 본 정보를 뇌가 처리하는 기능, 즉 뇌내 시력은 어떤 이유로 떨어질까?

단적으로 말하면, 눈으로 들어온 다량의 정보로 인해 피로해진 뇌가 제대로 정보를 처리하지 못하게 되기 때문이다. 무엇인가를 의식적으로 보려고 하지 않아도 마찬가지다. 자기도 모르는 사이 눈은 끊임없이 정보를 받아들인다. 뇌가 보려고 하는 힘, 즉 뇌내 시력을 사용하면 그 자리에서 시력이 올라가는 것도 가능하다. 한번 떨어진 시력은 돌아오지 않는다고 포기할 필요 없다. 이 잠재적인 시력을 끄집어내면 잃어버린 시력을 되찾을 수 있기 때문이다.

뇌의 피로를 풀어주면 뇌내 시력은 올라간다. 그러나 뇌내 시력을 올리기 전에 뇌에 연결되어 있는 몸과 마음의 긴장을 풀고, 눈 자체에도 기초 체력을 기를 필요가 있다. 이것을 눈 스트레칭이라고 부른다. 뇌내 시력을 올리기 위한 준비운동이라고 생각하면 된다. 이 운동을 계속하는 것만으로도 눈의 기능이 좋아져 시력이 올라가는 것을 실감할 수 있다. 또한 손상이 있는 눈을 치유하고, 눈의 피로도 예방할 수 있다. 매일 아침저녁 두 번씩 하면 효과적이다. 몸에 조금이라도 이상이 느껴지면 즉시 그만 둔다. 계속하는 것이 중요하며, 무리하지 말고 가벼운 마음으로 계속해 나간다.

1) 눈을 꽉 감고 팍 뜨기

눈이 나쁜 사람들은 대부분 긴장 상태에서 사물을 본다. 긴장을 하면 눈을 깜박이는 횟수가 극도로 줄어든다. 이때는 눈을 꽉 감고 팍 뜨는 동작을 반복한다. 그러면 눈 근육의 혈행이 좋아져 눈 주위가 따뜻해진다. 이 동작을 계속하면 눈의 피로가 깨끗이 사라진다. 요령이라면 눈을 감을 때는 눈 안쪽으로 꽉 짜듯이 힘을 주면서 안구를 줄이는 느낌으로 감는 것이다. 그리고 눈을 뜰 때는 눈을 엄청나게 확대하는 느낌으로 팍 하고 뜬다. 이것을 5～10회 반복한다. 고도근시인 사람은 힘을 60～70%로 낮춰서 실시한다.

2) 눈의 경혈 자극하기

눈 주위에는 경혈이 많이 있다. 피로가 쌓인 곳에는 압통점이라고 해서 통증을 느끼는 부분이 있다. 이것이 동양의학에서 말하는 경혈에 해당한다. 숨을 들이마시고 내쉬면서 경혈을 누르면 그 자극이 신경에서 근육으로 전해져 그 부분에 혈액이 모이게 된다. 눈의 경혈을 자극해서 기분 좋게 눈 기능을 향상시키자. 안구 주변에 양 엄지손가락의 배 부분을 대고 약간 들어간 곳을 찾는다. 그곳이 바로 경혈이다.

(1) 엄지손가락의 배 부분을 사용해서 양 눈의 앞부분을 천천히 누른다.
(2) 안구 윗부분의 눈썹 위쪽에 양 엄지손가락의 배 부분을 대고 누른다.
(3) 그 바로 아래 움푹 들어간 곳을 찾는다. 이곳도 경혈 중 하나이다. 이 들어간 부분(경혈)을 엄지손가락의 배로 천천히 누른다. 숨을 입으로 내쉬면서 누르면 더욱 효과적이다.
(4) 다음은 눈초리 부분이다. 관자놀이 부분을 엄지손가락의 배로 숨을 내쉬면서 누른다.

3) 뻣뻣한 목과 어깨 근육 풀기

눈이 나쁜 사람들의 또 한 가지 공통점은 호흡 횟수가 적은 것이다. 눈이 좋은 사람은 느긋하게 호흡을 하면서 사물을 보지만, 눈이 나쁜 사람은 호흡을 멈추고 사물을 본다. 그러면 눈은 산소 부족 상태가 되어 기능이 현저히 떨어지게 된다. 그 뿐만 아니라 자세가 나쁘기 때문에 목이나 어깨가 결리는 증상이 생기고, 혈액순환이 잘 되지 않는다.

목에는 여러 개의 중요한 동맥이 있어 심장에서 뇌로 다량의 혈액을 보낸다. 그런데 목이 결리면 혈행이 원활하지 못해 눈의 혈관 구석구석까지 혈액이 흐르지 못한다. 이러한 호흡과 목 결림의 문제를 한 번에 해결하는 것이 다음의 운동이다.

(1) 의자에 앉아서 등줄기를 곧게 펴고 어깨의 힘을 뺀다.
(2) 숨을 코로 들이마시고 입으로 내쉬면서 3초에 걸쳐 반복한다.

8. 라식수술이란?

컴퓨터가 보편화되면서 점차 평균적인 시력이 낮아지고 있다. 그렇기 때문에 시력

교정술에 대한 관심이 높아지고 있다. 하지만 아직도 라식에 대한 부작용과 수술 후 결과에 대해 불안해하는 사람들이 있는 것도 사실이다. 라식수술의 부작용에 대한 불안을 없애기 위해서는 환자 본인이 수술의 과정과 필요 요건들에 대해 꼼꼼히 챙기는 것이 중요하다. 성공적이고 안전한 라식수술을 받기 위해 무엇보다 중요한 절차가 바로 철저한 사전 정밀검사이다.

이 단계는 시력검사에서부터 각막 두께 검사, 각막 만곡도 검사, 시야검사, 시신경 검사, 원추각막 여부를 확인하는 ORB SCAN를 이용한 검사까지 다양한 검사를 통해 수술 전 환자의 눈 상태를 정확히 분석하고, 전문의가 결과를 판독하여 수술 가능여부를 결정하는 아주 중요한 과정이다. 특히 이 단계에서 반드시 확인할 사항은 다음과 같다.

첫 번째가 각막의 두께가 정상인가 하는 것이다. 대체로 각막의 두께가 너무 얇은 경우 수술 후 각막 돌출이 발생할 위험이 있기 때문에 라식수술을 받을 수 없다. 또한 초고도 근시의 경우 시력교정을 위해 너무 많은 양의 각막 절삭이 필요하며, 각막 돌출의 가능성과 퇴행의 가능성도 높기 때문에 수술을 결정하기 전에 전문의와 충분히 상의하여 수술여부를 결정해야만 한다.

두 번째로 체크할 사항은 각막의 모양이다. 각막의 만곡도가 너무 편평하거나 돌출된 경우는 수술을 받기 힘들고, 좋은 결과를 기대하기 힘들기 때문에 수술을 받지 않는 것이 좋다.

세 번째 포인트는 동공의 크기가 비정상적으로 큰 경우 수술 후 빛이 퍼져 보이는 현상이 심해서 불편을 겪을 수 있기 때문에 수술을 받기 전 사전검사를 통해 체크해야 한다. 만약 직업적으로 신체 접촉이 많은 운동선수의 경우 라식보다는 라섹이 권장되며, 야간 운전을 많이 하는 사람 역시도 자신의 눈 상태에 따라 수술 후 야간 운전에 불편을 겪을 수 있으므로 신중을 기하는 것이 좋다.

라식수술이 일반화되어 가고 있는 요즘 수술의 정밀성이나 세심함 보다는 얼마나 많이 수술을 하느냐가 중요한 것처럼 여겨진다. 하지만 눈은 가장 중요한 신체기관 중 하나이다. 라식수술은 경험이 많은 전문의가 철저한 사전검사를 통해 환자의 눈 상태와 직업, 생활환경 등을 파악해 수술 적합 여부를 가려내어 무리수를 두지 않고 수술을 하는 것이 가장 중요하다. 시력교정 수술을 받기로 결심한 상태라면 경험이 많고 철저한 검사과정을 거치는 병원을 찾는 것이 안전한 수술을 받기 위한 가장 현명한 방법이라 할 수 있다.

9. 자외선으로 생길 수 있는 안과 질환

1) 광각막염

자외선으로 인해 가장 많이 생기는 안과 질환이다. 강한 빛으로 인해 각막의 상피세포가 손상이 되면서 각막에 염증이 생긴 것이다. 주로 골프장, 스키장이나 여름철 해변에서 장시간 햇빛에서 활동했을 경우 잘 생긴다. 증상은 활동 중에 갑자기 눈이 아프거나 충혈 되면 광각막염을 의심하는 것이 좋다. 보통 3일 정도 눈을 쉬게 하면 자연적으로 낫기도 하지만, 좀 더 안전한 치료를 위해 소염제와 각막 상피재생을 도와주는 안연고를 발라주면 효과를 볼 수 있다.

2) 일광황반병증

직・간접적으로 강한 빛을 보게 될 경우 생기는 질환으로 태양광선의 광화학적 효과로 인해 발생한다. 증상은 태양광선에 1～4시간 노출된 후 나타나며, 손상 정도에 따라 증상이 다양하다. 중심시력장애, 변시증, 중심암점 등이 발생할 수 있지만, 대략 6개월 이후에는 정상으로 다시 회복된다.

3) 익상편

눈의 흰자위에서 검은 동자 방향으로 자라 들어오는 군살 조직으로, 자외선에 오랜 기간 노출됐을 때 나타나는 질환이다. 검은 동자까지 침범하게 되면 시력이 떨어지고 수술이 필요하다.

4) 백내장

장시간 지속적으로 자외선이 강한 외부환경에서 일을 하는 사람들에게는 백내장 발병률이 그렇지 않은 사람들에게 비해 3배나 높다. 눈의 수정체가 뿌옇게 되는 질환으로 20～40대 때 자외선을 많이 쬔 사람들은 각별한 주의가 필요하다.

10. 만성화되기 쉬운 안구 건조증

1) 자극으로 인한 염증성 질환

눈의 보호막인 눈물막은 3개층으로 구성되어 있다. 가장 바깥쪽의 지방층은 눈물의 표면을 고르게 하고, 눈물의 증발을 억제한다. 중간에 자리한 수분층(수성층)은 눈물의 주성분으로, 불순물을 밖으로 배출하는 역할을 한다. 안쪽의 점액층은 눈물이 안구에 잘 점착되도록 해 눈을 촉촉하게 적셔준다. 이들은 모두 건강한 눈물을 형성하는 데 필수적이다. 양적으로나 질적으로 한 가지라도 미흡하면 안구건조증이 나타난다.

눈물 분비량은 체질적으로 적은 사람이 있고, 나이가 들면서 줄기도 한다. 건조한 실내에서의 잦은 컴퓨터 사용, 냉난방기 사용 빈도의 증가, 대기오염과 같은 환경적 요인도 눈물 분비를 줄이거나 눈물의 양을 빨리 감소시킨다. 눈물의 성분을 안 좋게 하는 요인은 공해, 먼지, 담배 연기, 화장가루 따위가 있다. 피부의 각질이 눈물층으로 섞여 들어가는 것도 한 요인이다.

안구건조증은 단순한 눈물 부족 현상이 아니라 만성적 자극으로 인해 생기는 염증성 질환이다. 즉, 눈에 지속적으로 자극이 가해지면 안구 표면이 손상되어 염증이 나타난다. 안구 표면이 염증에 의해 손상되면 초기엔 눈물 분비량이 증가할 수 있지만, 만성화하면 신경 손상을 초래하기도 한다. 이로 인해 눈물샘 기능이 떨어져 안구건조증으로 이어진다. 안구건조증에 걸리면 눈이 쉽게 피로하거나 뻑뻑하고 따끔거린다. 이물감, 가려움, 충혈, 눈부심도 나타난다. 심하면 각막염, 각막궤양이 된다. 자칫 시력장애를 겪을 수도 있다.

2) 인공눈물, 수술, 치료제로 눈을 촉촉이 한다

안구건조증의 일반적인 치료법은 인공눈물을 사용하는 것이다. 인공으로 만든 눈물 안약을 점안해 부족한 눈물을 보충한다. 이것만으로도 대부분의 안구건조증이 호전된다. 인공눈물은 병원 처방 없이도 시중에서 구입할 수 있다. 자주 점안하는 환자라면 방부제가 들어 있지 않은 제품을 선택하도록 한다.

인공눈물은 한 방울 점안한 다음 눈을 서서히 감았다 뜨고, 몇 번 깜빡인 후 다시 눈을 감고 30여 초간 그대로 있어야 한다. 안구건조증이 밤에 심하면 젤리나 연고 형태의 누액을 사용하는 것이 좋다. 단, 낮이나 작업 중엔 금물이다. 시야를 가릴 수 있기 때문이다. 인공눈물은 성분과 종류에 따라 효과가 약간씩 다르므로 병원에서 정확한 진단과 처방을 받고 사용하는 것이 좋다. 그러나 인공눈물이 안구건조증의 근본치료법은 아니다.

인공눈물로도 해결이 안 되면 수술을 고려해 볼 만하다. 눈물이 내려가는 길을 막는 누점폐쇄술, 눈물이 오래 고여 있게 하는 누소관폐쇄술이 그것이다. 이러한 수술은 눈물이 부족한 환자에게는 효과가 없다는 것이 단점이다. 각막 표면의 염증이 심하면 눈물이 지나치게 오래 머물러 염증이 심해질 수도 있다. 따라서 전문의와의 충분한 상담이 필요하다. 반영구적인 수술 후 경과를 살펴보고 영구수술을 하는 것도 한 방법이다.

안구 표면의 염증으로 눈물의 분비 자체가 줄었다면 눈물의 분비를 늘려주는 근본적인 치료법이 필요하다. 대표적인 것이 안구건조증 치료제 점안이다. 최근 개발된 레스타시스는 염증의 생성과 활성을 억제해 눈물의 양과 질을 증가시킨다.

3) 안구건조증에 해로운 습관

(1) 짙은 눈화장과 아이라인 문신: 색소 입자가 눈에 들어갈 수 있다. 이러한 물질은 각막과 결막에 염증을 유발해 안구건조증이 생긴다.

(2) 과도한 냉난방과 헤어드라이기 사용: 냉난방은 눈물의 증발량을 늘린다. 헤어드라이기 바람도 마찬가지이므로 이들 바람이 눈에 들어가지 않도록 주의한다.

(3) 눈 비비기: 손으로 눈을 자주 비비거나 더러운 손으로 눈을 만지면 각막상피가 손상되어 증상이 악화된다. 이로 인해 각막염, 결막염이 생길 수도 있다. 먼지가 많은 곳에서는 특히 주의한다.

(4) 콘택트렌즈 착용: 평소 눈이 뻑뻑하다면 콘택트렌즈 착용에 각별히 신경을 써야 한다. 생리 식염수를 수시로 투여하면 눈을 잠시 적셔주는 효과가 있으나 눈을 보호하는 주요 성분을 씻어낼 수도 있다.

4) 이로운 습관

(1) 실내 온도 섭씨 25～27℃(겨울엔 섭씨 18℃), 습도 60%: 눈물의 증발을 줄여주는 조건이다. 덥다고 에어컨이나 선풍기 바람을 직접 쐬는 것은 바람직하지 않다.

(2) 컴퓨터 작업, 독서 도중 휴식 취하기: 장시간 컴퓨터 작업을 하거나 책을 읽을 때에는 50분에 10분가량 쉬도록 한다. 눈 주변부의 피부나 관자놀이 부위를 가볍게 마사지 해주는 것도 좋다. 눈은 상하・좌우로 원운동을 한다. 이때 안구를 직접적으로 압박하지 않도록 한다.

(3) 눈 건강에 이로운 음식 섭취: 비타민 A, C, E가 함유된 신선한 과일, 야채, 생선, 간을 먹도록 한다. 아몬드, 호두와 같은 견과류는 눈물의 지방 성분을 만드는 데 도움이 된다.

(4) 눈꺼풀은 하루 2～4회 세척: 안구건조증 초기, 인공눈물을 넣으면서 눈꺼풀 세척을 병행하면 염증예방에 효과적이다. 하루 2～4회가 적당하다. 눈꺼풀 세척은 눈두덩이를 손가락으로 가볍게 30～60초간 마사지하여 지방 분비를 촉진한 후 눈 세척액으로 눈꺼풀 주위를 조심스럽게 닦아주면 된다. 이때 눈 안은 절대 닦지 말아야 한다. 눈 세척액 대신 베이비 샴푸를 사용해도 무난하다. 물

과 샴푸의 비율은 5 : 1로 희석해 사용한다.

5) 저탄수화물 음식과 함께 먹으면 위험 절반

일주일에 두 번 생선을 먹으면 노화에 따른 눈 질환을 예방할 수 있다는 연구 결과가 나왔다. 노인 황반변성은 노화에 따라 눈의 황반 기능이 저하됨으로써 시력이 약화되거나 상실되는 질환이다. 보통 50～60대에 나타나며, 한국의 경우 65세 이상 노인 가운데 10% 이상이 이 질병을 앓고 있다. 연구진은 연어, 참치 등에 함유된 오메가3 지방산이 노인 황반변성을 막는 중요한 영양소라고 밝혔다. 그러나 오메가3 지방산이 풍부한 생선을 먹으면서 또한 약 형태로 비타민 C와 E, 베타-카로틴과 같은 항산화물질, 식물과 과일에서 추출한 비타민 A 등을 먹는 것은 노인 황반변성 증세를 악화시키는 것으로 나타났다.

조사 대상 노인의 절반 정도가 이런 약들을 먹고 있었으며, 이들이 이 눈병에 걸릴 위험은 그렇지 않은 사람보다 50% 정도나 높았다. 또한 도정하지 않은 곡물로 만든 통곡물 빵이 이 눈병 예방에 도움이 된다는 사실도 알아냈다. 빵 종류를 흰빵에서 통곡물 빵으로 바꾸면 노인 황반변성의 진전이 늦어져 5년간 이 눈병에 걸릴 위험이 8% 낮아졌다. 오메가3 지방산이 풍부한 생선을 탄수화물 함량이 낮은 음식과 함께 먹는 식습관을 갖추면 노인 황반변성의 위험을 절반으로 줄일 수 있다.

11. 다양한 시력 교정술

안경과 콘택트렌즈의 답답함에서 벗어나고 싶지만 라식수술에 부작용과 막연한 두려움을 가지고 망설였던 사람들에게 희소식이 생겼다. 이러한 부작용에 대한 수술고민 및 갈등이 최근 선보인 최첨단 레이저 시력 교정기기의 등장으로 해결되고 있다. 모든 수술이 그렇지만 특히 눈을 수술하는 시력교정 수술은 가장 안전하고 완벽해야 한다.

비쥬라식은 펨토세컨레이저를 이용해 각막절편(각막뚜껑)을 만든 후 내부 각막에 엑시머레이저를 쏘아 시력을 교정하는 방식을 이용한다. 특히 수술 시 환자의 각막 형태에 맞춰 안구에 고정하는 각막접촉렌즈를 사용해 타 수술 방법에 비해 눈에 대한 부담을 최소화한 첨단 장비이다.

기존 라식수술의 경우 각막접촉렌즈에 각막이 눌리면서 레이저를 수술부위에 조사하는 동안 눈에 높은 압력이 가해졌다. 그러나 비쥬라식의 경우 안구를 렌즈에 고정하면 자동으로 압력이 조절되면서 수술 중에도 낮은 압력이 유지된다. 이 때문에 망막에 흐르는 혈관도 압력을 한층 덜 받게 되어 안전성이 한층 보강되었다.

라식수술 시 이용하는 레이저빔이 작고 빠를수록 각막에 정교하고 빈틈없이 레이저를 조사할 수 있는데, 비쥬라식은 레이저 속도를 2배 이상으로 끌어올려 각막절편과 각막 사이의 빈틈이 거의 없는 매끈하고 균일한 절개 면을 얻을 수 있다. 이는 수술 후 눈에 맺히는 상을 보다 뚜렷하고 선명하게 만들 수 있다. 이러한 수술기법으로 기존 라식에서 발생할 수 있었던 부작용을 최소화시켜 주는 것이다.

비쥬라식은 각막이 얇은 환자나 초고도의 근시 환자도 시술을 받을 수 있으며, 레이저를 조사할 수 있도록 안구를 고정하는 렌즈가 각막 원형을 그대로 유지하는 둥근 모양으로 되어 있어 기존의 평평한 렌즈보다 안압을 상대적으로 낮춰 주어 수술 시 통증이나 망막 시신경 손실 및 망막 박리문제 발생 확률이 거의 없다. 특히 다른 라식처럼 높은 안압으로 혈류의 흐름을 막지 않기 때문에 수술하는 동안 시력의 손상이 없고, 혈류의 흐름을 막지 않아 충혈 없는 편안한 수술이 가능하다.

또 기존 라식의 5분의 1 수준의 약한 에너지를 사용하여 버블 형성을 줄여 각막 염증이나 기타 부작용을 최소화함은 물론 레이저의 크기도 일정하고 정교해 정밀한 절개 면을 생성함으로써 최상의 시력 결과와 더불어 시력저하 부작용도 나타나지 않는다.

12. 잘못된 안과지식

1) 어린이에게 안경을 씌우면 눈이 더 나빠진다

안경이란 눈의 굴절력을 조절하는 도구일 뿐 근시나 원시, 즉 시력에 영향을 미치지 않는다. 오히려 시력이 나쁜 어린이는 반드시 안경을 착용해야 한다. 양쪽 눈의 시력이 크게 차이가 나는 짝눈의 경우, 한쪽 눈의 시력이 더 떨어질 수 있으므로 이런 경우엔 안경을 써야 눈이 더 나빠지는 것을 방지할 수 있다.

2) TV를 가까이서 보거나 어두운 곳에서 책을 보면 눈이 나빠진다

TV를 가까이서 보면 눈이 나빠지는 게 아니라 눈이 나쁘기 때문에 TV를 가까이서 보는 경우가 많다. 실제로 TV를 가까이서 보는 아이의 시력검사를 해 보면 이미 근시인 경우가 많다.

아이의 시력을 결정하는 가장 중요한 요인은 유전적인 문제이다. 수정체와 상이 맺히는 망막 사이의 거리가 정확히 일치해야 하는데, 자라는 과정에서 수정체와 망막까지의 거리가 길거나 짧기 때문에 근시나 원시가 생기는 것이다. 마찬가지 이유 때문에 어두운 곳에서 책을 읽는다고 눈이 더 나빠지는 것도 아니다.

3) 염색을 하면 시력이 떨어진다

염색약에 들어 있는 소량의 암모니아 성분은 휘발성이 강해 눈을 자극할 수 있고, 이로 인해 일시적으로 눈이 침침하거나 따끔거릴 수 있다. 또 염색약이 실수로 눈에 들어가면 각막에 상처를 입힐 수 있고, 두통과 일시적 시력 저하, 결막염 등을 야기할 수도 있다. 따라서 염색약이 눈에 들어가면 즉시 흐르는 물로 눈을 씻어내야 하며, 통증이 없어도 각막에 상처가 생길 수 있으므로 안과를 찾아야 한다. 그러나 염색 때문에 시력이 영구히 떨어지는 일은 없다.

4) 눈이 나빠 마이너스 시력이 됐다

마이너스 시력이란 존재하지 않는다. 일반적으로 정상 시력은 1.0 정도이며, 시력표상 제일 큰 글씨는 0.1을 가리킨다. 시력이 떨어져 제일 큰 글씨(0.1 시표)를 읽지 못하는 경우에는 손가락의 수를 판별할 수 있는 거리를 측정해 표시하고, 이보다 시력이 더 나쁜 경우는 손가락의 움직임을 판단할 수 있는지를 측정한다.

이것도 불가능한 경우엔 빛을 감지할 수 있느냐 없느냐로 판단하는데, 빛을 인지할 수 없는 상태가 바로 0의 시력이며, 이때는 시력이 0이라 하지 않고 '실명했다' 또는 '광각 무'라고 말한다. 따라서 실명보다 더 나쁜 마이너스 시력이란 존재하지 않는다. 안과나 안경점에서 '마이너스 몇 디옵터'라고 말하는 이유는 렌즈의 굴절력(디옵터)을 표시할 때 광학적으로 볼록렌즈는 플러스로, 오목렌즈는 마이너스로 표기하도록 되어 있기 때문이지 실제로 마이너스의 시력이 존재하는 것은 아니다.

제 4 장

치아 건강법

1. 건강한 치아를 갖기 위한 치아 건강

치아 건강은 칫솔질을 할 때 놓치기 쉬운 부분이 바로 치아뿌리와 잇몸과의 경계 부위인데, 그곳에 치석이 가장 많이 끼고, 각종 잇몸질환이나 충치의 시작점이 된다.

2. 치아 건강 상식

1) 식사와 식사 사이의 간식은 금물

간식 후에 칫솔질을 하는 사람은 거의 없다. 특히 과자류나 커피를 마신 후 치아를 닦지 않으면 잇몸질환이나 충치가 생기는 지름길이다. 간식은 식사 후에 먹고 치아를 닦는 것이 좋다. 4～6개월에 한 번씩 정기적인 스케일링은 꼭 한다.

어린이들의 경우 영구치의 어금니는 반드시 실런트(홈메우기)를 해준다. 아이들 영구치의 어금니는 골이 깊다. 그래서 음식도 잘 끼이고, 또 낀 음식은 잘 빠져나오지도 못한다. 따라서 아이들의 경우 이가 나오자마자 홈을 메워주는 것이 좋다.

2) 치아 건강에 청량음료 제한한다

음료 대부분에는 산과 당이 많고, 대략 40여 종이 넘는 음료 중 충치를 유발하지 않는 것은 인삼드링크 외에는 없다고 봐야 한다. 탄산, 과즙, 스포츠, 유산균 음료 등 시판음료 대부분은 산성과 당분을 다량 함유하고 있으며, pH(산도) 5.7 미만으로 충치유발 기준을 넘어섰고, 그 중 새콤한 맛을 내는 탄산음료는 pH 3.4 이하의 강산성을 띤 것으로 나타났다.

음료에 포함된 산 성분이라는 것은 대개 시큼한 맛을 내는 구연산을 말하는데, 이 구연산이 가장 많이 함유된 것이 오란씨나 레몬주스와 같은 과즙음료이고, 당 성분이 가장 많이 포함된 것은 콜라류이다. 이러한 당과 산 성분은 치아 표면의 칼슘, 인산 등의 범랑질(석회질)을 벗겨냄으로써 이를 부식시키는 주된 요인이 되며, 한 번 마시면 입안의 상태가 다시 알칼리로 돌아오는 데 적어도 20～30분 이상 소요되어 음료수는 이를 부식시키고 상하게 하는 직접 요인이 된다.

충치를 예방하기 위해 산 성분이 강한 음료만 피하면 충치를 면할 수 있다고 쉽게 생각한다면 큰 오산이다. 콜라는 산 성분이 적은 대신 상당히 많은 당 성분을 포함하고 있다. 콜라의 당 성분은 결국 산 생성균을 증식시키게 함으로써 오랫동안 치아 표면에서 기생할 수 있도록 돕는 결과를 낳는다. 산성균은 우리가 흔히 아는 플라그(세균막)에 붙어있는 세균으로 당분이 많을수록 오랫동안 치아 표면에 기생하면서 치아를 파괴한다는 것이다.

모든 음식물 자체에는 당이 있지만 식물에 있는 당류는 침이나 물로써 비교적 잘 씻겨나가는 편이지만 문제는 가공식품이다. 가공된 당은 입자가 작아 더욱 오랫동안 치아 표면에 저류된다. 당분이 충치의 원인이라는 것은 이미 정설이 된 이상 충치를 예방하기 위해서는 가급적 당류의 섭취를 줄이고, 섭취 후에는 불소가 함유된 치약으로 양치를 기본으로 하되 부득이 할 땐 물로 하는 양치라도 잊지 말아야 한다.

가정에서 할 수 있는 예방법으로는 칫솔질이 가장 기본적인 것은 누구나 다 아는 사실이다. 그러나 현대인에게는 알면서도 실천하기 어려운 것 중 하나가 칫솔질이다. 실제로 소비자보호원에서 설문조사를 실시한 결과 음료나 음식을 섭취한 후 양치질을 한다고 응답한 수가 11.3%에 그쳐 치아 관리에 대한 사람들의 불감증을 단적으로 보여주기도 했다. 식후 양치질이 가장 중요하며, 우리가 일상생활에서 간과하기 쉬운 부분에 조금만 주의를 기울인다면 최소한의 충치예방을 도울 수 있다.

치아란 본래 한번 손상되면 치료를 하더라도 완전히 원상복귀 되는 것은 불가능하다. 뒤늦게 치료에 급급하기보다는 건강할 때 충치를 예방하고, 평소에 관리하는 차원이 훨씬 더 중요하다. 이에 치석이나 치태 등의 불순물이 쌓이는 것을 사전에 방지하기 위해서는 칫솔질을 할 때는 잇몸에 칫솔모를 대고 치아가 난 방향으로 쓸어내듯이 부드럽게 반복하고, 지나치게 세게 닦는 습관은 오히려 잇몸에 부담을 주고, 염증을 유발할 수 있으므로 좋지 않다.

또한 입안의 구취를 예방하기 위해서는 이를 닦는 것도 중요하지만 10회 정도 혀를 칫솔질을 하여 혀에 붙어있는 치태를 깨끗이 닦아내는 것도 잊지 말자. 이밖에 치아 건강을 돕는 식품으로는 구강내의 자정작용을 하는 데 좋은 섬유질 식품(야채 및 과일), 해조류, 생수 등이 있고, 충분히 섭취하는 것만으로도 치아건강을 돕는 하나의 요법이 될 수 있다. 무엇보다 중요한 것은 설탕첨가 식품을 자제하는 생활 습관이다.

실생활에서 쉽게 충치를 예방하는 방법 중 하나는 가능한 무가당 음료를 마셔야 한다. 주의할 점은 음료를 얼마나 많이 마시냐가 아니라 얼마나 자주 마시느냐가 관점이다. 양보다는 횟수를 줄여야 한다. 또한 먹으려면 한 번에 빨리 마시는 것이 최소한의 예방이며, 놓아두었다가 조금씩 자주 마시는 것은 나쁜 습관이다.

태어나서 처음 나는 유치는 대개 6~7세까지 쓰고, 그 후 영구치가 새로 나게 된다. 그러나 유치는 영구치보다 지질이 약하기 때문에 아이 때부터 산이나 당의 성분이 많이 함유된 음료를 즐기면 훗날 영구치가 날 때 치열에 영향을 줄 수 있다고 한다. 산이나 당에 약한 아이의 유치가 빨리 망가지면 영구치의 치열이 삐뚤삐뚤 할 수 있기 때문에 이를 주의해야 한다. 게다가 영구치가 난 이후에 바른 양치질 습관을 들이지 못하면 제1대구치가 상해 어른이 돼서까지 고생하게 되는 것이므로 아이 때의 치아관리가 중요하다.

아이 때는 산과 당 성분이 적은 것을 섭취하도록 하고, 청정채소를 많이 먹도록 부모가 돕는 것이 좋다. 아이에게 무조건적인 양치를 강요하는 것보다는 처음엔 부모가 옆에서 양치하는 방법을 알려주며 돕는 것이 바람직하며, 아이의 치아 건강은 평생을 유지하며, 이러한 역할을 부모가 도와주는 것이 현명한 방법이다.

3. 치주질환과 전신 건강 -치주질환 있는 임신부 조산율 4배 더 높다-

우리나라 성인 10명 중 7명은 치아 주위 조직에 생기는 염증인 치주질환을 앓고 있다. 치주질환의 주원인은 구강 내 세균이 부산물과 함께 엉겨 붙어 치아 표면과 잇몸 안쪽에 형성하는 치태(플라그)이다. 치태를 제거하지 않거나 치주질환을 방치하면 치주질환 원인균이 분비하는 염증물질이 인체에 전반적인 악영향을 끼친다.

임신 39주째에 사망한 태아의 원인이 임신부의 치주질환이라는 뉴스가 영국 언론에 보도된 데에서 알 수 있듯이 치주질환은 전신 건강을 다양한 측면에서 위협한다. 치주질환은 조산 및 저체중아 출산을 유발한다. 치주질환이 흡연이나 음주보다 심각한 위험 요인인 것이다. 치주질환이 있는 임신부는 치주질환이 없는 건강한 임신부에 비해 조산율이 약 4배, 저체중아 출산율이 약 2배 정도 증가한다는 연구도 있다. 치주질환 원인균 및 이로 인한 염증물질이 온몸의 혈관을 타고 흐르다가 양막에 도달해 염증을 일으켜 태반의 수축을 유발하기 때문이다.

또한, 치주질환은 당뇨병과도 밀접한 관계가 있다. 지난해 미국 뉴욕대학 연구팀이 2,900여 명을 조사한 결과, 치주질환이 없는 사람의 63%가 당뇨병 발병 고위험군이었던 반면 치주질환이 있으면 93%가 고위험군이었다. 치주질환은 암 발병과도 연관된다. 임페리얼대학 연구팀이 17년간 성인 5만여 명을 대상으로 실시한 건강조사 자료를 분석했더니 치주질환 병력이 있는 사람은 치주질환이 없는 사람보다 암 발생률이 높은 것으로 확인됐다. 만성치주염 환자의 구강에는 발암물질인 니트로사민을 만들어내는 유해세균이 다량 존재하기 때문이다.

건강한 치아를 유지하기 위해서는 우선 자신의 구강 건강상태부터 파악해야 한다. 대한치과의사협회가 진행하는 OQ캠페인에서 소개하는 OQ지수(구강건강관리지수) 등을 활용해 자신의 구강상태를 확인하고, 적절한 치료와 관리를 시행하면 구강 건강뿐 아니라 전신 건강을 지키는 데에도 큰 도움이 된다.

4. 치아 건강은 불로장생의 지름길

치아는 오복 중의 하나라는 옛말이 있다. 오늘날에도 건강한 치아는 우리의 삶을 윤택하게 만드는 기본이다. 건강한 치아는 음식물을 골고루 잘 섭취하게 해주어 신체에 영양분을 충분히 공급하고, 위와 소화기계에 부담을 줄여준다. 치아 건강이 주는 혜택은 이뿐만이 아니다. 요즘 어르신들이 가장 두려워하는 치매 예방과도 밀접한 관련이 있다.

치아가 하나둘씩 빠져 씹는 기능이 제대로 되지 않으면 뇌에 자극이 덜 가고, 그렇게 되면 뇌세포의 노화가 촉진되어 그만큼 치매에 걸릴 확률이 높아진다. 또한 씹는 운동은 뇌혈류를 증가시키는 역할도 한다. 치아와 기억력의 연관성, 치매 등 퇴행성 뇌 질환 사이의 관계는 최근 뇌과학 분야의 여러 연구 결과가 입증해 주고 있다.

5. 치아 상실과 치매와의 연관성

가까운 일본에서 쥐를 대상으로 실험을 진행한 바 있다. 어금니를 발치한 쥐와 그렇지 않은 쥐를 비교해 본 결과 어금니가 없는 쥐는 저작기능을 상실하고 저작근과 신경을 통한 뇌의 자극이 줄어들어 기억력 감퇴를 가져온다. 저작기능이란 음식물을 잘게 씹어 소화 흡수를 돕는 작용을 말하는 것으로, 구조상 뇌와 밀접하게 연결되어 있어 뇌에 미치는 영향이 크다고 알려져 있다. 결국 어금니 발치가 치매를 일으키는 원인의 하나일 수 있다는 것이다.

또한 남아 있는 치아의 개수가 적을수록 기억을 담당하는 대뇌 속 해마가 작아진다는 연구 결과도 있다. 일본 도호쿠 대학 와타나베 마코토 박사 연구팀이 70세 이상 노인 1천여 명을 대상으로 연구한 결과, 이들 노인 중 건강한 노인 6백여 명은 치아가 평균 15개였으나 치매로 의심되는 노인 55명은 10개로 치아 개수와 치매의 연관성을 보여주었다.

치아 개수가 적은 사람일수록 해마가 축소되어 있었으며, 사고력 등의 고차원적인 뇌기능과 관련된 전두엽도 축소되어 있었다. 맞물리는 치아 개수가 적을수록 특히 전두엽의 축소가 심하게 나타났다. 즉, 씹는 행위는 뇌를 자극하는데 치아를 빼면서 치아 주변의 통증을 느끼는 신경이 손실되면 뇌에 자극이 없어져 결국 두뇌 활동에 영향을 미친다는 것이다.

6. 치매 연관 유전자와 관련 있다

미국 켄터키 대학 연구진은 두 가지 요소를 가지고 실험을 진행했는데, 남아 있는 치아 개수 이외에 치매의 일종인 알츠하이머병의 가장 중요한 원인으로 알려져 있는 아포리포 단백질(apolipoprotein) E4 유전자에 주목했다.

아포리포 단백질 E4 유전자를 가지고 있고, 치아 개수가 적은 사람들에게서 지연 단어 기억 테스트 점수가 가장 낮게 나왔고, 시간이 지날수록 기억력도 빨리 감퇴하는 것을 알 수 있었다. 즉, 치아 개수가 적을수록 기억력이 감퇴한다는 것과 치아의 개수가 치매와 연관 있음이 밝혀진 것이다. 치아가 있는 사람들과 발치 후 틀니를 낀 사람들을 비교한 결과 치아가 없는 사람들의 기억력이 훨씬 떨어진다는 사실을 밝혀냈다.

7. 건강한 치아 유지는 뇌 건강에 중요

씹는 활동 자체가 실질적으로 뇌를 활성화 한다고 하므로 건강한 치아를 유지하는 것이 나이가 들수록 뇌 건강을 유지하는 데 중요한 역할을 한다는 것이 증명된 셈이다. 그런데 치아는 기능상의 역할만 중요한 게 아니라 외관상으로도 중요한 의미를 지닌다. 치아가 가지런한 사람이 좋은 인상을 주는 게 당연하듯이 치아의 형태와 색상에 따라 인상이 좌우된다.

아무리 잘생기고 예뻐도 앞니가 빠져 있거나 충치나 치주질환으로 치아가 보기 싫다면 좋은 인상을 줄 수가 없다. 치아 건강은 치매와 직결되는 뇌 건강에 직접적인 영향을 미칠 뿐 아니라 자신의 인상을 드러내고, 인간관계를 형성하는 데도 중요한 역할을 한다. 자신의 치아를 젊어서부터 잘 관리하는 것은 몸과 정신을 건강하게 하는 장생의 지름길이다.

8. 담배는 치아 건강에 위해요소이다

1) 담배 성분 때문에 치아나 잇몸 갈색으로 변해

담배 성분이 치아나 보철물에 착색되거나 잇몸에 영향을 미쳐서 치아나 잇몸이 검은 갈색이 되며, 이것은 칫솔질로 제거되지 않고 치과에서 스케일링을 받아야 제거가 가능하다. 심한 흡연자는 혀에도 노란색, 갈색, 검은색 색소가 착색되고 혀의 유두가 길어져 음식물이나 세균이 끼어서 심한 입냄새가 나기도 한다.

2) 올바른 칫솔질 및 잦은 정기검진 필요

담배는 침 속의 칼슘과 인을 증가시켜 치석이 더 잘 생기게 하고, 그 위에 치태도 더 잘 침착되어 염증이 쉽게 유발되므로 치주질환의 발생이 더 쉬워진다. 물론 담배를 끊는 것이 전신 건강뿐 아니라 치주질환 예방을 위해서 가장 좋다. 담배는 치주질환을 발생시킬 뿐 아니라 담배연기가 혈관을 돌며 지속적으로 역한 입냄새가 나게 한다. 특히 타르성분은 입술, 구강, 후두, 인두의 암발생률을 높이는 요인으로 알려져 있다.

(1) 칫솔질에 관하여

무엇보다도 중요한 것은 하루 3회의 양치질을 정확한 방법으로 습득화 시키는 일이다. 횟수보다도 중요한 것은 정확한 방법으로 구석구석을 닦아내어야 하는 것인데, 어린이들은 어른처럼 정교한 손놀림으로 구석구석을 닦아 낼 수가 없다. 어린이들은 어머니들이 매번 양치질 후 직접 확인하여 마무리 양치를 해 주는 것이 좋다.

(2) 음식의 조절

어린이들이 좋아하는 사탕이 많이 함유된 단 음식은 모두 치아의 건강에 해롭다는 것은 이미 잘 알고 있지만 아이들이 그러한 음식을 먹지 못하게 하는 일은 거의 불가능에 가까운 일이다. 대신에 과일류를 많이 주거나 횟수를 줄여 나가는 편이 치아건강에 도움이 될 것이다.

(3) 불소와 치아 건강에 관하여

출생 후 만 12세까지의 어린이의 턱뼈 속에서는 영구치가 만들어지고 있는 시기이다. 이 시기의 적절한 영양분, 특히 칼슘의 공급은 튼튼한 이가 만들어지도록 하는데 매우 중요하다. 이에 못지않게 중요한 것이 불소이다. 불소는 어린이의 충치를 줄이는 데 대단한 효과를 보고 있다. 치아에 불소 도포방법은 아직 치아가 나기 전에 불소를 소량씩 먹임으로써 효과를 얻는 방법이다. 또한 치아가 난 직후에 불소를 치아의 겉면에 칠(도포)해 주는 방법이 있다.

(4) 치면열구전색법(치아 표면의 주름을 메우는 시술)

대부분의 충치는 잇몸을 뚫고 난 직후부터 2~3년 이내에 시작되며, 어린이에서 최초의 충치가 가장 많이 생기는 곳은 어금니의 주름부분이다. 그러므로 치아가 입안에 난 직후에 이 어금니들의 주름부분을 플라스틱과 같은 단단한 물질로 덮어버리는 방법으로, 실제로 이러한 치료는 어린이의 충치를 상당히 감소시키고 있다.

(5) 올바른 칫솔질법

씹을 필요가 없는 음식물과 당분을 함유하고 있는 다양한 식품, 각종 인스턴트식품이나 자극적인 음료로 살아가는 현대인의 치아는 쉽게 자극을 받고 있다. 매끼 식사 후 이를 닦으면 충치와 치주염 예방에 효과적이라는 사실은 이미 누구나 알고 있는 상식이다. 하지만 올바른 칫솔질 방법을 정확히 아는 사람은 많지 않다. 침 분비가 적은 취침 전에는 꼼꼼하게 이를 닦아 플라그를 최대한 제거하는 것이 좋다.

정상적인 구강 상태에서는 비교적 배우기가 쉽고 효과가 있는 회전법이 좋다. 회전법은 모든 치아를 돌아가며 잇몸에서부터 치아 쪽으로 쓸어내리거나 올리면서 치아 사이의 찌꺼기와 플라그를 제거하는 방법이다. 바스법은 치아와 잇몸 경계에 45° 각도로 칫솔을 넣어 미세한 진동을 주고 쓸어내리는 방법으로, 치아와 잇몸 사이에 끼어있는 플라그를 효과적으로 제거할 수 있기 때문에 잇몸질환을 예방할 수 있다.

이쑤시개 법으로도 불리는 TPM법은 치아와 치아 사이의 플라그를 깨끗하게 제거하기 때문에 치아 사이 잇몸의 염증을 예방하는 데 탁월하다. 연필 쥐듯 칫솔을 쥐고 잇몸에서 치아 방향으로 45° 각도를 기울여 치아와 치아 사이에 칫솔모가 들어가도록 하여 상하로 움직이며 닦아준다.

9. 치아 건강에 해로운 여름철 식습관 변화

여름철은 기온 때문에 나른해지고 입맛을 잃기 쉽다. 때문에 새콤하고 달콤한 음식들이 많이 등장한다. 그 중에 빼놓을 수 없는 별미인 냉면이나 오이냉국 등 식품들은 식초를 사용하여 톡 쏘는 시큼함으로 입맛을 자극한다. 그러나 식초에 들어있는 산성 성분이 치아를 부식시키고 마모시키기 쉽다. 날이 더워지면 자주 찾게 되는 콜라, 사이다와 같은 탄산음료도 산도가 pH 2.5～3.5 정도로 입속 산도가 pH 5.5 이하이면 치아를 보호하는 법랑질이 손상되기 쉽다.

10. 칫솔질에 관한 궁금증

(1) 칫솔질은 아침, 점심, 저녁 하루 3번만이 아니라 무엇이든 먹은 후에 하는 것이 좋다. 몇 번을 닦느냐가 중요한 게 아니라 어떻게 닦느냐가 더욱 중요하다.

(2) 전동칫솔을 쓰면 대개 손을 움직여 칫솔질을 하는 것보다 치아에 닿는 시간이 길고 더 많은 힘을 주게 된다. 그러므로 자칫 잘못하면 강한 힘으로 오랫동안 칫솔질을 한 것처럼 치아가 닳기 쉽다. 더구나 원운동을 하는 전동 칫솔은 치아 틈새, 치아와 잇몸 사이 등 정작 치태가 많은 곳에는 닿지 못하고 치아의 평평한 면에만 닿아서 이러한 상황을 더욱 악화시킬 수 있다.

(3) 이는 소금으로 닦는 것은 좋지 않다. 치약의 주성분은 이를 잘 닦이게 하는 미세한 연마제이다. 그런데 소금으로 칫솔질을 하면 처음에는 소금의 입자가 너무 크고 거칠어 이를 닳게 한다. 칫솔질을 하면서 소금이 다 녹으면 그때는 또 물에 녹은 소금이 연마제 역할을 하지 못해 이 표면이 잘 닦이지 않게 된다. 다만 치약으로 이를 닦은 후 소금물로 헹구는 것은 살균작용을 해서 도움이 될 수 있다.

(4) 껌을 씹는 것은 건강에 좋지 않다. 껌은 단물만 빨아먹고 버리면 치아에 좋지 않고, 1분 이상 씹어야 치아에 좋은 영향을 미칠 수 있다. 단물이 빠진 후에도 계속 씹으면 치아 주위에 붙어있는 음식물 찌꺼기가 닦여 나가고, 씹는 운동에 의해 잇몸과 턱 근육이 강화된다. 그러나 턱이 아플 때까지 종일 껌을 씹는 것은 턱 근육에 무리를 줄 수 있다.

(5) 식후에 껌을 씹어도 칫솔질을 꼭 해야 된다. 치아와 잇몸 사이, 치아 틈새에 있는 치태는 칫솔질을 해야 없어진다. 게다가 껌에 들어 있는 당분은 치아에 해롭다. 또 껌을 씹으면 머리와 턱을 연결하는 악관절에도 쉴 틈을 주지 않고 계속 일을 시키는 결과가 되어 좋지 않다.

11. 치아용품 사용에 관한 상식

1) 치실은 이 사이를 벌어지게 하지 않는다

가는 나일론실 몇 백 가닥을 모아 만든 치실은 치아 사이를 통과할 때 실이 쫙 퍼지면서 통과하여 치아 틈새를 벌리지 않는다. 치실은 질기고 가는 실 가닥들 사이에 음식물 찌꺼기와 치태를 잡아 가둬 제거하는 방식으로 보통의 실이나 이쑤시개와는 전혀 다르다.

다만 치실을 사용할 때에는 치아 사이에 잘 안 들어간다고 지나치게 힘을 주다 잇몸이 상하게 되는 것을 주의해야 한다. 따라서 치실은 톱질을 하듯 치아 사이에 넣어주어야 한다. 치실은 사용법만 잘 익힌다면 칫솔이 닿지 않는 치아 틈새를 가장 효과적으로 청소할 수 있다.

2) 이쑤시개 사용은 좋지 않다

이쑤시개로 이 사이를 후비면 개운한 느낌이 들어 이가 깨끗해진다고 생각한다. 그러나 이쑤시개를 계속 사용하다 보면 이는 물론 잇몸에도 나쁜 영향을 미친다. 잇몸이 상처를 입어 염증이 생기기도 하고, 심하면 잇몸 둘레가 위축되어서 이 뿌리가 드러날 수 있다. 이의 뿌리부분은 단단한 법랑질이 씌워져 있지 않기 때문에 쉽게 닳고 이가 시리게 된다. 또 이쑤시개는 이 틈새를 크게 만들어 음식물이 더욱 잘 끼게 된다. 따라서 이쑤시개보다는 치실을 사용하는 것이 낫다.

3) 구강청정제로 입냄새 없앨 수 없다

입냄새의 원인은 여러 가지이다. 구강청정제 등의 사용으로 일시적으로 입냄새는 없어질 수 있으나 약제의 효과가 떨어지면 또 입냄새가 난다. 구강청정제를 자주 사용하면 된다고 생각하겠지만 미국에서 구강암 발생 원인을 조사한 결과에 의하면, 빈번한 구강청정제의 사용이 구강암 발생의 많은 원인이었던 것으로 밝혀졌다.

4) 머리가 큰 칫솔만이 좋지는 않다

머리가 큰 칫솔이 잘 닦일 것 같지만 칫솔은 치아 사이와 치아 구석구석을 잘 닦기 위해서는 머리가 작은 칫솔이 더 좋다. 머리가 큰 칫솔은 오히려 무리하게 구석진 부위에 집어넣으려다 입안에 상처를 내는 경우가 많다.

12. 스케일링

1) 스케일링을 자주 받아도 치아에는 별 이상이 없다

음식과 세균 찌꺼기가 뭉쳐 돌처럼 굳어진 치석은 정상적인 칫솔질로는 제거되지 않으므로 1년에 1번 정도 스케일링을 받는 것이 좋다. 치아를 덮고 있던 치석이 없어지면 치아가 갑자기 외부에 직접 노출되어 일시적으로는 더 시리게 느껴지지만 시간이 지나면 정상으로 돌아가므로 스케일링이 치아에 나쁘다는 것은 근거가 없다.

2) 스케일링을 하면 치아 사이는 벌어지지 않는다

스케일링이란 치아에 붙어 있는 치석을 떼어내는 치료술 식이다. 치석을 떼어내면 치석이 있던 자리가 공간으로 남게 되며, 또한 치석으로 인해 부어 있던 잇몸이 가라앉으면서 치아 사이가 벌어진 것처럼 느껴지게 되는 것이다. 평생에 한두 번 하는 사람은 스케일링 할 때 아플 수 있다.

치아에 붙어 있는 치석을 모두 떼어내야 하기 때문이며, 오래된 치석은 잘 떨어지지 않기 때문이다. 정기적으로 스케일링을 하는 사람에게서는 치료 전후에 아무런 변화가 없다. 시간도 얼마 걸리지 않으며 아프지도 않고, 스케일링을 하고 난 후 찬물에 시리지도 않다.

13. 치아관리에 관한 궁금증

1) 사랑니는 꼭 뽑지 않아도 된다

사랑니는 일반적으로 없어도 무관한 치아이다. 사랑니가 똑바로 나있고 씹는 기능을 담당한다면 그대로 두는 것이 낫지만, 나올 공간이 부족해 사랑니가 옆으로 눕거나 일부만 잇몸 밖으로 보이는 경우엔 문제가 생길 수 있다. 사랑니는 칫솔질을 할 때에도 잘 닿지 않아 세심한 주의를 기울여야 하는데, 그나마 제대로 나지 못한 경우 음식이나 치태가 잘 끼게 되어 입 냄새가 나고, 사랑니와 맞닿아 있는 치아에 충치가 생기기 쉬워진다. 이런 때에는 사랑니를 빼주어야 한다.

최근에는 치과 의료기술이 발전하면서 어금니를 뽑은 자리에 사랑니를 옮겨 심어 빈자리를 메우는 자가 치아 이식술의 성공률이 매우 높아졌다. 사랑니가 스페어 어금니로 활용될 수 있는 가능성이 많아졌으므로 예전처럼 무조건 뽑기보다는 일단 치과 의사와 상의하는 것이 좋다.

2) 나이가 들어도 교정치료가 어렵지 않다

노인도 교정치료가 가능하다. 인체의 뼈에는 뼈를 만드는 조골세포와 뼈를 파괴하는 파골세포가 있는데, 이 세포들은 사람이 살아있는 동안 항상 존재하므로 교정치료는 나이와 상관없이 가능하다. 나이가 들면서 잇몸이 나빠져 심한 잇몸 질환으로 치아가 흔들리거나 치아가 너무 심하게 닳아 교정치료가 어려운 경우가 있기는 하지만, 치아가 몇 개 남지 않은 경우에도 교정치료는 가능하다. 오히려 나이 들어서는 남은 치아들끼리 서로 잘 물리게 하거나 틀니를 해 넣기 위해 교정치료가 필요할 수도 있다.

제 5 장

비뇨기계 건강법

1. 비뇨기 질환

1) 신장염

신장염은 식욕감퇴, 권태감, 요통, 신장부 동통, 오줌이 잦는다. 아침에는 얼굴이 붓고, 오후에는 다리가 무겁고 붓는다. 급성의 3대 징후는 혈압항진, 부종 및 오줌의 변화(단백뇨와 혈뇨)이다. 요법으로는 평상을 쓰지 않으면 낫지 않는다. 처음에는 아침, 저녁 한 시간 정도 쓰다가 1주일 후에는 두 시간 정도, 3주일 후에는 밤새 평상에 자도록 한다. 경침도 처음에는 타올(수건)을 깔다가 되도록 그냥 쓴다.

붕어운동은 1회 2～3분간 하루에 4～5회 하도록 하고. 모관운동은 꼭 필요하므로 선형운동, 상하운동 후에 모관운동을 하루에 4～5회(1회는 5분 이내) 하여 발을 고친다. 가벼운 환자는 1일 수회 등배운동을 하고 단식, 생채식, 감잎차, 수마, 생수를 충분히 마신다. 부종에는 각탕, 이뇨에는 야채죽을 먹는다. 발의 고장과 비타민 C 부족이 중대한 원인이며, 혈뇨도 비타민 C 부족에서 온다. 영양 과잉은 신장의 부담을 더하므로 생채식이 좋다.

2) 신우염

각탕을 하고 모관운동으로 발을 고친다. 생채식, 생수, 감잎차, 수마 기타 신장염의 요법과 같이 한다.

3) 신장결석

자연의학에서는 평소에 옷을 많이 입는 습관이 있어 땀을 흘리기 쉬운 사람이 생수, 생야채를 취하지 않으므로 체액의 수분이 항상 결핍되어 체액 중의 칼슘이 결석으로 나오게 된다고 한다. 신장부에 통증이 있고, 피오줌이 나온다. 아픔이 심하면 실신하는 수도 있다.

요법으로는 풍욕, 냉온욕, 평상, 모관운동으로 발목을 고치고, 족탕, 흉추 6, 10의 지압을 하거나 두드린다. 흉추 7, 8을 같이 누르고 신장 미동 조작을 한다. 식사는 흰 살코기(생선)를 1/3～1/4로 하고, 기타는 주로 생야채식이 좋다. 생수, 수마, 감잎차를 이용하면 차츰 결석도 녹아서 나온다. 신장병, 신장결석은 일시적으로 경과가 눈이 보이지 않는 일이 있어도 이상의 요법을 계속하면 회복된다. 평소에 6대 법칙 생수, 생채식, 감잎차, 수마, 풍욕, 냉온욕, 옷을 엷게 입는 생활을 하면 결석이 생기지 않는다.

4) 기립 단백뇨

주간에 오줌에 단백이 나오는 병으로, 주로 발의 고장과 설탕 과잉이 원인이다. 어릴 때에 계란과 사탕의 과잉 섭취로 질환이 발생하며, 근육과 뼈가 약해져서 일어나므로 자연의학의 일반 법칙에 따라 체질 개선 강화를 한다. 즉 평상, 경침, 붕어운동, 모관운동으로 척추와 발의 고장을 고치고, 풍욕과 냉온욕으로 피부 기능을 정상화 하고, 옷을 엷게 입는 습관을 들이며, 생채식, 생수, 조식 폐지로 체액의 정화, 근육의 재생 및 강화를 꾀하며, 항상 건강해진다는 암시를 주면 자연히 체질이 개선되어 심신이 건강해진다.

5) 위축신

대다수의 위축신은 경과가 급격하여 빠르면 수개월, 늦어도 신장 기능 부진의 발현 후 2～3년 되어 모두 사망한다. 급격한 경우는 단식 또는 순생채식을 한다. 생수, 수마, 감잎차, 모관운동에 주력하고, 평상, 경침, 협장(다리가 부자연한 사람이 겨드랑이에 끼고 다니는 지팡이)으로 척주를 바르면 좋다. 부종에는 각탕과 야채죽 먹기, 빈뇨, 무뇨 시는 된장찜질을 바르고, 점차 자연건강법 생활을 한다.

6) 요독증

급격한 발한 구토, 설사와 장시간의 수분 부족으로 일어난다. 예컨대 일사병, 심한 설사 등으로 오는 혼수는 요독증에 의한 것이다. 요법으로는 생수를 충분히 마시게 하고, 생야채즙, 생채식, 여러 종류의 과일즙을 섞어서 준다. 각탕으로 발한시키고 수분, 염분, 비타민 C를 보급한다. 혼수에 대하여는 실내를 어두컴컴하게 하고, 배에 된장찜질을 하며, 항문에는 바세린(vaseline) 등의 유지를 엄지손가락 크기만큼 넣거나, 30～60g의 미온탕 또는 수마 100배의 미온탕을 주입한다. 또 위급할 때는 미온탕 또는 100배의 수마 미온탕을 300～500cc 넣는다(항문으로 주입함). 경련이 일어나면 서서히 모관운동으로 옮긴다.

심장 쇠약에도 모관운동이 좋다. 증세가 격심하면 생수, 묽은 생즙, 과즙을 섭취하고 차츰 미음, 밥알이 섞인 미음의 순서로 회복식을 따른다. 자연건강법의 생활화, 평소에 생수를 마시지 않고 생식을 하지 않는 사람이 요독증에 걸린다. 여름에 일광의 직사 아래서 행군, 소풍, 수영, 노동, 고온 실내에서의 작업 중에는 항상 생수를 마시면 일사병, 열사병, 뇌염 즉 요독증에 걸리지 않는다.

7) 네프로제(Nephrose)

자연의학에서는 발의 고장이 이 병을 일으킨다고 본다. 발의 고장이 신장에 고장을 일으키고, 신장의 고장은 발에 반사한다. 주 증세는 부종과 단백뇨와 빈뇨를 오래 지속하면 사망률은 45～60%라고 한다.

발의 고장이 원인이므로 발의 선형운동·상하운동·모관운동을 하고, 발을 고치면 신장 피질의 빈혈이 해소되므로 수분, 염분을 주어도 상관없다. 오히려 생수는 되도록 많이 마시고 염분은 적당히 취해야 한다. 부종은 각탕으로 발한시키고 또 야채죽으로 이뇨시킨다. 복부팽만(배가 부른 것)은 된장찜질이 필요하다. 수마, 감잎차, 생채식, 부종이 심하면 단식이 좋으나 그 회복은 특히 신중을 요한다. 기타 척추골의 조정, 신장 미동조작이 필요하다.

8) 유주신

20～40세의 부인, 특히 다산 부인에게 많다. 증상이 심하지 않으면 6대 법칙의 실행, 특히 발을 고치고 자연건강 생활로 정상화된다. 중증에는 붕어운동 특히 역붕어운동, 도립법, 복진강화법을 한다. 자기 진단 제5법의 연습도 효과적이다. 복대, 코르셋 등은 기립 시는 무방하나 와상 시는 벗어야 한다. 요컨대, 유주신의 요법은 일반 건강법에 의해 고질병을 극복하여 건강한 표준 체중을 만드는 일이다. 분만 때 순산의 경우에는 자궁이나 복벽이 충분히 수축할 때까지는 기립하지 않는 것이 좋다.

9) 신수종, 신농종, 화농성 신염, 신종양

발의 고장이 신장에 고장을 일으킨다. 요위에 누우므로 흉추 9, 10번의 부탈구를 일으켜 이것이 신장을 나쁘게 한다. 경침, 평상, 생채식, 감잎차, 생수, 수마, 모관운동, 붕어운동, 풍욕, 냉온욕을 하면 낫는다.

10) 신장결핵

폐의 결핵균이 혈류에 의해 신장으로 이동되어 병을 일으킨다. 평상에 자고 발을 고쳐야 한다. 생채식, 감잎차, 생수, 수마, 모관운동, 풍욕, 냉온욕, 협장을 하고 등배운동을 한다. 7일간의 순생채식으로 경쾌된 예도 있다. 이렇게 되면 신장을 들어내는 수술 같은 난폭한 외과치료는 필요 없게 된다. 한 달에 7일간씩 순생채식을 여러 번 하는 것이 좋다. 근본적으로는 폐결핵을 고쳐야 한다.

11) 방광염

오줌이 자주 마렵고 오줌에 피고름이 섞이며, 오줌 눌 때 아픈 것이 주요 증세이다. 요법으로는 생채식, 생수, 감잎차, 수마, 된장찜질로 변통을 잘 되게 하고, 평상, 경침, 붕어운동, 모관운동, 신장 미동조작, 풍욕, 냉온욕을 한다. 이뇨를 위해 야채죽을 먹고, 생수를 자주 마셔 오줌을 묽게 하여 이뇨가 잘 되게 하고, 구충도 하는 것이 좋다. 7일간의 단식, 12~14일의 순생채식을 하면 어떠한 어려운 증세도 깨끗이 호전된다.

12) 방광종양

발의 고장, 침실의 공기 유통의 불량, 기생충의 방광 침입 등이 원인이다. 피섞인 오줌이 잦고, 오줌 누기가 거북하고 아프다. 발병 후 2년 이내에 패혈증, 요독증을 일으켜 사망한다. 비뇨기질환 중 치유가 가장 곤란하다.

요법으로는 자극의 근원인 기생충을 구제하고, 발을 고치며, 일산화탄소의 소거를 중점적으로 한다. 침실의 통풍이 잘 되게 하고, 생채식, 감잎차, 생수, 수마, 단식, 순생채식, 숙변을 제거하고, 풍욕, 냉온욕, 평상, 경침, 붕어운동, 모관운동에 주력하고, 발한에 대한 올바른 조치를 취한다.

13) 방광결석

땀을 잘 흘리며 차만 마시고 생수를 마시지 않는 사람이 잘 걸린다. 피오줌, 동통, 오줌이 잦고, 오줌 누기가 거북하다. 요법으로는 평상, 경침, 6대 법칙, 조식 폐지, 생수, 생채식, 수마, 감잎차, 단식, 국부에 7괘 온냉찜질, 결석이 너무 커져서 증상이 심할 때는 수술하는 것이 좋다.

14) 야뇨증

야뇨증에는 진성 야뇨증과 증후성 야뇨증이 있다. 진성은 일종의 관능적 신경병으로 신경질이고, 체질이 약한 아이, 정신 발육이 느린 아이, 백치의 아이에게 많다. 증후성 야뇨증은 다른 병이나 국부의 고장으로 온다. 밤에 취침 후 한두 시간 후에 오줌을 싸는 경우가 제일 많다. 증후성 야뇨증은 먼저 원인이 되는 병을 고치도록 한다. 취침 중에 아랫도리가 냉하지 않도록 따스하게 한다. 음식은 몸을 덥게 하는 것을 주고, 끓인 물은 금하고, 생수를 많이 마시도록 한다. 끓인 물은 마신 뒤 4시간이 지나면 모두 몸 밖으로 배출되어 버린다.

오줌 눌 무렵에 깨워서 소변을 보도록 습관을 들인다. 저녁식사에는 수분을 적게 취하고, 반찬을 좀 짜게 먹는다. 오줌을 싼다고 꾸중을 하는 것은 해는 있어도 유익한 것은 없으므로 오히려 좋은 암시(나는 오줌이 마려우면 일어나서 누게 된다 등)를 주는 것이 훨씬 효과적이다. 평상, 경침, 풍욕에 주력하고 붕어운동, 모관운동, 각탕, 수족을 차지 않도록 하고, 흉추 3, 4, 11번, 요추 4번의 지압을 하고, 여자는 자궁의 위치 이상을 바르게 하고, 하이힐은 흉추 11번이 부탈구되므로 신지 말 것.

회충, 요충을 구제하고, 등배운동에 힘쓰고 냉온욕을 한다. 식사는 자극성이 있는 것을 피하고, 저녁식사에 생즙을 먹지 말 것, 저녁식사 후에 사탕과자를 먹지 말 것, 수마, 된장찜질로 변통을 고르게 할 것, 취침 시는 발을 높게 하여 하지의 울혈을 없앨 것, 취침 30분 전에 붕어운동을 하고, 생수를 마시면 야뇨 방지에 효과가 있다. 야뇨증에 대한 구보(달림) 요법으로는 오전 7시에 20분간 달리고 한 컵의 물을 마신다. 다음 날엔 오전 8시에 20분간 달리고 물 한 컵을 마심과 같은 식으로 실행하면 18~21일 사이에 진전된다.

15) 몽정, 조루, 음위

6대 법칙의 엄수로는 냉온욕, 모관운동, 무릎을 세워서 하는 붕어운동, 흉추 10, 요추 2, 3, 4의 지압, 자기 진단법 제2를 아침저녁 20회 실행할 것. 음위에 대하여는 강장 자양식이 좋으나 기타는 자극성 식사를 피해야 한다. 붕어운동, 등배운동, 생수, 생채식, 감잎차를 충분히 취하고, 수마로 변통을 고루며, 정신 과민증을 고치기에 힘쓴다. 갑상선 섭호건에 이상이 있는 환자는 이를 고치고 회음부수사법, 고환 냉욕법을 한다.

16) 전립선 비대증

전립선 비대증은 요도 주위의 전립선 조직이 비대해져서 이로 인하여 전립선이 위치한 부위의 요도가 좁아져서 배뇨장애를 일으키는 병이다. 원래 밤알만한 전립선이 커져서 처음엔 계란 크기로, 감자크기로 커지다 보면 요도를 점점 조이게 되고, 배뇨가 어려워지는 것이다. 전립선 비대증의 원인은 잘못된 식생활과 운동부족, 노화에 의한 성호르몬의 부조화 등이 관여하는 것으로 추측되어진다.

전립선 비대증은 주로 40대 후반부터 발생하여, 임상적으로는 50대 후반부터 증상이 시작되고, 나이가 많아짐에 따라 빈도가 증가하여 60대 남성의 60%, 70대에는 70%라고 할 만큼 고령 남성에게 흔하게 나타난다.

증상은 소변을 시작하기가 힘이 들고, 소변 굵기가 가늘어지며, 소변을 보는 중간에 끊기게 되며, 소변을 다 본 후에도 방광에 소변이 남은 듯한 느낌을 가지게 되어 시원치 않게 되고, 밤중에 자다가도 몇 번씩 소변을 보게 된다. 따라서 40 이상의 남자가 배뇨 시작이 힘들고, 소변줄기가 가늘어지며, 빈뇨를 호소하는 경우 검사를 받아봐야 하고, 이때 전립선이 커져 있으면 전립선 비대증을 의심할 수 있다.

2. 전립선 비대증 치유에 도움이 되는 기능식품

1) BST. M 미네랄(비에시티 엠)

비에스티 엠은 72종의 천연 이온미네랄에 자율신경계 작용과 면역계 작용 및 호르몬계 작용 등 인체에 필요한 3대 중요한 작용을 동시에 수행함으로써 기와 혈의 순환을 도와 인체의 에너지 활성화를 크게 증폭시켜 건강의 회복을 유지, 증진시키는데 도움을 준다.

2) 미량 미네랄이 인체에 미치는 영향

우리 인체는 모든 대사과정에 관여하는 82종의 미네랄이 있는데, 이 미네랄 균형이 인간의 생로병사와 밀접한 관계를 맺고 있으며, 각 인체 내부기관의 생화학 과정과 면역기능, 인체의 단백질, 세포, 체액, 효소, 근육, 골격 등의 대사과정에서 미네랄의 불균형으로 오는 각종 성인병이 대사성 질병이다.

동양의학에서 말하는 기(氣)는 인체의 수많은 세포 속에서 생성되어 신경자극 및 생체신호의 전달을 담당하는 생체 전기에너지의 흐름이며, 경락은 생체 전기에너지, 즉 이온미네랄의 흐름이 교차하는 지점을 말한다.

3) 혈기환

『동의보감』, 『황제내경』에 나오며, 혈액순환 및 기타 질환 개선 목적에 사용되는 한방 생약재료를 주원료(맥문동, 하수오, 건강, 감초, 석창포, 당귀, 계피, 호초, 뽕나무잎, 인삼, 봉출, 천궁, 독활, 저령, 대계근, 초석잠, 정향, 황기, 삼백초, 꿀)로 하여 발효법제 기술을 사용해 조제하였다.

4) 쏘팔메토

세이웰 쏘팔메트는 열대지방에서 자라는 톱야자수 나무의 열매 추출물에 생마늘의 유효 성분인 마늘유와 마늘추출 분말 등을 배합하여 제조한 개별 인증형 전립선 건강기능식품으로 1일 2～3회(식사전・후 공복) 1회에 1～2캡슐씩 물 1컵으로 섭취한다.

5) 비타민 E(토코페롤)

세이웰 비타민 E는 천연 토코페롤과 생마늘 정유를 식물성 대두유와 혼합하여 유해산소로부터 세포를 보호하는 항산화에 도움을 준다. 갈릭오일을 이용한 마늘 건강식품은 한국에서는 세이웰이 처음으로 미국산 갈릭오일 보다 효능이 5배 뛰어나며, 미국산은 보통 3mg 정도를 함유하지만, 세이웰의 제품은 14.9mg을 함유하고 있다.

6) 디톡스 리바(Detoxliva, 발효 해독제)

디톡스 리바 제품은 국내외 특허를 이용하여 발효소맥 분말, 효모 추출-SR101, 락토바실러스, 브레비스 분해 추출물(유산균 추출 분말) 등의 식품 원료와 식이섬유, 비타민, 프로테아제, 아밀레이스, 함초분말, 진피발효 추출 분말, 다시마 분말 등이 함유되어 있으며, 강력한 항산화 작용을 통해 활성산소로 부터 간세포와 조직 보호는 물론 간세포 생성 활동을 돕는 밀크시슬(엉겅퀴) 추출 분말과 가시오가피 추출 분말 및 혈중 콜레스테롤 농도를 낮추어 동맥경화를 예방하는 울금 분말 등을 함유하고 있다. 디톡스 리바 제품은 간 기능을 활성화시켜 피부를 매끄럽고 윤택하게 해주며, 또한 배변활동을 원활하게 하는 특징을 갖고 있다.

3. 전립선염

전립선염이란 전립선(방광과 요도 중간 부위에 있는 일종의 선)에 발생하는 염증 또는 감염을 말하는 것으로, 전염되지는 않으며 드물게 전립선암을 수반하기도 한다. 전립선염은 급성 및 만성 세균성 전립선염, 비세균성 전립선염, 전립선통 등으로 분류한다. 전립선염은 박테리아 감염(보통은 배설물에서 발견되는 그람 음성균에 의함)에 의해 발생하는데, 감염 균은 혈액, 림프계를 통하거나 요도로부터 직접적으로 전립선에 이르게 된다.

급성 세균성 전립선염은 대장균, 녹농균에 의해 발생하며, 균의 침입 경로는 요도로부터의 상행성 감염, 전립선 요도로부터의 상행성 감염, 전립선 요도에 개구한 전립선관에 감염 뇨의 역류로 인한 감염, 혈행성 감염 등이 있다.

만성 세균성 전립선염의 원인균과 감염 경로는 급성인 경우와 동일하다. 증상은 매우 다양하며, 방광 자극 증상, 하부 요통, 회음부 통증 등을 호소한다. 비세균성 전립선염은 가장 흔한 것으로 원인은 확실히 밝혀져 있지 않으며, 만성 세균성 전립선염과 같은 임상 증상을 보인다. 전립선통이란 비세균성 전립선염과 동일한 임상 증상이 있으나 전립선액 내에 백혈구나 대식세포의 수가 정상 범위이고, 소변이나 전립선액 내에서 병원균이 증명되지 않는 경우를 말한다. 위험인자 전립선염의 위험 인자는 최근 요도가 감염된 경우 흡연, 과도한 알코올 복용 등이다.

증상으로는 잦은 소변 욕구, 소변 볼 때 타는 듯한 동통(배뇨 곤란), 자주 소변을 보아야 함(밤에도 소변을 보기 위해 깨야 함), 소변을 볼 때 방광을 완전히 비우기 어려움, 발열, 오한, 음낭과 항문 사이에 동통, 관절과 근육의 통증, 소변에 피가 섞여 나옴, 등 아래 부위의 동통, 요도 분비물, 의사가 직장 검진할 때 동통을 느낌 진단법, 자가진단으로 이상 여부 관찰, 전문인의 검진, 소변검사와 전문인이 전립선 검진할 때 얻어지는 분비물 배양 등 실험적 검사가 있다.

치료법으로는 전립선염은 치료가 가능한 질병이기는 하지만 대부분 재발하게 된다. 치료는 급성기에는 입원치료가 원칙이며, 대증요법으로는 안정, 수액 공급, 진통 해열제, 진정제 등을 투약하며, 항균제는 배양검사의 결과에 따라 투여한다. 만성 세균성 전립선염의 치료는 항염제, 항균제 등을 투여하며, 일반 요법으로는 온수 좌욕을 권장하고 있다.

비세균성 전립선염은 세균성에 사용되는 경우가 많으며, 치료가 용이하지 않아 환자가 받는 정신적인 고통이 클 수 있다. 특히 불임이나 임포에 대하여 염려하는 환자가 많으므로 치료과정에서 의사의 성의 있는 대화가 필요하다. 전립선통은 투열요법이나 물리요법이 증상 해소에 도움이 되며, 불안 신경증과 함께 병발되는 경우는 정신과 의사의 도움이 필요하다.

1) 약물치료

전립선염의 주된 치료방법이며, 세균성인 경우에는 항균제를 4~6주 정도 투여하며, 비세균성인 경우에는 Terazocin, doxazocin 등 알파 차단제와 항염증제(ibuprofen), 항콜린제(oxybutynin), 안정제(diazepam) 등이 복합 사용된다.

2) 극초단파 치료

극초단파 치료기를 항문이나 요도를 통해 전립선 부위에 고정시킨 후 전립선 쪽으로 극초단파를 발생시켜 전립선 염증을 감소시키고, 증상을 소실 또는 완화시켜 준다.

3) 아로마 적외선 치료

항균작용, 혈액순환 개선, 생체조직 활성화 등 적외선의 생물학적 효과를 이용하여 전립선염을 치료하며, 아로마 요법을 병행하여 치료효과를 향상시킨다.

4) 저주파 전류 음이온 치료(하이드림)

음이온을 이용하여 세포의 알칼리화, 독소 및 염증 분비물 배출, 생체 활성화 등의 효과를 얻어 전립선의 염증조직을 치료한다.

5) 경요도 전립선 고주파 침소작술(TUNA)

TUNA는 고주파의 라디오파(Radio Frequency)를 이용하여 요도에는 손상을 주지 않도록 특수하게 고안된 침을 전립선에 직접 찔러 에너지를 전달하며 100℃ 정도의 열을 가해 염증성 조직을 없애 준다. 전립선 염증조직을 괴사시키는 데 소요되는 시간은 2～3분이며, 카테터 끝에는 2개의 침이 부착되어 있고, 이 침이 전립선을 찌르게 되어 있다. 요도손상을 방지하기 위한 침 덮개가 침을 둘러싸고 있고, 침 덮개와 카테터 끝에는 열감지기가 부착되어 있어 요도의 온도를 측정하여 손상을 주지 않도록 하고 있다.

6) 체외 자기장 신경 치료기(ExMi)

자기장은 전류와는 달리 어떤 물질을 통해 전달될 때 저항을 거의 받지 않는다. 또한 자기장은 근육 내의 신경조직을 자극하여 근육의 수축, 이완을 유도하며, 이러한 신호를 초당 20회 반복 발사한다. 약해진 골반 저근육은 요도, 항문 등의 근력을 강화시키며, 퇴화 또는 기능이 약해진 신경세포의 기능을 크게 향상시켜 각종 실금을 치료하는 최신 장비이며, 미국 FDA에서 안정성과 유효성을 인정한 기기이다. 현재 미국은 물론 일본, 유럽 등지에서 널리 사용되며, 국내에도 대학병원, 종합병원, 개인병원에서 다양한 목적으로 활발히 사용 중이다.

(1) 치료받지 않을 경우 다음과 같은 증상이 생길 수 있다

① 패혈증(세균이 혈중에 침입하여 전신 증상이 나타남)
② 만성 박테리아 또는 비박테리아 감염(전립선염과 유사한 증상을 가지나 더 재발하기 쉽고 치료하기 어려움)

(2) 생활시 유의사항

① 발열과 통증이 없어질 때까지 휴식 후 점차적으로 정상 생활을 찾는다.
② 증상은 보통 1～10일 내에 감소된다.
③ 특별한 제약은 없으나 알코올이나 자극성 음식의 섭취는 피해야 한다.
④ 소변을 원활히 보기 위해서 하루 8～10컵 정도의 물을 마시도록 한다.

7) 전문인과 상담해야 할 경우

① 전립선염의 증상이 느껴지는 경우

② 치료받는 동안 증상이 악화되거나 열이 나는 경우

③ 치료 받은 지 3일이 지나도 증상이 호전되지 않는 경우

④ 증상이 재발되는 경우

⑤ 자연치유 요법으로는 매일 최소한 3번씩 40~42℃의 따뜻한 물을 15~20cm 정도 대야에 채워 넣고 15분 정도 앉아 있는다.

제 6 장

이비인후과계 건강법

1. 이명이란

외부에서 소리자극이 없는데도 소리를 느끼는 정신분열증의 환청과는 달리 귀에서 뇌까지 소리전달 과정 중 어느 부분에 이상이 생겨 환자에게 실제로 소리가 간헐적 또는 연속적으로 들리는 것을 말한다.

1) 이명은 무엇 때문에 생기나?

① 정신적 충격, 지속적인 긴장과 고민, 스트레스 등에 의해 생긴다.
② 소화기 장애, 평소 심한 위장 장애가 있는 경우
③ 장기간 약물 복용의 후유증 및 복용중인 경우
④ 각종 수술 후유증이 있는 경우
⑤ 돌발성 난청이 있는 경우
⑥ 메니에르병 환자인 경우
⑦ 오랜 기간 폭음 및 과로에 시달렸던 사람
⑧ 소음(고음의 소리 및 기계소리에 장시간 노출) 장소에 노출된 사람
⑨ 각종 중이염, 이하선염 앓은 후 발생한다.
⑩ 출산 후 산후조리 부실에 의한 경우
⑪ 외상(교통사고 후유증, 기타 두부의 타박상)이 심한 경우

2) 이명환자가 흔히 듣는 소리

세탁기 소리, 여치소리, 매미소리, 종소리, 기차소리, 금속소리, 파도소리, 맥박 뛰는 소리, 바람소리, 북소리, 제트기 소리, 세탁소 증기다리미 소리, 폭포소리, 시계초침 바늘 소리, 빗소리 이외에도 다양한 소리에 의해 나타날 수 있다.

3) 소리에 따른 원인 분석

① 성인병이 있는 분은 기차소리

② 중년에 많이 오는 소리는 풀벌레 소리
③ 몹시 과로했을 때는 종소리
④ 뇌혈관성 질환이 있을 때는 세탁기 돌아가는 소리
⑤ 중이염 질환이 있을 때는 매미 우는 소리
⑥ 스트레스성이 강할 때는 금속소리
⑦ 사무실 근로자들에게는 바람소리 등이 통계적으로 원인에 따른 이명의 다양한 소리 등이 있다.

4) 이명에 수반되는 증상(합병증)

〈임상적 통계에 의한 수반증상의 빈도〉
① 난 청
② 어지럼증
③ 두 통
④ 위장장애
⑤ 관절통
⑥ 귀막힘(폐쇄감)
⑦ 구 토
⑧ 오 심
⑨ 불면증
⑩ 항강증(뒷목아픔)
⑪ 불안함
⑫ 우울증
⑬ 신경쇠약, 노이로제 등의 질환을 동반할 수 있다.

5) 이명에 대한 잘못된 상식

(1) 이명이 다른 듣는 것을 방해한다.

이명이 집중력을 방해할 수 있어도 반드시 듣는 것을 방해하지는 않는다. 하지만 청력이 손실되면 이명이 나빠지거나 상황에 따라서 더욱 악화될 가능성이 높기 때문에 조기에 치료하는 것이 좋다.

(2) 이명이 발생함과 동시에 청각에도 장애가 생긴다.

청력의 손실이 이명을 나쁘게 할 수 있고, 이명이 심한 환자는 대개 고음역에서의 난청이 있으므로 반드시 이명이 청력장애를 일으키지는 않는다. 하지만 오랜 시간 방치했을 경우 난청으로 인한 청각장애가 올 수 있으므로 빠른 시간 내에 치료를 하는 것이 좋다.

(3) 이명치료에 청신경을 절제하면

이명의 발병원인은 다양하므로 이명이 발생했다고 하여 반드시 청신경을 제거하지는 않는다. 청신경을 절제하면 청력이 완전히 소멸되고, 오히려 장애를 일으킬 뿐만 아니라 이명이 악화되는 경우도 있다. 그러므로 이명치료를 위해 반드시 청신경을 제거하진 않는다. 이명 발병원인에 따른 치료가 중요하다.

6) 이명(귀울림) 치유법

(1) 이명은 인체의 정기(精氣)와의 싸움이다. 체력이 떨어지면 언제든지 발생할 수 있다. 충분한 수면, 규칙적이고 균형적인 식생활이 매우 중요하다.

(2) 이명은 발생 후 가장 빠른 시간 내에 치료를 서두르자. 시간이 경과할수록 어려워진다.

(3) 과음은 이명 발생의 주범이다. 삼가 하지 않으면 후회한다(걸리기는 쉽지만 회복은 어렵다).

(4) 소음에 노출되는 시간이 많을수록 이명은 쉽게 온다. 소음이 심한 곳은 의식적으로 피하자(특히 음주, 과로 후).

(5) 귀속 점막을 피로하게 하면 안 된다. MP3, 이어폰, 헤드폰 사용은 피할수록 좋다.

(6) 지나친 근심, 걱정, 번뇌, 분노, 외고집, 철두철미한 성격은 이명이 걸리기 쉽다. 세상을 둥글게 보자.

(7) 무분별하고 과다한 양약의 복용은 이명을 유발할 수 있다. 항생제 남용은 절대 피하자(특히, 감기약 조심).

(8) 교통사고, 산재사고로 얼굴이나 머리 타박상을 입은 사람은 반드시 한방치료를 통해 어혈을 풀어놓자(훗날 이명을 유발함).

(9) 자신의 귓바퀴를 만져보아 종이처럼 얇은 사람은 절대 소음이 있는 곳을 피해야 한다(선천적으로 발병 가능성이 매우 높다).

(10) 맵고 짠 음식과 인스턴트식품의 과다 섭취는 혈관을 긴장시키고, 인체의 영향균형을 파괴하므로 삼가자.

(11) 중금속의 과다 오염은 이명환자에게는 치명적이다. 생활환경 개선과 식생활에 만전을 기하자(한번 오염된 중금속은 배출이 어렵다).

(12) 이명은 형체가 없는 병이다. 따라서 가장 중요한 것은 이명에 대한 정확한 분석을 한 다음 보다 능동적이고 적극적인 자세로 치료에 임하고, 스스로 극복해

내겠다는 강한 의지를 가진 환자(환자 본인의 노력 없이는 치료가 어렵다).

7) 이명의 예방법

(1) 군대 사격훈련장에서 사격 시 귀마개를 꼭 착용하는 것이 좋다.
(2) 귀에 혈액순환이 잘 될 수 있도록 혈액순환이 잘되는 운동을 하라.
(3) 정기적인 검진으로 고혈압 및 당뇨 등을 꾸준히 확인하여 조절하라.
(4) 이명 극복에 관한 강한 본인의 의지를 가져라.
(5) 스트레스 및 신경을 쓰는 일을 자제하고, 가급적 피로가 누적되지 않게 하라.
(6) 과도한 소음의 노출을 피하고, 소음이 큰 곳에서의 오랜 작업을 줄여라.
(7) 신경을 자극하는 음식 및 물질들을 피하라(담배, 커피 등).
(8) 아무도 없는 방이나 소음이 없는 곳을 가급적 피하라(조용하게 되면 이명에 관해 강박관념을 가진다).
(9) 염분이 많은 음식물의 섭취를 줄여라.

2. 이명에 좋은 음식들

감각기와 관련하여 가장 중요한 역할을 하는 것은 아연이다. 아연은 세포의 분열이나 재생과 깊은 관련을 가지고 있다. 나아가 세포를 활성화 시키거나 쇠퇴하지 않게 하기 위해서 매우 중요한 작용을 한다. 아연이 부족하면 보고, 냄새 맡고, 듣고, 맛을 보고, 평행조정 등의 오감의 감각에 장애가 발생하는데, 이 중 가장 먼저 나타나는 것이 미각장애이다. 더 진행되면 야맹증 등의 시각장애나 후각이상, 탈모증의 증상이 나타나게 된다.

최근에 우리나라 국민들이 서양식을 즐겨 먹게 되는 식생활 패턴에 의해서 아연 섭취량이 감소되어 청소년들에게도 이명이 많이 발생하는 원인제공의 한몫을 하고 있는 것도 아연이다. 독일에서 연구된 자료에 의하면 청신경의 구조에 아연이 작용하고 있다는 발표가 있으며, 미국의 산보오라는 이비인후과 의사는 노인성 난청환자의 30% 정도가 아연을 투여함으로써 증상이 개선되었으며, 이명이나 노인성 난청의 치료나 예방에도 아연은 유효하다는 논문을 발표한 바가 있다. 나아가 뇌의 중추신경작용에도 중요한 역할을 하고 있는 것으로 알려져 있다. 이명, 난청의 보호 외에 예방을 위해서는 아연이 함유된 음식을 많이 섭취하는 것이 좋겠다.

〈아연이 많은 식품(100g당 3mg)〉

(1) 기호음료 : 코코아, 현미차, 녹차, 홍차

(2) 어패류: 굴, 소라, 꽁치, 어란
(3) 해조류: 김, 미역, 한천
(4) 콩 류: 콩고물, 된장, 청국장, 팥
(5) 열매류: 아몬드, 호박씨, 밤, 볶은깨
(6) 곡 류: 메밀가루, 현미, 보리, 미숫가루
(7) 육 류: 쇠고기, 돼지고기, 소간
(8) 계란류: 계란 노른자
(9) 야채류: 건조시킨 버섯, 파세리 등

3. 이목구비의 병

이목구비 오관의 병은 오장육부의 기능과 관련되는 바가 크다. 귀는 머리의 측면에서 뚫고 들어와 뇌 속과 관련되므로 뇌와 신장의 연관은 뇌-신장-귀와 연관된다고 할 수 있으며, 따라서 이목구비의 질병을 치료할 때는 반드시 오장육부의 보사법을 적용해 주는 것을 기억해 두는 것으로 하고, 다음에 설명하는 이목구비의 질환은 단지 질병 개요를 말하는 것에 한정한다.

(1) 귓병의 치료는 신장의 기능과 관계가 있다. 신의 기운이 허손되면 귀도 멀게 되며, 신허성 질환이 장기화 되면 귀의 기능도 떨어지게 된다.
(2) 중이염에는 죽염가루를 빨대를 이용하여 귓속에 직접 불어넣어 주어도 좋은 치료법이 된다.
(3) 눈병은 간의 기능과도 관계가 깊다. 피곤할 때 눈이 먼저 충혈되는 것도 같은 이치라 볼 수 있다. 그러므로 눈의 병을 치료할 때에는 「수지침법」의 간 구역을 함께 다스려 주는 것이 좋다.
(4) 콧병은 손발을 따뜻하게 해주는 것이 좋다. 「손 지압법」이나 손뼉 치기, 손을 깍지 끼고 위 아래로 기지개를 켜주는 「깍지손 호흡법」이 좋다. 또는 45℃ 정도의 따끈한 물에 손발을 담근 후 5분 정도 있어도 좋다. 물을 이용할 때는 물에서 꺼낸 손과 발은 마른 타월로 잘 닦아 물기를 완전히 제거해야 한다.
(5) 혀는 심장에 열이 있을 때 부르트거나 붓거나 혓바늘이 생기게 된다. 「심장사법」이나 심장경의 요혈에 사혈을 시켜준다.
(6) 입술의 병은 비장의 기능과 관련이 깊다. 비장은 뜻을 주관하는 장기로서, 의지가 손상되었을 때 입술이 부르트거나 부어오르게 된다.
(7) 혓바늘은 걱정거리로 심장이 열을 받아 생기게 되고, 입술에 수포가 생기는 것

은 근심거리가 비장의 기능이 저하되어 생기게 된다. 그러므로 마음을 차분히 가라앉히고 섭리에 순응하는 자세가 필요하다. 계속된 근심은 심장판막증이나 당뇨병을 유발할 수도 있다. 혓바늘 치료에는 민간요법으로서 살구씨 기름이나 참기름을 혀에 발라 주면 도움이 된다.

(8) 편도선은 목의 상단 양쪽에 붙어 있고, 갑상선은 목의 중앙에 있다. 편도선은 임파계의 일부로서 세균의 침투에 대한 저항기능을 담당하고, 갑상선은 내분비계의 하나로서 단백질 합성에 관여하는 티록신 호르몬의 분비와 관계가 있다.

4. 이명과 신기 부양

1) 이목(耳目)의 총명(『동의보감』 중에서)

사람의 이목(耳目)은 월(月)의 바탕과 같아서 반드시 일광을 받음으로써 밝듯이, 이목도 또한 양기의 힘을 빌어 비로소 총명하게 된다. 따라서 이목의 총명은 혈기의 제공을 받아야만 보고 듣게 된다.

2) 귀와 신의 관계

신은 귀를 주관한다. 신이 규에 있어서 이가 된다(내경). 따라서 신기가 귀에 통하므로 신이 화하면 귀가 능히 오음을 듣게 된다(난경).

3) 이명(한의)

귀는 종맥(宗脈)이 모이는 곳인데, 위중(胃中)이 비면 종맥(宗脈)이 허(虛)하고, 종맥(宗脈)이 허(虛)하면 하류맥(下流脈)이 갈(竭)하여 귀가 우는 법이다(영추).

상기가 부족하면 귀가 울고, 수해가 부족하면 뇌가 어지러워지면서 귀가 운다. 내경에 일양이 홀로 과격하게 휘파람하면 소양이 역궐한다 하였는데, 귀속이 우는 것이 휘파람 같은 것을 말함이요, 일양은 담과 삼초를 일컬음이니 담과 삼초의 맥이 다 귀에 들어가는 고로 기가 역상하면 귀가 우는 것이다. 귀가 우는 증은 이롱의 시초이니 가령 기가 폐색하면 울지 않고 문득 귀먹는 수가 있다.

4) 호흡과 신기 부양

호흡은 폐가 주관한다. 폐는 오행의 금이며, 금생수로서 수를 생하니 폐기가 원활해야 신기가 부양될 수 있다. 따라서 심호흡으로 폐기가 충만하면 신기는 낳는 좋은 어머니를 둔 셈이다.

귀는 듣는 기능과 함께 몸의 균형을 잡아주는 평형기능이라는 매우 중요한 역할을 한다. 만약 귀의 평형기능이 없다면 머리나 몸을 움직이거나 손과 발을 움직일 때 균형감각을 잃어 모든 행동이 제약을 받는다. 인체의 해부와 생리를 공부해 본 사람들에게 가장 복잡하고 이해하기 어려운 분야를 한 가지만 꼽으라고 하면 많은 답 가운데 하나가 몸의 평형기관이다.

이는 사람의 신체 균형을 안정적으로 유지하기 위해 말초기관부터 중추신경계까지 상호극도의 미세한 구성으로 연결되어 있는 부분을 말하며, 이 부분에 이상이 생기면 사람은 어지럼을 느낀다.

(1) 귀와 눈이 연결된 평형기능

우리의 눈은 카메라의 렌즈와 동일하고, 우리의 머리와 몸은 거의 항상 움직이는데 어떻게 우리 눈을 통해 보이는 사물이 흔들리는 이유는 우리의 카메라인 눈의 움직임을 살펴보면 머리가 움직이는 각도에 따라 귀의 전정기관이 단 하나의 오차도 없이 머리의 반대방향으로 안구를 움직여 안구가 항상 일정한 위치로 고정될 수 있게 해주기 때문이다. 따라서 만약 귀에 병이 생겨 전정기능에 이상이 생기면 움직이는 물체를 보거나, 차 안에서 책을 보는 것이 어렵게 되고, 사물의 초점도 정확히 맞추기 어려워지는 것이다.

(2) 귀와 척추가 연결된 평형기능

움직임의 정보가 귓속의 전정기관에 입력되면 곧바로 척추로 보내져서 목과 팔 다리근육의 움직임을 지시하게 되는 것이다.

(3) 귀와 자율신경계가 연결된 평형기능

자율신경계가 혈압이 떨어지고, 산소가 부족해지는 정보를 받고 나서 반응하기 시작한다면 시간이 많이 걸려 우리 몸은 제 기능을 유지하기 힘들 것이다. 다행히도 이보다 더욱 신속한 정보가 귓속의 전정계에서 자율신경계로 보내진다. 즉 누워 있다가 갑자기 일어나면 이 자세의 변화를 곧바로 전정기관의 이석기관에서 감지하는데, 전정자율신경반사라는 연결을 통해 자율신경으로 전달된다. 그리고 곧바로 혈압과 호흡을 조절하여 우리가 큰 어려움 없이 건강상태를 유지할 수 있는 것이다.

최근 어지럼증이 증가하고 있다. 그 중 약 70%가 이석증이나 메니에르병과 같이 귓속의 전정기관 이상으로 유발되며, 이들 질환의 대부분은 잘못된 생활습관과 관련이 있다. 필자는 이런 환자들을 볼 때마다 우리 몸은 우리를 직접 만드신 창조주의 섭리대로만 살면 대부분의 질환에서 안전하게 우리 몸을 보호할 수 있다는 단순한 진리를 다시 한 번 확인하게 된다.

5. 목이 잠기거나 헛기침이 계속될 때

1) 술과 기름진 음식, 흡연 위산 역류로 성대 염증 유발

목소리는 목의 양쪽에 있는 손톱만한 크기의 성대가 진동을 하면서 만들어진다. 성대는 일반적인 대화를 할 때 100~250번 정도 진동을 하는데, 이런 고속 진동에서 성대가 보호받기 위해서는 성대 진동을 원활하게 돕는 성대 윤활유가 잘 분비되어야 한다. 하지만 술을 마시면 알코올의 대사 작용으로 몸 안의 수분이 마르게 되어 윤활유 분비가 줄어들고, 항상 촉촉하게 유지되어야 할 성대점막이 마르게 된다.

음주 후 갈증을 느끼는 이유가 바로 이 때문이다. 즉, 술은 식도로 들어가는 즉시 성대점막을 마르게 하는 대표적인 요인이다. 특히 송년회 자리 등에서 먹는 음식과 안주 중 기름진 고기 등의 음식은 음주, 흡연과 함께 강한 산성이 위산을 역류시켜 후두와 성대를 붓게 만든다. 또한 과음으로 인해 헛구역질을 하게 되면 위산이 후두까지 역류해 성대에 염증이 생기기 쉬운 상태가 된다.

술 마신 다음 날 속이 쓰린 현상은 바로 위산이 역류하기 때문이다. 역류성 인후두염에 걸리면 만성적으로 목이 쉽게 쉬거나 기침을 많이 하게 되고, 목 안에 무언가 걸린 듯한 느낌이 들게 된다. 더 나아가 코골이나 잦은 사레, 천식이나 기관지염과 같은 호흡과 관련된 문제를 일으킬 수 있다.

2) 시끄러운 음식점에서의 대화, 노래방에서의 고성도 문제

목소리는 목의 양쪽에 있는 1.5~2.5cm의 성대가 서로 접촉해 진동을 하며 만들어진다. 편안한 목소리로 일반적인 대화를 할 때 성대의 진동수는 남자는 약 100~150회, 여자는 200~250회 정도이다. 하지만 고함을 지르거나 노래를 부를 땐 약 3,000회 이상 고속으로 진동하며, 진동 강도도 평소보다 강해진다. 평소의 10배 이상의 진동을 하기 때문이다.

성대에 굳은살이나 물혹이 생기면 접촉과 진동이 원활하게 이루어지지 않아 거칠고 쉰 목소리가 나게 된다. 주로 목소리를 많이 사용해 성대 진동이 무리해질 경우 위험이 높아진다. 흔히 지속적으로 목소리를 많이 쓰는 것이 문제가 되지만, 성대 폴립은 단 한 번의 고함으로도 생길 수 있다. 성대 안쪽의 모세혈관이 순간적인 충격으로 터져 물혹을 만드는 것이다.

초기에는 목이 평소와 다르게 잘 잠기거나 고음에서 잘 갈라지는 등 미묘한 이상을 느끼지만, 시간이 지날수록 계속 잠겨 있거나 거친 목소리가 나는 등 대화가 불편해질 정도로 심해진다.

3) 성대 폴립 방치하면 호흡곤란 온다

대부분의 음성 변화는 충분한 음성 휴식을 통해 저절로 회복이 가능하지만 성대 결절, 성대 폴립, 라인케 부종 등은 전문의의 상담과 치료를 필요로 한다. 성대 결절은 지속적인 음성 혹사에 의한 성대 점막의 과도한 마찰로 인해 양측 성대에 결절이 발생해 목소리가 나빠지는 질환이다.

초기 성대 결절의 경우 목소리를 아끼고 성대 진동을 부드럽게 하는 것으로 치료가 가능하다. 손에 생긴 굳은살이 일을 안 하면 자연히 사라지는 것과 같은 이치다. 성대 폴립은 고함이나 기침 같은 갑작스러운 음성 혹사에 의해 성대 점막의 작은 모세혈관에서 출혈이 발생하고, 이에 의해 폴립이 만들어져 목소리가 나빠지는 것이다.

성대 결절이나 성대 폴립은 음성 훈련을 동반한 음성 치료와 후두미세수술로 완치가 가능하다. 라인케 부종은 장기간의 흡연으로 인해 성대 점막 내부에 부종이 발생해 성대 점막의 부피가 증가하고, 이에 따라 성대의 진동수가 감소하여 지속적인 저음이 발생하는 질환인데, 금연과 후두미세수술을 통해 치료가 가능하다. 또 최근 갑상선암이 급증하면서 갑상선암 자체 또는 갑상선 수술과 관련된 성대 마비에 의한 음성 변화도 드물지 않게 발생하고 있으나 수술을 통해 정상적인 목소리를 회복할 수 있다.

4) 인상을 결정짓는 목소리 방치하면 사회생활 마이너스

목소리에 이상이 생기면 대화가 어려워지면서 상대방에게 거부감을 줄 수 있다. 현대 사회 인간의 상호 커뮤니케이션을 설명하는 이론 중 하나인 메리비언의 법칙에 따르면 메시지를 전달할 때 목소리가 38%, 표정이 35%, 태도가 20% 등 보디랭귀지가 55%를 차지하고, 내용은 겨우 7%에 불과하다고 한다. 때문에 건강하고 상대가 듣기 좋은 목소리를 유지하는 것은 건강한 사회생활을 위해서도 중요한 팁이다.

하루에 2ℓ 정도의 물을 꾸준히 섭취해 성대가 마르지 않도록 하는 것이 가장 좋은 방법이다. 회식 등에서 기름진 음식을 많이 먹기 보다는 야채나 과일을 주로 먹고 폭식을 자제하는 것이 좋다.

6. 목소리에 대한 오해와 진실

1) 날계란을 먹으면 목소리가 좋아진다

날계란의 점성과 미끌한 감촉 때문에 목소리에 윤활유 작용을 할 것이라는 속설이 있으나, 날계란을 비롯한 모든 음식은 식도를 통해 위장으로 갈 뿐 성대에 닿지 못한다. 즉, 날계란은 성대까지 닿지 못하므로 목소리와는 무관하다.

2) 작은 목소리로 대화하는 것이 목소리에 좋다

목이 아프거나 쉬면 목소리를 아낀다고 속삭이듯 대화를 하는 경우가 있는데, 이는 성대의 일부분만 사용하고 후두의 다른 근육을 잘못 사용하기 때문에 오히려 성대 부분에 무리가 가기 쉽다. 성대에 가장 좋은 발성법은 편한, 일상적인 대화이다.

3) 목소리는 단 한 번만으로도 상할 수 있다

단 한 번의 고함만으로도 목소리는 상할 수 있다. 성대 안쪽의 모세혈관이 순간적인 충격으로 터져 물혹을 만드는 성대폴립이 대표적이다.

4) 목캔디, 박하사탕은 목에 좋다

목캔디나 박하사탕, 프로폴리스 등 목을 시원하게 해 주는 음식들은 먹을 때는 순간적으로 타액이나 윤활유 분비를 촉진하기도 하지만, 이후에는 오히려 이전에 비해 성대를 더욱 마르게 하는 등 나쁜 영향을 준다.

5) 어린이 성대가 어른 성대보다 쉽게 상한다

아이들의 성대는 어른보다 여리기 때문에 물혹이나 결절의 위험이 크다. 특히 어린 시절 생긴 성대결절은 나중에 성대에 홈이 파여 거칠고 쉰 목소리를 유발하는 성대구증도 유발할 수 있기 때문에 주의해야 한다.

7. 목소리 건강을 지키는 법

1) 노래방에서 노래하기 전에 준비운동이 필요하다

입 안에 공기를 잔뜩 머금고 입천장을 올리고 혀를 내린 상태에서 공기를 불듯이 '아우' 소리를 낸다. 이때 목이 아니라 입술과 볼에서 소리를 낼 것. 노래를 하기 전 10분과 5분 정도 연습하면 성대가 가볍게 진동하면서 마시지가 되어 한결 부드러운 소리를 낼 수 있다. 자신의 음역대 내에서 무리하지 않고 말하거나 노래하는 것이 좋다.

2) 목 주변을 마사지 하는 것이 좋다

고음을 낸 뒤나 평상 시 목이 불편하다고 느낄 때 목 주변을 지극이 누르는 마사지로 후두 근육을 풀어주는 것이 좋다

3) 물은 하루 2ℓ 정도 마시는 것이 좋다

물은 목에 가장 좋은 약이다. 하루 2ℓ 이상의 충분한 물을 수시로 마셔주면 성대 윤활유의 분비를 원활히 해주므로 목소리 건강에 좋다.

4) 술이나 담배, 기름진 음식은 되도록 줄인다

알코올 성분이나 담배, 커피, 녹차 등 카페인 음료는 성대를 마르게 하는 작용을 하기 때문에 목소리 건강을 위해서는 최소한으로 줄이는 것이 좋다.

제 7 장

혈액 건강법

1. 물을 마시지 않으면 혈액이 맑아지지 않는다

뇌하수체는 99%, 뇌회백질은 85%, 혈장은 94%, 간과 신장은 70% 정도가 물로 되어 있다. 60조 개의 세포는 물주머니라고 하여도 과언이 아니다. 물은 영양소를 분해하고 이동하며 배설하는 작용을 한다. 물이 없이는 100시간도 살 수 없다. 예를 들면 부종이 있는 환자들에게 물을 마시지 말 것을 권하는 사람들이 있다. 부종은 세포 안의 물이 세포 밖으로 쏟아져 나온 부작용이다. 체중비 수분(약 70%)은 60조 개의 세포 안에 약 45%, 세포 밖에 약 25%로 구성되며, 세포내의 수분이 세포 밖의 수분보다 훨씬 많다.

물을 마시지 않거나 탈수로 인하여 수분이 부족하면 뇌와 심장과 각종 장기를 보호하기 위하여 뇌는 항이뇨호르몬을 분비시켜서 신장으로 하여금 수분을 체외로 배출하지 못하도록 막는다. 따라서 세포외의 농도가 배출되지 못한 각종 노폐물로 인하여 증가하게 된다. 한마디로 세포내는 저농도와 세포 밖은 고농도가 되면 삼투압현상으로 세포내 액이 세포 밖으로 흘러나오게 되면서 부종이 일어나게 되는 것이다.

물을 마시지 않는 상태에서 소금이 많은 짠 음식을 먹거나 또는 산성수, 산성식품을 섭취하면 일어난다. 더구나 신장 기능에 문제가 있게 되면 부종이 더 심하여진다. 따라서 수분의 섭취량을 계산하여 철저한 저식염식과 저산성식을 하면서 소금이나 산성이 많은 음식 섭취를 최대한 줄이면서 물 마시는 양을 늘려야 부종에서 벗어날 수 있다. 부종은 혈압을 증가시키는 원인이 되기 때문에 이뇨제 등을 투여하여 강제적으로 이뇨를 시켜서 부종을 해소하고자 하지만, 가장 이상적인 것은 적절하게 수분을 섭취하여 뇌가 항이뇨호르몬을 과도하게 분비하지 않도록 하는 것이다.

평소에 물을 전혀 마시지 않는 분들이 본격적으로 미네랄워터를 마시게 되면 하루에 10회 이상 소변을 배설하는 엄청난 이뇨현상이 있다는 것을 느끼게 될 것이다. 신장은 하루에 180리터의 피와 물을 통과시키면서 혈액 내 각종 노폐물을 걸러준다. 우리들이 마신 물의 양이 조금이라도 넘치게 되면 바로 배설하는 특성을 가지고 있다.

따라서 음식을 섭취하면 반드시 각종 노폐물이 발생한다. 이 노폐물은 혈액 안에 축적되어 있으며 소변, 대변, 땀, 호흡 등을 통하여 배출된다. 문제는 체내의 수분이 부족하면 절대로 노폐물이 원활하게 밖으로 배출되지 않는다. 노폐물이 있는 혈액을 맑게 하는 가장 이상적인 방법은 혈액의 농도와 비슷한 미네랄워터를 끊임없이 마시는 것이다. 음식섭취 방법에 있어서 섭취하는 음식량을 적절하게 줄이면서 수분이 많은 과일과 야채를 가능한 많이 먹고 미네랄워터를 마시는 것이 이상적이다.

혈액(혈장)의 94%는 물이다. 이 물이 1.2% 정도만 탈수되어도 각종 질병에 노출될 수 있다. 물을 마심으로써 혈액 속에 있는 각종 노폐물이 배출되어 깨끗한 혈액상태가 되기만 하면 적어도 노폐물의 축적(혈당, 콜레스테롤, 중성지방, 요소, 요산, 이산화탄소, 크레아틴, 각종 산성물질)으로 인한 질병에서 벗어날 수 있다.

2. 혈액 좋아지는 3가지와 혈액 나빠지는 3가지

1) 하루 1시간씩 운동하라

혈액을 깨끗하게 하는 데 가장 효과적인 것이 운동이다. 혈액은 흐르는 강물과 같아 천천히 흐르거나 한 곳에 정체해 있으면 안 된다. 운동으로 혈액이 온몸을 빠르게 순환하면 혈액 내 나쁜 물질은 걸러지고 좋은 물질은 늘어난다. 분당서울대병원 내분비내과 임수 교수팀이 지난해 미국 임상내분비대사학 저널에 발표한 논문에 따르면 74명의 여성들에게 10주 동안 일주일에 3번, 1회 1시간씩 재즈 에어로빅(재즈댄스와 에어로빅을 합성한 운동)을 하도록 한 결과 혈당과 혈중 지질을 낮추는 좋은 호르몬(아디포넥틴)은 증가하고, 혈당과 지질을 높이는 나쁜 호르몬(RBP4)은 줄었다.

임수 교수는 걷기, 달리기, 에어로빅 등 유산소 운동을 하면 당뇨병, 동맥경화증을 유발하는 혈액 속 물질은 감소하고, 이를 예방하는 물질은 증가한다고 말했다. 혈액을 깨끗이 하려면 근력운동도 병행해야 한다. 근육은 당 대사에서 큰 역할을 하기 때문이다. 근육이 충분해야 혈액 내 당이 필요한 양보다 많아졌을 때 빨리 소모해 당뇨병 등을 막는다. 순서는 유산소 운동을 먼저 한 다음 근력운동을 하는 것이다. 유산소 운동과 근력운동의 비율은 7 : 3 정도가 좋다.

2) 오메가-3 지방산이 든 식품 충분히 먹어라

혈액의 품질을 높이려면 고지방, 고칼로리 음식을 피해야 하는 것은 기본이다. 하지만 현대인들은 이들 음식을 많이 먹을 수밖에 없는 것이 현실이다. 따라서 먹을수록 혈액을 깨끗하게 하는 음식 섭취량을 늘릴 필요가 있다. 바로 오메가-3 지방산이 풍부한 연어나 고등어 같은 생선이다.

오메가-3 지방산을 하루 1g씩 먹으면 심장질환을 일으키는 혈중 중성지방 수치를 낮춰주는 데 효과적인 것으로 알려져 있다. 고등어 한 토막을 먹으면 오메가-3 지방산 1g을 섭취할 수 있다. 오메가-3 지방산 외에 와인이나 마늘 등에 많이 든 비타민 C나 비타민 E와 같은 항산화제도 혈액을 깨끗하게 만들고, 혈류의 흐름을 좋게 한다는 주장도 있다. 다만 항산화제의 혈류 개선효과와 심장병 예방효과는 아직 논란 중이다.

3) 고위험군은 저용량 아스피린 한 알 복용

혈액순환을 좋게 해준다는 약을 비타민처럼 매일 한 알씩 챙겨 먹는 사람들이 늘고 있다. 진통・해열제로만 알았던 아스피린이나 고지혈증 환자들만 먹는 줄 알았던 아스피린 계열의 약물을 저용량으로 매일 꾸준히 복용하면 심혈관 질환 예방 효과가 있다는 연구결과들이 나오면서부터다. 세계보건기구와 미국심장협회는 지난해 하루 한 알의 저용량 아스피린이 심장병 예방 효과가 있다고 공식 발표했다.

다만 모든 사람들이 이들 약물을 복용할 필요는 없다. 뇌・심혈관 질환을 갖고 있거나 이들 질환의 위험성이 높은 사람들에게는 효과가 있으나, 혈액이 깨끗한 사람이 단순히 혈류 개선이나 심혈관 질환 예방을 목적으로 복용하는 것은 출혈, 위장장애 등 부작용과 비교하면 별로 얻을 게 없기 때문이다. 은행잎 추출물을 주성분으로 한 혈류 개선제도 혈액 내 혈소판이 뭉치는 것을 막아 혈전 생성을 억제하고, 혈류의 흐름을 좋게 한다고 알려져 있다.

〈요주의 행동 조항〉

1) 금 연

담배가 몸에 해롭다는 것을 모르는 사람은 없다. 혈액에도 마찬가지이다. 담배를 피우면 혈액의 품질이 바닥으로 떨어진다. 흡연을 하면 기관지에 염증이 생겨 혈액 내 백혈구 수치가 올라가고, 담배연기 속 일산화탄소가 헤모글로빈과 결합해 보상작용으로 적혈구가 많이 만들어진다. 이렇게 되면 혈액이 끈적끈적해진다.

혈액의 점도가 높아지면 혈전이 잘 생길 뿐만 아니라 혈관을 손상시키는 염증물질이 많이 분비된다. 이는 동맥경화증, 뇌졸중, 심장마비 등의 원인이 된다. 흡연자는 비흡연자보다 혈중 백혈구 수치가 높다. 문제는 백혈구 수치가 높으면 사망 위험도 그만큼 높아진다. 한 달 정도만 금연해도 백혈구 수치가 정상으로 떨어지는 경우가 많다.

2) 스트레스 억제

스트레스가 혈액과 무슨 상관이 있느냐는 사람들이 있다. 하지만 이는 잘못이다. 스트레스의 가장 직접적인 타격을 받는 것이 혈액이다. 스트레스를 받으면 이에 대항하기 위해 혈액 내 산화 스트레스가 증가한다. 산화 스트레스는 혈액 내 염증물질을 만들어내 심혈관 질환과 당뇨병을 일으킨다. 또 스트레스를 받으면 담배를 피거나 칼로리가 많은 음식을 섭취하는 등 혈액 건강에 좋지 않은 행동을 하게 되어 2차적으로도 문제를 일으킨다.

3) 잇몸병, 위염, 코골이 등 만성염증 방치

잇몸병, 만성위염, 코골이 등을 치료하지 않고 오랜 기간 방치하는 것도 혈액의 질을 떨어트린다. 이런 질환이 있을 때 해당 부위에 침입한 세균을 죽이기 위해 생기는 염증반응 물질들이 혈액을 타고 전신으로 돌아다니며 질병을 일으키기 때문이다.

미국 국민건강 및 영양조사(NHANES)를 바탕으로 한 연구 결과에 따르면 치주염이 있는 사람은 심장마비를 일으킬 위험은 2.1배, 뇌졸중에 걸릴 위험은 2.8배 높았다. 만성 수면 무호흡증도 마찬가지다.

3. 맑은 피, 튼튼 혈관, 혈액을 맑게 하는 건강식품

1) 어패류

오징어, 낙지, 굴, 게, 모시조개, 참치 등의 어패류에 있는 타우린 성분은 나쁜 콜레스테롤과 혈당 수치를 낮춰 혈액 건강에 큰 도움을 준다. 특히 심근활동을 조절하는 작용이 있어 부정맥이나 심부전 등의 예방 및 개선에 효과가 있다. 콜레스테롤 걱정 때문에 섭취를 기피하는 사람들이 있는데, 타우린이 있으므로 걱정할 필요 없다. 1~2주일에 한 번 정도 반찬을 해먹도록 한다.

2) 올리브유

올리브유의 불포화지방산은 나쁜 콜레스테롤 수치를 낮춰준다. 또 다른 불포화지방산과 다르게 좋은 콜레스테롤을 낮추는 효과는 없다. 비타민 E, 폴리페놀 성분의 항산화 작용으로 활성산소의 피해로부터 혈액과 혈관을 건강하게 지켜준다. 몸에 좋다고 해도 기름은 기름이다. 너무 많이 섭취하는 것은 바람직하지 않다. 조리용 기름을 올리브유로 대체하는 것으로 충분하다.

3) 은행잎 추출액

은행잎의 플라보노이드와 징코라이드 성분은 항산화 작용을 한다. 징코라이드는 은

행잎 특유의 성분으로 치매 예방에 효과적인 것으로 알려져 있다. 이밖에 사포닌 성분은 혈관을 확장시키는 작용을 한다. 또 혈소판의 응고를 억제하고, 혈전이 생기지 않게 한다. 하루 120㎖ 정도를 섭취하는 것이 좋다. 또 효과를 보기 위해선 적어도 3개월 정도는 먹어야 한다.

4) 청국장

청국장의 나토키나제 성분은 혈전을 녹이는 작용을 한다. 혈전은 혈액 속에 불필요한 콜레스테롤이나 당이 증가하는 것이 원인이다. 나토키나제는 뇌경색이나 심근경색 등 혈관이 혈전으로 막혔을 때 병원에서 사용하는 혈전 용해제와 같은 작용을 한다. 매일 50～100g 정도 먹는 것이 적당하다. 단 병원에서 혈액 관련 약을 먹고 있는 경우에는 의사와 상담을 통해 양을 결정해야 한다.

5) 현미, 보리

혈액을 맑게 해주는 섬유질이 다량으로 함유되어 있다. 현미에는 백미의 3～4배에 달하는 섬유질이 포함되어 있고, 비타민 E를 비롯한 셀레늄, 페놀, 스테롤 등의 항산화 성분도 많이 포함되어 있다. 또 보리에 있는 비타민 B_2는 산화를 억제하는 효소작용을 돕고, 비타민 B_1은 당질의 대사에 관여하고 혈액을 맑게 하는 데 도움을 준다. 흰쌀밥 대신 현미나 보리를 섞은 잡곡밥을 지어먹도록 한다. 소화에 문제가 없다면 아예 현미밥을 해먹는 것도 좋다.

4. 혈액의 색소

1) 건강 혈액 색조

건강한 사람의 혈액 색상은 철이 산화된 것 같은 검붉은 빛으로 보인다. 이것은 마치 잘 익어 마른 대추와 같은 색조를 띤다. 그러나 몸이 쇠약해지면 혈액의 색상이 점점 묽어져 빨강에서 다홍, 주황으로 보이다가 오렌지색을 보이기도 하고, 마침내는 고름과 같은 색으로 보일 수도 있다. 이러한 혈액의 색상은 관절이나 심장에서 멀리 떨어진 관말지역의 혈액의 색조를 나타내는 것이다.

체질이나 유전자 등 모든 것들은 피에 의해 좌우된다. 그러므로 건강은 피로부터라는 논리가 성립될 수 있다. 건강지수가 높은 사람들은 한결같이 혈류의 흐름이 왕성하며, 건강한 색상의 피를 가지고 있다. 혈액의 색상을 바로 잡는 것이 건강의 지름길이다. 물과 같이 멀건 피를 가진 사람은 건강을 찾을 수 없다. 건강한 피는 산소와 양분을 실어 나르는 적정한 적혈구가 유지되어야 한다. 그러나 피 속에 백혈농이 많아지게 되면 상대적으로 적혈구 수치가 낮아 산소와 양분의 공급이 부족하여 세포나 조직들이 제 기능을 상실하게 되는 것이다.

환경적인 충격으로 인하여 생긴 초기의 백혈구 시체들은 심장에서 멀리 떨어진 부분에 차곡차곡 쌓이다가 시간이 지남에 따라 혈액 속에 녹아들어 혈액 색조의 변화를 가져오게 되는 것이다. 문제는 백혈구 시체가 혈액에 퍼진 만큼 적혈구 수치가 감소되어 산소와 양분의 공급이 문제가 되고, 신진대사의 장애를 가져온다는 사실이다.

또한 백혈구 시체가 몸 전체에 퍼져 있다가 급기야 혈류가 막힌 곳에 정체되면 산소와 양분의 공급을 차단하게 되고, 이러한 막힌 상태가 지속되면 결국 질병이 유발하게 되는 것이다. 따라서 건강한 혈액의 색조를 유지하면 그렇지 못한 사람보다 질병에 걸릴 확률이 낮아지거나 여러 가지 새로운 환경적인 충격이나 바이러스와 같은 침입자를 쉽게 물리칠 수 있으므로 건강한 생활을 할 수가 있다.

2) 혈액의 색조에 따른 건강지표

(1) 적혈고농

적혈고농(赤血高濃)은 매우 건강한 사람에게 나올 수 있는 혈액의 색조로서 가을철 잘 익은 대추를 말린 상태의 대추색과 같의 검붉은 색이다. 적혈구의 수치가 정상적인 사람의 혈액 색조로서 산소와 양분의 공급이 원활하여 비교적 건강을 자신할 수 있는 사람에 해당된다. 그러나 적혈고농이 찌들어 엉겨 붙는 듯한 혈액은 노쇠화현상에 의한 것일 수도 있다.

(2) 적혈저농

적혈저농(赤血低濃)은 일반적으로 건강에 별 이상이 없는 사람에게 나타나는 혈액으로서 붉은 색조를 띠지만 적혈구 수치나 조금 낮은 빨강 빛으로 보이는 경우를 말한다. 그러나 손이 따뜻하면서 땀이 많이 나는 온열다한증 증세를 보이는 사람의 혈액 색상이기도 하다.

(3) 혈중기포

혈중기포(血中氣泡)는 정맥의 혈색이 청색을 띠거나 혈액의 색조가 청색의 기미가 있거나 혈액 속에 공기방울이 혈액과 함께 나오는 사람으로 적혈구에 실려 있던 산소나 이산화탄소가 정맥의 혈류가 막혀 고여 있는 경우를 말한다. 해당되는 부위가 차거나 마비증상이 올 수 있다.

(4) 유혈저농

유혈저농(有血低濃)은 혈장의 수치가 높거나 적혈구 수치가 낮아져서 혈액이 다홍색 빛을 띠는 경우로서 앞서 설명된 환경적인 충격을 과거에 받은 경험이 있는 사람으로 죽은 백혈구가 몸 전체에 퍼져 있는 경우이다. 이런 사람들은 대부분 손발에 땀이 많이 나거나 손발이 시린 경우도 있고, 얼굴에 부종, 기미 등이 생기거나 특정한 부위에 땀이 많이 나기도 하는 다한증 증세를 보이기도 한다.

(5) 무혈저농

무혈저농(無血低濃)은 피가 나오지 않다가 심한 지압으로 겨우 주황빛 혈이 조금 비치는 경우이다. 이런 사람들은 혈류가 거의 막혀 있는 상태이므로 장기간 방치하면 해당부분의 장애로 질병이 생긴다. 예를 들면 눈이 침침해지는 사람들은 대부분 금지 손가락 부분에서 이와 같은 현상이 나타난다. 이런 경우에는 금지 손가락 부분을 자주 지압하거나 농백혈류침으로 증세를 호전시킬 수 있다.

(6) 무혈무농

무혈무액(無血無液)은 피가 전혀 나오지 않는 경우이다. 혈류가 완전히 막혀 있으므로 해당 부분에 이미 증세가 나타나고 있으므로 지압이나 혈류침의 혈류를 뚫어 주는 것이 좋다. 간혹 손에 가시나 칼로 베였을 경우에 피가 나오지 않는다면 일단 그 부위에 연결된 신체의 일부가 질병을 앓고 있음을 상기하는 게 좋다.

(7) 무혈수액

무혈수액(無血水液)은 혈액이 솟아날 자리에 콧물과 같은 물이 나오는 것을 뜻한다. 이런 현상은 소아나 어린이에게 흔히 발생하여 간질 증세를 보이거나 의식을 잃기도 한다. 환경적 충격을 받은 지 일주일 이내일 경우나 심각한 상태의 질병을 앓고 있을 시에 손가락에서 물과 같은 수액이 나온다. 오래 될수록 몸 전체에 퍼지거나 뇌의 압력을 높여 뇌 세포가 파괴될 수도 있으므로 빨리 빼낼수록 좋다.

(8) 무혈농액

무혈농액(無血膿液)은 피가 나올 자리에 짙은 고름이 나오는 경우를 말한다. 환경적 충격을 받은 지 일주일을 경과되었거나 6개월 사이에 나타나는 현상이다. 병원에서 다양한 검사를 거쳐도 병명이 나오지 않는 원인 모를 병세에 시달리는 경우가 많다. 혈중 고름이 전신으로 번져가는 동안 백혈구와 전투 중이므로 열이 있거나 손발이 시릴 수 있으며, 땀이 많이 나기도 한다.

(9) 농액수액

농액수액(膿液樹液)은 고름과 함께 나무의 끈적이는 진액과 같은 액상이 섞여 나오거나 일부의 혈액이 혼합되어 나오는 것이다. 이런 경우는 환경적 충격을 받은 지

6개월 이상인 사람이나 건강을 선천적으로 타고난 사람이 환경적 충격을 몇 년 이상 방치한 경우 또는 황달과 같은 증세를 보이는 사람에게 나타나거나 류머티즘 또는 관절염 증세일 경우에도 나타난다. 인간의 모진 목숨을 경험한 사람으로 건강을 포기한 사람들이 이 부류에 속할 수 있다.

(10) 적혈분사

적혈분사(赤血噴射)는 동맥의 혈류가 부분적으로 막혀 있으므로 손의 혈류 통기 침을 맞으면 피가 분수처럼 솟구쳐 멀리 뻗어가는 것을 말한다. 정맥의 손상을 입은 경우에 압력 높은 동맥피가 모여 있으므로 화살처럼 피가 뻗어 나가는 것이다.

이런 경우는 가끔 손가락의 특정 부위가 피가 통하지 않아 냉한 기운이 있거나 그 부위가 하얗게 변하기도 한다. 현재는 별 치료방법이 없으나 증세에 따라서는 3～4회 정도의 손맛사지나 혈류 통기로 완치한 경험을 가지고 있다.

(11) 흑혈농액

흑혈농액(黑血膿液)은 정맥의 혈류가 부분적으로 3개월 이상 막혀 있으므로 손의 혈류 통기 따기를 하고 애써 짜내면 검고 걸죽한 또는 엉겨붙어 겨우 나오는 피를 말한다. 대부분 나오다 바로 응고되는 경우가 많다. 정맥의 모세혈관이 오랫동안 막혀 있었기 때문에 이미 3개월 이상 피가 통하지 않은 경우이다. 따라서 주변의 세포가 대부분 제 기능을 잃은 경우가 많다.

이런 경우는 가끔 손가락의 특정 부위가 감각이 무디어지고, 냉한 기운을 넘어서 통증까지 따를 수 있거나 아예 통증 없이 감각 자체까지 사라진 경우도 있다. 보통 질병이 극에 달한 경우에 이런 유형의 피가 나온다. 소아 간질과 같은 난치병을 앓고 있는 경우에 많이 보여지며, 혈류 따기 후 피의 색상과 농도인 경우가 많다.

(12) 무혈흑혈

무혈흑혈(無血黑血)는 정맥의 혈류가 오랫동안 막혀 있으므로 손의 혈류 따기를 하면 피가 좀처럼 나오지 않다가 힘껏 수차례 짜내면 검고 걸죽한 또는 엉겨붙어 겨우 나오는 피를 말한다. 대부분 나오다 바로 응고된다. 정맥의 모세혈관이 오랫동안 막혀 있었기 때문에 이미 6개월 이상 피가 통하지 않은 경우이다. 따라서 주변의 세포가 대부분 제 기능을 잃은 경우가 많다.

이런 경우는 가끔 손가락의 특정 부위가 감각이 무디어지고 냉한 기운을 넘어서 통증까지 따를 수 있거나 아예 통증 없이 감각 자체까지 사라진 경우가 많으며 습진, 무좀 등 피부나 손톱의 외형이 변하거나 곪아가기도 한다. 보통 질병이 극에 달한 경우에 이런 유형의 피가 나온다. 흔히 불치의 주부습진에서 무좀, 백선, 피부암, 소아

간질과 같은 난치병을 앓고 있는 경우가 많다.

5. 혈액검사법

1) 혈액 측정

혈액의 성분으로 건강 상태를 예측한다. 혈액은 심장의 펌프작용으로 몸 구석구석에까지 산소나 영양분을 공급하는 동시에 이산화탄소(탄산가스)나 노폐물을 운반하는 작용을 한다. 혈액검사는 전신의 건강 상태를 파악하는 데 기본이 되는 중요한 검사이며, 특히 적혈구나 백혈구, 혈소판 등을 조사하는 혈액 일반 검사는 건강진단에 필수적인 검사이다.

2) 혈액의 성분과 작용

채혈된 혈액을 방치하면 상하 2층으로 분리된다. 상층의 황색을 띤 액체를 혈장(혈청)이라 부르고, 아래층의 적색의 고형층을 혈구(혈병)라고 한다. 혈장 성분에서 응고인자의 하나인 섬유소원(피브리노겐)을 제거한 것을 혈청이라고 한다. 혈장에는 알부민이나 글로부린 등의 단백, 여러 가지 호르몬, 혈소판 등이 함유되어 있다. 한편, 혈구 성분에 적혈구나 백혈구, 헤모글로빈 등이 함유되어 있다.

적혈구는 몸의 도처에 산소를 운반하는 작용을 한다. 따라서 이것이 부족하면 산소부족으로 인하여 빈혈이 된다. 그리고 백혈구에는 몸에 해로운 세균이나 이물을 먹어치우는 질환에 대한 저항력을 강하게 하는 작용이 있다. 그러므로 백혈구가 부족하면 질환에 걸리기 쉽게 된다. 혈소판에는 출혈을 방지하는 작용이 있어서 이것이 감소되면 출혈이 일어나기 쉽게 된다.

(1) 혈액의 성분

① 혈청(혈장) : 혈액량을 일정하게 유지하고, 영양분을 운반하며, 혈액을 응고시킨다.

② 혈구(혈병) : 적혈구, 백혈구, 혈소판이 함유되어 있다.

③ 적혈구 : 몸 구석구석에 산소를 운반하고, 이산화탄소를 운반 제거한다. 크기는 약 8m이다.

④ 백혈구 : 체내에 침입된 세균 등에 저항하여 질환을 방지한다. 크기는 6～16m이다.

⑤ 혈소판 : 출혈을 저지하는 작용이 있다. 크기는 약 3m이다

(2) 혈액의 작용

① 여러 가지 혈액 응고인자를 함유하고 있어 출혈 시 피를 멈추게 하는 지혈작용을 한다.

② 산소 및 영양소 운반작용을 한다.

③ 백혈구의 면역반응이나 탐식작용, 혈액 중의 여러 가지 면역물질에 의해 감염 등에 대하여 방어작용을 한다.

④ 탄산가스 및 노폐물 배설작용을 한다.

(3) 혈액 검사의 종류

① 말초 혈액검사 : 혈구 성분의 형태나 수를 조사한다(Hb, 적혈구수, Ht, 망상적혈구수, 백혈구수, 백혈구 백분율, 혈소판수, 더 상세하게는 골수상의 검사 등이 있다).

② 혈액 응고검사 : 지혈작용을 조사한다(출혈시간, 부분 트롬보플라스틴 시간, 프로트롬빈 시간 등이 있다).

③ 적혈구 침강속도 검사(ESR) : 혈액의 침강속도를 조사한다. 검사에 사용하는 혈액은 귓불의 모세혈관이나 팔꿈치 내측의 정맥에서 채혈한다. 응고된 검체나 미세응괴가 있는 검체는 부적당하므로 충분히 혼합한 후 냉장 보관하여야 한다. 가능한 24시간 이내에 검사하는 것이 바람직하다.

(4) 적혈구

① 적혈구수, 혈색소(헤모글로빈, Hb)량, 헤마토크릿트(Ht)치로 계산하여 적혈구 하나하나의 크기(평균 적혈구 용적, MCV), 평균 적혈구 혈색소 농도(MCHC), 평균 적혈구 혈색소량(MCH)을 알 수 있다. 이런 수치를 적혈구 지수 또는 항수라 하여 빈혈을 감별 진단하는 데 도움이 된다. 예를 들면 같은 빈혈이라도 적혈구가 큰(대구성) 경우는 악성빈혈 등의 거대적아구성 빈혈을 생각할 수 있고, 반대로 적혈구가 작은(소구성) 경우는 철결핍성 빈혈을 생각할 수 있다.

3) 혈액상

체내에 세균이나 이물이 침입하면 혈중 백혈구는 증가한다. 이 백혈구는 호중구(호중성 백혈구), 호산구(호산성 백혈구), 호염기구(호염기성 백혈구), 단핵구, 림프구의 5종류로 나뉘어지는데, 이들은 형태가 다를 뿐만 아니라 질환에 따라 증감하는 분획 또한 다르다. 혈액상의 수치는 전체 백혈구 중에 각각의 백혈구가 차지하는 비율을 의미한다.

〈정상치〉 호중구 : 40～60%
단핵구 : 4～10%
호산구 : 1～5%
림프구 : 20～45%
호염기구 : 0～1%

(1) 호중구(neutrophils)

7～14일 만에 생성되어 순환 혈액 내에서는 단지 6시간 동안 존재하며, 식작용(phagocytosis)의 기능을 가진다. 급성 박테리아성 감염이 있을 경우에 현저하게 감소한다.

(2) 림프구(lymphcytes)

T세포와 B세포로 나뉘어진다. T세포는 일차적으로 세포성 면역반응에 관여한다. 반면 B세포는 항체 형성과 관계된 체액성 면역반응에 관여한다. 임파구의 일차적인 기능은 만성 박테리아성 감염과 급성 바이러스 감염에 대항하는 것이다.

(3) 단핵구(monocytes)

호중구와 비슷한 식작용 역할을 하는 세포로서 박테리아와 싸우는 능력이 있다. 그러나 단핵구는 호중구 보다 더 빨리 형성되고, 순환 혈액 내에서 더 장시간 생존한다.

(4) 호염기구(basophils)와 호산구(eosinophils)

일반적으로 알러지 반응에 관계하며, 기생충 침입 시 그 수가 증가된다.

4) 피를 맑게 하는 생활요법

(1) 피가 맑아야 건강하다.

피는 생명의 원천이다. 피는 우리 몸속의 구석구석을 누비며 생명을 지탱하는 데 필요한 제반의 일을 담당한다. 우리가 호흡한 산소를 폐에서 각 조직이나 세포에 실어 나르는 것도, 위나 장 등 소화관에서 영양분을 갖다 적재적소에 배치시키는 일도 혈액의 역할이다. 또 조직과 세포에서 쓰임이 끝난 산소와 영양분 찌꺼기를 배설하는 기관에 다시 보내는 역할도 혈액이 하는 일이다.

당연히 건강한 피가 잘 흘러야 이 모든 기능이 원활히 이루어진다. 반대로, 피가 건강하지 않으면 몸에 탈이 생긴다. 마치 강물이 오염되었을 때와 마찬가지다. 강물이 오염되면 그 강물에 사는 물고기가 정상적으로 생명을 유지하지 못하고 함께 오염된다. 강가의 흙과 나무도 다 병들어 버린다.

우리 몸도 마찬가지다. 건강하지 못한 혈액이 제 역할을 충실히 다 하기란 기대하기 어렵다. 혈액이 탁해지면 강물 속 물고기가 죽어나가듯 혈액을 구성하고 있는 적혈구, 백혈구 등도 손상을 입게 된다. 면역기능을 조절하는 백혈구가 손상되면 면역기능이 저하된다. 산소를 운반하는 적혈구가 손상되면 혈전이 유발된다. 또 산소나 영양소의 공급, 노폐물의 배설 등의 역할도 제대로 이루어지지 않는다.

흔히 우리는 건강하지 못한 피를 '탁한 피'라 한다. 각 세포에 전해주고 남은 영양분, 제대로 배설되지 못한 노폐물 등이 피 속에 그대로 있어 탁한 상태가 되고, 이것이 몸에 안 좋은 영향을 끼친다는 데서 나온 말이다. 반대로 건강한 피는 '좋은 피', 또는 '맑은 피'가 된다.

(2) 맑은 피를 더럽히는 주범, 지방

태어날 때 사람은 누구나 맑고 깨끗한 피를 갖고 있다. 하지만 많은 사람들은 맑고 깨끗한 피를 그대로 유지하지 못한다. 피가 탁해지는 가장 큰 원인은 쓸모없이 넘쳐나는 영양분, 그 중에서도 나쁜 콜레스테롤과 중성지방 등의 지방이 문제이다. 식생활이 서구화되면서 대부분의 사람들이 고칼로리식을 한다. 기름에 볶고 튀긴 음식, 고기류 등은 대표적인 고칼로리식이다. 이들 음식을 자주 많이 먹으면서 쓸데없이 혈액을 활보하는 나쁜 콜레스테롤과 중성지방만 늘어나게 된다.

당분의 과잉 섭취도 문제다. 당은 우리 몸속에서 포도당이 되는데, 이 포도당은 유일한 에너지이기 때문에 우리 몸에 꼭 필요한 영양소이다. 하지만 필요 이상으로 섭취하면 혈액 중 당 농도(혈당)가 너무 짙어진다. 혈당이 높은 혈액은 마치 손으로 설탕을 만졌을 때처럼 끈적끈적하다.

(3) 탁한 피, 방치는 병원의 근원

피가 탁해진 상태에서 혈관마저 낡게 되면 큰 병이 된다. 탁한 혈액은 혈관에 노폐물을 침전시켜 동맥경화 상태로 만든다. 동맥경화가 진행된 혈관은 울퉁불퉁 파손된 도로와 같다. 가뜩이나 탁한 혈액이 울퉁불퉁한 혈관에서 잘 흐르지 못하는 건 당연한 이치이다.

울퉁불퉁한 혈관을 흐르는 탁한 피는 순환이 원활하지 못해 흐름을 멈추거나 한곳에 뭉쳐 혈전을 만든다. 이런 일이 뇌혈관에서 발생했을 때 생기는 병이 뇌경색이다. 또 노년의 복병 치매도 생길 수 있다. 심장에도 무리가 간다. 흔히 관상동맥경화로 알려진 심근경색이 일어날 확률이 높다.

(4) 피가 탁해지면서 나타나는 증상

① 손발이 저리다.

② 항상 피곤하다.
③ 머리가 자주 아프다.
④ 빈혈은 아닌데 이상하게 어지럽다.
⑤ 생리통, 생리불순, 기미가 생긴다.
⑥ 몸의 특정한 부위에 고정된 통증이 있다

5) 피가 탁해지는 것을 방지하는 생활요법

혈액을 탁하게 하는 주범은 음식이다. 때문에 음식을 먹을 때 조금만 신경을 쓰면 혈액이 탁해지는 것을 막을 수 있다.

(1) 과식을 피한다.

과식을 한다는 것은 몸속으로 들어오는 탄수화물이나 지방의 양이 많아진다는 것과 마찬가지다. 몸속에 들어온 탄수화물이나 지방은 혈액으로 유입된다. 평소보다 더 많은 그리고 몸이 필요로 하는 양보다 더 많은 탄수화물과 지방은 혈액 속을 떠다니며 혈액을 탁하게 한다.

(2) 콜레스테롤, 지방이 많이 함유된 식품 섭취를 감소

혈관에 나쁜 콜레스테롤과 중성지방이 많은 것을 흔히 고지혈증이라 부른다. 고지혈증이라는 이름에서도 알 수 있듯이 혈액 속의 지방(기름)이 너무 많다는 의미다. 기름기는 맑아야 할 혈액을 질척이게 한다. 지방이 많아 질척이는 혈액을 방지하는 첫 번째는 콜레스테롤이 함유된 식품 섭취를 줄이는 것이다. 특히 삼겹살, 차돌박이 등 지방을 많이 함유한 고기 부위의 섭취는 반드시 제한해야 한다.

(3) 식이섬유 섭취를 권장

식이섬유는 장의 지방 흡수를 방해해 바로 배설되도록 도와준다. 때문에 평소 식이섬유가 풍부하게 함유된 식품을 즐겨 먹으면 몸속으로 흡수되는 지방의 양이 적어 혈액을 맑게 유지할 수 있다. 지방이 많은 식품을 섭취할 때는 식이섬유도 함께 섭취해 몸속으로 지방이 축척되는 것을 방지하는 것이 바람직하다.

(4) 단 음식과 술은 최소한으로

당분이 많이 들어 있는 식품을 먹으면 우리 몸에 들어가 포도당으로 변하게 된다. 과잉 섭취된 포도당은 혈액을 끈적끈적하게 만든다. 알코올도 마찬가지이다. 알코올 성분은 우리 몸에 있는 단백질 성분을 지방으로 바꾸는 성질이 있다. 이렇게 해서 만들어진 지방은 혈액을 탁하게 하는 주범이다. 그 이유는 혈액 중에 지방이 들어오면 적혈구가 세포막에 붙기 때문이다. 그렇게 되면 적혈구끼리 서로 맞붙게 되면서 적혈

구 응집현상이 나타나게 된다. 그 결과 피가 탁해지는 것이다. 그렇다고 모두 나쁜 것은 아니다. 당분은 유일한 뇌 에너지 때문에 필요한 만큼 적당량만 섭취하도록 한다.

6) 일상생활에서 생활요법

(1) 하루 한 번 반신욕

평소 하루 한 번 반신욕을 하면 피로를 회복하면서 혈액순환을 촉진하는 효과가 있다. 혈액순환이 촉진되면 혈전이 생기는 것이 방지되어 피를 맑게 유지하는 데 도움이 된다. 반신욕을 하는 요령은 명치까지 물에 잠기게 한 후 20분 정도 행하면 된다. 이때 물의 온도는 38～40℃가 적당하다.

반신욕을 하기 힘들다면 족탕을 하는 것도 괜찮다. 족탕도 반식욕과 마찬가지로 순환이 원활하지 않은 모세혈관을 확장시켜 혈액순환을 촉진시켜 준다. 무릎 아래쪽까지 물에 잠기게 한 후 20분 정도 행하면 된다.

(2) 깊은 잠

사람이 잠을 자는 동안에는 백혈구가 왕성한 활동을 하면서 몸 안에 있는 혈전 유발물질이나 곰팡이 종류 균, 세균들을 제거하게 된다. 따라서 잠을 잘 자는 것은 피를 맑게 하는 천연의 치료제이다. 잠을 잘 때는 많은 시간을 자는 것보다 깊은 잠을 자도록 유도하는 것이 중요하다. 깊은 잠을 잘 수 있는 시간대는 밤 1시～3시 사이 시간대에는 반드시 잠을 자는 것이 잠의 효능을 극대화하는 비결이다.

(3) 스트레스를 해소

흔히 과도한 스트레스는 만병의 근원이라고 한다. 혈액에서도 마찬가지다. 우리 몸은 스트레스를 받으면 아드레날린이라는 호르몬을 분비한다. 이 호르몬은 혈중의 포도당이나 콜레스테롤, 지방산을 증가시킬 뿐만 아니라 혈관 내벽에 혈소판을 침착시켜 동맥경화가 일어나기 쉽게 하거나 혈전 형성을 촉진하게 된다.

실제로 검사를 해보면 하루 종일 스트레스에 노출되어 있던 이의 혈액은 나쁜 콜레스테롤과 지방산 때문에 하루 종일 탁하다. 때문에 맑은 혈액을 위해서는 스트레스에 대한 대책을 세우는 것도 중요한 문제다. 취미생활을 하거나 운동을 하거나 여행을 떠나는 등 자신만의 스트레스 탈출 대책을 세우도록 한다.

(4) 가벼운 운동 습관화

운동이 건강을 지키는 데 있어 중요한 이유 중 하나는 혈액 정화에 있다는 것이다. 운동을 하게 되면 근육이 수축되거나 확장되면서 자연적으로 체온이 올라가게 된다.

체온이 올라가게 되면 지방과 당류를 비롯한 혈액 내의 잉여물과 노폐물의 연소가 촉진되면서 노폐물이 없어지므로 더러워진 피가 깨끗해지게 된다.

따라서 평소 운동을 꾸준히 하면 피가 깨끗해지고, 그 결과 각종 병도 생기지 않게 된다. 혈액을 맑게 하는 데 도움이 되는 운동은 수영, 달리기, 빨리 걷기, 자전거 타기 등 유산소 운동이다.

(5) 걷기를 생활화 한다.

걷기의 효과는 이루 말할 수 없이 많다. 혈압과 혈당치를 낮추고, 심폐기능을 높인다. 또 콜레스테롤을 낮추는 작용도 있다. 운동으로 많이 걸어야 한다고 하면 부담스러울 수 있으니 대신 생활 속에서 자주 걸어준다. 엘리베이터와 에스컬레이터를 타기보다 계단으로 다니고, 택시보다는 대중교통 수단을 이용하면 좋다. 이런 생활 걷기가 익숙해지면 조금씩 그 시간이나 거리를 늘려 나가는 것이 좋다.

(6) 금 연

담배는 몸에 나쁘다. 특히 혈액에는 치명적이다. 담배 연기가 내뿜는 일산화탄소는 혈액 속의 헤모글로빈과 산소를 운반할 수 없게 만든다. 일산화탄소는 헤모글로빈과 결합하는 힘이 산소의 250배나 되기 때문이다. 결국 산소가 결합해야 하는 헤모글로빈에 일산화탄소가 자리를 차지하고, 몸 구석구석으로 운반된다. 각 세포들은 산소 대신 일산화탄소를 공급받고, 그 결과 우리 몸의 신진대사에 문제가 생긴다. 산소 대신 일산화탄소로 가득 찬 혈액이 맑을 리 만무하므로 깨끗한 혈액을 위해서 담배는 반드시 끊어야 한다.

(7) 변비를 예방한다.

변비는 몸에 여러 가지 이상을 초래한다. 변비가 지속되면 혈압이 오르고, 콜레스테롤의 배출 또한 원활하지 않아 깨끗한 혈액의 적이다. 대부분의 여성들을 고생시키는 변비는 대장의 기능이 쇠퇴해 발생하는 기능성 변비이다. 이는 섬유질이나 장에 좋은 균을 함유하고 있는 식품을 충분히 섭취하고, 수분 보충과 운동을 지속적으로 해주면 개선이 가능하다. 변비 해소에 좋은 식품으로는 해조류, 대두, 녹황색 채소, 요구르트 등이 있는데, 이들은 모두 혈액을 깨끗하게 만들어 주는 데도 효과적이다.

7) 혈액을 맑게 하는 건강식품

혈액을 탁하게 만드는 음식이지만 혈액을 맑게 하는 데도 특효가 있다. 혈관 속에 정체되어 있는 나쁜 콜레스테롤과 지방을 줄이고, 혈전이 생기는 것을 방지해 혈액을 맑게 하는 데 음식만한 것이 없다.

(1) 간

간에 포함되어 있는 영양소 중에서 철분 다음으로 중요한 것은 비타민 B_2이다. 동맥경화를 촉진하는 원인으로 과산화지질이 있는데, 비타민 B_2는 과산화지질을 분해하는 작용을 한다. 이로 인해 동맥경화나 세포의 노화가 억제되는 것이다. 더욱이 지질의 대사를 촉진시키기 때문에 다이어트에도 효과가 있으며, 혈액 중 콜레스테롤을 낮추는 데도 도움이 된다.

또한 혈액 중 불필요한 포도당을 조절함으로써 혈당치를 낮추는 작용도 한다. 쇠고기나 돼지고기의 간이라면 얇게 저민 것 3~4개만으로도 충분하다. 적어도 한 달에 2~4회 정도는 먹어주는 것이 좋다.

(2) 레몬, 귤, 오렌지 등의 감귤류

레몬, 귤, 오렌지, 그레이프프루트 등 감귤류는 모두 비타민 C, 이노시톨 등이 풍부한 건강식품이다. 비타민 C는 활성산소의 산화를 막아주는 효과가 있다. 이노시톨은 지방이나 콜레스테롤의 대사를 촉진하고, 간장에 지방이 쌓이지 않도록 함과 동시에 동맥경화 예방에 도움을 준다. 하루에 주스 한 컵 정도가 적당하다. 과육을 직접 먹는 경우 그레이프프루트 반 개 혹은 오렌지 한 개 정도가 적당하다.

(3) 땅콩, 아몬드, 호두 등의 견과류

땅콩이나 아몬드, 호두 등 견과류에는 황산화 비타민인 비타민 E와 β-카로틴이 들어 있어 활성산소에 의해 세포나 혈관에 침착해 있는 콜레스테롤이 산화되지 않도록 도와준다. 동맥경화 예방에 효과가 있으며, 나쁜 콜레스테롤을 줄여 깨끗한 혈액과 건강하고 탄력 있는 혈관을 만드는 데도 큰 도움을 준다. 지방분이 많기 때문에 한 번에 많이 먹는 것은 좋지 않다. 땅콩의 경우 20~30개 정도, 아몬드는 5~8개 정도가 적당하다.

(4) 깨

깨에 포함된 항산화 물질 중 세사미놀과 세사민은 강력한 황산화 작용으로 깨끗한 혈액이나 건강한 혈관을 유지하는 데 도움이 된다. 특히 혈관벽을 두껍게 만드는 원인 물질인 나쁜 콜레스테롤을 줄이는 데 특효가 있다. 열량이 높기 때문에 많이 섭취하는 것은 금물이다. 하루에 1큰술 정도 분량이 적당하다.

(5) 녹 차

녹차에 포함되어 있는 카테킨은 항산화 물질의 일종으로 나쁜 콜레스테롤 수치를 낮춰주고, 혈전을 예방하는 데 효과가 있다. 또 녹차의 카페인은 지방을 연소시켜 다이어트를 하는 데도 도움이 된다. 카테킨의 효과를 기대하기 위해서는 하루에 녹차를 10잔 정도 마시는 것이 좋다고 한다. 이때 진하게 마시는 것은 금물이다. 녹차에 들어 있는 탄닌 성분을 많이 섭취하면 변비가 생길 위험이 있다.

(6) 당근, 토마토, 호박 등의 녹황색 채소

당근·토마토·호박·시금치·피망 등의 녹황색 채소에는 각종 비타민이 풍부하다. 대표적인 영양 성분은 비타민 C, β-카로틴, 비타민 E이며, 이들 성분은 뛰어난 항산화 성분으로 깨끗한 혈액, 탄력 있고 생생한 혈관을 유지하는 데 도움이 된다. 또 피망, 토마토 등에 포함된 피라진 성분은 혈액이 응고되는 것을 억제시키므로 혈전이 원인인 뇌경색이나 심근경색 등의 예방에 효과적이다.

깨끗한 혈액을 위해서는 하루 300g 정도의 녹황색 채소를 섭취하는 것이 좋다. 이때 하나의 채소만 편식하기보다는 녹황색 채소를 골고루 섭취하는 것이 더욱 효과적이다.

(7) 대 두

레시틴, 사포닌, 이소플라본 등 대두에 함유된 성분이 혈액을 깨끗이 하는 데 도움이 된다. 레시틴, 사포닌 등이 혈관에 나쁜 콜레스테롤이 쌓이는 것을 막아준다. 사포닌은 불포화지방산의 산화를 방지하는 작용이 있다. 이소플라본은 여성호르몬인 에스트로겐과 유사한 작용을 함으로써 혈액 속에 불필요한 중성지방이 혈관에 침착되는 것을 막는다. 된장이나 두부, 두유, 콩가루 등 대두를 함유한 음식은 하루 한 번 이상 먹는 것이 좋다. 자주 된장이나 두부 등으로 반찬을 하고, 하루에 한 잔 정도의 두유를 마시도록 한다.

(8) 등푸른생선

등푸른생선에 포함되어 있는 EPA와 DHA는 n-3계 지방산으로 나쁜 콜레스테롤과 중성지방 수치를 줄여준다. 또 좋은 콜레스테롤 수치는 높여주고, 혈전을 녹이는 작용도 있다. 이들 작용은 혈액을 깨끗이 하고, 동맥경화 예방에 도움이 된다. EPA나 DHA는 1～2g 정도로 충분하다. 한 번에 많이 섭취할 필요 없으므로 부담 갖지 말고 일주일에 서너 번 정도만 섭취하도록 한다.

(9) 딸기류

딸기, 블루베리, 로즈베리 등의 딸기류에 들어 있는 색소 성분과 비타민 C 등의 항산작용으로 혈액을 맑게 해준다. 딸기류 중 특히 혈액에 좋은 것은 블루베리와 블랙커런트이다. 이들에는 폴리페놀의 일종인 안토시안이 다량으로 함유되어 있어 활성산소의 산화를 방지하고, 동맥경화를 예방하는 데도 효과적이다. 과일 속 당분은 중성 지방을 증가시키는 원인이 되므로 주의해 섭취해야 한다. 딸기의 경우 하루 5～6개 정도면 적당하다.

(10) 마 늘

마늘 냄새의 근원인 알리신은 혈소판에 작용해 혈액이 뭉쳐 혈전이 되는 것을 방지해 준다. 또 스콜지닌 성분은 혈관을 확장시켜 혈액순환에 도움을 준다. 이밖에 나쁜 콜레스테롤을 감소시키는 작용이 있어 혈액을 맑게 한다. 갑자기 마늘을 많이 먹게 되면 설사를 할 위험이 있기 때문에 대신 하루 1～2쪽이라도 장기간 먹도록 한다.

(11) 곶감, 풋콩, 황마 등 섬유질 식품

섬유질은 나쁜 콜레스테롤의 배설을 돕고, 지방이 몸속에 흡수되는 것을 막아 혈액을 맑게 한다. 섬유질이 다량 함유된 식품으로는 호밀가루, 곶감, 풋콩, 황마, 우엉, 오트밀, 말린 살구, 깨, 무말랭이 등이 대표적이다. 섬유질의 하루 권장 섭취량은 20～25g로서 이를 하루 세끼 식사로 나누어 섭취하도록 한다.

(12) 양 파

양파는 탁한 혈액이나 손상된 혈관을 회복시키는 데 효과적인 야채로서 양파의 퀘르세틴 성분은 황산화 작용으로 동맥경화를 방지하는 효능이 있다. 또 매운맛을 내는 유화 프로필 성분은 혈액 속의 포도당 대사를 촉진해 혈당치를 낮춰준다. 혈액을 맑게 하기 위해서는 하루 50g 정도의 양파를 먹어야 한다. 이는 중간 크기 양파의 4분의1 정도에 해당한다. 이때 유화 프로필 성분은 가열을 하면 파괴되므로 생것으로 섭취하도록 한다.

(13) 어패류

오징어, 낙지, 굴, 게, 모시조개, 참치 등의 어패류에 있는 타우린 성분은 나쁜 콜레스테롤과 혈당 수치를 낮춰 혈액 건강에 큰 도움을 준다. 특히 심근활동을 조절하는 작용이 있어 부정맥이나 심부전 등의 예방 및 개선에 효과가 있다. 콜레스테롤 걱정 때문에 섭취를 기피하는 사람들이 있는데, 타우린이 있으므로 걱정할 필요 없다. 1～2주일에 한 번 정도 반찬을 해먹도록 한다.

(14) 올리브유

올리브유의 불포화지방산은 나쁜 콜레스테롤 수치를 낮춰준다. 또 다른 불포화지방산과 다르게 좋은 콜레스테롤을 낮추는 효과는 없다. 비타민 E, 폴리페놀 성분의 항산화 작용으로 활성산소의 피해로부터 혈액과 혈관을 건강하게 지켜준다. 몸에 좋다고 해도 기름은 기름이므로 너무 많이 섭취하는 것은 바람직하지 않다. 조리용 기름을 올리브유로 대체하는 것으로 충분하다.

(15) 은행잎 추출액

은행잎의 플라보노이드와 징코라이드 성분은 항산화 작용을 한다. 징코라이드는 은행잎 특유의 성분으로 치매 예방에 효과적인 것으로 알려져 있다. 이밖에 테포닌 성분은 혈관을 확장시키는 작용을 한다. 또 혈소판의 응고를 억제하고, 혈전이 생기지 않게 한다. 하루 120㎖ 정도를 섭취하는 것이 좋다. 또 효과를 보기 위해선 적어도 3개월 정도는 먹어야 한다.

(16) 청국장

청국장의 나토키나제 성분은 혈전을 녹이는 작용을 한다. 혈전은 혈액 속에 불필요한 콜레스테롤이나 당이 증가하는 것이 원인이다. 나토키나제는 뇌경색이나 심근경색 등 혈관이 혈전으로 막혔을 때 병원에서 사용하는 혈전 용해제와 같은 작용을 한다. 매일 50～100g 정도 먹는 것이 적당하다. 단 병원에서 혈액 관련 약을 먹고 있는 이라면 의사와 상담을 통해 양을 결정해야 한다.

(17) 현미, 보리

혈액을 맑게 해주는 섬유질이 다량으로 함유되어 있다. 현미에는 백미의 3～4배에 달하는 섬유질이 포함되어 있고, 비타민 E를 비롯한 셀레늄, 페놀, 스테롤 등의 항산화 성분도 많이 포함되어 있다. 또 보리에 있는 비타민 B_2는 산화를 억제하는 효소작용을 돕고, 비타민 B_1은 당질의 대사에 관여하고, 혈액을 맑게 하는 데 도움을 준다. 흰쌀밥 대신 현미나 보리를 섞은 잡곡밥을 지어먹도록 한다. 소화에 문제가 없다면 아예 현미밥을 해먹는 것도 좋다.

8) 혈액을 맑게 하는 기공요법

혈액은 기를 쫓아간다는 말이 있다. 기가 맑으면 혈액 또한 맑아진다. 반대로 기가 탁하면 혈액 또한 탁해질 수밖에 없다. 평소에 시간이 날 때마다 탁기를 배출하고, 맑은 기운을 받아들이는 기공요법을 하는 것은 혈액을 맑게 하는 데 큰 도움이 된다. 집에서 쉽게 따라할 수 있는 기공요법은 참고로 각 동작에는 정해진 시간이 없다. 할 수 있는 만큼 오래, 또 자주 하면 할수록 좋다.

혈액을 맑게 하는 호흡법은 '호장흡단'이라 하여 '길게 내쉬고 짧게 들이마시는 것'이다. 들이마시는 것보다 내쉬는 것을 길게 하는 것은 탁한 기운을 배출하는 데 중점을 두기 때문이다. 몇 초를 들이마시고, 몇 초를 내뱉는 공식은 없다. 다만 의식적으로 내쉬는 것을 더 길게, 천천히 하면 된다. 혈액을 맑게 하는 기공요법을 행할 때는 물론이고, 평소에도 같은 방법으로 호흡하면 혈액을 맑게 하는 데 도움이 된다.

(1) 고개 흔들기-1

탁한 기운을 배출하고, 맑은 기운을 받아들이는 데 기본이 되는 동작이다. 손을 비벼주다 보면 빽빽하고 부드러운 느낌이 교차하는 것을 느낄 수 있다. 빽빽할 때는 탁기가 나갈 때고, 부드러운 느낌이 들 때는 맑은 기운이 들어올 때다.

① 어깨 너비로 편안히 발을 벌리고 선다. 이때 허리가 굽혀지지 않도록 주의해야 한다.
② 손바닥을 편안히 맞붙게 한다.
③ 원을 그리듯이 비벼준다.

(2) 고개 흔들기-2

몸에 안 좋은 곳이 있다면 그곳을 문질러주면 좋다. 혈액순환이 안 되어 결린다든가 소화가 안 될 때 해당 부위에 도리도리를 해주면 통증이 사라진다. 동작을 할 때는 아픈 부위에 정신을 집중하도록 한다.

① 어깨 너비로 편안히 발을 벌리고 선다.
② 손을 십자로 교차해 겹치게 한다.
③ 아픈 부위를 원을 그리듯 문질러준다. 이때 안쪽으로 원을 그리는 것이 중요하다.

(3) 털 기

몸의 탁한 기운을 배출하는 동작으로, 혈액 순환에도 도움이 되는 동작이다. 먼지를 털어내듯 위에서 아래로 털어주면 된다. 이때 마음속으로 몸의 나쁜 기운을 다 털어버린다는 생각에 집중하는 것이 중요하다.

① 어깨 너비로 편안히 발을 벌리고 선다.
② 손에 힘을 뺀 상태에서 털어준다.
③ 손 털기가 끝난 후에는 팔, 다리 등 몸 구석구석을 털어 내린다.

(4) 접 지

땅은 기운을 흡수하는 성질이 있다. 피뢰침을 꽂아 땅으로 번개를 흡수시키는 것과 마찬가지 원리이다. 몸 안의 탁하고 나쁜 기운을 땅 속으로 보낸다는 생각에 집중한 상태에서 동작한다.

① 정좌를 하고 앉는다.
② 손등 위에 다른 손을 포개어 십자모양이 되게 한다.
③ 겹쳐진 손을 바닥에 내려놓는다.
④ 자세가 불편한 이는 식탁이나 책상 등에 손을 얹어도 된다.

기는 의식을 따라 흐른다. 의념은 의식적으로 기를 순환시키는 동작이다. 맑은 기운을 받아 이를 쭉 내려 탁한 기운을 몰아낸다고 생각하고 동작하도록 한다.

① 서서 할 때는 발을 약간 벌린 상태에서 약간만 무릎을 굽히도록 한다.
② 손은 아주 큰 나무를 껴안은 듯 벌려준다.
③ 정수리(백회)에서 맑은 기운을 받아 발바닥 한가운데(용천)로 쭉 내보낸다고 생각한다.
④ 앉아서 해도 좋다. 이때는 정좌 자세를 취한다.
⑤ 손목이 무릎에 걸치도록 하고, 힘을 뺀다.
⑥ 정수리(백회)에서 맑은 기운을 받아 회음부(항문과 성기의 중간)로 쭉 내려보낸다.

9) 혈액을 맑게 하는 건강음식 37가지

(1) 감: 철분의 공급뿐 아니라 콜레스테롤을 낮추는 효과가 있다.
(2) 귤류: 항산화 작용과 콜레스테롤의 저하작용으로 혈액을 맑게 한다.
(3) 견과류: 항산화 작용과 치매 예방에 도움이 되는 성분이 다량 함유되어 있다.
(4) 깨: 강력한 항산화 작용으로 동맥경화를 방지한다.
(5) 꿀, 설탕: 치매 예방에서 빼놓을 수 없는 뇌의 영양원이다.
(6) 녹 차: 카테킨이 콜레스테롤과 혈압의 상승을 억제한다.
(7) 녹황색 채소: 혈관의 독소를 제거하는 항산화 성분의 보고이다.
(8) 달걀노른자: 좋은 콜레스테롤을 증가시켜 치매를 방지한다.
(9) 대 두: 콜레스테롤, 중성지방을 낮추고 동맥경화를 방지한다.
(10) 등푸른생선: EPA가 혈전을 예방하고, DHA는 뇌의 활동을 활발하게 함과 동시에 혈압을 낮춰 준다.
(11) 딸기류: 항산화 비타민이 동맥경화를 방지한다.
(12) 마그네슘: 혈당을 낮추고, 심장병의 위험을 줄인다.
(13) 마 늘: 마늘의 매운 맛의 근원이 혈관을 강하게 하고, 혈액을 맑게 해 준다.
(14) 메 밀: 혈관을 강화시키고, 혈압을 낮추며, 탄력 있고 건강한 혈관으로 만든다.

(15) 미네랄워터: 잠자기 전 한 컵의 물은 질척질척한 혈액을 방지한다.
(16) 비타민 B_1, B_2: 당질이나 지질 대사에 반드시 필요하다.
(17) 비타민 C: 체내의 산화를 억제하거나 콜레스테롤을 낮춘다.
(18) 비타민 E: 항산화, 치매 예방에 반드시 필요한 비타민이다.
(19) 섬유질: 콜레스테롤, 혈당을 낮추고 혈액을 맑게 한다.
(20) 아 연: 혈당치를 낮추고, 끈적끈적한 혈액을 개선한다.
(21) 양 파: 혈당과 콜레스테롤을 수치를 낮추는 만능 야채이다.
(22) SOD물질: 산화를 막고, 혈관과 뇌세포를 보호한다.
(23) 오징어, 낙지, 굴: 혈압을 낮추고, 뇌졸중을 예방한다.
(24) 올리브유: 나쁜 콜레스테롤 수치를 낮춘다.
(25) 유제품: 칼슘과 칼륨이 혈압을 낮춘다.
(26) 유채과 채소: 항산화 작용으로 동맥경화를 방지한다.
(27) 육류: 양질의 단백질이 혈관을 탄력 있고 건강하게 유지시켜 준다.
(28) 은행잎 추출액: 뇌의 혈행을 촉진하고, 치매를 예방한다.
(29) 철 분: 치매를 일으키는 빈혈을 예방하기 위해 반드시 필요한 미네랄이다.
(30) 청국장: 낫토키나제가 혈전을 분해한다. 저녁에 섭취하는 것이 가장 좋다.
(31) 칼 륨: 나트륨과의 균형을 유지하며, 혈압의 상승을 막는다.
(32) 타우린: 혈압과 콜레스테롤을 낮추고, 뇌졸중의 발생률을 줄인다.
(33) 폴리페놀: 항산화 작용으로 혈액과 혈관을 깨끗하게 한다.
(34) 프로폴리스: 강력한 항산화 작용으로 탄력 있고 건강한 혈관을 만든다.
(35) 해조류: 콜레스테롤, 혈당, 혈압 모두를 낮춘다.
(36) 핵 산: 세포를 만드는 재료로서 신진대사를 촉진하고, 노화를 방지한다.
(37) 현미, 잡곡류: 혈당치 상승을 억제하고, 혈액을 맑게 한다.

제 8 장

척추 건강법

1. 척추 건강과 걷기

사람은 평균적으로 하루에 8,000보 정도를 걷는다. 다른 동물과 비교해 인간의 가장 특징적인 움직임을 꼽자면 걷기이다. 걷기가 너무나 자연스러운 동작이었기에 이를 운동으로 생각하는 이는 없었으나 파워워킹으로 시작된 걷기 붐이 확산되면서 걷기를 운동으로, 취미로 삼는 인구가 늘어나고 있다. 그러나 동시에 걷기로 인해 몸을 다치는 사람도 늘어났다. 허리는 물론 목부터 다리까지 전신의 통증을 초래하는 허리디스크의 원인 중 80%가 잘못된 걸음걸이 때문이라는 연구 결과도 있다.

그렇다면 건강하게 걸으려면 어떻게 해야 할까? 걷는 데 바른 자세는 몸이 전체적으로 똑바로 펴져 있고, 발이 11자 모양을 이루는 것이다.

1) 고개를 들고, 등을 펴고, 몸을 곧게 만들자

등을 조인 상태를 유지한다. 몸 전체를 적당히 긴장하면서도 곧은 자세를 유지하는 것이 중요하다. 머리를 똑바로 들고, 앞을 보면서 턱을 끌어당긴 자세로 등을 펴고 가슴을 펴고, 복부를 긴장시켜 힘을 준 자세로 유지하자.

2) 등이 구부러지거나 너무 펴져도 좋지 않다

똑바른 자세를 유지하자. 몸이 바르게 선다는 것은 걷는 방향－가슴방향－등방향이 일치한다는 뜻이다. 걸으면서 팔을 좌우로 휘저어 몸이 뒤틀리는 것도 잘못된 자세다.

3) 보폭을 유지해라

자신의 키에서 70～100cm를 뺀 수치가 적정 보폭이다. 과도하게 넓게 보폭을 취하면 하체의 관절에 가해지는 부담이 늘어난다. 보폭을 크게 할수록 무릎, 발목은 힘들어한다.

4) 발은 11자로 유지해라

지금 자신의 신발 뒷굽을 보자. 발뒤꿈치의 바깥쪽이 많이 마모된 사람은 8자 걸음을 걷는 사람이다. 뒤꿈치 안쪽이 닳아 있다면 안짱걸음이다. 8자 걸음, 안짱걸음 모두 발목, 무릎, 허리에 부담을 줘 해당 관절부위에 통증 및 질환을 유발할 수 있다.

5) 다이어트를 원한다면 양손을 힘차게 흔들어라

캘리포니아 스포츠의학 연구소에 따르면 일정 속도의 걷기 운동을 할 때 팔운동을 추가하면 55% 정도의 에너지 소비율이 증가한다고 보고했다. 팔꿈치는 L 또는 V자 모양으로 약간 구부린 상태로 하고, 팔은 걷는 리듬에 맞추어 시계추와 같이 어깨를 축으로 앞뒤로 움직인다.

6) 발에 맞는 신발

신발은 가죽신발보다는 천으로 된 운동화가 좋으며, 충격을 흡수할 수 있는 밑창이 있는 신발이 좋다. 발가락 끝과 신발 사이는 최소 1.3cm 정도 여유가 있는 것이 좋으며, 구두의 굽은 3.5cm를 넘지 않는 것이 좋다.

2. 척추 건강진단법

몸의 좌우 균형이 틀어지면 평소에 바르지 못한 자세나 동작이 습관화 되면 골반에 이상이 생긴다. 한 쪽 골반이 높아지면 다리와의 연결지점이 헐거워지고, 긴 다리를 짧은 다리보다 먼저 사용하게 되는데, 이런 상태가 계속되면 척추에도 무리한 영향을 미치게 된다.

뇌에서 시작하는 척추신경은 척추 각 마디로 내장과 조직에 연결되어 있다. 그래서 척추 한 두 개의 위치라도 틀어지게 되면 그 지점을 통과하는 기관과 조직의 지배신경에 압박이 가해져 각 내장에까지 영향을 미치게 되는 것이다. 간단한 검진법을 통해 몸의 균형 상태를 확인하고, 습관을 되짚어 보는 기회가 되었으면 한다.

1) 양다리 길이 확인

① 검진을 받는 사람은 몸에 긴장을 풀고 편안하게 눕는다.
② 양 무릎을 세우고 엉덩이를 한 번 들었다 놓으면서 양다리를 가지런히 뻗는다.
③ 검진을 하는 사람은 누워있는 사람의 발바닥이 수직이 되게 하고, 양 발 뒤축의 차이를 위에서 내려다 본 뒤 어느 쪽의 발뒤축이 긴가를 확인한다.

④ 그런 다음 양쪽 복사뼈 높이를 비교해서 긴 다리를 재확인한다.

2) 양 골반 높이 확인

무릎과 오금을 약간 구부려서 좌우 골반의 높이를 확인한다.

3) 양 무릎 높이 확인

양 무릎을 가슴 쪽으로 밀어 올려 양 무릎 높이를 확인한다. 양다리 길이에 차이가 나면 다리의 각도에도 차이가 난다. 편안히 누워 다리를 어깨 너비만큼 벌리게 한 다음 발의 각도를 관찰하면 정상의 경우는 발의 각도가 45° 정도가 된다. 그러나 다리 길이에 차이가 나면 바깥으로 발의 각도가 벌어지는 외전 상태이거나 안쪽으로 기우는 내전 상태를 보인다.

4) 발이 안쪽으로 모아진 경우

편안하게 누운 상태에서 안쪽 방향으로 기울어 있는 다리를 몸통 쪽으로 당겨서 천천히 원형을 그리며 바깥 방향으로 돌려준다. 원을 그릴 때 발이 바닥에 닿지 않도록 한다. 다른 사람이 다리를 잡아주고 원을 크게 그려주면 더욱 효과적이다.

5) 발이 벌어진 외전의 경우

편안하게 누운 상태에서 바깥쪽으로 벌어진 다리를 안쪽으로 원을 그리며 돌려준다. 원을 그릴 때 발이 바닥에 닿지 않도록 한다.

6) 폐경기 여성에게 빈번하게 나타나는 질환 퇴행성관절염

무리한 관절 사용으로 생기는 퇴행성관절염은 통증이 나타나면 이미 증상이 상당히 진행된 상태이므로 하루 빨리 병원을 찾는 것이 좋다. 골다공증으로 생기는 압박골절 역시 골밀도가 낮아지는 폐경기에 특히 주의해야 할 질환이다.

7) 퇴행성관절염에는 다리근육 강화 운동이 좋다

노화, 노동, 운동 등 지속적으로 무리하게 관절을 사용하면 뼈 사이 완충역할을 하는 연골이 닳아 없어지게 된다. 이로 인해 관절이 파괴되면서 관절통, 관절운동장애, 관절변형을 일으키는 질환을 퇴행성관절염이라 한다. 모든 병이 그렇듯 퇴행성관절염도 초기에 치료를 시작하는 것이 고통과 비용을 줄일 수 있는 길이다. 특히 연골은 웬만큼 파괴돼서는 고통이 느껴지지 않는 조직인 만큼 관절이 아프기 시작하면 병이 상당히 진행됐다고 봐야 한다.

퇴행성관절염을 조절하기 위해 중요한 것은 운동이다. 관절은 충분히 쓰지 않으면 굳어 움직이기가 힘들어지기 때문이다. 그러나 무턱대고 아무 운동이나 하다가는 도리어 병을 악화시킬 수 있다. 따라서 무릎에 부담을 주지 않으면서 다리 근육을 강화해주는 수영, 서있는 자전거 타기, 평지를 천천히 걷기, 무릎을 구부렸다 펴기 등을 하는 것이 좋다.

8) 압박골절 유발하는 골다공증

신체 기능이 노화되면 골다공증이 생길 수 있다. 노화가 시작되면 체내의 모든 대사작용이 감퇴되고, 운동량도 점차 줄며, 칼슘이 빠져나가는 속도에 비해 뼈가 재생하는 능력이 현저히 떨어져 골다공증이 발생한다. 골다공증은 뼈의 화학적 구조에는 변화가 없이 뼈의 칼슘이 빠져나가면서 뼈에 스폰지처럼 구멍이 뚫리는 증상이다. 난소 기능과 내분비 기능이 쇠퇴하는 갱년기와 폐경기 이후 급속히 진행되는 특징이 있다. 특히 골다공증에 이르면 작은 충격에도 골절되기 쉽고, 조골능력이 떨어져 뼈도 잘 붙지 않는 만큼 주의해야 한다.

골다공증을 예방하기 위해서는 평소 칼슘이 함유된 식품을 많이 섭취하는 것이 좋다. 커피나 콜라 등 칼슘 흡수를 방해하는 카페인이 함유된 식품은 피하는 게 좋다. 퇴행성 질환은 오랜 시간에 걸쳐 진행해온 만성 질환이므로 단시일에 치료되길 바라는 것보다 폐경기 이전부터 지속적으로 칼슘을 섭취하고, 적당한 운동을 병행해 질환을 예방하는 것이 우선이다.

간혹 골다공증이 심할 경우에는 특별한 외상이 없이도 압박골절이 발생하기도 한다. 따라서 평소 꾸준하고 규칙적인 운동은 필수이다. 걷는 운동은 뼈에 물리적인 자극을 줘 뼈 대사를 활성화시키고, 근육의 힘을 길러주기 때문에 꾸준히 지속하는 것이 좋다. 또 적당한 햇볕을 쬐어줌으로써 필수적인 비타민 D를 보충하는 것도 골다공증을 예방법 중 하나이다.

3. 강한 척추를 만드는 방법

척추란 몸 전체를 받치고 있는 중심기둥으로 머리와 목을 받치고, 가슴과 허리, 팔 등을 단단히 지지해주는 대들보 역할을 하고 있는 대단히 중요한 기관이다. 그래서 척추가 바르면 병이 없다. 이와 같이 중요한 척추를 바르게 하려면 그에 알맞은 적절한 운동법과 수면법을 통해 교정할 수 있다. 여기서 소개하는 척추 교정법은 건강한 사람을 더 건강하게 해주고, 척추에 고장이 나있는 사람은 빠른 속도로 회복시켜 주는 방법이다.

척추의 기본 구조는 목 경추 7개, 가슴 흉추 12개, 허리 요추 5개, 꼬리 미추 5개, 천추 4~5개로 이루어져 있는데, 척추를 평상시 바르게 하지 못하면 척추가 앞뒤로 휘는 척추만곡과 옆으로 휘는 측만곡과 같은 불균형이 일어날 수 있다. 척추측만의 경우는 정면에서 보면 심한 경우 C자나 S자 형태로 휘기도 하는데 상당한 고통을 동반한다. 척추의 불균형이 경추로 오는 경우는 일자목이 되거나 거북이 목이 되기도 하는데, 이것이 혈액순환 장애와 호흡기 장애로 이어지면서 편두통과 심한 피로감을 느끼게 된다.

척추의 불균형이란 깊이 있게 들어가서 보면 근원적인 것에 문제가 생겼을 때 발생하는 증세이다. 척추의 이상증세는 근원적인 것과 하나로 연결되어 있으므로 물리적 치유와 더불어 의식을 각성하는 것이 중요하다. 그러므로 생각과 마음, 언어 행동 등을 되돌아보고 불균형을 해소해 나가야 한다. 척추와 경추를 치유하려면 평상시 바른 자세로 생활하는 것이 중요하다. 앉을 때도 바르게 앉아야 하고, 누울 때도 바른 자세로 누워야 한다. 이렇게 해서 심신의 불균형이 해소되면 건강한 척추로 되돌아간다.

올바른 구조의 척추는 척추신경을 보호하고, 혈액순환과 신진대사 작용이 잘 된다. 척추가 바르면 질병에 잘 걸리지 않는다. 척추에 불균형이 발생하면 여러 가지 병증을 동반하는데, 척추가 어느 한쪽으로 치우치는 척추측만증, 순환기 장애에 의해 척추에 노폐물이나 염증이 생겨서 일어나는 척추협착증, 척추신경장애, 척추염, 허리연골 부위가 파손되어 신경을 압박하는 허리디스크, 고관절 이상으로 인한 요통, 어깨가 한쪽으로 처지거나 올라가는 불균형, 어깨와 목 등과 허리에 어혈이 생겨 혈액순환 장애로 등이 아픈 허리통증, 목통증, 오십견, 다리와 무릎 관절의 고장 등과 같은 여러 가지 병증을 유발할 수 있다.

이러한 척추의 불균형을 교정하는 간단한 척추교정 방법으로는 히라미드 건강법에서 소개하는 오동나무 평상침대와 목베개나 경침을 사용하면 간단히 치유될 수 있다. 허리에 염증이 발생한 경우는 평상 목베개 경침을 사용하면서 동시에 죽염을 적절히 먹어주면 허리나 관절염을 부작용 없이 치유한다. 이것은 잠을 자는 동안에 자연스럽게 치유를 하는 자연수면법(평피목수면법)으로 척추를 쉽게 교정할 수 있는 쉬운 치유법이다. 지금 시대는 병이 만 가지라도 약은 하나이다. 척추질환에 대한 치유의 핵심은 의외로 간단하다.

경추를 교정하려면 목베개나 경침을 사용해 자는 동안 목이 자연스럽게 C자 형태가 되는데, 이것으로 기도를 확보하여 호흡이 자연스럽게 되면서 원활히 산소공급을 해주게 된다. 사람이 잘 때 목베개나 경침 사용으로 뇌에 산소공급이 잘 되면 혈액순환과 신진대사가 좋아져서 건강을 회복한다. 자는 동안 산소공급이 잘 되면 혈액순환 작용이 좋아져 불면증을 해소하여 깊은 숙면을 취할 수 있다. 잠을 잘 자면 만성변비 질환에도 도움이 된다.

오동나무 평상침대를 사용하여 평평한 곳에서 잠을 자면 척추가 빠른 속도로 회복이 된다. 평평한 곳이라 하여 장판이 깔린 시멘트와 같은 인공바닥에서 잠을 자는 것은 좋지 않다. 시멘트는 독이 있고, 인조적인 비닐장판은 에너지 순환을 막는 작용을 하므로 주의해야 한다. 척추만곡증은 평상을 사용하면 상당히 교정이 잘 된다.

좌우로 휘어진 척추측만의 경우는 붕어운동을 하루 1~2분씩 약 일주일 정도 해주면 쉽게 교정이 된다. 평상과 목베개나 경침을 통해서 경추와 척추를 교정하고 나면 위에서 열거한 여러 가지 병증으로부터 쉽게 벗어날 수 있다. 특히 평피목수면법을 통한 척추교정법은 단순하고 명료하지만 그 치유의 효과는 대단히 놀라운 결과를 얻을 수 있다.

1) 히라미드 수면법

잠자면서 건강해지는 수면법을 '히라미드 수면법'이라고 한다. 세상에 그냥 잠만 잤을 뿐인데 건강해진다. 잠이 보약이라는 말은 들었지만 대체 어떻게 잠을 자기에 피로회복 수준을 넘어 잠만 자도 건강해진다. 보통 사람들은 단순히 잠을 자는 것만으로도 피로회복이 되니까 어느 정도 건강을 유지하고 지킬 수 있다. 그러나 중요한 것은 지금까지는 잠이라는 것을 생각할 때 그냥 매일같이 단순히 잠을 잔다는 것 정도로만 알고 있지만, 이제는 잠을 자면서 병을 물리치고 지금의 몸보다 더 강하고 튼튼한 몸으로 상승할 수 있다.

히라미드에서는 건강의 4대 요소로 '의식과 섭생, 운동과 환경'을 그동안 늘 말해왔지만 여기에 한 가지 더 추가한다면 그것이 바로 '잠'이다. 사람이 잠을 잘 때는 의식(마음과 생각)은 영적인 수준에서 많은 일을 하고 있다. 그리고 몸은 휴식을 취하면서 몸에 쌓인 피로를 회복하는 일을 한다.

잠을 자는 동안에 분주히 움직이는 신체활동을 멈추지만 그동안 우리의 몸은 신진대사 활동을 통해서 노폐물을 제거하고, 피로를 회복하고, 낡은 세포를 제생하여 다시 건강한 몸으로 복원하는 일을 한다. 육신은 잠이라는 휴식을 통해 낡은 세포와 죽은 세포를 재생한다. 잠은 가장 좋은 휴식이다. 어떤 면에서는 사람이 낮에 일을 하는 것보다 더 중요한 것이 잠이다. 그래서 쉴 때 잘 쉬어야 건강한 상태로 회복할 수 있다.

그렇다면 잠을 잘 자는 방법으로 오늘날 사람들은 자연과 역행하는 수면 생활을 하고 있다. 잠을 잘 자는 방법은 잠을 자되 자연의 순리에 위배되지 않아야 하는 것이다. 자연수면법은 일반적인 수면방법보다 훨씬 더 쉽고 편안한 수면법이다. 자연의 수면법은 보통의 수면법보다 몸의 피로를 빠르게 회복한다.

자연의 수면법은 피로를 회복하는 단계를 넘어서 몸을 강하고 튼튼하게 만들어 주는 수면법이다. 자연의 수면법이란 순리를 거스르지 않는 웰빙수면법이다. 히라미드 수면법에서는 기본적으로 3가지 도구, 즉 평상 + 피라미드 + 목베개를 합하여 사용하는데, 여기에 백수정구와 오동나무 경침 그리고 히라미드를 합하면 총 6가지 영적도구를 활용하게 된다.

오동나무 평상 사용의 대표적인 효과는 ① 척추 자세교정 ② 혈액순환과 신진대사 촉진, ③ 노폐물의 신속한 배설, ④ 피로회복, ⑤ 수면시간 단축, ⑥ 간장기능 촉진, ⑦ 신장 기능 촉진, ⑧ 지각신경 안정, ⑨ 변비 해소, ⑩ 두뇌 명석 등으로 요약된다. 실지로 평상을 사용해 보면 그 효능은 강력하다.

2) 목뼈(경추)의 교정 – 목베개와 경침

사람은 목뼈는 사람의 머리를 지탱하는 기관으로 척추에서 올라오는 신경선이 흐르고 있다. 목뼈의 자연스런 모습은 측면에서 보면 C자 형태인데, 현대인들의 경우 부탈구가 되면서 목이 1자목 형태로 변형되어 있다. 목뼈가 1자형으로 변형되면 목 근육이 경직되고, 혈액순환 장애가 발생되면서 그 자리가 딱딱하게 굳어져 심한 통증을 유발하는 병증 상태가 된다.

1자목의 경우 신경장애, 호흡장애, 혈액순환장애 목 디스크 등으로 여러 가지 질병이 일어나는 원인이 된다. 자연스런 원래의 경추로 교정하기 위해서 경침과 목베개를 사용한다. 경침이나 목베개는 단순한 구조이지만 그 효능과 효과는 대단히 탁월한 수면도구이다.

사람의 잠자리에서 가장 중요한 작용이 바로 수승화강(水升火降)과 두한족열(頭寒足熱)이다. 수승화강이란 근원적인 건강의 원칙이다. 사람의 신체에서 물의 찬 성질은 위로 오르고, 불의 뜨거운 열기는 아래도 내리는 것을 말한다. 항상 머리를 차게 하고, 손과 발을 따듯하게 하면 모든 병이 물러나게 되는데, 좋은 베개란 두한족열이 되도록 돕는 베개이다. 반대로 늘 손발이 차고 머리가 뜨거우면 심신이 부조화가 되는데, 이로 인해 여러 가지 병증이 발생된다.

수승화강과 두한족열이 되는 것은 건강의 비결이다. 심신의 기능이 떨어져서 낮에는 열기를 다스리지 못했을지라도 밤이 되면 반드시 열기가 하체로 내려야만 몸이 회복된다. 그런데 흔히 사용하는 화학베개나 높은 베개를 베면 화기가 위로 오르면서 잠을 자도 피로가 잘 풀리지 않고 병을 일으키게 된다.

화기가 위로 강하게 올라서 항상 상체에 뜨거운 열기가 상체에 머무는 병을 '화병'이라고 한다. 어떤 분들은 조금만 안 좋은 일이 있으면 열 받는다는 말을 무심결에 자주 하는 경우가 있는데, 사람의 머리와 상체에 열독이 많이 오르게 되면 그로인해서 궁극에는 병증에 걸리게 되는 것이다. 사람이 병 없이 항상 건강하게 사는 길은 자연스럽게 일상에서 수승화강이 저절로 되어야 한다. 수승화강이 이루어지는 기초는 의식을 상승하는데 있으며 올바른 섭생, 적절한 운동, 올바른 수면법, 생활환경 개선 등을 잘 실천해 나가는 데 있다.

높은 베게, 폭신한 베개, 열이 많이 발생하는 화학베개를 사용하는 것은 불균형한 건강상태를 만들게 된다. 그것은 자연에 위배된 방법들이다. 그것은 자면서 건강을 지켜주지 못한다. 사람이 자면서 머리를 낮추는 것은 순리에 맞는 수면법이다. 수승화강이 잘 되게 하려면 수면 시에 머리는 낮춰주고, 목을 적절히 받쳐주는 목베개나 경침을 사용하여 경추를 교정해 주어야 한다. 목베개의 역할은 경추를 받쳐서 호흡기도, 신경선, 혈관 등을 확보하여 자면서 산소공급과 혈액순환 등이 잘 되게 해주는 역할을 한다.

열이 많이 나는 화학제품으로 만든 요와 이불 등을 사용하는 것은 수승화강과 두한족열의 이치에 위배하는 수면도구들이다. 푹신한 요라든지 침대를 계속 사용하면 낮 동안 굽었던 척추를 교정할 수 없고, 수승화강과 두한족열을 방해한다. 이러한 도구들을 계속 사용하는 경우는 척추가 굽으면서 신경장애, 혈액순환 장애 등이 발생하여 근육이 굳고, 혈액의 정체되면서 어혈이 생기거나 신체의 불균형으로 인한 여러가지 질병이 발생한다.

피라미드의 역할은 사물을 본래의 모습으로 되돌리는 데 있다. 즉, 피라미드 안에서 흐르고 있는 에너지는 무엇이든 초기화 시키는 성질의 에너지라고 할 수 있다. 우리가 수면 시에 피라미드를 이용하는 것은 이러한 피라미드 안에서 작용하는 에너지를 활용하는 데 있다. 피라미드 안에서 잠을 자면 상위 차원의 에너지와 교감한다. 이러한 에너지를 근원에너지라고 한다.

사람이 지구로 들어 올 때 처음 입었던 옷은 새것이었다. 사람들은 오랫동안 심신을 오염시키고 훼손하여 왔다. 몸을 함부로 대하면서 본래 자신의 모습에서 너무나 멀리 벗어나 있다. 이와 같이 자신의 모습에서 벗어나 있는 것을 본래의 모습으로 되돌리는 것이 바로 피라미드이다. 잠을 잘 때 피라미드를 활용하는 것은 피라미드라는 도구를 통해서 나의 몸과 마음을 나의 본래의 모습인 순수한 몸, 순수 의식으로 환원하는 데 있다. 필자는 피라미드형 집 구조를 추천한다.

보통 피라미드 안에서 1～5분 정도 누워있으면 피라미드 안에서 따듯한 기운이 흐르는 것을 느낄 수 있다. 그것은 포근하고 평온한 기운이다. 사람을 편안하게 한다. 피라미드 안에서 보통 4시간 정도만 자도 피로가 확 풀리는 효과가 있다. 이것은 피라미드 안에서 잠을 자본 분들은 누구나 느끼는 현상이다. 피라미드 안에 오동나무 평상침대를 넣고 목베개나 경침을 교대로 베고 잠을 자면 금상첨화가 된다. 이것은 영적 도구인 피라미드와 수면건강 도구의 완벽한 조합이다. 이러한 조합으로 상당한 시너지 효과가 일어난다.

피라미드 + 백수정구 + 히라미드 4개 + 오동나무 평상침대 + 목베개 + 경침의 완벽한 조합은 기적의 수면법을 이루는 방법이다. 두 사람이 함께 잠을 자는 경우는 평상침대를 2개 사용하고, 혼자서 사용하는 경우는 평상침대를 한 개만 넣으면 될 것이다. 적어도 1시간에 한 번씩 자세를 바꿔야 한다. 스트레칭을 꼭 해야 한다. 목 근육은 목을 바로 유지해야 하기 때문에 늘 긴장되어 있다. 따라서 목 스트레칭을 틈틈이 하면 이런 긴장을 풀 수 있다. 방법은 목을 좌우, 앞뒤로 늘리는 것이다. 한 번 늘릴 때 약 10초간 지속하며, 전후와 좌우동작을 번갈아가며 1～2번 정도, 하루 3～4회 하면 좋다. 이때 목이 약간의 통증을 느낄 정도로 해야 한다.

3) 허리가 뻐근할 때

장시간 앉아 있거나 숙이는 동작을 할 때 허리에 부담이 간다. 서있거나 걸을 때는 오히려 압박이 덜 간다. 장시간 운전하는 사람이라면 1시간 전후로 자세를 바꿔줘야 한다. 평소 허리에 통증이 있는 사람은 30분마다 자세를 바꿔야 하며, 장기적으로는 허리를 튼튼하게 하는 요추-골반 안정화 운동이나 요가 같은 운동을 하면 좋다.

일어서서 하는 허리운동은 옆구리를 양 옆으로 굽히는 동작이 대표적이다. 또 허리를 앞으로 숙이거나 좌우로 돌리는 동작도 허리를 유연하게 만든다. 이 세 가지 동작을 번갈아가며 5분 정도, 하루 3～4회 하면 좋다. 누워서 하는 허리운동도 있다. 일단 누운 상태로 무릎을 세운 다음 무릎을 좌우로 돌린다. 이 동작은 골반을 고정한 채로 해야 효과적이다. 한 번 할 때 2분 이내로 하루 3～4회 정도 하면 효과를 볼 수 있다.

4) 어깨나 등이 뻣뻣할 때

목 스트레칭으로 해결할 수 있다. 어깨와 등 역시 목 자세를 바로 하는 데 필요한 근육이기 때문이다. 어깨가 편하지 않으면 우선 오른쪽 팔꿈치를 최대한 구부린 다음 팔꿈치를 90도 진방으로 들어 올린다. 왼쪽 손바닥으로 날개뼈(견갑골) 근처에서 뻐근한 느낌이 들 정도로 10초간 당겨주어야 하며, 좌우를 번갈아 시행한다.

5) 무릎관절이 아플 때

젊은 나이라도 외상을 입으면 무릎통증을 호소한다. 50대 이상은 퇴행성 변화에 따라 무릎통증이 빈번하다. 젊은 층은 장딴지 근육 및 햄스트링 근육 스트레칭을 하면 좋다. 무릎운동은 우선 일어서서 양 손바닥을 벽에 붙이고 허리를 꼿꼿이 펴는 걸로 시작한다. 그런 다음 늘이려는 다리를 무릎을 쫙 편 상태로 뒤로 가게 한 후 최대한 늘이는 게 좋다.

이때 늘이는 쪽 발끝이 반드시 정면을 향하도록 해야 효과적이다. 발뒤꿈치는 바닥에 딱 붙여야 한다. 반대 측 무릎은 심하게 구부릴수록 운동효과가 있다. 다른 스트레칭에 비해 근육통증이 심한 편이므로 천천히 횟수를 늘리는 게 유리하다.

6) 평소 자세 습관

허리를 책상 쪽으로 숙이는 건 금물이다. 또 푹신한 소파에 엉덩이를 뒤로 빼고 앉으면 안 된다. 척추에 무리를 주지 않는 자세가 허리에 좋다. 즉, 허리를 바로 펴고 엉덩이를 의자 깊숙이 넣어 의자에 엉덩이가 닿도록 앉는 게 바람직하다. 이때 항문에 약간 힘을 주면 배 근육에도 힘이 들어간다. 팔걸이는 팔꿈치를 90도 정도에서 받칠 수 있고, 발바닥이 바닥에 닿을 정도의 의자라면 괜찮다.

뒤꿈치가 바닥에 닿을 듯 약간 빠르게 걷는 것이 척추건강에 유리하다. 허리는 바로 세우고 걸어야 한다. 노인인 경우 걷다가 허리가 자연스럽게 앞으로 숙여지는데, 이때는 잠시 걸음을 중단했다 다시 걷는 습관을 들이면 좋다.

4. 겨울철 척추 건강관리

날씨가 쌀쌀해지면 요통을 호소하는 환자들이 늘어난다. 주요 원인은 ① 추운 날씨로 인한 허리 주위 근육 경직, ② 잦은 모임에서 과음으로 인해 허리 인대와 근육 등의 손상, ③ 복부비만으로 인해 디스크에 스트레스 가중, ④ 두꺼운 외투로 몸이 둔해져 골절발생 위험 상승 등이다.

1) 일상생활 속 허리건강법

허리에 스트레스를 주지 않으려면 과도하게 허리를 젖히거나 숙이는 동작을 피해야 한다. 허리에 스트레스를 덜 주는 생활방식은 비교적 간단하다.

첫째, 상시간 서 있을 땐 벽에 기대도록 한다.

둘째, 선반에 물건을 올릴 때는 허리가 과도하게 젖혀지지 않도록 발판을 이용해

한쪽 다리를 지지해 줘야 한다.

셋째, 세수할 때 세면대 높이가 맞지 않으면 허리를 숙이는 대신 무릎을 굽혀 자세를 낮추는 게 좋다.

넷째, 바지를 입거나 신발을 신을 때 선 자세로 하면 안 된다. 벽이나 기둥에 기대 옷을 입고, 신발을 신을 땐 몸을 낮춰 하는 게 낫다.

다섯째, 청소를 할 때 심하게 허리를 굽히거나 비틀면 안 된다.

운전자는 특히 몸을 핸들 쪽에 바짝 붙여서 하는 버릇을 들이면 안 된다. 허리는 90~100도, 고관절은 90도, 슬관절(무릎)은 70~90도 정도 유지해 운전하면 가장 좋다. 무거운 물건을 들 때 허리를 숙여 물건을 들면 다치기 쉽다. 허리보호를 위해선 허리를 곧게 세우고 물건을 최대한 몸쪽 가까이 당겨 허리가 아닌 다리 힘을 이용해 물건을 들어야 한다.

2) 허리에 좋은 운동

걷기운동은 허리 건강에 좋다. 척추관 협착증이나 척추 전방전위증을 제외한 대부분의 요통 환자들은 걷기운동을 할 수 있다. 걷는 방법으로는 허리를 곧게 세우고, 시선은 눈높이를 유지하며, 가볍고 경쾌하게 발걸음을 옮겨야 한다. 이때 가장 중요한 점은 배를 20~30% 안쪽으로 당긴다고 생각하고 힘을 주면서 걸어야 한다는 것이다.

이와 같은 동작은 허리를 안정되게 하고, 등 근육을 붙들어 튼튼하게 해준다. 신발은 운동화가 가장 좋으며, 딱딱한 바닥보다는 잔디밭이나 운동장을 찾아 걷는 게 좋다. 조깅은 척추에 가해지는 부담을 덜어주는 운동이다. 만성 요통환자에게 가장 추천할 만하다. 조깅은 척추 주위의 근육과 복근 및 하지의 지구력과 근력을 증가시킨다. 그러나 요통이 심각한 환자는 삼가야 한다. 하지만 대부분은 조깅을 하면 요통에 효과를 볼 수 있다.

조깅하는 방법은 다소 빠르게 걷기 시작해 약간 숨이 찰 정도로 30~45분 정도 뛰면 된다. 하루 10분이라도 꾸준히 뛰면 몇 주 후 허리가 든든해지는 걸 체험할 수 있다. 최소 이틀에 한 번은 조깅을 해야 효과적이다. 등산을 하려면 완만한 경로를 택하는 게 필요하다. 내리막길에는 보폭을 짧게 해야 안전하다.

수영의 경우 배영과 자유형을 추천할 만하다. 평영과 접영은 허리에 부담을 준다. 한 번에 30분 동안, 일주일에 3번 이상 하면 좋다. 수영하면서 추위를 느끼면 근육이 긴장되어 통증이 생기므로 몸을 데워가며 해야 한다. 이밖에도 요가와 자전거 타기, 헬스 등 다양한 운동을 하면 요통을 완화시킬 수 있다.

3) 야외활동과 운동할 때 주의할 점

요통 환자도 적당한 운동을 즐길 수 있다. 테니스, 골프, 승마 등은 척추를 강화시킬 수 있는 운동이다. 하지만 운동시작 전 최소 10~20분 정도 워밍업을 해 충격을 완화시키는 과정을 반드시 거쳐야 한다. 격렬한 운동은 금물이다. 운동을 할 때는 천천히 시작해 운동량을 점차 늘려야 한다. 운동이 끝나고 2시간 후에도 허리 통증이 있으면 허리에 무리가 가는 운동을 한 걸로 볼 수 있다. 이럴 때는 다음부터 운동 강도를 낮춰야 한다.

다음 자세는 운동 중이라도 삼가야 한다. ① 격렬한 허리 회전, ② 축구처럼 경쟁적으로 상대와 몸을 부딪치는 동작, ③ 배드민턴처럼 반복적으로 허리 자세를 변화시키는 동작, ④ 지친 상태에서 계속 운동하기 등이다. 운동을 마친 뒤엔 몸을 식히는 작업을 병행해야 한다. 5~10분 정도면 충분하다. 허리가 아프다고 아예 안 움직이는 건 더 좋지 않다. 낭패를 볼 수 있는 행동일 뿐만 아니라 허리가 더 약해질 수 있다.

5. 척추측만증 자가진단방법

(1) 양발을 가지런히 모은다.
(2) 양팔을 앞으로 나란히 자세를 하여 손 양끝을 일치시킨다.
(3) 차려 자세를 유지하면서 허리를 약 90도 전방으로 구부린다.
(4) 무릎을 편 상태를 유지한다.
(5) 팔은 무릎을 짚으면 안 된다.
(6) 허리를 구부리는 사람의 엉덩이 쪽에서 눈높이를 등과 같이 하여 늑골이나 허리 높이를 양쪽 비교하여 관찰한다.

다음과 같은 의심 증후가 나타나면 정밀진단이 필요하다. ① 어깨 높이가 다르다. ② 유방 크기가 다르다. ③ 날개죽지뼈의 높이 또는 튀어나온 정도가 다르다. ④ 허리선이 비대칭이다. ⑤ 골반이 한쪽으로 기울어져 있다.

6. 척추 디스크의 증상과 원인, 치료방법

흔히 '디스크'라 부르는 것은 병명이 아니다. 디스크는 척추의 뼈와 뼈 사이에 있는 연골조직이다. 그 크기는 척추 몸뼈의 1/3 정도로 힘줄과 같은 연골 섬유와 액체로 구성되어 있는 스펀지 같은 것이다. 그런데 언제부터인지 자연스럽게 디스크 자체가 병명처럼 불리고 있다.

이처럼 '디스크'로 불리고 있는 병의 증상은 그 발생 부위에 따라 명명되고 있다. 그 중에서도 우리에게 가장 보편적인 것은 역시 척추 디스크일 것이다. 척추 디스크에는 대체적으로 신경선과 신경세포가 분포되어 있지 않기 때문에 통증을 느낄 수 없다. 환자가 통증을 느끼는 것은 디스크가 심하게 밀려나와 척추 관절공 사이로 나오는 신경선을 압박할 때이다.

전 국민의 80% 정도가 일생에 한두 번은 이 질병에 걸려 고생을 한다 해도 과언이 아닌데, 그로 인한 생명과 경제적 손실이 엄청난데도 체계적인 연구조차 변변치 않은 것이 현 실정이다. 거의 대부분의 임상의들은 외국의 자료나 치료기에 의존하고 있는 것이다. 디스크를 예방하기 위해 어려서부터 자세를 바르게 갖는 교육을 시키고, 습관화 되도록 해야 한다.

그 뿐만 아니라 허리를 다치기 쉬운 작업장에서는 자동차의 안전벨트처럼 허리를 다치지 않도록 허리벨트를 차고 일하도록 의무화시키는 것 등 생활 속에서의 예방운동도 필요하다. 요통은 일생에 누구나 한번은 걸리지만 증상이 가벼워 본인이 알지 못하는 경우도 많다. 사실 허리의 통증은 직립 인간으로 태어날 때부터 시작된다고 할 수 있다. 네 발로 중력을 지탱하는 것과 단지 두 발로 중력을 감당하고 몸의 균형을 잡으며 생활한다는 것은 그 부하에 엄청난 차이가 있다.

어두컴컴한 어머니의 자궁 속에서 거의 10개월을 다리도 뻗지 못한 채 새우처럼 허리와 등과 목을 구부리고 있다가 흰 장갑과 흰 가운을 입은 사람들의 감시와 집게로 머리를 집어 올리는 푸대접 속에서 자동차 사고를 당하는 이상의 충격과 자극을 겪으며 출생하면 대부분 목과 척추에 손상을 입을 수밖에 없다.

이 손상의 정도가 극심한 아기는 태어나자마자 죽기도 한다. 그렇지 않으면 출생 후 100일을 넘기지 못하고 죽는 수도 많다. 한때 어린아이의 머리를 짱구로 만든다고 아기를 엎드려 재우는 육아법이 유행되었는데 이것은 잘못된 것이다. 아이를 이렇게 키울 경우 척추에 무리한 힘이 가해져 생명선 압축을 일으키는 원인이 될 뿐만 아니라 잘못될 경우에는 생명의 조절 능력이 약한 유아의 생명을 빼앗아 갈 수도 있으므로 반드시 누워서 자도록 키워야 한다.

힘들게 태어난 아기는 목 디스크로 한동안 목을 조정하지 못할 뿐만 아니라 허리 디스크 등 다른 디스크에 걸려 가만히 누워만 있으려고 한다. 그렇게 휴식을 취하다가 허리, 목 등 척추가 정상적으로 회복되면 네발로 기어 다니게 되고, 마침내 두 발로 걷는다. 이때부터 척추는 항상 몸무게를 지탱해야 하는 고된 노동을 시작하고, 척추 디스크가 자연 현상처럼 따라붙게 되는 것이다.

소년시절이나 청년시절에 이르면 장난이나 운동 등으로 인해 넘어지기도 하고, 잘못된 생활습관으로 인하여 디스크에 손상을 입을 수도 있다. 그리고 한편으로는 생각지도 않은 자동차 사고 등으로 디스크 손상을 입을 수도 있다. 이렇게 발생된 디스크 질환은 40대에 오면 더욱 심하게 진전되어 앉았다 일어나거나 허리를 굽히고 좀 오래 서 있을 때마다 "아이구, 허리야" 하는 소리가 자신도 모르게 나온다. 그러다 50대에 이르면 "아이구, 허리 아파 죽겠다"로 진전되어 60대가 되면 너무 허리 아프고 불편해서 "아이구, 죽겠다"를 노래 가사처럼 읊을 수밖에 없다.

1) 척추 디스크의 일반적인 증상

(1) 허리에 통증이 있다.
(2) 허리를 앞뒤로 구부리거나 펴기 힘들다.
(3) 허리의 근육이 경직되어 허리 근육이 아프다.
(4) 앉았다 일어날 때 갑자기 통증이 오며 허리가 뻣뻣하다.
(5) 아침에 허리가 아파 일어나기 힘들다.
(6) 허리와 다리의 통증으로 인해 오래 걸어 다니거나 오래 앉아 있지 못한다.
(7) 통증이 허리로부터 엉덩이를 통해 발바닥까지 내려온다.
(8) 다리가 저리거나 쑤시고 붓는다.
(9) 다리에 힘이 없거나 한쪽 다리가 짧아진 듯하다.
(10) 발이 저리거나 감각이 없거나 차다.
(11) 골반과 엉덩이에 통증이 있다.
(12) 피곤하고 의욕이 없어지고 신경이 예민해진다.
(13) 생식기 작용이 감퇴되며 성욕이 없어진다.
(14) 월경 전후나 당시에 심함 통증이 있다.
(15) 소변이 잘 안 나오거나 아주 자주 나온다.
(16) 변비 증세가 있으며, 대장에 가스가 많아진다.

2) 척추 디스크의 발병 원인

척추 디스크의 원인은 크게 다음의 세 가지로 구분해 볼 수 있다.

첫째, 월경, 임신, 열병에 걸리거나 자궁의 뒤틀어짐, 항문의 질병과 같은 정상적이거나 비정상적인 신체 생명 작용으로 인하여 발생할 수 있다. 드물게는 심리적인 이유로도 발생하는데, 예를 들면 사고 피해를 당하여 법적 보상을 받기 위해 소송을 벌이는 환자나 남에게 동정을 받고자 하는 50세가 넘은 환자에게서 나타나지만, 이는 허리에만 국한되지 않고 신체의 어느 부분에서든지 통증이 올 수 있다.

둘째, 특별히 척추 뼈의 질병으로 인하여 올 수도 있다. 척추의 염증, 척추 뼈의 불구 상태, 선천적으로 뼈마디가 앞으로 나온 경우, 퇴행성관절염, 척추 뼈에서 석회질이 감소(spinal osteoarthritis)되는 등의 원인으로 발생한다.

셋째, 전체나 부분적인 척추 구조의 결손(defect) 등으로 초래된다. 이러한 척추 디스크의 통증은 다른 허리 통증과 차이점은 별로 없으나 임상적으로는 그 차이점이 확실히 드러나며, 치료 방법이나 효과도 케이스에 따라 다르게 판정된다. 자동차 사고를 당했거나 미끄러운 얼음판이나 물 바닥에서 넘어진 경우, 운동하다 난 운동사고, 누구와 격투를 벌이다가 허리뼈, 천골, 엉치뼈가 부러진 경우에는 통증이 즉시 나타나고, 부러진 부위가 퉁퉁 붓는 증상을 보인다.

이런 경우는 X-ray를 찍으면 간단히 진단할 수 있으며, 이러한 상처를 당하면 정형외과나 전문 의사의 치료가 필요하다. 환자가 무거운 것을 들 때, 생각지도 않고 갑자기 허리를 비틀었을 때, 아침에 잠자리에서 잘못 일어날 때, 화장실에서 구부리고 손을 씻다 잘못 움직여 허리를 삘 때(sprain) 발생하는 디스크도 있는데, 이는 흔히 아래 척추나 허리와 천골 관절 사이에서 발생한다. 이렇게 허리 부분이 삐어 발생된 디스크는 올바른 척추 교정과 더불어 허리의 움직임을 삼가거나 조심하고 침대에서 편안히 쉬면서 경직된 근육 부위를 더운찜질을 하거나 안마를 해 주면 쉽게 회복된다.

그러나 만약 허리를 잘 관리하지 못하여 허리의 통증이 오래 지속되면 장기적으로는 허리, 천골, 엉치 관절이 탈골되고, 척추 뼈와 척추 뼈 사이에 있는 디스크가 상처를 입어 척추 관절공 사이로 나오는 좌골 신경선이 심하게 압박된다. 이로 인해 영구적으로 허리와 대퇴부, 다리, 발에 심한 통증이 오고, 다리가 저리거나 힘이 없어지고, 움직이기 힘들거나 앉았다 일어서기가 어려운 증상을 초래할 수 있다.

선천적이나 후천적으로 척추 전체나 허리 척추, 천골, 엉치뼈 등이 완벽하게 자라지 못하고 퇴화되어 영구적인 척추 디스크를 가져오는 경우도 있다. 약하고 완벽하지 못하게 구성된 척추 뼈나 근육, 힘줄 등은 허리를 쇠약하게 하는데, 여기에 덧붙여 임신을 하거나 몸이 비대해져 몸무게가 증가되면 허리 구조는 더욱 부담을 받게 되어 디스크가 발생한다. 특히 허리뼈 4번과 5번 사이와, 5번과 꼬리뼈 사이에 있는 디스크가 허리의 심한 움직임과 마찰로 인하여 물러지거나, 제자리에서 밀려나거나, 납작해지거나 파괴되는 병리학적인 문제를 일으켜 통증을 일으키는 경우가 많다.

이러한 원인으로 인해 발생한 증상은 허리에 통증이 상상 잠재해 있음을 느끼고 허리 부분의 작용이 불완전하며, 허리와 골반에 통증이 계속 오거나 때때로 오기도 한다. 힘든 일이나 힘든 행동으로 인하여 허리의 통증이 악화되지만 통증이 다리까지 내려가는 경우는 극히 적고, 일상생활에는 그다지 지장을 주지 않을 정도인 만성의 허리 통증이기도 하다.

이렇게 디스크의 이상에 의해 발생하는 척추 디스크는 X-ray 검사로 그 척추 구조를 볼 때 옆으로 구부러져 있는 허리 굴곡(lordosis)이 편편하게 펴져 있으며, 정면에서 보았을 때 화살처럼 곧아야 할 척추 마디가 조금 구부러지거나 척추 전체 내에서 여기저기 척추 관절이 어긋남을 볼 수 있고, 한 엉치뼈가 다른 엉치뼈보다 올라가 있음을 알 수 있다. 특별한 근육의 경직은 찾아볼 수 없지만 허리의 움직이는 각도는 정상적인 각도의 절반 정도밖에 안 되며, 허리를 움직일 때 조금 통증이 있기도 하다. 특히 허리뼈 1번이나 2번(L1, 2) 사이가 예민하여 누르면 "아야야" 할 정도로 아프게 느낀다.

3) 척추 디스크의 일반적인 치료 방법

첫째, 기, 추나요법으로 척추교정 치료를 받아 어긋난 척추, 천골, 비정상적인 굴곡을 교정하여 신경근의 압박을 해제한다.

둘째, 가능한 한 허리에 부담을 주지 않도록 무거운 것을 들거나 밀거나 끌지 말 것, 불가피하게 들어야 할 경우는 허리를 구부리지 말고 곧게 한 후 무거운 것을 몸 가까이에 붙인 다음 균형을 잡고 들어올린다.

셋째, 아픈 허리에 더운찜질이나 안마를 해주어도 좋지만 사람이 허리 위에 올라가서 발로 눌러 주는 방법은 역효과를 가져올 우려가 있으므로 삼가야 한다.

넷째, 심신이 건강하도록 하기 위해 규칙적인 운동이나 산책을 한다. 그러나 너무 심한 허리운동은 피하며, 복부 근육을 정상화하기 위한 운동이나 복부 안마, 약간의 기계를 이용한 운동이 바람직하다.

다섯째, 충분한 휴식을 취하고, 언제나 바른 자세를 갖도록 습관을 들인다.

여섯째, 너무 딱딱하거나 너무 푹신푹신한 침대보다는 적당한 완충 능력을 갖는 침대에서 잔다.

일곱째, 척추보호 띠를 착용하는 것도 좋다. 특히 척추교정 치료를 한 후에는 척추보호 띠를 착용해야 교정된 척추와 이완된 근육을 보호할 수 있다.

여덟째, 척추 디스크가 완치될 수 있다는 긍정적인 생각을 갖는다. 기, 추나치료는 자연 치료법이기 때문에 치료기간은 수술보다 더 오래 걸리지만 그 효과는 탁월하며, 아무런 부작용이 없다.

척추뼈나 디스크의 비정상으로 인해 영구적으로 통증이 온다고 해서 수술을 하는 것은 그다지 추천할 만한 방법이 못 되는데, 그 이유는 통계적으로 볼 때 수술 후 생명의 위험은 없으나 50%는 좋아질 수 있고, 50%는 나빠질 수도 있기 때문이다. 한번 수술해서 그 결과가 좋지 못하면 다른 치료방법이 더 이상의 도움을 줄 수 없으므로 수술보다는 기, 추나치료를 받는 것이 바람직하고, 무엇보다도 척추를 다치지 않도록 일상생활에서 척추관리를 철저히 하는 것이 중요하다.

7. 척추질환과 통증

1) 디스크(추간판 탈출증)

대부분의 원인은 일상생활시 잘못된 자세나 생활습관에서 발생하며, 이때 손상된 디스크(주로 요추 4, 5번)가 밀려나와 척추신경을 압박하고 자극하여 저리거나 당기거나 통증이 나타난다. 특히 앉아 있을 때 증상이 심하게 나타난다. 디스크 치료는 밀려나온 디스크를 정상상태로 만들어 주기 위해 필수적인 견인치료와 더불어 약화된 근육·인대를 강화시켜 주는 운동요법을 병행하는 것이 매우 중요하다.

2) 좌골신경통

척추하부의 근육·인대의 경직으로 인해서 좌골신경이 자극을 받아 염증상태가 되어 발생하며, 척추하부와 다리에 증상이 나타나게 된다. 좌골신경통은 좌골신경을 자극하고 있는 근육·인대의 경직을 풀어주고 염증 원인을 제거함으로써 치료한다.

3) 퇴행성 척추염

나이가 많아짐에 따라 디스크 간격이 좁아지고, 척추뼈의 일부가 비정상적으로 자라나 척추신경이 자극을 받고, 심해지면 척추뼈가 맞붙어 척추관절의 움직임이 크게 제한되는 퇴행성 질환이다. 퇴행성 척추염은 앉아 있거나 서있을 때, 걸을 때 허리가 아프게 되어 노인 분들은 누워있게 되는데, 누워있는 시간이 많아지면서 팔, 다리, 허리근육이 더욱 약해져서 상태가 악화된다.

퇴행성 척추염의 치료는 디스크 간격을 넓혀주고, 서서 걸을 때 절대적으로 필요한 척추직립근육을 강화시켜 줌으로써 치료한다.

4) 척추측만증(척추휨증)

척추측만증은 유전적 또는 후천적 척추손상의 결과로 나타나며, 정확한 원인은 아직 밝혀지지 않고 있다. 후천적 척추측만증은 잘못된 생활습관, 자세, 외부의 충격 등으로 인해 척추뼈가 C나 S형태로 휘어지는 질환으로, 척추측만증의 발생은 성장기인 14세 이전에 발생률이 높으며, 여자아이가 남자아이 보다 2, 3배 정도 높게 나타난다.

척추측만증은 척추의 통증이나 경직이 심해지며, 조기에 치료하지 않으면 척추뿐만 아니라 내부의 장기에도 영향을 주게 되어 특히 성장기의 청소년의 경우 정상적인 성장을 저해하는 심각한 질환으로 악화될 수 있어 부모님들의 세심한 관찰과 잘못된 자세의 교정이 예방과 조기진단을 위해 매우 중요하다.

척추측만증은 휘어진 척추뼈를 반듯하게 유지시킨 상태에서 경직된 근육의 이완과 반대쪽의 약화된 근육·인대를 강화시켜 주는 운동요법을 꾸준히 함으로써 증세의 호전을 시킬 수 있으며, 올바른 자세로 생활하는 습관도 매우 중요하다.

5) 척추관협착증

보통 50세 이후에 나타나며, 척추신경이 지나가는 통로(추간공)가 좁아지며 디스크 간격이 얇아지면서 추간공은 더욱 좁아지게 되어 척추신경이 자극과 압박이 되어 나타나고, 요추가 앞으로 휘는 요추전만증을 동반하는 경우가 많은 질환이다.

척추관협착증은 앉아 있을 때는 별증상이 없는 것이 디스크와 구별되며, 서있거나 걷게 되면 엉덩이나 다리가 저리고, 힘이 빠져 오래 걷지 못하게 된다. 척추관협착증은 디스크 간격을 넓혀 주고, 요추전만증을 해소시켜 주는 운동요법을 병행하는 치료가 필요하다.

6) 척추전방전위증

척추전방전위증은 주로 요추 5번 뼈가 배쪽으로 밀려나온 경우이며, 심한 정도에 따라 1, 2, 3등급으로 분류한다. 1, 2등급의 경우 복배근을 강화시켜 허리를 튼튼하게 만들어 주는 운동치료를 꾸준히 하게 되면 일상생활에는 큰 지장이 없도록 치료할 수 있다. 이 질환은 장기적인 운동치료가 매우 중요하다.

8. 척추질환의 잘못된 상식들

척추질환의 종류는 크게 목디스크 등 목 질환과 척추측만증 등 척추 기형, 디스크 등 허리질환 등으로 나뉜다.

1) 척추측만증은 무서운 병

척추가 10도 이상 옆으로 휘면 측만증으로 1,000명 중 23명꼴로 발생한다. 80%가 초·중교생이며, 원인을 알 수 없는 특발성 측만증이 대부분이다. 방치하면 심장과 폐기능이 약화되어 수명이 방치될 수 있다고 알려졌지만 사실과 다르다.

예외적으로 소아마비, 뇌성마비 등에 의한 신경마비성 측만증이나 5세 이전에 측만증이 생기면 심폐기능 장애가 올 수 있다. 또 조기 발견하면 교정치료 할 수 있다는 얘기도 거짓이다. 매일 얼굴을 옆에서 누른다고 넓은 얼굴이 좁아지지 않는 것과 마찬가지 이치다. 그러나 30도 이상 휘었을 때는 수술을 받아야 한다.

2) 허리디스크는 수술보다 유지

40대 40%, 50대 50%, 70대 100%가 걸리는 허리디스크 환자의 70%는 특별한 치료를 받지 않아도 한 달 안에 낫는다. 한 달이 지나도 아픈 이유는 디스크 주위에 염증이 생겼기 때문이다. 수술로 디스크를 잘라내는 치료는 의미가 없다. 약물치료, 물리치료, 통증치료 등으로 염증을 가라앉히는 것이 우선이며, 맹장수술과는 달리 척추수술을 통해 완전히 낫는 법은 없다.

3) 레이저 수술

첨단 의학기술의 대명사인 레이저 수술이 허리디스크에만 제한적으로 쓸 수 있다. 효과 면에서 약물, 물리치료와 큰 차이가 없으며 부작용도 적지 않다. 고온 치료로 인해 허리가 계속 아플 수 있다. 하루 만에 수술하고 곧 바로 퇴원한다고 선전하는 병원은 일단 조심해야 한다. 간단한 수술로 나을 수 있는 병은 없으며, 그런 병은 그냥 둬도 낫기 때문이다.

4) 움직이는 것이 최고

디스크에 걸리면 아파도 계속 허리를 움직여 허리근육을 강화하는 것이 가장 좋은 치료법이며, 침대도 매트리스가 약간 딱딱한 것을 사용한다. 아무리 좋은 자세라도 15~20분 이상 되면 허리에 좋지 않으므로 자주 자세를 바꿔준다. 등산, 수영, 골프 등이 허리에 좋은 운동이며, 단 수영할 때 허리에 무리를 주는 접형은 피한다.

9. 척추질환 치료의 실제

척추관 협착증은 한 분절에서 발생하기도 하지만, 주로 중년 이후에 발생하는 특성으로 인해 여러 분절에 걸쳐서 다른 척추질환과 동반하여 발생하기도 한다.

1) 다분절 척추관 협착증

다분절 척추관 협착증, 특히 척추 전위증이나 측만증 등 척추 변형이 동반되지 않은 척추관 협착증이라면 몇 개의 분절에 척추관 협착증이 발생했는가와 상관없이 비수술적 치료(침상안정, NSAIDS, 진통제, 물리치료, 경막외 스테로이드 주사 등)를 시행할 수 있다. 수술이 필요하더라도 척추관 협착증이 발생한 분절의 개수는 수술의 예후에 영향을 미치지 않는다.

다분절 척추관 협착증이나 MRI상 신경압박이 심한 경우라도 실제로는 아무런 증상을 보이지 않는 환자도 많다. 수술적 치료방법은 신경압박 부위에 대한 감압을 우선으로 한다. 다분절 척추관 협착증은 단분절 협착증과 같이 치료에 잘 반응할 뿐만 아니라 치료하지 않더라도 척추관 협착증을 더 악화시키는 원인으로 작용하지 않는다.

2) 척추 만곡의 변형이 동반된 척추관 협착증

성인에서 발생하는 척추 측만증은 척추의 퇴행성 변화에 의해서 발생하는 척추 만곡의 변형으로 퇴행성 척추질환 중 가장 복잡한 형태이다. 성인 척추 측만증은 주로 요추부에서 발생하기 때문에 '퇴행성 요부 척추 측만증'이라고 부르기도 한다. 환자의 연령이 주로 고령이기 때문에 비수술적 치료를 우선 고려하지만 수술이 필요한 경우에는 적절한 방법을 선택하는 것이 결과에 영향을 미치는 중요한 요소가 되기도 한다.

수술 결정은 대체로 의학적 위험 요소가 적으며, 만곡의 정도가 심하고 하지 방사통의 정도가 심할 때 고려된다. 수술을 시행함에 있어서는 수술 후 척추 변형이 진행되어 신체 불균형이 발생하지 않고, 방사통을 유발하는 신경구조물에 대한 감압을 이루며, 미용상으로도 환자들이 만족할 수 있도록 범위를 결정하는 것이 중요하다.

3) 척추수술 후 수술 인접 분절에 발생하는 척추관 협착증

척추 유합 수술 후 인접 상위 및 하위 분절에 발생하는 퇴행성 변화를 총칭하여 인접 분절병(adjacent segment disease)이라고 부른다. 인접 분절병은 척추관 협착증뿐만 아니라 디스크 탈출, 척추 전위증, 불안정성, 후관절의 비후성 관절염 혹은 척추체 압박골절 등 다양한 형태의 퇴행성 변화를 보인다. 대체로 유합 인접 분절에 전달되는 비정상적인 힘에 의해서 인접 분절에서 발생하는 과도한 움직임이 원인으로 알려졌다.

하지만 일부에서는 척추 유합 수술이 심한 퇴행성 척추 질환에서 시행되기 때문에 인접 분절병은 척추의 퇴행성 변화의 과정일 뿐이지 척추 유합술의 합병증은 아니라는 주장도 있다. 문헌상 빈도는 수술 후 약 5년간 5% 이상에서 발생하는 것으로 보고되고 있다. 인접 분절병이 발생하는 위험요소로는 후방기기 고정술, 수술중 인접 후관절 손상, 긴 유합 범위, 시상면 척추 불균형, 여성 등이 제시되고 있다. 치료는 대체로 신경압박에 대한 감압술과 유합을 연장하는 수술적 치료를 시행한다.

4) 골다공증이 동반된 척추관 협착증

폐경기 이후 여성에서는 골다공증이 호발 하기 때문에 노령의 여성에서 발생하는 척추관 협착증은 많은 경우에 척추체의 골다공증이 동반되고, 척추체 압박 골절이 함께 발생하기도 한다. 비수술적 치료가 필요한 경우에는 일반적인 척추관 협착증과 압박골절과 같은 원칙으로 치료하면 되지만, 유합술이 필요한 경우라면 골다공증으로 인한 추체의 해면골 감소로 기기의 고정력이 감소되어 수술 후 기기고정 실패나 유합 인접 부위에서 척추체의 추가적인 압박 골절이 발생할 수 있다.

이러한 단점들을 보완하기 위해서 골시멘트를 이용한 척추체 보강시술을 병행하여 기기고정을 하는 방법이 제시되고 있지만, 상대적으로 폐색전증 등 전신 합병증이 발생할 수 있는 위험이 있어 환자의 상태에 대한 충분한 수술전 검사가 필요하다.

이처럼 합병증이 동반된 척추관 협착증을 치료함에 있어서 척추관 협착증과 동반하는 질병의 특성과 환자의 상태에 대한 충분한 이해가 선행되어야 향후 발생할 수 있는 합병증을 예방하고, 환자의 증상을 효율적으로 개선시킬 수 있다. 특히, 척추관 협착증과 동반하는 앞서 언급한 여러 척추질환들의 특징은 환자마다 그 정도는 다르지만 각각의 환자마다 여러 척추질환이 섞여 있다. 그러므로 치료를 결정하는 의사는 환자에게 관찰되는 주 척추질환이 무엇인지 파악하고, 그에 따는 적절한 치료를 시행해야 한다.

10. 척추질환, 칼 안대고 치료하는 비수술요법

1) 심하지 않은 척추질환 환자는 비수술요법으로 통증 완화 가능

척추수술의 부담을 덜고 더욱 손쉬운 시술로 각광받고 있는 것이 바로 척추신경성형술과 인대강화주사요법이다. 척추신경성형술이란 내시경을 통해 통증의 원인이 되는 척추신경 부위를 찾아 지름 0.5mm의 가느다란 관을 넣어 약물을 주입해 통증을 완화시키는 시술이다. 특히 시술시간은 15~20분 정도면 가능하다는 것이 척추신경성형술의 가장 큰 장점이다. 또한 국소마취로 시술해 시술 직후부터 일상생활로의 복귀가 가능하며, 환자들의 부담감을 크게 줄일 수 있다.

이 시술법은 미국에서 100만 명 이상의 환자가 효과를 볼 정도로 보편화 된 기술이며, 국내에서도 최근 3년간 척추신경성형술을 받은 환자가 증가하고 있는 추세다. 통계에 따르면 국내 시술을 받은 환자 중 94%가 추가적인 수술 없이 증상이 호전됐으며, 수술에 대한 환자의 만족도가 85%로 나타났다. 또한 척추수술을 받은 환자 가운데 통증이 지속되는 척추수술 후 통증 증후군 환자에서도 통증을 줄이는 데 매우 효과적이다. 특히 고령자, 당뇨병이나 고혈압 환자, 심근경색 등 다른 질병으로 수술이 힘든 경우에도 적합하다. 게다가 약물 및 물리치료, 경막 외 치료 등의 신경차단술을 해도 통증이 지속되는 환자에게 적용될 수 있다.

2) 퇴화된 인대 살리는 인대강화주사도 디스크 치료

인대강화주사요법은 손상된 인대와 힘줄에 특정 물질을 직접 주사해 퇴화된 인대의 세포가 죽고 그 자리에 새로운 세포가 자라나게 하는 시술이다. 즉 인대를 강하게 증식시켜 인대와 힘줄을 튼튼하게 만들어 주는 것이다. 디스크나 관절은 한 번 망가지면 재생이 불가능하지만, 인대는 치료하면 재생이 가능하기 때문에 실제 가벼운 디스크나 신경공 협착증, 원인모를 요통일 때는 인대만 강화시켜도 80% 정도 통증이 해소된다는 연구 자료도 있었다.

인대강화주사요법은 2주에 한 번씩 총 10회에 걸쳐 시술받는다. 보통 3~4번 시술받으면 통증이 완화되기도 하지만 인대가 재생되는 데는 1년 정도 걸리기 때문에 최소 1년은 지나야 통증이 완전히 해소된다. 단 인대강화주사요법은 병이 많이 진행된 경우나 수술 이후 원인을 알 수 없는 통증, 만성허리통증, 허리 수술 이후의 신경유착이나 염증으로 인한 통증일 때는 효과가 없다. 이때는 척추신경성형술을 시행해야 한다.

11. 척추질환 최신 치료법

척추질환은 인류가 직립보행을 하면서 얻게 된 질병인 허리병으로서 날씨가 쌀쌀해져 몸의 움직임이 둔해지는 가을이나 겨울에 많이 발생하는 것으로 알려졌지만 계절적 요인과는 직접적 관련은 없다. 노화, 외상, 유전적 요인이 주요 원인이다. 척추질환의 80%는 시간이 지나면 자연적으로 낫지만 20%는 수술을 받아야 한다. 특히 대소변 기능이나 성기능이 마비될 경우 72시간 내에 수술을 받지 않으면 불능에 빠질 수 있다.

1) 신경내시경 수핵제거술

심한 디스크 수핵탈출증 환자를 치료하는 데 사용되는 수술법으로서 5mm 정도 피부를 절개한 뒤 신경내시경을 집어넣어 파열된 수핵을 제거하는 방법이다. 전신마취를 하지 않고 절개부위가 적어 수술 당일 퇴원할 정도로 회복이 빠르고, 신경조직 손상이 거의 없는 것이 장점이다. 환자가 수술실에 설치된 모니터를 보고 의사와 대화하면서 수술을 받을 정도로 수술에 대한 부담감이 없다.

2) 고주파 열치료법

찢어진 디스크를 섭씨 100도에 가까운 고온의 고주파로 지져 수핵이 빠져나오지 못하도록 막는 방법이다. 수술 부담감 없이 간단히 디스크를 치료하는 방법으로, 입원기간이 짧고 신경손상이 적은 것이 장점이지만 가벼운 디스크 수핵탈출증 환자에게만 적용할 수 있다.

3) 미세현미경 감압술

뼈가 이상적으로 자라 신경을 누르는 신경관협착증 환자에게 이 수술을 한다. 미세현미경을 이용해 뼈를 깎아내는 치료법으로서, 미세현미경을 사용해 시야가 넓어 수술이 쉽고 신경손상이 적은 것이 장점이 있다. 피부절개 범위도 적어 미용효과가 뛰어나고 회복도 빠르다.

4) 인공디스크 성형술

만성 수핵탈출증, 척추불안정증 등 디스크가 거의 없는 환자에게 사용하는 방법으로서 문제의 부위에 인공디스크를 설치하는 방법이다. 인공뼈를 문제의 부위에 넣어 나사못 등으로 고정시키는 재래식 골융합술은 수술 부위 아래 위에 뼈가 붙어 퇴행성 디스크가 유발하는 등 합병증이 심했다. 새 치료법은 국소마취를 하므로 신경손상이 거의 없고, 수술 후 곧바로 정상적인 생활이 가능하다.

5) 골성형술

교통사고 골다공증으로 인한 압박골절 등으로 뼈가 완전히 부러진 환자에게 시술하는 방법이다. 주사기 바늘을 뼈 속에 삽입한 뒤 인공뼈 물질을 주사해 뼈에 붙이는 치료법이다. 피부 절개 후 부서진 뼈를 완전히 제거한 뒤 엉덩이뼈나 인공뼈를 넣고 나사못 등으로 고정시키는 과거의 골시멘트 융합술에 비해 입원기간(2～3일)이 짧고, 장기간 보조기를 사용할 필요가 없는 장점이 있다.

제 9 장

간 건강법

1. 간이 약화되는 원인

(1) 무리하여 날밤을 자주 새는 경우
(2) 돈에 관련하여 심하게 고통 받는 경우
(3) 스트레스를 자주 받는 경우
(4) 불규칙한 식습관
(5) 구토, 식욕감퇴

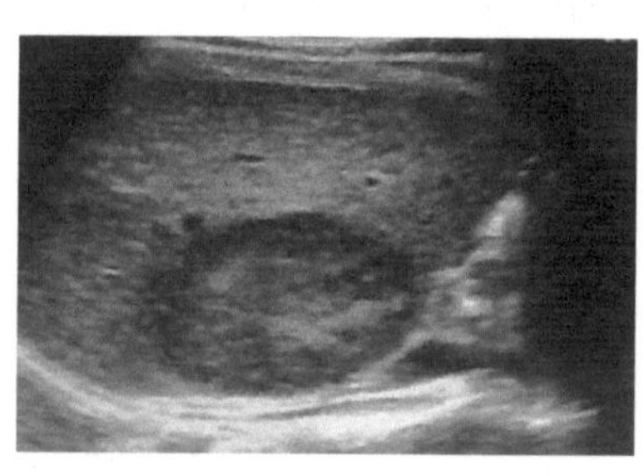

① 초음파로 혈관 등 주요조직을 피하면서 안전하게 조직을 채취

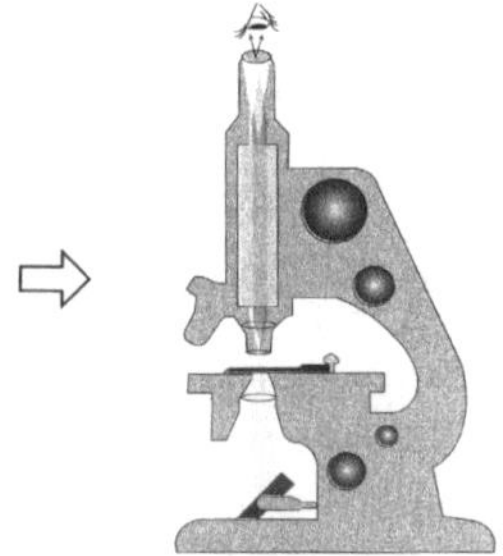

② 채취된 간조직을 현미경으로 관찰

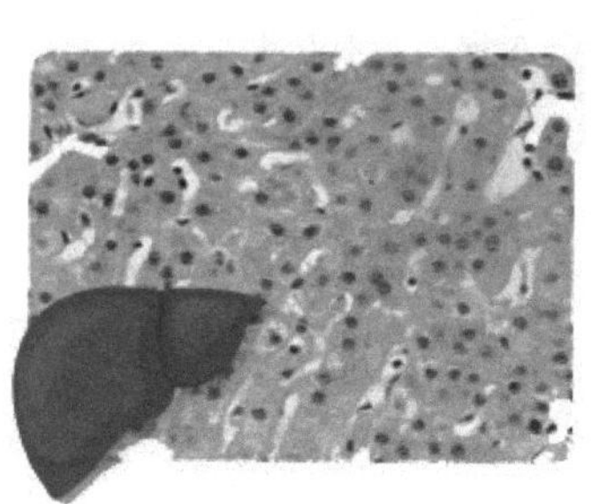

〈정상 간조직 소견〉

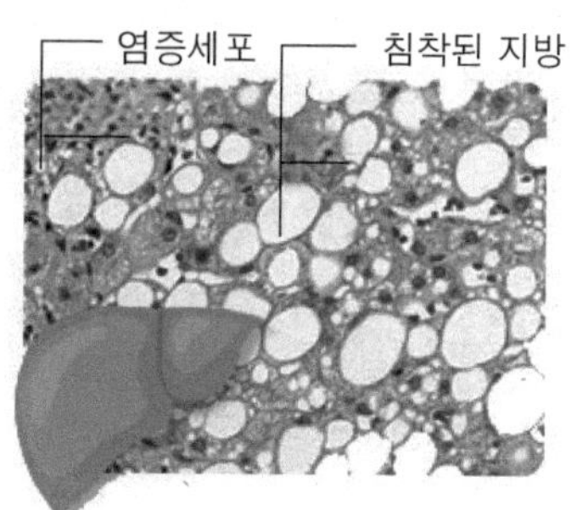

〈지방간에서 간조직소견〉

정상 및 지방간의 조직 소견

2. 간의 기능

간의 주요 기능은 체외에서 유입되거나 체내에서 생성된 각종 물질들을 가공 처리하고, 중요한 물질들을 합성 공급하는 것이다. 간은 마치 에너지 및 화학공장이 밀집되어 있는 종합화학단지에 비유할 수 있다. 그러나 이 외에도 혈액을 저장하는 역할, 면역기관의 역할 등을 한다.

간은 다양하고 중요한 기능들을 수행하기 때문에 간 기능이 심하게 저하되면 여러 가지 문제가 발생한다. 간질환에는 지방간, 간암, 만성간염, 간디스토마, 간경변증 등이 있다.

(1) 흡수된 영양소를 신체의 요구에 맞추어 필요한 물질이나 영양소로 가공 처리한다.
(2) 몸에서 필요로 하는 중요한 단백질이나 화합물들을 합성한다.
(3) 몸에 들어온 각종 약물을 대사하여 배출될 수 있게 한다.
(4) 몸에 축적된 해로운 물질들을 해독한다.
(5) 당 대사를 조절하여 신체에 필요한 에너지를 공급한다.
(6) 담즙을 만들어 배출한다.
(7) 체내 호르몬 균형을 유지한다.
(8) 비타민, 철분 등을 저장한다.
(9) 인체의 방어선 중의 하나이다.

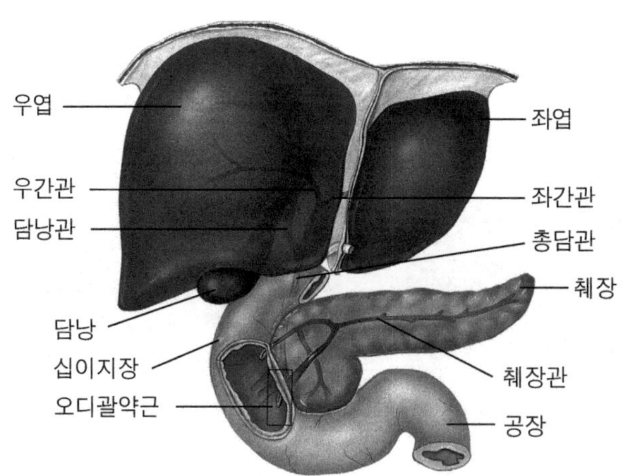

간과 담낭, 췌장, 십이지장과의 연결 및 상호작용

3. 간 해독에 좋은 음식

1) 버 섯

간의 독성을 완화시키는 베타 글루칸이 풍부하고, 알코올 대사를 돕는 비타민 B_2와 비타민 C가 많다. 간암에는 버섯만 한 게 없다고 할 정도로 간에 좋은 음식이다. 모든 종류의 버섯에 다 들어 있는 베타 글루칸이라는 다당류가 바로 그 비결이다. 베타 글루칸은 고유 면역력을 늘려 암을 예방하고 암세포가 자라는 것을 막는 역할을 한다.

2) 바지락

바지락에 풍부한 타우린이 간의 해독작용을 돕기 때문에 함께 포함된 메티오닌 등 필수 아미노산과 니아신, 히스티딘, 비타민 B, 칼슘, 철분 등도 간을 보호하는 역할을 한다. 또 흡수율이 97% 이상 되는 질 좋은 단백질을 달걀만큼 풍부하게 함유하고 있는데, 이런 단백질은 간 기능 회복에 필수적인 영양소이다. 간 기능이 약해지면 간에 지방이 쌓여 지방간이 되는데 바지락은 이를 방지하는 '베타인'이라는 성분을 포함하고 있다. 이밖에 콜레스테롤도 줄이고 혈액순환을 도와 고혈압과 동맥경화를 예방하는 효과도 있다.

3) 부 추

부추는 간의 채소라 할 만큼 간 기능을 강화하는 작용이 아주 뚜렷한 채소이다. 다른 채소류에 비해 비타민 A, B_1, C 및 칼슘과 철분이 풍부하여 간 기능을 강화하고 혈액순환을 도와준다.

4) 토마토

파괴된 간세포 재생에 효과가 있다.

5) 양배추

숙취 또는 기름으로 인한 위의 더부룩함을 완화시키는 작용이 있으며 해독작용, 간 기능 개선 효과도 있다.

6) 콩

술과 담배의 독성을 해독하고 간 기능을 개선한다.

7) 복숭아

피부미용 효과와 간 기능을 활발하게 하며, 혈중 콜레스테롤을 낮춰준다.

4. 간에 필요한 음식

가장 좋은 단백질 공급 식품은 계란이며 우유, 닭고기, 생선과 어패류, 두부 등의 콩류, 쇠고기, 돼지고기 순서로 단백질을 섭취하는 것이 바람직하다. 또 집에서 빵을 만들 때 쓰는 효모의 껍질은 전체 중량의 절반이 단백질로 구성되어 있을 뿐 아니라 면역증강 물질인 베타 글루칸이 풍부하게 들어 있고, 항산화물질이자 항암물질인 셀레늄도 많이 들어 있기 때문에 간암 예방에 매우 좋은 식품이다.

당분(탄수화물)과 지방도 적당량 섭취하는 것이 좋다. 간에 글루코겐이 부족하면 바이러스나 약에 대한 저항력이 떨어지는데, 당질의 일부는 글리코겐의 형태로 간에서 저장되기 때문에 밥, 빵 등이 포함된 아침식사를 꼭 챙겨 먹는 것이 중요하다. 지방도 일정량을 섭취해 주면 비타민 A, D, E, K 등의 지용성 비타민 흡수가 잘 되며, 가급적 불포화 지방이 풍부한 콩류, 생선, 닭고기 등을 통해 섭취하는 것이 유익하다. 뿐만 아니라 베타 카로틴과 비타민 C, E의 보충도 암 예방과 극복에 도움을 준다. 이 비타민들은 몸 안에 쌓인 유해산소를 없애주고 항암작용을 한다.

베타 카로틴은 파슬리, 쑥갓, 부추, 시금치 등 녹색 채소와 파래, 김, 미역 등의 해조류에 풍부하고, 비타민 C는 키위, 감, 레몬, 딸기 등 각종 과일과 브로콜리, 피망, 고구마 등에, 비타민 E는 참깨, 아몬드, 소맥 배아, 장어 등에 풍부하다. 또한 녹즙에도 베타 카로틴, 비타민 C, E 등과 항산화 비타민이 들어 있다.

5. 간질환의 종류

1) B형 간염

B형 간염은 간장병의 주범이다. B형과 C형 간염이 없는 환자에게서는 간암이 발생되지 않았다는 흥미로운 보고가 있다. 실제로 한국인 간암의 원인은 B형 간염이 68.2%, C형 간염이 13.6%, 알코올성 간염이 나머지를 차지한다. 간은 죽어가도 병의 진행상황을 알려주지 않는다. 그러나 B형 간염의 위험성에 대해서는 심각하게 이해하고 있지 못한다.

간염이 있더라도 그 증상이 약간의 피로감 정도라서 대개 무시하고 넘어가는 경우가 많기 때문에 전혀 느끼지 못하다가 간질환이 많이 진행된 뒤에야 비로소 심한 증상들이 나타나 당황하게 된다. 그렇기 때문에 환자들은 갑자기 질환이 생겼다고 생각한다. 간은 다른 장기와는 달리 신경세포가 없기 때문에 간의 염증이나 간경화, 간암과 같은 질병이 생겨도 통증을 느낄 수 없다. 오르지 피곤할 따름이다.

B형 간염바이러스의 정체는 B형 간염의 원인이 되는 바이러스에 의해 발생한다. 바이러스의 발견으로 인류가 규명하지 못했던 B형 간염의 원인을 발견했을 뿐만 아니라 간염 백신을 개발하였다. B형 간염바이러스는 일반적으로 혈액이나 체액을 통해 인체 안으로 들어온다. 간에 도착한 바이러스는 입고 있던 껍질을 벗고 세포 안에 들어와 숨어 산다. 이때 바이러스에 의해 만들어진 항원을 '표면항원'이라고 부른다. 의학용어로는 HBsAg라고 쓴다.

첫 글자 'H'는 간염을 뜻하는 영어 단어 헤파타이티스(Hepatitis)의 첫 글자를 따온 것이고, B는 B형을 가르킨다. 그 다음 s는 표면 또는 겉을 뜻하는 영어 단어 써피스(surface)를 말한다. Ag는 항원이란 뜻을 가지고 있다. 표면 항원이라고 부르는 이유는 핵, 즉 DNA가 없고 껍질만 있기 때문이다. 이렇게 이 표면 항원은 유전자 구조가 없기 때문에 간세포를 파괴하거나 염증을 일으키지 못한다.

이런 잠복기는 모태로부터 수직 감염된 경우에는 길게는 무려 약 10～20년 정도 걸리는 경우도 있다. 이때에는 정상인과 같이 간에 아무런 문제가 없다. 우리 몸의 면역세포도 s항원을 공격하지 않는다. 그러다가 면역세포가 B형 간염을 적으로 인식하여 공격이 시작되면서 전면 전쟁이 터진다.

이 과정에서 간세포가 파괴되고 염증이 생긴다. 이때 피검사를 해보면 소위 간수치(GOT, GPT)가 올라간다. 이것을 급성 간염이라고 한다. 여기서 면역이 강해 단번에 이기면 표면 항원(s항원)이 없어지고, 드디어 표면항체(s항체, HBsAb. 뒷글자 Ab는 항체를 뜻함)가 만들어진다. 간염과의 전쟁에서 완전한 승리를 거둔 것이다. 이 경우에 혈청 검사에서 HBsAg는 음성, HBsAb는 양성으로 나타난다.

2) 만성 활동성 간염(HBeAg)

면역기능이 약한 상황에서 전쟁을 치른 나머지 패배의 쓰라린 잔을 마시게 된 표면항원을 핵 항원 안에 DNA라는 유전자가 있는 항원이 새로 생겨난다. 이것을 의학용어로는 'HBeAg'라고 쓰고, e항원이라고 읽는다. 만성간염이 시작된 것이다. 그 후 내 몸의 면역세포가 식이요법 등으로 병력을 증강하여 방위군이 가능하면 빠른 시일 안에 핵 항원을 제압하여 제거한 뒤 e항체를 만들어야 간염으로 인한 걱정에서 벗어나게 된다. 이 경우 혈청 검사에서 HBeAg는 음성, HBeAb는 양성으로 나온다.

3) 간염에서 간경화와 간암으로의 진행과정

그러나 방치하여 시일이 걸리면 간이라는 전쟁터에서 면역세포와 만성 활동성 B형 간염 항원과의 시가전이 시작되어 장기전에 돌입한다. e항원이 간세포 안에 들어와 간 기능이 약해지면 간세포에 염증을 일으켜 파괴한다. 그러면 간은 필요한 간세포를 재생산한다.

또는 백혈구(면역세포의 하나로 바이러스를 공격하여 잡아먹는 면역체)가 간세포 안에 들어있는 간염 항원을 죽이기 위해 간세포까지 한꺼번에 파괴한다. 그러면 간은 역시 간세포를 또 만들어 낸다. 파괴와 재생이 끊임없이 되풀이 되는 것이다. 간세포가 파괴되는 과정에서 돌연변이가 일어나면 이로 인해 간암이 발생되기도 한다. 이처럼 간세포의 파괴율이 심하면 혈액 검사에서 간수치 즉 GOT, GPT가 높게 나타난다.

이처럼 세포의 상처 치유가 이루어지면서 간세포에 섬유질이 형성된다. 마치 피부에 상처가 되풀이 되고 낫게 될 때, 부드럽고 매끈한 정상 피부와는 달리 딱딱하고 결이 매끄럽지 못하고 튀어나와 불규칙하게 형성되는 상흔(상처 자국)과 비슷하다. 이것이 심해지면 우둘투둘해지고 의학용어로는 결절이라고 부르며, 결절의 형태가 큰 것은 간염바이러스 감염결과 진행된 간경화로서 대결절로 3 mm 이상으로 대부분이 간암으로 진행한다. 작은 것은 주로 알코올성 간경화로서 3 mm 이하이며 소결절이라고 부른다.

간암은 대결절에서 비롯되는 경우가 허다하다. 그렇기 때문에 간암 환자의 약 95% 이상은 간염에서 비롯된다. 더 심해지면 간경변, 즉 간이 굳어지기 시작한다. 결절이 심해지고 두꺼워지면 혈관을 눌러 피가 흐를 수 없게 되어 영양 공급이 안 된다. 피가 그 안에 자연히 흘러 다닐 수 없다. 그러니 굳어질 수밖에 없다. 한편, 지방간이 있어도 역시 간세포를 둘러싸고 혈관을 압박하여 영양공급이 끊긴다. 그러면 간경화가 진행된다. 부드러운 간에 딱딱한 석회질 같은 죽은 무생명체가 붙어 있는 셈이다. 갓난아이의 부드러운 발바닥과는 달리 막일하는 노인의 발바닥의 굳은살 박힌 것을 생각해 보면 간경화에 대해 이해가 될 것이다.

B형 간염바이러스는 몸속에 존재하는 암 억제 유전자를 무력화시키고, 대신에 암 발생 유전자를 활성화시킨다는 것이다. 간염바이러스는 간세포 안의 핵 속에서 자신의 유전자(DNA)에서 자가 증식을 하는데, 바이러스 유전자 중의 하나인 X단백질이 암 억제 유전자의 작용을 방해하고, 암 발생 유전자는 활성화시켜 간암을 일으킨다고 말한다. 바이러스에 감염된 뒤 10~20년, 길게는 30년 동안 사람 몸속에 존재하다가 면역이 약해지면 간경화나 간암으로 악화되는 경우가 있다.

한국의 간암발생이 40대에 시작하여 50대에 가장 많이 발생하고, 그 이유는 이때부터 인체 면역력이 약해져 가기 때문이다. 그러므로 간염으로 인한 간경화와 간암을 예방하고 깨끗한 간을 보존하기 위해서는 만성간염일 때 식이요법으로 항체를 생성해야 한다. 간에는 통증을 감지하는 신경세포가 없기에 생활에 지장을 받지 않는 이상 대부분의 사람들은 방치하고 산다.

그러나 갑자기 악화되어 최후의 비극을 당하지 않으려면 간경화가 진행되기 전에 항체를 만들어야 한다. 그러면 평생 간을 염려하지 않고 깨끗한 간으로 편히 살 수 있다. 그러나 간경화 말기가 되어 복수가 차고, 식도정맥류 출혈 소지가 있어도 단지 증상만 없애려고 하지 근본적으로 간염항체 생성을 위한 노력을 기울이지 않는 경우가 허다하다.

임시방편으로 다행히 복수를 잠재우고 식도출혈을 일시적으로 치료했을지라도 시간이 지나면 또 다시 문제는 터진다. 끝내는 간의 60～70% 이상이 간경화로 손상되어 20～30% 밖에 안 남은 간으로 회생해 보려고 노력하지만 역부족으로 불가능하다. 현실 건강은 그것을 허용해 주지 않는 것이다.

6. 간장질환의 자연건강법

1) 간암 등 간장질환의 자연건강식

(1) 산야초 발효효소: 불미나리나 냉이, 엉겅퀴, 돌나물, 쑥, 어성초 뿌리, 박주가리, 민들레, 왕고들빼기를 비롯한 간에 좋은 산야초로 발효효소를 만들어 꾸준히 먹는 것이 좋다.

(2) 마늘 발효효소: 마늘이 간에 좋다는 사실은 자연의학을 공부하는 사람은 모르는 사람이 없을 것이다.

(3) 식용 목초액: 목초액은 강력한 독소분해 작용을 하므로 간을 쉬게 하여 스스로 치유할 수 있게 한다.

(4) 어성초 발효효소: 살균 및 염증해소에 탁월한 어성초는 변비해소에도 좋아 간암을 비롯한 간장 질환에 꾸준히 먹는 것이 좋다.

(5) 양조효모, 낫도, 아우름 밥상: 간이 좋지 않은 사람은 단백질 소화효소의 분비가 취약하기 때문에 단백질을 소화 흡수가 어려워 단백질 부족에 빠지기 쉽다. 단백질은 장에서 단백질 분해효소에 의해 아미노산으로 완전히 분해된 뒤 흡수되어야만 비로소 영양소로 이용이 가능하다. 양조효모나 낫도는 효모의 작용으로 단백질이 아미노산으로 분해되어 있기 때문에 장에서 소화효소의 도움 없이 바로 흡수될 수 있다.

2) 자연건강 식이요법

간은 영양분을 저장하고 필요에 따라 분배하는 일을 한다. 영양이 들어오지 않거나 들어오더라도 간에 부담을 주지 않는 영양소만 들어오면 간은 쉬면서 자신을 치유하는 시간을 갖게 된다. 자연건강 식이요법은 간에 부담을 주는 동물성 식품이나 소화효소의 소모가 많고 찌꺼기를 발생시키는 보통의 먹거리를 철저히 차단하고, 발효효소나 함초 등 비타민과 미네랄, 효소, 천연 당분을 대량으로 들여보내 막힌 것을 뚫고, 눌러 붙인 찌꺼기를 녹여 없애거나 태우는 요법이다.

3) 갯벌 황토알 찜질

간장질환을 앓고 있는 환우는 독소분해를 하지 못해 온 몸에 독소가 가득하다. 자연건강 식이요법을 하면서 갯벌 황토알 찜질을 하게 되면 몸속의 독소가 맹렬하게 뿜어져 오기 때문에 독소에 중독된 간이 편해지면서 낫게 된다.

4) 간장 온곤약 찜질법

간온비냉이라는 말이 있다. 간장은 따뜻하게 하고, 비장은 차게 하라는 뜻이다. 특히 간경화나 간경변과 같이 간이 굳어서 오는 질환에는 더욱 좋다.

5) 된장찜질과 관장

간장질환이 생기면 담즙 분비가 어려워 숙변이 생기기 쉽다. 반면에 숙변이 생기면 독소가 많아지므로 독소분해를 해야 하는 간이 힘들게 된다.

6) 풍 욕

간장질환이 있는 분들은 필연적으로 독소분해 작용이 떨어질 수밖에 없다. 분해되지 않는 독소는 신속히 몸 밖으로 내보내지 않으면 우리 몸은 독소에 찌들어 병들거나 죽게 될 것이다. 풍욕은 피부를 통하여 독소를 내보내고, 산소를 들여보내는 자연건강 특수요법이다.

7) 각 탕

각탕은 손발의 혈액순환을 돕고, 간에 쌓인 열을 삭이는 매우 중요한 건강법이다. 각탕은 어떤 질병에도 신통한 효력을 발휘하는 자연건강법의 꽃이다.

8) 조식 폐지

간의 부담을 덜어주기 위해 영양의 섭취를 줄여야 한다.

9) 생수와 감잎차

핏속에 수분이 적으면 피가 걸쭉해 지면서 피의 흐름이 더디게 된다. 그리고 비타민 C는 면역체계를 강화시켜 간 기능을 개선시킨다. 따라서 하루에 3리터 이상의 생수를 마시고, 감잎차를 5 g 정도 먹어야 한다.

10) 포식난의

옷을 두껍게 입고 배부르게 먹는 것이 간을 병들게 하는 지름길이다. 따라서 간이 좋지 않은 사람은 옷을 가볍고 헐렁하게 입고, 생채소와 발효식품 위주의 소박한 밥상에서 조금씩 먹는 것이 간을 편하게 하는 길이다.

7. 디톡스 건강법

오늘날 우리는 산업용 화학물질, 오염된 물, 살충제, 식품첨가제, 중금속, 약물, 환경 호르몬 등의 독성화학 물질에 그 어느 때보다도 큰 위협을 받고 있다. 뿐만 아니라 우리의 그릇된 식사문화와 섭생으로 인하여 외부 독소의 효과적인 배출이 저해됨은 물론 내부에서 또 다른 독소의 양산이라는 심각한 상태에 이르고 있다. 안팎으로 생기는 독소는 우리 몸 안의 생태환경을 근본적으로 바꾸어 놓으면서 조직의 손상과 감각 기능의 저하는 물론이고 각종 질병의 원인으로까지 작용하고 있다.

디톡스 건강법이란 이러한 우리 몸 안의 독소를 약물이나 수술을 통하지 않고 자연요법으로 제거하여 건강을 도모하는 방법을 말한다. 디톡스 건강법은 치료에 있어서도 근본적인 요법이지만 치료에 앞서 병의 원인을 제거함으로써 예방을 하는 데 더 큰 의의를 갖고 있다. 디톡스를 하게 되면 인체는 다시 깨끗한 몸으로 태어나 균형을 갖추고 육체적, 정신적, 성적 에너지를 가득 채우게 된다. 창의력이 되살아날 뿐만 아니라 외모와 태도도 달라지게 된다.

1) 디톡스의 이점

(1) 소화기계 내에 축적된 노폐물과 발효를 일으키는 박테리아 효모가 청소된다.
(2) 지나치게 많은 점액과 울혈 등이 제거된다.
(3) 보통의 식사습관으로는 개선하기 힘들었던 간 신장 혈액이 정화된다.
(4) 정신이 맑아진다.
(5) 설탕, 카페인, 니코틴, 알코올 등의 의존도가 줄어든다.
(6) 나쁜 식사습관이 개선되면 위장의 크기도 정상으로 돌아와 체중이 조절된다.

(7) 면역계가 자극되고 강화된다.

2) 디톡스 건강법의 3단계

디톡스는 청소 → 재건 → 유지의 3단계로 이루어진다.

▸ 1단계 - 청 소

소화기관 및 주요한 기관으로부터 점액질과 독소를 청소해 내는 단계이다. 간 청소, 장 청소, 피부 청소, 임파 청소, 신장 청소, 폐 청소를 하는 방법을 말한다.

▸ 2단계 - 재 건

독소를 청소한 후 조직을 건강하고 최상의 상태로 만드는 단계이다. 재건단계에서는 신선한 음식이나 최소로 조리한 음식을 먹는다. 지방질 섭취는 줄여야 하며, 유제품을 줄이고, 튀긴 음식을 금해야 한다. 알코올, 카페인, 설탕, 담배도 멀리 하도록 하라. 생선과 해물을 제외한 육류도 피하라. 때로는 건강보조식품이 재건에 큰 도움을 주기도 한다.

▸ 3단계 - 유 지

디톡스에 있어서 매우 중요한 단계이다. 생활습관을 조절하여 저항력이 강한 인체를 만들도록 한다. 건강 유지를 위한 식사로는 섬유질이 풍부한 과일과 야채, 현미 잡곡밥, 해물, 생선, 해조류 등을 들 수 있다. 운동을 하거나 요가, 명상 등 이완을 위한 노력, 건강보조식품의 섭취도 독소의 축적을 막는 좋은 방법이다.

8. 간질환의 증상

간질환은 만성간염에서 간경변증에 이르기까지 종류와 심한 정도가 다양하고, 증상도 전혀 없는 경우에서부터 심한 경우에 이르기까지 다양하다. 간질환의 증상을 열거해 보면 피로, 전신 쇠약감, 구역, 구토, 식욕 감퇴가 온다.

1) 체중 감소

식욕부진이나 병으로 인한 소모로 인해 근육이나 체지방이 감소하고, 체중이 감소할 수 있다. 그러나 몸이 붓거나 복수가 차서 체중이 늘어나는 경우도 있다.

2) 복통, 우상복부 동통

만성 간질환이 있을 때 우상복부가 은근히 불쾌하거나 통증이 올 수 있다. 소화가 잘 안 되고, 가스가 차서 통증이나 팽만감을 느낄 수도 있다.

3) 황 달

간이나 담도 질환이 있으면 몸의 대사산물인 빌리루빈이라는 물질이 제대로 배출되지 못하고 눈의 공막이나 피부에 침착하여 노란색을 띠게 된다. 이를 황달이라고 하는데, 공막이 피부보다 착색이 더 잘 되기 때문에 눈에 황달이 더 일찍 나타난다. 피부가 노랗게 보이더라도 눈의 흰자위가 노랗지 않다면 황달이 있는 것은 아니다.

4) 진한 오줌

몸에 축적된 빌리루빈은 일부 오줌으로 배출되기 때문에 오줌이 진한 색을 띠게 된다. 일부 환자들은 오줌색이 빨갛다고 표현한다.

5) 출혈성 경향

간질환이 있으면 간세포에서 혈액 응고인자들을 충분히 만들지 못하여 잇몸 출혈이나 코피가 잘 날 수 있다.

6) 복부팽만, 부종

간경변증 시 배에 복수가 차서 물주머니처럼 배가 불러오거나 몸이 붓는 증세가 나타날 수 있다.

7) 토혈, 혈변, 흑색변

간경변증 환자는 식도나 위에서 출혈을 할 수 있다. 많은 경우에 그것은 식도나 위에 정맥류가 형성되고, 여기서 피가 분출하기 때문이다. 간경변이 되면 혈류가 간을 통과하기 힘들어서 간을 경유하지 않는 다른 우회로를 통해 심장으로 돌아오게 된다. 그래서 평소에는 거의 보이지 않던 혈관들이 우회로로 이용되면서 굵어지게 되는데, 식도나 위에서 이렇게 비정상적으로 굵어진 혈관들을 정맥류라고 한다. 정맥류 출혈은 대출혈로서 생명이 위험할 수 있다.

간경변증 환자가 피를 토했다면 응급상황으로서 신속히 병원 응급실로 모시고 가야 한다. 식도, 위, 소장 등에서 출혈이 있게 되면 피를 토하거나 아니면 짜장과 같은 새까맣고 끈적거리는 대변을 보게 된다. 이것은 피가 위장관을 통과하면서 까맣게 변색이 되기 때문인데, 이를 흑색변이라고 한다.

8) 식도정맥류 분출하는 출혈

9) 성욕 감퇴나 성기능 장애

만성 간질환이 있으면 성호르몬의 균형이 깨져 고환 위축이나 발기부전, 무월경 등 성기능 장애가 올 수 있다. 또한 남자의 경우 유방이 부풀어 오르는 증상이 나타날 수 있다.

9. 간질환의 진단

피로하거나 우상복부가 결리고 불편하며, 업무상 술을 많이 먹는데 과로, 가족이나 친척 중에 만성 간질환 환자가 있어 간 기능 검사치가 비정상이고 지방간이 있다는 말을 들을 때, 간질환의 유무는 병력, 문진, 진찰 소견, 혈액검사, 간 초음파나 CT 검사 등 여러 가지를 종합하여 이루어진다. 어느 한 가지만 갖고 환자의 정확한 상태를 알 수는 없다. 환자를 직접 보고, 병력을 듣고, 만져보고 하는 것들이 병을 진단하고 상태를 파악하는 데 매우 중요하다. 전화 상담이나 인터넷 상담은 많은 도움을 줄 수는 있지만, 이러한 기본적인 병의 진단 과정을 대치할 수는 없다.

만성간염 시기에는 증상이 별로 없고, 신체 검진을 해 보아도 정상인 경우가 많다. 만성간염이 있는지, 있다면 얼마나 심한지를 가장 확실하고 정확하게 알 수 있는 방법은 간 조직검사이다. 그러나 간 조직검사를 일상적으로 시행하지는 않는데, 그 이유는 검사가 환자에게 다소 부담스럽고, 굳이 이렇게까지 하지 않더라도 혈액검사를 통해 대강의 상태를 알 수 있기 때문이다.

또한 현재의 간염 소견이 불변의 고정적인 것은 아니며, 검사 결과에 따라 환자에 대한 치료가 별로 달라지지 않는다는 점도 이유이다. 그러나 항바이러스제 치료와 같이 특별한 치료를 고려한다거나 진단이 미심쩍은 경우, 병역 판정과 같이 객관적인 근거가 필요한 경우에는 조직검사를 시행한다.

혈액검사로는 간 기능검사와 간염바이러스에 대한 혈청학적 표지자 검사가 중요하다. 간 기능검사 중 AST, ALT(종래의 GOT, GPT)는 간염이 있을 때 손상된 간세포에서 유출되는 효소로서 간염의 정도를 어느 정도 짐작하게 해 준다. 일반인들이 간수치 또는 간염수치 등으로 부르는 것이 바로 이것이다. 정상은 대개 40까지이며, AST보다 ALT가 간질환을 더 정확히 반영한다. 이 검사는 간염의 정도를 아주 정확히 반영하는 검사는 아니기 때문에 10～20 정도의 사소한 수치 변동에 너무 예민하게 반응하실 필요는 없고, 전반적인 추세를 보는 것이 중요하다.

간염바이러스에 대한 혈청학적 표지자 검사는 피검사를 통하여 B형 또는 C형 간염바이러스에 감염되어 있는지를 확인하는 검사이다. B형 간염 표면항원(HBsAg 또는

s항원)이 양성인 사람은 B형 간염바이러스에 감염되어 있는 것이다. C형 간염바이러스에 대한 항체검사(anti-HCV 또는 HCV Ab 또는 HCV 항체검사)가 양성인 사람은 C형 간염바이러스에 감염되어 있을 가능성이 매우 높다. 대개 HBsAg나 anti-HCV 중 어느 하나가 양성이고, 간 기능 검사 상 ALT치의 상승이 있으면 임상적으로 만성간염이라는 진단을 붙이는 데 별 무리가 없다.

우리나라 만성간염 환자의 75% 정도가 B형 또는 C형 간염바이러스에 의한 것이기 때문에 이들 두 검사가 음성이라면 ALT치가 올라가 있다 하더라도 확률적으로 만성간염을 갖고 있을 가능성은 적어진다. 그리고 지나친 과음을 하지 않았고, 가족력이나 과거력상 간질환의 병력이 없고, 간염바이러스에 감염될 만한 위험 요인이 없다면 만성간염의 가능성은 더욱 적어진다. 대개 이러한 사람들은 지방간인 경우가 많고, 지방간만 있는 경우는 간경변증이나 간암 등으로 진행하지 않으므로 크게 걱정할 필요가 없다.

만성간염 환자에서 간 초음파검사 소견은 정상에 비해 큰 차이가 없는 경우가 많다. 병이 오래 경과하면 간의 초음파 소견이 정상처럼 곱지 않고 거칠게 보이기도 한다. 만성 간질환 환자에서 초음파검사를 시행하는 가장 중요한 이유는 혹시 생길지도 모르는 간암을 조기에 잡아내기 위한 것이며, 간경변증이 와 있는 상태라면 그 필요성은 더욱 커진다.

간경변증은 진찰 소견이 다양하다. 간경변증은 간의 염증이 오래 지속된 결과 간의 표면이 우둘두둘해지는 것을 말한다. 그러나 임상적으로는 범위가 넓어서 외관상 정상인과 별 차이가 없고, 멀쩡한 분에서부터 병색이 완연하고 수척하고 복수가 차 있는 분에 이르기까지 다양하다. 간경변증은 있으나 합병증을 동반하지 않고, 임상적으로 괜찮은 전자와 같은 상태를 대상성 간경변증이라 하고, 각종 합병증을 동반하는 후자와 같은 진행된 상태의 간경변증을 비대상성 간경변증이라 한다. 간경변증에 대한 가장 확실한 검사는 복강경검사나 간 조직검사이다.

복강경검사는 배에 조그만 구멍을 내고 내시경을 넣어서 간을 직접 관찰하는 검사로서 간의 표면이 우둘두둘한 경변의 소견을 보이면 그것으로 진단을 내릴 수 있다. 또는 조직검사에서 간 섬유화 등의 소견이 관찰되면 진단을 내릴 수 있다. 그러나 이런 검사들은 환자에게 다소 부담스럽고, 진찰 소견 및 혈액검사, 초음파나 CT 소견 등을 종합하면 대개 진단이 내려진다.

간경변증에서는 ALT치, 즉 간염 수치는 그리 높지 않고, 대개 정상이거나 정상의 2배 이내인 경우가 많다. 대상성 간경변증의 경우는 기능을 하는 간세포가 그런대로 충분하기 때문에 알부민, 빌리루빈 등은 정상에서 크게 벗어나지 않는다. 그러나 비대상성 간경변증의 경우는 그렇지 않기 때문에 알부민이 감소하거나 빌리루빈이 증가하는 소견을 보일 수 있다.

간경변증 또는 진행된 상태의 만성 간질환이 있으신 분들에서는 기능을 하는 간세포가 어느 정도나 남아 있느냐가 중요하며, 알부민이나 빌리루빈은 이를 대략적으로 짐작하게 해 주는 지표이다. 또한 간세포에서는 혈액 응고인자들을 만들어 내는데 기능을 하는 간세포가 충분치 않으면 이것들이 충분히 만들어지지 않아서 혈액응고가 지연될 수 있다.

프로트롬빈 시간(prothrombin time, PT)이라는 검사는 혈액응고시간을 직접 측정하는 검사이고, 역시 잔여 간 기능을 평가하는 지표 중의 하나이다. 간경변이 되면 비장이 커지고, 커진 비장 내에 혈소판이 많이 갇혀 있어 일반 혈액검사 상 혈소판 수치가 낮게 나오게 된다. 원인 모르게 혈소판이 저하되어 있다면 간경변증의 가능성을 의심해 보아야 한다. 만성간염에서와 같이 간염바이러스에 대한 혈청학적 표지자 검사도 중요하다.

우리나라 간경변증의 60% 가량이 B형 간염바이러스에 기인하고, 20% 가량이 C형 간염바이러스에 기인한다. 따라서 B형이나 C형 간염바이러스 표지자가 양성이라면 만성 간질환을 갖고 있을 가능성이 높고, 여기에 간경변증을 시사하는 다른 소견들이 있다면 임상적으로 간경변증이라는 진단을 붙이는 데 크게 무리가 없다. 우리나라에서 간암 환자는 적어도 60%가 간경변증을 동반하고 있고, 80% 이상에서 만성 간질환을 갖고 있기 때문에 간암 환자의 일반적인 검사 소견은 기저 간질환의 소견을 보이게 된다.

10. 간질환의 병력 청취

1) 가족력

B형 간염의 경우 어머니에서 자식으로 전염되는 수직감염이 많고, 긴밀한 접촉을 하는 관계에서 전염의 위험이 높다. 어떤 집안에 간 환자들이 몰려 있는 것을 보고 만성간염이 유전되는 것이 아닌가 하고 문의하는 경우가 있는데, 실제로는 유전되는 것이 아니라 가까이 생활하기 때문에 전염의 위험이 높은 것이다.

술을 얼마나 많이 마시는지, 얼마나 자주, 얼마나 오랫동안 마셔왔는지, 이는 알코올성 간질환이 있을 가능성을 파악하기 위함이며, 다른 원인에 의한 만성간염을 갖고 있는 경우에 과음을 하면 병을 더욱 악화시킬 수 있다.

2) 수혈이나 수술로 감염

침을 맞거나 문신을 새기거나 마약 주사를 맞은 일이 있는지, 귀를 뚫지 않았는지, 직업이 무엇인지, B형이나 C형 간염은 모두 오염된 혈액에 의해 전염되기 쉽다. 상기 위험 요인들은 오염된 혈액에 의한 전파를 가능하게 한다. 직업 중에는 간염바이러스의 전염 위험이 큰 것들이 있다.

3) 한약, 양약, 녹즙, 민간요법 불확실한 것 자제

간은 약제에 의한 손상을 받는 일이 적지 않다. 간은 각종 약물이 대사되는 장소이기 때문에 대사 과정에서 예기치 않은 간독이 생겨나서 손상을 받을 수 있다. 특히 술을 많이 드시는 분은 진통해열제인 '타일레놀'에 의한 간 손상이 더 잘 나타날 수 있다. 보통 한약이나 민간요법에는 성분 미상의 약초가 많이 포함되는데, 여기에는 간에 해로운 성분들이 들어 있을 수 있다.

이런 약제들을 복용하고 누구에게나 간 손상이 나타나는 것은 아니나 간혹 심한 부작용을 겪는 사람들이 있으므로 간질환이 있는 분들은 이런 것들을 피하는 것이 상책이다.

11. 간기능 검사

간이 갖고 있는 기능은 다양하기 때문에 간기능 검사란 이들 각각의 기능을 평가하는 검사들을 총칭하는 것이어야 한다. 그러나 좁은 의미로는 간 기능과 관련된 일반 화학검사를 가리킨다. 흔히 말하는 간기능 검사라 함은 혈액검사로서 혈중 콜레스테롤, 단백질, 알부민, 빌리루빈, 알칼리성 포스파타제, AST, ALT(종래의 GOT, GPT) 등을 일괄하여 측정하는 것이다.

1) AST, ALT

AST 및 ALT는 간세포 안에 들어있는 효소로서 간세포가 파괴되거나 손상을 받으면 유출되어 혈중 농도가 증가하게 된다. 급성이나 만성간염 시 이들 수치가 올라간다. 따라서 간염의 정도를 대략적으로 알려주는 검사로서 일반인들이 흔히 '간수치' 또는 '간염수치'라고 부르는 것이다.

정상은 대개 40까지이며, ALT가 AST보다 더 정확히 간질환을 반영한다. 이 검사는 간염의 정도를 아주 정확히 반영하는 검사는 아니기 때문에 만성간염에서 10～20 정도의 사소한 수치 변동에 대해 너무 예민하게 반응하실 필요는 없다. 중요한 것은 질병 경과 중의 전반적인 추세를 보는 것이다.

간경변증이 되면 AST, ALT치는 오히려 정상이거나 정상에 가까운 경우가 많다. 따라서 다른 요인을 고려함이 없이 단지 AST, ALT치가 정상에 가깝다고 간질환에 대해 안심할 수는 없다.

2) 빌리루빈

황달을 반영하는 검사치이다. 간은 담즙을 만들어 배출한다. 따라서 기능을 하는 간세포의 수가 충분치 않으면 간의 담즙 배설 기능에 장애가 와서 혈중 빌리루빈이 증가하게 된다. 만성간염이 심하거나 진행된 간경변증이 있을 때 이러한 소견을 볼 수 있다. 간경변증 환자에서 황달의 정도는 잔여 간 기능의 정도를 시사하는 지표 중의 하나이다.

3) 알부민

알부민은 혈청 단백질의 50～60%를 차지하며, 간에서 만들어진다. 알부민은 간에서 만들어지는 단백질의 1/4을 차지할 정도로 간에서 생산되는 주요 단백질이다. 따라서 기능을 하는 간세포의 수가 충분치 않으면 알부민이 충분히 만들어지지 못하여 혈청 알부민이 낮아진다. 따라서 혈청 알부민 농도 역시 잔여 간 기능의 정도를 시사하는 지표 중의 하나이다. 알부민 치가 낮으면 몸이 붓는 증상이 나타날 수 있다.

4) 알칼리성 포스파타제(Alkaline phosphatase, AP)

만성간염이나 간경변증에서도 올라갈 수 있으나 만들어진 담즙이 간세포에서 잘 배출되지 못하거나 담도가 막혔을 때 현저히 증가한다. 간에 종양이 생겼을 때도 올라갈 수 있다. 간 이외의 질환 중에서는 골질환이 있을 때 올라갈 수 있다.

5) 감마-GT(γ-GT, GGT)

알칼리성 포스파타제와 임상적인 의미는 비슷하다. '알칼리성 포스파타제'가 증가하였을 때 이것이 간질환 때문인지 또는 간 이외의 질환 때문인지를 감별할 때 GGT가 도움이 된다. GGT가 동반 상승되어 있으면 '알칼리성 포스파타제'의 상승은 간질환 때문일 가능성이 높다. 또 술을 많이 마시는 경우에도 GGT가 상승한다. 따라서 술을 절제하는지 또는 계속 많이 마시고 있는지를 볼 때 GGT가 도움이 된다.

6) 프로트롬빈 시간(prothrombin time, PT)

간세포에서는 혈액 응고인자들을 만들어 내는데 기능을 하는 간세포가 충분치 않으면 이것들이 충분히 만들어지지 않아서 혈액응고가 지연될 수 있다. 프로트롬빈 시간(prothrombin time, PT)은 혈액 응고시간을 직접 측정하는 검사이고, 잔여 간 기능을 평가하는 지표 중의 하나이다.

7) 간염바이러스의 표지자

우리나라 만성 간질환의 80% 정도는 B형 또는 C형 간염바이러스 감염에 의한 것이다. 간염바이러스에 감염되어 있는지의 여부는 혈액검사를 해보면 쉽게 알 수 있다. 이들 검사는 간염바이러스의 감염상태를 알려주기 때문에 표지자라고 한다. B형 간염바이러스 감염자는 B형 간염바이러스에 대한 표지자 검사가 양성이고, C형 간염바이러스 감염자는 C형 간염바이러스에 대한 표지자 검사가 양성이다.

8) B형 간염바이러스의 표지자

B형 간염 표면항원(hepatitis B surface antigen, HBsAg) B형 간염바이러스의 껍데기 성분으로서, 피검사에서 이것이 양성이면 B형 간염바이러스에 감염되어 있음을 의미한다.

9) B형 간염 표면항체(HBsAb)

표면항원에 대하여 우리 몸에서 만들어지는 항체로서, 피검사에서 이것이 양성이면 B형 간염바이러스에 대한 면역을 갖고 있음을 의미한다. 표면항원이 양성인 사람, 즉 이미 B형 간염바이러스에 감염되어 있는 사람은 표면항체가 음성으로 나타난다.

10) B형 간염바이러스의 전자현미경 사진

B형 간염 핵항원(hepatitis B core antigen, HBcAg)은 B형 간염바이러스의 알맹이 성분이다. 피검사에서는 검출되지 않고 간 조직에서만 검출될 수 있다. 일상적으로 시행하는 검사는 아니다.

11) B형 간염 핵항체(HBcAb, IgG)

B형 간염 핵항원에 대해서 우리 몸이 만들어내는 항체이다. 피검사에서 이것이 양성이면 우리 몸이 B형 간염바이러스에 노출된 적이 있음을 의미한다. 따라서 현재 B형 간염바이러스에 감염되어 있거나 또는 과거에 몸에 들어왔다는 흔적만 남기고 사라졌을 가능성을 시사한다.

12) B형 간염 e항원(HBeAg)

B형 간염 e항원은 B형 간염바이러스의 증식과정 중에 만들어지는 물질이다. 따라

서 표면항원이 양성인 경우에만 즉, 현재 B형 간염바이러스에 감염되어 있는 상태에서만 양성으로 나타날 수 있다. 피검사에서 이것이 양성이면 바이러스의 혈중 농도가 높고, 바이러스 증식이 활발하며, 전염력도 강하다는 것을 의미한다. B형 간염에 대한 항바이러스 치료를 할 경우에 e항원이 없어지는 것이 치료 반응을 보는 중요한 지표이다.

13) B형 간염 e항체(HBeAb)

e항원에 대해 우리 몸이 만들어 내는 항체이다. e항원의 소실은 대개 e항체의 생성을 동반한다. 따라서 e항원이 음성이고 e항체가 양성이면 B형 간염바이러스의 증식은 낮은 수준에 머물러 있다는 것을 의미한다.

14) B형 간염바이러스 DNA(HBV DNA)

DNA는 B형 간염바이러스 유전자를 구성하는 물질이다. 따라서 피검사에서 이것이 양성이라는 것은 현재 B형 간염바이러스에 감염되어 있다는 것이고, 그 농도가 높으면 바이러스 증식이 활발하다는 것을 의미한다. 임상적으로는 e항원과 더불어 항바이러스 치료의 반응을 보는 용도로 많이 쓴다.

15) B형 간염바이러스

DNA 중합효소 연쇄반응법(hepatitis B viral DNA polymerase chain reaction, HBV DNA PCR) 중합효소 연쇄반응법(PCR)이란 유전물질인 DNA를 수백 만 배로 증폭함으로써 미량의 DNA를 검출하는 방법이다. 따라서 검사의 예민함은 다른 검사의 추종을 불허하며, 검체 내에 들어 있는 한두 마리의 바이러스조차도 찾아낼 수 있을 정도이다.

그러나 검사가 너무 예민하여 주의하지 않으면 가짜 양성(위양성) 결과가 나올 수 있다. 임상적으로는 항바이러스제 치료 후에 반응을 보는 지표로 사용하거나, B형 간염 표면항원이 음성인 환자에서 B형 간염바이러스에 감염되어 있음을 확인하는 정밀 검사로 사용한다.

16) C형 간염바이러스의 표지자

C형 간염바이러스 항체검사(anti-HCV antibody, HCV Ab) C형 간염바이러스에 감염되면 C형 간염바이러스 구성 물질에 대한 항체가 몸에 형성된다. 피 속에 이러한 항체가 형성되어 있다는 것은 현재 몸속에 C형 간염바이러스가 들어와 있거나 과거에 들어 온 적이 있다는 것을 의미한다.

간기능 검사나 진찰 소견 상 만성간질환이 의심되는 상황에서 anti-HCV가 양성이면 그 사람은 현재 만성 C형 간질환을 갖고 있을 가능성이 매우 높다. 그러나 정상인에서는 anti-HCV가 양성일 경우라도 가짜 양성(위양성)이 적지 않다(40~50% 정도). 이 경우 현재 C형 간염바이러스에 감염되어 있는지 확실히 알려면 C형 간염바이러스 자체를 직접 검출해야 하고, 그 방법은 나중에 언급할 HCV RT-PCR 검사이다.

17) RIBA 검사(Recombinant immunoblot assay)

anti-HCV 항체 검사는 가짜 양성의 결과가 나타날 수 있다. 이 경우 검사 결과가 진짜인지 가짜인지 신빙도를 높이기 위해서 추가로 시행하는 검사가 RIBA 검사이다.

18) C형 간염바이러스 RNA 역전사 중합효소 연쇄반응법 (HCV RNA RT-PCR)

이름이 길어서 복잡해 보이나 원리는 그리 복잡하지 않다. C형 간염바이러스의 유전자는 RNA라는 물질로 되어 있다. RNA에 바로 중합효소 연쇄반응법을 적용할 수는 없고 역전사(reverse trans-crition)라는 과정을 거쳐 DNA로 바꿔 준 후에 중합효소 연쇄반응법(PCR)을 시행할 수 있다.

따라서 HCV RNA RT-PCR이란 미량의 C형 간염바이러스를 검출해 내는 방법으로서 이 검사가 양성이면 현재 몸속에 C형 간염바이러스가 증식하고 있음을 의미한다. 임상적으로는 C형 간염바이러스 감염을 확실하게 확인하거나 항바이러스제 치료 후 치료 반응을 평가하는 수단으로 사용한다.

12. 간 기능 검사란?

간이 우리 몸에서 하는 역할은 여러 가지가 있다. 음식이나 약으로 섭취하거나 몸에서 생긴 여러 가지 물질을 분해하고 처리하여 몸 밖으로 내보내기도 하고, 몸에서 필요한 여러 가지 물질을 만들기도 한다. 그러므로 간 기능이 좋지 않아 제대로 처리하지 못하여 피 속에 축적되어 있는 물질(빌리루빈)과 간에서 만들어내는 물질(이것도 간 기능이 좋지 않으면 감소하게 된다. 대표적인 것이 알부민이다)의 농도를 측정하여 간의 상태를 짐작하는 것이다.

그리고 간세포가 파괴되면서 혈액 속에 들어가는 여러 물질들(GOT, GPT, Alkaline Phosphatase 등)이 있다. 이런 물질을 측정하여 간세포가 파괴되고, 따라서 기능이 나빠지는 정도를 짐작할 수도 있다. 간의 기능이 좋지 않으면 간에서 만들어 내는 물질의 농도는 감소하고, 간에서 처리하는 물질의 농도는 증가하며, 간세포가 파괴되며 나오는 물질의 농도도 증가하는 것이다.

1) GOT, GPT 측정법

간질환을 앓는 사람이 많고, 신체검사에 간 기능 검사가 끼어 있어 GOT, GPT이란 말을 많이 듣는다. GOT, GPT가 무엇이길래 간 기능이 나빠질 때 올라가는 것일까? GOT와 GPT는 세포 안에 들어 있는 효소의 이름이다. GPT는 주로 간에 들어 있고, GOT는 간 이외에도 여러 장기에 들어 있는데 심장, 신장, 뇌, 근육 등이 그러한 곳이다.

세포가 파괴되면 세포에서 GOT, GPT가 나와 피 속에 돌아다니게 된다. 아무런 이상이 없는 사람도 수명을 다한 세포는 죽고 새로운 세포가 만들어지므로 핏속에 소량의 GOT, GPT가 있다. 그런데 간에 염증이 생기거나 다른 이유로 간세포가 많이 파괴되면 피 속에 GOT, GPT가 올라가게 된다. 그러다가 간세포가 더 이상 파괴되지 않으면 다시 정상으로 돌아가게 되는 것이다.

그러므로 엄밀히 말한다면, 간세포가 정상의 경우보다 더 많이 파괴되고 있으면 SGOT, SGPT가 올라가고, 파괴되는 세포의 양이 많을수록 그 수치는 높아지는 것이다. 그런데 간세포가 많이 파괴되는 경우에는 간 기능이 나쁘므로 SGOT, SGPT가 높으면 간 기능이 나쁘다고 한다.

2) SGPT는 간 기능이 좋아질 때, SGOT는 간 기능이 나빠질 때 수치

SGPT는 간 기능이 좋아질 때 수치가 올라가고, SGOT는 간 기능이 나빠질 때 수치가 올라간다. 그런데 사실은 대부분의 경우 간 기능이 나빠질 때 SGOT와 SGPT가 올라가고, 간 기능이 좋아질 때 SGOT와 SGPT가 내려간다. 간 기능이 아주 나쁜 분들 중에는 간 기능이 더 나빠져도 SGOT나 SGPT 수치가 더 이상 올라가지 않고 정상으로 있는 경우가 있기 때문이다.

GOT와 GPT는 세포 안에 들어 있는 효소의 이름이다. GPT는 주로 간에 들어 있고, GOT는 간 이외에도 여러 장기에 들어 있는데 심장, 신장, 뇌, 근육 등이 그러한 곳이다. 그러니까 간에 염증이 생기거나 해서 간세포가 파괴되면 간세포에서 GOT, GPT가 나와 핏속에 돌아다니게 된다. 그래서 핏속의 SGOT, SGPT가 많아지게 된다. 그러다가 간세포 파괴가 멈추면 다시 정상으로 돌아가게 되는 것이다.

3) 감마 GTP가 올라가는 경우

감마 지티피(γ-GTP ; 감마 글루타밀 트랜스펩티데이즈)는 간에 병이 있을 때 아주 흔히 증가하는 효소이다. 간에 병이 있을 때 감마 GTP는 아주 예민하게 변해서 간에 병이 있는 사람의 90% 정도에서 증가하는 것을 볼 수 있다. 모든 검사가 장점과 함께 단점도 있듯이 감마 GTP가 간에 병이 있을 때 아주 예민하게 증가하지만, 간에 병이 없을 때에도 올라가는 경우가 많이 있다. 그 중에 흔히 볼 수 있는 것이 술이다.

술은 몸 안의 감마 GTP의 양을 늘린다. 그러므로 술을 마시는 사람은 간에 이상이 없어도 감마 GTP가 올라갈 수 있다. 만약 술을 마셔서 감마 GTP가 올라간 것이라면 술을 마시지 않으면 감마 GTP는 내려가고, 내려간 감마 GTP는 다시 술을 마시면 올라가게 된다. 그밖에도 몇 가지 약, 갑상선 기능항진증, 신부전증, 췌장염, 당뇨병, 전립선 암, 비만, 류마티스성 관절염이 원인이 되어 감마 GTP가 올라갈 수 있다.

4) 신체검사에서 총 단백이 높은 경우

혈액검사에서 총 단백이 높은 것이 꼭 비정상이라고 할 수는 없다. 총 단백의 아래쪽에 보시면 알부민과 글로불린이 있는데, 이 중에서 알부민 치가 낮거나 글로불린 치가 높은 경우에는 비정상이지만, 그렇지 않으면 이상이 없다고 볼 수 있다.

5) 술도 안 마시는데 알코올성 간질환

전혀 술을 마시지 않는데 신체검사에서 알코올성 간질환이라고 결과가 나온 분들이 있다. 이런 것은 검사결과를 해석하는 과정에서 오류가 생긴 것이다. 환자에 대한 병력검사와 진찰을 하지 않고 검사수치만 해석하는 데서 생긴 것으로 보인다. 대개는 감마 GTP가 높아진 경우에 이런 결과가 나오는데, 감마 GTP는 알코올성 간질환 때만 증가하는 것은 아니다.

어떤 원인이든지 간기능장애가 있을 때에는 감마 GTP가 증가한다. 단지 알코올성 간질환 때 다른 수치(SGOT, SGPT)보다 더 많이 올라가는 경향이 있을 뿐이다. 그리고 간질환이 없더라도 다른 이유로 감마 GTP가 증가하는 경우가 종종 있다. 그러므로 감마 GTP가 증가했다고 해서 알코올성 간질환이라고 단정할 수는 없다.

6) B형 간염 항원 양성 또는 B형 간염 양성

신체검사나 건강검진에서 말하는 항원은 대개 B형 간염바이러스 표면항원이다. 그리고 양성이라는 것은 그것이 피 속에 있다는 것이다. 그러니까 항원양성이라는 말은 B형 간염바이러스 표면항원이 피(몸) 안에 있다는 것이다. 이것은 B형 간염바이러스가 몸 안에 있다는 것과 같은 말이다. 그렇지만 B형 간염바이러스가 몸 안에 있다고 해서 모두 B형 간염에 걸린 것은 아니다.

B형 간염바이러스가 몸 안에 있으면서도 간에 염증을 일으키지 않는 경우도 있으니까 이런 상태를 B형 간염바이러스 보균자라고 한다. 물론 B형 간염바이러스가 몸 안에 있으면서 간에 염증을 일으킨 경우를 B형 간염이라고 한다. 그러면 B형 간염과 B형 간염바이러스 보균자를 어떻게 구분할 수 있을까. 검사결과 중에서 간 기능 검사란을 보아서 그곳에 이상이 있으면 B형 간염일 가능성이 높고, 그곳에 이상이 없으면 B형 간염바이러스 보균자일 가능성이 높다. 여기서 가능성이 높다는 것은 때로는 그러지 않는 경우도 있기 때문이다.

13. 간질환 예방습관

1) 급성 A형 간염 예방

급성 A형 간염에는 특별한 치료법이 없다. 안정과 휴식, 그리고 증상에 따른 대증요법으로 대부분의 환자는 1～2주 정도 지나면 상태가 호전되고, 1～2개월 후에는 간 기능도 정상으로 회복된다. 다른 질환과 마찬가지로 예방이 무엇보다 중요한데, 바이러스가 입을 통해 인체로 들어오기 때문에 항상 손을 깨끗이 씻어야 한다. A형 간염바이러스는 끓는 물에서 죽기 때문에 끓이거나 정수처리 된 물을 마시는 게 좋다. 만성 B형 혹은 C형 간염 환자들은 A형 예방접종의 대상이 된다.

2) 간경화 예방을 위한 생활습관

간경화 위험인자를 제거해야 이를 예방할 수 있다. 간경화 발생의 원인이 되는 인자는 만성 B형 간염, 만성 C형 간염, 과도한 음주 등으로, 특히 고위험군에 있는 사람에게서 문맥 고혈압의 징후가 있을 경우 간경화를 진단할 수 있다. 그러므로 특히 고위험군일수록 B형 간염예방 백신을 접종하고, C형 간염은 백신이 개발되어 있지 않은 만큼 감염되지 않도록 각별히 주의해야 하며 과도한 음주를 피하는 게 좋다. 간경화 자체가 간암의 고위험 인자이므로 간경변증이 진단되면 간암에 대한 정기검진을 받아야 한다.

3) 간암 예방을 위한 생활습관

간암 예방을 위해 간염바이러스 감염 예방에 주의를 기울이는 한편 만성 간질환 환자들은 정기검진을 소홀히 해서는 안 된다. 간은 자각증세가 늦게 나타나 증상이 나타난 후 병원을 찾는 경우 완치시기를 놓칠 수도 있기 때문이다. 만성 간질환을 앓고 있는 환자는 자각증세가 없다손 치더라도 건강검진을 통해 자기 간의 건강상태를 정확하게 알고 적절하게 대처하는 게 현명하다.

14. 간질환 종류

복강 내 우상부에 위치하는 간은 무게가 1,200～1,600 g으로 인체에서 가장 큰 장기이다. 해부학적으로 간은 좌엽과 우엽으로 구분되며, 좌엽의 크기는 우엽의 1/6 정도이다. 1998년도 국민건강・영양조사에 의하면 본인이 인지한 만성간염, 간경화의 유병률은 인구 1,000명당 17.04명(남자 24.26명, 여자 10.14명)이며, 의사진단 만성간염, 간경화의 유병률은 인구 1,000명당 6.39명(남자 9.19명, 여자 3.71명)으로 여자보다 남자에서 높게 나타났다. 간질환 종류별 숙주는 다음과 같다.

1) 지방간

간장에는 5% 정도의 지방질이 존재한다. 주로 포스포리피드 및 중성지방이다. 그런데 간에 지방이 5% 이상이 쌓이면 이러한 상태를 지방간이라고 한다. 지방간은 간에 지방이 쌓여있는 상태로 지방이 썩어 간세포를 파괴하는 것으로 과도한 알코올 섭취, 비만, 당뇨병이 대표적 원인이다. 또한 지방을 직접적으로 섭취하지 않더라도 쌀, 밀가루음식, 당분 등에서 섭취한 열량원이 쓰이지 않고 남게 되면 지방으로 바뀌어 간에 저장되고, 간이 지방을 제대로 활용하지 못할 때 간에 지방이 축적되면 지방간의 원인이 된다.

2) 간 염

우리나라 간질환의 주원인은 바이러스이다. 유럽에서는 술을 과음하는 것이 간질환의 중요한 원인이 되지만, 우리나라에서는 80% 이상이 간염바이러스에 의해 발병된다. 바이러스는 살아있는 생물이 아니라 증식할 수 있는 단백질로 세균은 적당한 영양분과 온도, 습도와 같은 조건이 구비되면 스스로 증식을 할 수 있으나 바이러스는 반드시 생물의 세포 속에서만이 증식할 수 있다.

간염바이러스의 종류에는 A, B, C, D, E, F, G 형이 있다. 현재까지 발견된 바이러스는 7가지이며 A, E, F는 음식물이나 식수를 통해서 B, C, G는 혈액 또는 체액을 통해서 감염된다.

3) A형 급성간염

A형 급성간염은 유행성 질병이며 A형 간염바이러스는 A형 간염 환자의 간세포에서 만들어져 담즙과 같이 장 내로 나와 대변과 함께 배설된다. 전염은 이런 배설물에 식수 또는 음식물이 오염된 후 여러 경로를 거쳐 사람들의 입으로 들어가 감염되거나

또는 어패류나 하수에 의해서도 전염될 수 있다.

4) B형 급성간염

B형 급성간염은 B형 간염바이러스에 감염되어 발병한다. 이는 음식물 등에 의해서는 절대로 전염되지 않고 주로 환자의 피에 의해 전염이 된다. 1만분의 1 ml 정도의 적은 양의 환자 혈청으로도 충분히 전염되므로 모기, 이, 벼룩에 의한 전염도 가능하다. 또한 이발소에서 일회용 면도기를 사용치 않을 경우나 가족 중 B형 간염환자가 있을 때 면도기나 칫솔을 공동으로 사용하는 경우는 전염 위험이 있다.

B형 간염은 혈액뿐만 아니라 타액, 소변, 담즙, 복수, 질 분비물, 정액, 모유 등 체액을 통해서도 전염될 수 있으므로 상처 난 부분이 환자의 입과 접촉한다든지 여성환자가 아기에게 젖을 먹인다든지 또는 이성과의 성교에 의해서도 전염될 수 있다.

5) C형 급성간염

C형 간염은 A형도 B형도 아닌 간염 중에 주로 수혈에 의해 또는 혈액으로 만든 제품이다. 예를 들면 혈우병 치료제와 같은 것을 주사 맞은 후에 발병한다. C형 간염의 특이점은 B형의 경우 항체가 생기면 항원이 소멸되고 간염이 완치되는 것을 뜻하는데 반해 C형은 항체가 생기면 간염이 진행되고 있다는 사실을 의미한다.

또한 B형 급성간염은 약 5～10%만 만성간염으로 이행하는데, C형은 최근의 조사에 의하면 80% 이상이 만성 간염으로 되고, 그 후 간경화, 간암 등으로 진행되어 간다. 이것이 C형 간염의 무서운 점이다.

6) B형 만성간염

B형 급성간염 환자의 5～10%는 완치되지 않고 만성 간염이 된다. 만성감염이란 간염이 6개월 이상 지속되며, 즉 GOT, GPT 값이 6개월 이상 높게 지속되며, HBsAg와 HBeAg가 양성이고, 이에 대한 항체(HBsAb, HBeAb)가 음성인 경우를 B형 만성간염이라고 한다. 이때 HBeAg가 음성인 경우도 있다. 다시 말해서 HBsAg가 존재하는 것만 가지고도 B형 만성간염의 진단을 내릴 수 있다.

활동성과 비활동성 여부는 정확히 조직검사로 해야 하지만, 일반적인 증상에 따라 분류할 수도 있다. 활동성인 경우는 자주 피로감을 느끼고 오른쪽 상복부가 무겁고 뻐근하며, 오른쪽 등에 통증 또는 압박감을 느끼고, 식사 후 포만감을 자주 느낀다. 반면 비활동성인 경우는 환자 자신을 병자가 아니고 아주 건강하다고 생각할 정도로 자각증상이 가볍다.

7) C형 만성간염

B형보다 무서운 C형 간염. B형 급성간염에 걸리면 10명 중 9명은 완치되고, 1명은 만성감염이 된다. 그러나 C형 급성간염은 10명 중 8~9명이 만성간염으로 되고, 1~2명밖에 완치되지 않는다. 더 큰 문제는 C형 바이러스에 감염됐을 때 대부분의 경우 뚜렷한 간염 증상 없이 급성간염이 아주 가볍게 경과하고, 약 30%의 환자에게서만 감기몸살 같은 급성간염의 전구기 증상과 함께 황달이 나타난다는 점이다. 그러므로 70% 환자들은 모르는 사이에 C형 급성간염을 치르게 되는데 이것이 문제인 것이다.

8) 간경변

바이러스성 만성간염이나 지방간이 진행되어 간이 계속 파괴되면 간이 섬유화 되어 쪼그라들고 딱딱해져서 피가 통하지도 않고, 간의 모든 기능이 거의 정지되는데 이를 간경변이라고 한다. 알코올 과다나 치료되지 않은 지방간, 간염이 주원인이다.

9) 간 암

간은 각종 종양이 호발하는 장소이다. 간에 생기는 종양은 양성종양과 악성종양(암)으로 나눌 수 있다. 간에서 발견되는 암 중 간 자체에서 생겨난 것을 원발성 간암이라 하고, 다른 장기에서 발생하여 간으로 전이된 것을 간 전이암이라고 한다. 간에는 원발암도 잘 생기고, 전이암도 잘 생긴다.

위장관에서 나오는 혈류는 일단 문맥을 통하여 간을 거치게 된다. 그래서 그런지 위암, 대장암, 췌장암 등 각종 소화기 암들이 간에 전이를 잘 한다. 간 자체에서 생겨난 원발성 간암 중 흔한 것은 간세포암(hepato-cellular carcinoma, HCC)과 담관암종(cholangiocarcinoma, CC)이다. 간세포암은 간세포에서 유래한 것이며, 담관암종은 담관세포에서 유래한 것이다.

우리가 흔히 보는 만성 간질환 환자에서 잘 생기는 간암은 간세포암이며, 담관암종은 만성 간질환과는 관련이 없다. 간세포암이 담관암종에 비해 훨씬 많으며, 일반적으로 간암이라고 하는 것은 간세포암을 의미한다. 여기서 앞으로 간암이라고 하는 것은 실제로는 간세포암을 지칭하는 것이다.

간에는 암이 아닌 양성종양도 드물지 않다. 그 중에 대표적인 것이 혈관종이다. 혈관종은 빈도가 적지 않고, 크기도 다양하여 큰 것은 10 cm가 넘는다. 혈관종은 대부분 평생 아무 일 없이 지나간다. 그러나 간암으로 오인되어 환자를 깜짝 놀라게 하며, 특징적인 소견이 있어 대부분 감별이 되지만 간혹 감별이 안 되어 수술하게 되는 경우도 있다.

우리나라는 간암 왕국이다. 간암은 거의 대부분 만성 간질환이라는 배경에서 생겨난다. 수술로 떼어낸 간암의 주변 조직에는 대부분(60~80%) 간경변증이 동반되어 있다. 우리나라에 간암 환자가 그렇게 많지만, 만성 간질환을 갖고 있지 않다면 간암에 대해서는 별로 걱정을 안 해도 된다.

우리나라에 간암이 많은 이유는 우리나라가 세계적인 B형 간염바이러스 만연 지역이기 때문이다. 한국인 간암의 70%는 B형 간염바이러스 감염에 기인한다. C형 간염바이러스에 의한 것이 13% 정도, 기타가 18% 정도를 차지한다. 세계적으로 간암이 많이 발생하는 곳은 사하라 사막 이남의 아프리카, 동아시아(한국, 중국, 일본), 태국 일부 지역이다. 서울 지역 통계에 의하면 암 환자 중에서 간암이 차지하는 순위는 남자에서는 위암에 이어 2위이고, 여자에서는 위, 자궁경부, 유방, 대장, 직장암에 이어 5위를 차지한다. 간암은 6 : 1 정도로 남자에 더 많은 경향이 있다.

간암은 대개 중년 이후에 많이 발생한다. B형 만성 간질환이 있으신 환자에서는 간암이 50세경에 피크(peak)를 보이고, C형 만성간질환이 있는 환자에서는 60세 이후에 피크를 보인다. 따라서 만성 간질환이 있는 환자 분들은 이러한 연령에 접근할수록 간암의 조기 발견에 더 신경을 써야 한다. 만성 간질환 환자에서 간암이 잘 생기는 이유는 장기간의 간세포 괴사 및 재생이 반복되면서 간세포에 유전적 변이가 쌓이기 때문으로 생각된다. 이는 B형 간염이나 C형 간염 모두에 해당된다.

간암이 장기간의 만성 간질환을 경과한 후에 발생하는 경우가 많다는 점, 대부분 간경변증이 동반되어 있는 상태에서 발생한다는 점 등은 이러한 가능성을 시사한다. 그러나 B형 간염바이러스 감염자 중에는 드물게 10대나 20대의 젊은 나이에 간암이 발생하는 사람이 있고, 드물지만 간암 주변 간 조직이 정상 간인 경우도 있고, 만성 간질환 환자의 간세포 유전자에 B형 간염바이러스의 유전자가 끼어들어가 있는 경우가 종종 발견되고 있어 B형 간염바이러스 자체가 직접 간암을 유발할 가능성도 제시되어 왔다.

원자력병원 내과의 김창민 박사는 태생기의 생쥐에 B형 간염바이러스 유전자의 일부(X 유전자)를 직접 주입하여 출생 후에 간암이 발생하는 것을 발견함으로써 이러한 기전이 가능함을 세계 최초로 증명하였다. B형 간염바이러스에 감염되어 있는 사람은 그렇지 않은 사람에 비해 간암 발생 위험이 200배나 더 높다.

비즐리(Beasley)라는 사람은 1970년대 대만에서 2만 명 이상을 3년간 추적 관찰하여 이 사실을 발견하였다. 당시만 해도 바이러스에 의해 암이 발생할 수 있다는 사실은 잘 받아들여지지 않았고, 지금은 간암의 가장 중요한 원인으로 인정받고 있는 B형 간염바이러스가 간암을 유발한다는 사실이 아직 알려져 있지 않던 때였다.

간암은 생긴 모양도 갖가지이다. 동그랗게 생겨서 커지는 경우도 있고(단결절형), 결절이 동시에 간 여기저기에 생기는 경우도 있고(다결절형), 간의 절반 이상을 차지할 정도로 거대한 경우가 있는가 하면(대량형), 어디가 정상 간이고 어디가 암인지 구분하기 어렵게 광범위하게 침윤해 들어가는 형태도 있다(미만형).

과거에는 진단기법이 발전하지 않아서 간암이 아주 커진 다음에야 발견되어 대부분 진단받고 수개월 이내에 사망하였다. 현재는 만성 간질환 환자에 대하여 정기적으로 초음파검사를 시행하기 때문에 간암을 조기 발견하여 성공적으로 치료되는 환자가 많아졌다. 그러나 간경변이 심하여 간암과 주변 간이 구분이 잘 안 되거나 침윤형으로 자라는 간암은 정기적인 초음파검사에서도 발견이 안 되고 많이 진행된 다음에야 발견되기도 한다.

증상이 나타나서 발견될 정도의 간암은 대부분 이미 많이 진행된 상태이다. 이런 상태에서는 마땅한 치료방법이 별로 없고, 어떠한 치료를 해도 환자의 예후는 좋지 않다. 그래서 간암의 위험 요인을 갖고 있는 분들은 정기검진을 잘 받아 간암을 조기에 발견하도록 노력하여야 한다. 조기에 발견된 간암은 치료할 수 있는 방법이 많다. 간암 발견을 위한 정기검진으로는 간 초음파검사 및 알파태아단백(AFP) 측정을 시행한다.

초음파검사는 예민하여 능숙한 검사자는 0.5 cm 정도의 작은 종양까지도 찾아낼 수 있다. 초음파검사는 검사자 개인의 기술과 정성에 많이 좌우된다. 알파-태아단백(alpha-fetoprotein, AFP)은 태아 시절에 피 속에 많이 있는 단백질인데 성인이 되면 없어진다. 그런데 어쩐 일인지 간암 중에는 이 단백질을 만들어내는 것들이 많아서 피 검사를 해보면 AFP 치가 높게 나타난다. 정상에서는 20 ng/ml 이하인데, 꾸준히 증가하는 추세를 보이거나 400 ng/ml 이상이면 간암의 가능성이 높다. 대개 3개월마다 AFP 검사를, 그리고 6개월마다 간 초음파검사를 시행하고 있다.

간 초음파검사에서 간 종양이 발견되면 컴퓨터 단층촬영 CT검사를 시행한다. 요즘은 CT 기계의 성능이 더욱 향상되어 간암의 진단을 더 잘 할 수 있게 되었다. 간암의 확진을 위해서는 조직검사를 해야 하지만 CT 상에서 간암의 특징들이 보이고 AFP 치가 많이 상승해 있으면 그것으로 진단을 붙일 수도 있다. 자기공명영상(magnetic resonance imaging, MRI)이라는 검사는 가격이 비싼데, 간암의 진단에 있어서는 CT보다 나을 것이 없다. 간암은 혈관이 풍부하다. 이를 이용하여 진단에 도움을 주는 검사가 혈관조영술이다.

혈관조영술은 간동맥에 카테터를 놓고 조영제를 주입하는 것이다. 그러면 혈관의 모양이 보이면서 간암의 영상이 나타난다. 그리고 리피오돌(lipiodol)이라는 물질을 혈관에 주입하는데, 주입된 리피오돌은 간암과 주변 간에 분포하게 된다. 리피오돌(lipiodol)은 기름 성분의 물질로서 몇 주일이 지나면 암이 아닌 간 조직에서는 제거되는데, 간암에서는 그대로 남아 있다. 그래서 리피오돌을 주입하고 3주 정도 지나 CT를 찍어보면 리피오돌을 먹은 간암 조직은 하얗게 보여 대조가 뚜렷하다. 이를 리피오돌-CT검사라고 하며, 진단의 정확도가 높은 매우 예민한 검사이다.

간암의 조기 발견을 위하여 정기적인 간 초음파검사를 시행한다고 했는데, 정기검진을 열심히 해도 간혹 병을 조기에 발견하지 못하는 경우가 있다. 간경변이 심하여 간암과 주변 간의 구분이 잘 안 되거나 침윤형으로 자라는 간암의 경우에 그렇다. 이는 마치 골프 공이 낙엽이나 자갈밭에 떨어져 있을 경우에는 찾기 어려운 것과 같은 이치이다. 게다가 AFP치의 상승도 없을 경우에는 더욱 그렇다.

간암을 가장 확실하게 치료하는 방법은 수술로 암 조직을 떼어내는 것이다. 그러나 간암환자 중 수술이 가능한 경우는 일부에 지나지 않는다. 정기검진에 의하여 암이 크지 않은 상태에서 발견되어야 수술이 가능하다. 수술이 가능하려면 세 가지 조건을 충족해야 한다.

첫째는 암의 크기나 위치 상 절제가 가능해야 한다. 크기가 매우 큰 경우에는 절제가 어렵고, 수술 후 합병증의 발생이 많아지며, 떼어냈다 하더라도 재발률이 높다. 또한 간암이 중요한 혈관이나 구조물을 침범했으면 절제가 곤란하다.

둘째는 환자의 잔여 간 기능이 충분해야 한다. 간암은 대부분 간경변증을 동반하고 있는데, 간경변증이 심한 경우에는 아무리 간암을 떼어낼 수 있다 하더라도 환자가 수술을 이겨내지 못한다.

셋째는 간 이외의 장기에 암이 퍼져 있지 않아야 한다. 간암은 폐, 부신, 뼈, 뇌 등으로 전이를 잘 한다. 전이가 있는 경우에는 수술의 대상이 되지 않는다.

간암치료의 문제점 중 하나는 간암이 재발을 잘 한다는 것이다. 성공적으로 간암 절제가 이루어졌다 해도 연간 재발률이 25%나 된다. 간암 중 크기 2～3 cm의 것을 소간암(小肝癌)이라고 하는데, 이러한 경우에 가장 좋은 수술 결과를 기대할 수 있다. 그런데 소간암 수술 후 3년 이내에 재발할 가능성이 50%를 넘는다.

간암이 이렇게 재발을 잘 하는 이유는 첫째, 수술시 미세한 병변이 이미 간의 다른 부위에 가 있거나, 둘째, 거의 대부분 간경변증이 동반되어 있기 때문에 새로이 간암이 발생할 위험이 높기 때문으로 생각되고 있다. 그러나 여러 가지 간암 치료법 중에서 수술이 가장 확실하게 암 조직을 제거할 수 있는 방법이기 때문에 병변이 수술하기에 적당하고, 환자의 몸 상태가 좋고, 나이가 젊을 경우에는 수술을 하는 것이 원칙이다.

수술에 의한 또 다른 간암 치료법은 간이식이다. 진행된 간암에 대한 간이식의 결과는 좋지 않는다. 암의 크기가 매우 커서 절제가 곤란할 경우에 간이식을 하면 어떻겠냐고 문의하는 경우가 있는데, 간이식 후 거의 대부분 재발하면 얼마 살지 못한다. 대개 5 cm 이하의 단일 종양이거나 3 cm 이하로 3개 이하의 종양일 때 간이식을 해야 괜찮은 결과를 기대할 수 있는데, 이 경우 간 절제로도 마찬가지 성적을 거둘 수 있다. 간암에 대한 간이식 후 3년간 생존율은 50% 정도로서 간 절제와 비슷하며, 재발은 간 절제의 경우보다 더 적은 것으로 알려져 있다.

만일 간경변증이 심하여 그 자체로도 간이식을 받아야 하는데, 크지 않은 간암이 동반되어 있다면 이러한 경우에는 간이식을 해볼 만하다. 그러나 수술이 가능한 소간암에서 간 절제와 간이식 중 어느 하나를 선택하라고 하면 절제술이 더 우선적으로 추천된다. 왜냐하면 간암 환자는 대부분 고령이라 간이식의 금기가 되는 문제점을 지닌 경우가 많고, 수술에 따르는 위험성으로 수술 후 1년 이내 사망률이 20%에 달하고, 경제적인 부담이 크고, 이식 후 이식 간에 기존의 간질환(B형 또는 C형 간염, 알코올성 간질환 등)이 재발하는 문제, 장기 이식을 받기 위해 기다리는 중에 병이 진행할 가능성, 장기 부족 등 여러 가지 문제가 있기 때문이다.

수술이 가능하지 않은 경우에 쓰이는 치료법은 크게 세 가지가 있다. 첫째는 경동맥 화학색전술(transarterial chemoemboli-zation, TACE), 둘째는 경피적 에탄올 주입술(percutaneous ethanol injec-tion, PEI), 셋째는 전신적 항암화학요법이다. 경동맥화학색전술이란 경동맥, 즉 동맥을 통해서 화학색전술, 항암제 및 색전물질을 넣어 치료한다는 것이다.

간의 구조 편에서 정상 간 조직은 동맥 및 문맥이라는 이중혈류 공급을 받는다. 이에 비해 간암 조직은 동맥으로만 혈류 공급을 받는 특성이 있다. 따라서 간암으로 혈류를 공급하는 동맥을 잘 찾아 들어가서 항암제 및 리피오돌(기름 성분의 물질)을 넣고 색전물질로 혈관을 막아버리면 암이 죽을 것이다. 실제 이 치료가 잘 되면 좋은 반응을 보이는 경우가 적지 않다. 그러나 암이 크고 약이 부분적으로만 들어갈 경우에는 반응이 그리 좋은 편이 못 된다.

경피적 에탄올 주입술이란 경피적, 즉 피부를 통해서 에탄올 주입술, 주사바늘로 간암 조직에 순수 알코올을 주입하여 암세포를 죽인다는 뜻이다. 초음파로 간암을 보면서 바늘을 찔러 넣어서 순수 알코올이나 초산 용액, 끓는 생리식염수 등 암 조직을 죽일 수 있는 물질을 집어넣는 것이다. 어느 간암에나 다 가능한 것은 아니고 대개 종양의 크기가 3 cm 이내이면서 종양이 3개 이하인 경우에 시행할 수 있고, 초음파로 간암이 잘 보여야 한다. 한 번으로 치료가 완결되지는 않고 대개 여러 번의 반복

시술이 필요하다. 치료 성적이 상당히 좋아서 수술에 버금가는 효과를 얻을 수도 있다. 그러나 절제 가능성이 높고, 간 기능이 양호하면 수술을 하는 것이 원칙이다.

최근에는 고주파 응고치료술(Radiofrequency thermal ablation)이란 치료법이 나왔다. 이것은 경피적 에탄올 주입술처럼 초음파 유도 하에 간암 조직에 바늘을 찔러 놓고 바늘 끝에서 고주파를 발생시켜 종양이 열에 의해 익도록 하는 방법이다. 아직 장기간의 치료 성적은 나와 있지 않으나 효과면에서 경피적 에탄올 주입술과 비슷할 것으로 예상되고, 잘 되면 한 번에 치료를 종결할 수 있다는 장점이 있다. 그러나 비용이 비싸다는 것이 흠이다.

전신적 항암화학요법이란 흔히 말하는 항암제 치료이다. 정맥을 통해 항암제를 단독 또는 복합으로 주사하여 치료하는 것이다. 간암이 간을 뒤덮고 있거나, 큰 혈관이 침범되어 있거나, 다른 장기에 암이 가 있으면 전신적 항암화학요법 이외에는 마땅한 방법이 없다. 그러나 간암은 전신적 항암제에 대한 반응이 좋지 않다. 치료 반응은 20～30%를 넘지 못하며, 이것도 환자의 수명 연장과 이어지는지 의문이다. 고용량의 인터페론을 써서 간혹 효과가 있는 경우도 있으나 전반적으로 환자 생존을 연장시키지는 못한다.

항암제를 정맥을 통해서 주입하는 것이 아니라 직접 간동맥에 카테터를 위치시켜 놓고 항암제를 주입하여 효과를 보았다는 보고도 있는데, 실제로 그러한지는 아직 두고 보아야 한다. 따라서 이러한 진행된 상태의 간암은 현재로서는 어떠한 치료에도 대부분 예후가 불량하기 때문에(2～3개월 정도 생존) 적극적인 치료를 삼가고 보존적인 치료만을 시행하는 것도 한 가지 방법이다. 이러한 문제를 해결하기 위하여 유전자 치료법(gene therapy) 같은 새로운 치료법들이 활발히 연구되고 있는데, 아직은 기술적인 문제 때문에 임상과 연결되지 못하고 있다.

15. 각종 이상 간의 투시적 영상

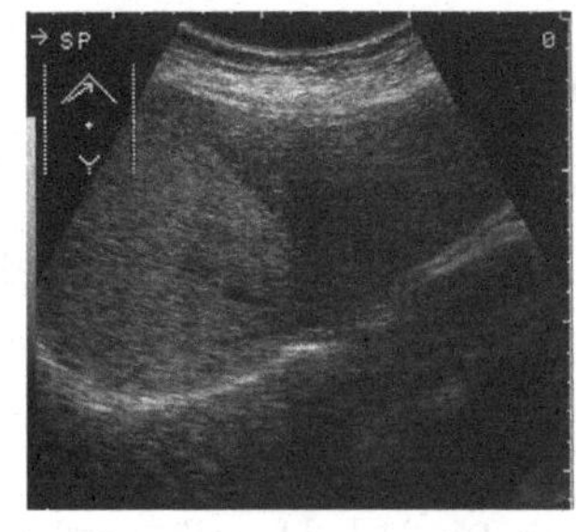
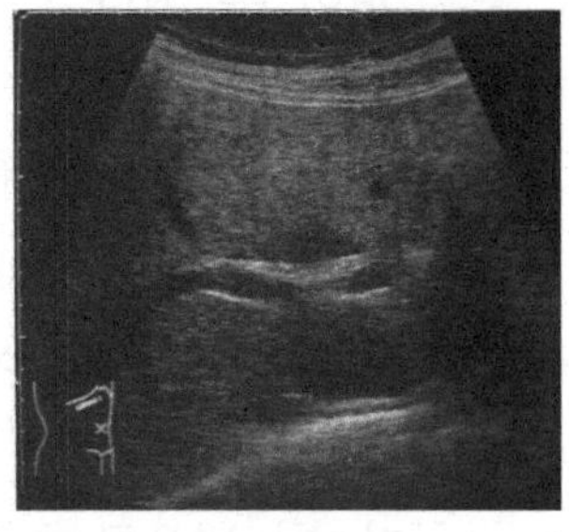

지방간(초음파)

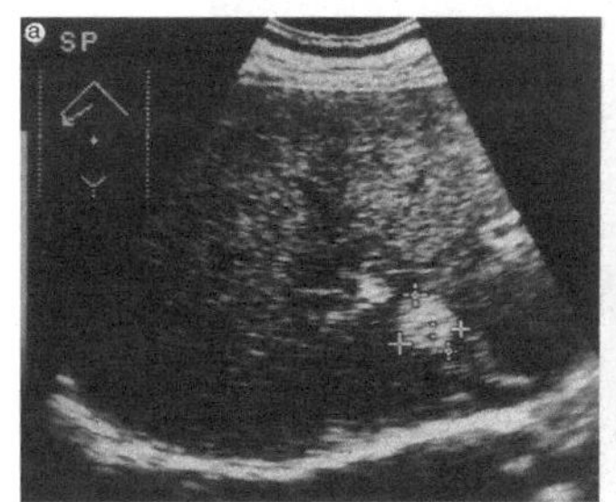

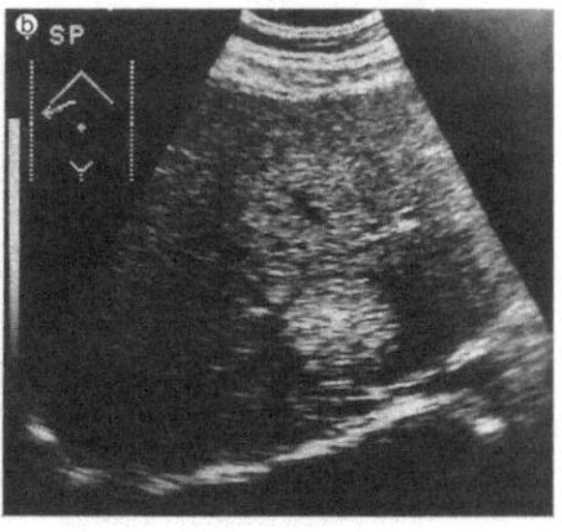

간세포암(초음파)

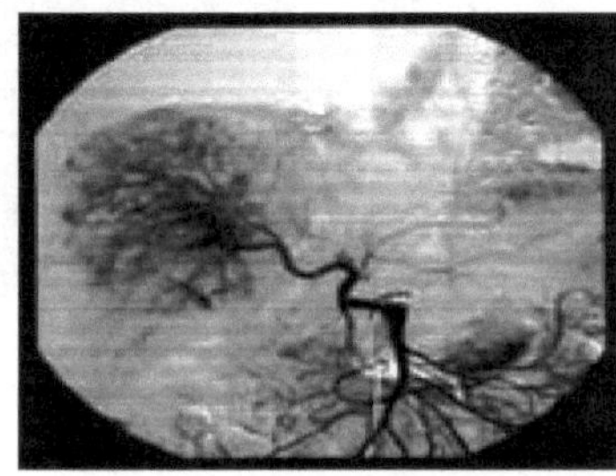

간암의 혈관조영술 사진

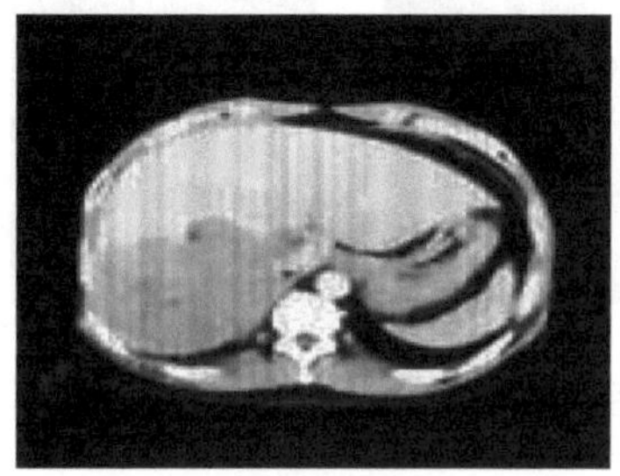

간암의 CT사진

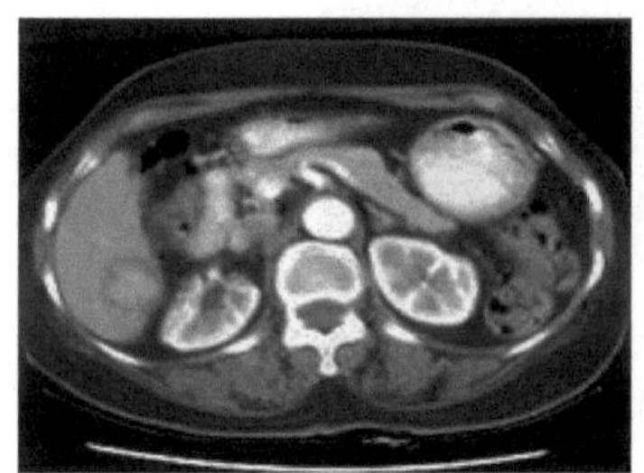

간암 초음파

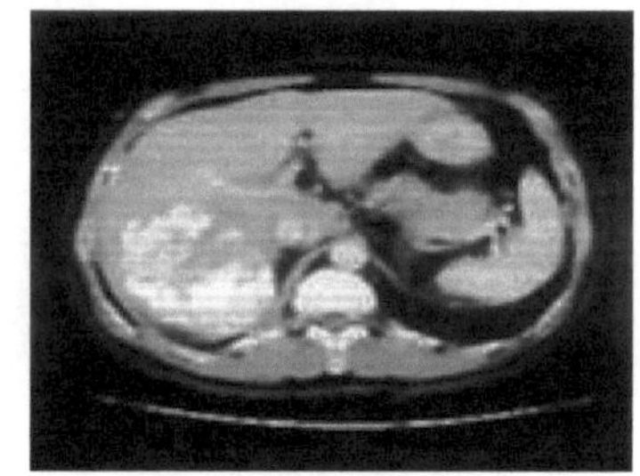

리피오돌 주입 후 간암의 CT사진

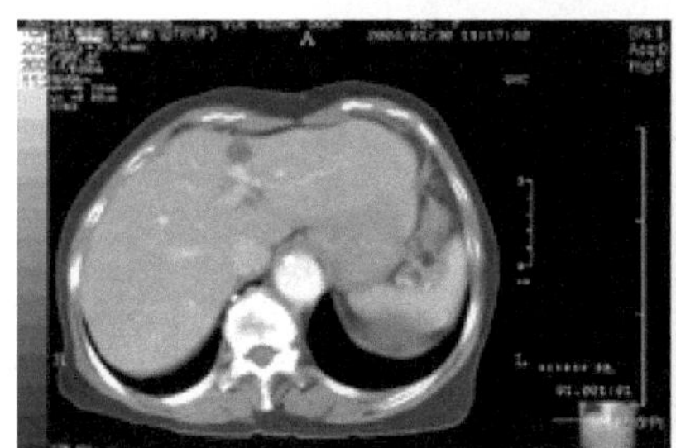

간 암

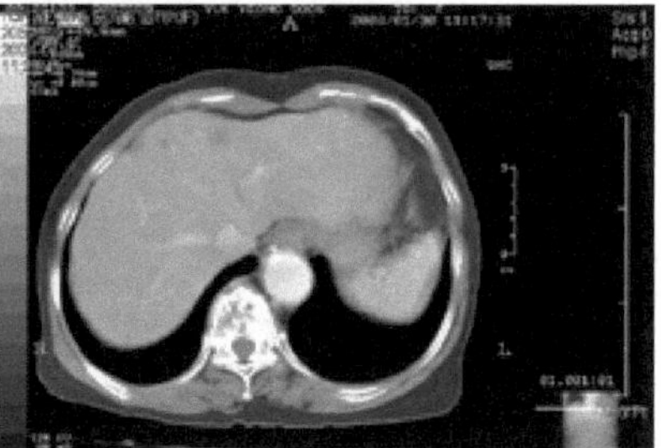

간 경화

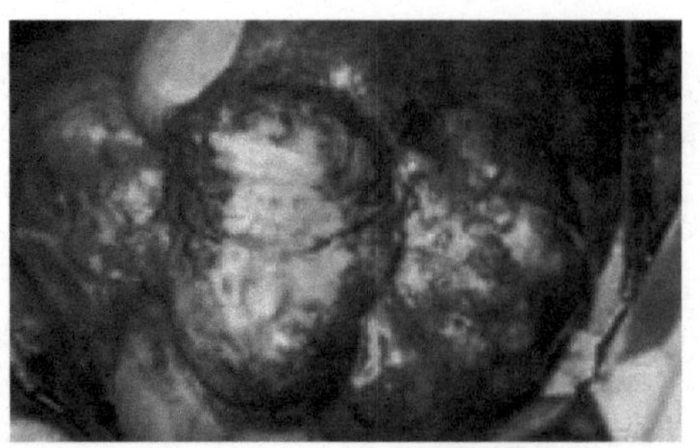

간암의 수술사진

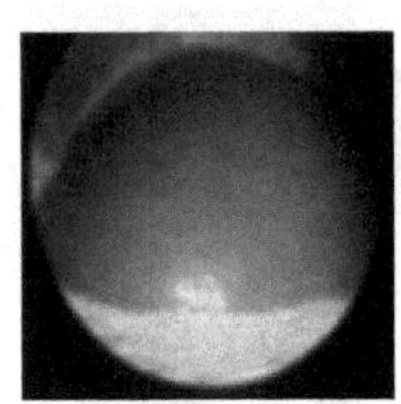

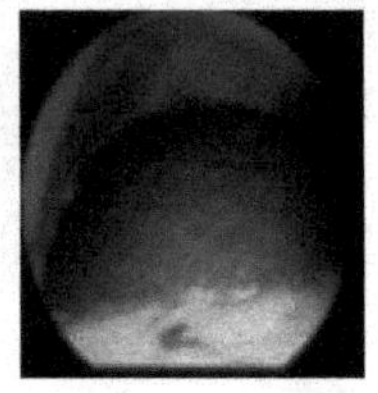

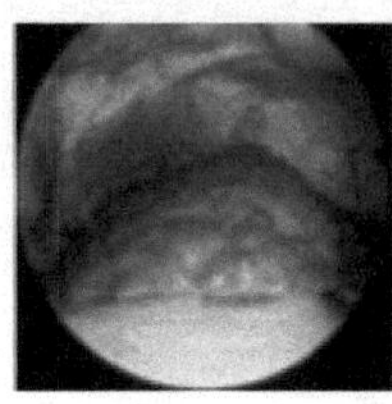

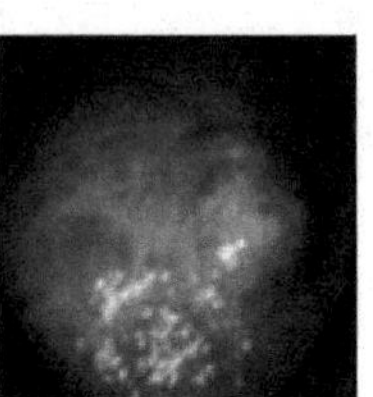

정상인의 간 만성 간염환자의 간 간경변 환자의 간 간암 환자의 간

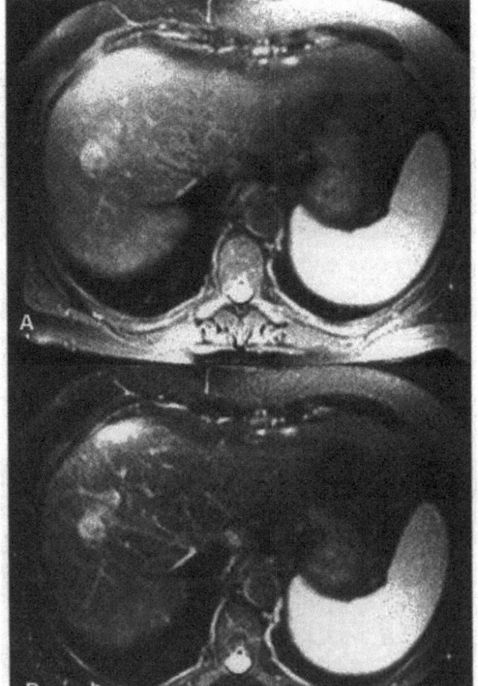

간암 MRI 소견

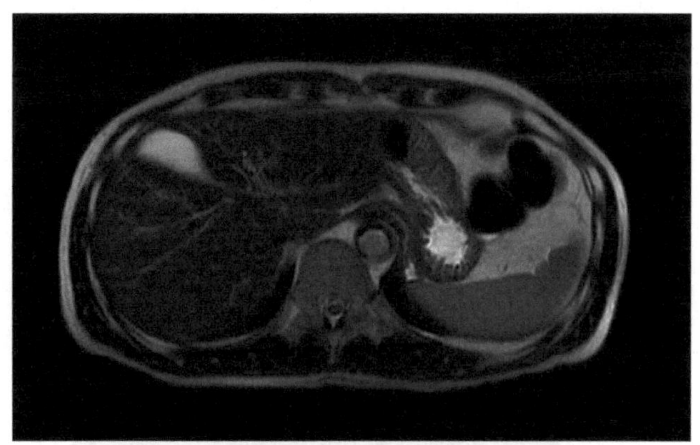

간검사 MRI 사진

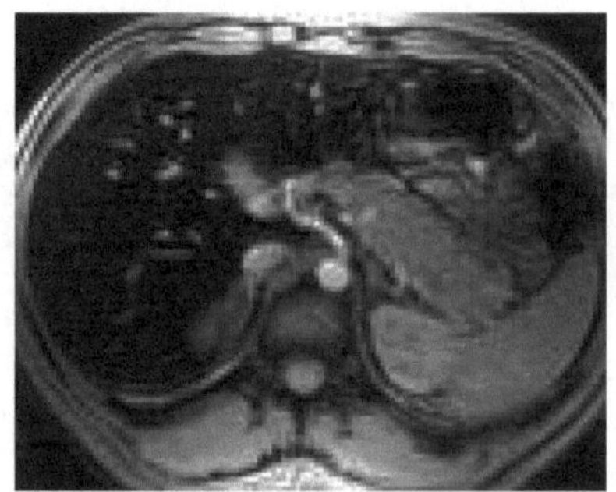

간경병증 MRI

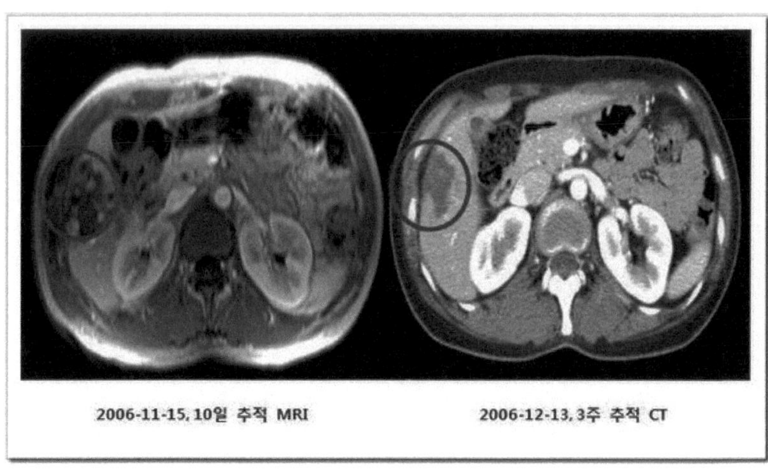

2006-11-15, 10일 추적 MRI 2006-12-13, 3주 추적 CT

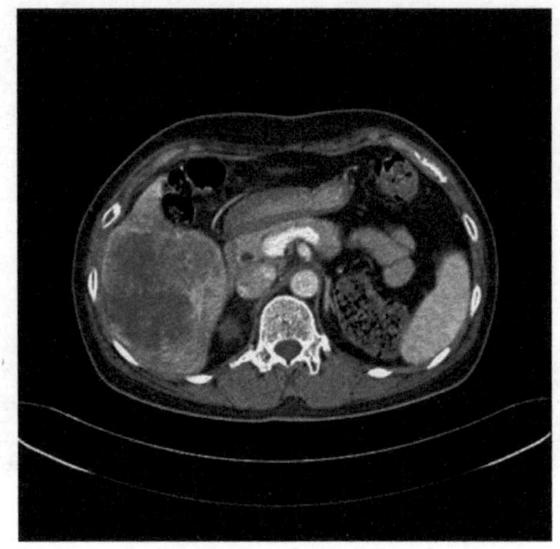

간문부담관암 MRI

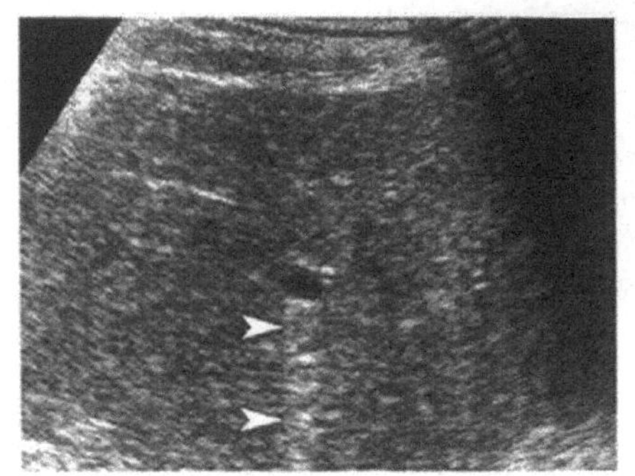

간질환의 영상학적 소견 초음파

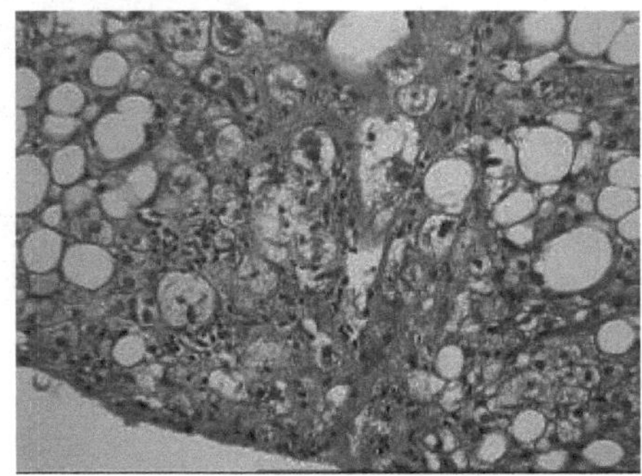

간질환 세포사진

제 10 장

신장 건강법

1. 인체의 청소부 신장 건강법

1) 신장, 정체를 밝혀라

강낭콩 모양을 하고 있어 콩팥이라고도 불리는 신장은 개수는 두 개이며, 허리 위에서 등의 양족, 즉 제12흉추골에서 제3요추골에 걸쳐 위치하고 있다. 크기는 주먹 정도로 성인 신장의 무게는 약 170g 정도이다. 신장은 우리 몸의 신진대사 과정에서 생기는 노폐물을 제거하고, 수분과 전해질을 조절한다. 또한 혈압을 조절하고, 혈액을 만드는 호르몬을 생성하며 비타민 D를 합성하는 등 다양한 기능을 가지고 있다.

2) 신장의 기본 구조

사구체와 세뇨관에 의하여 이루어진다. 혈액이 신장으로 들어가면 수분과 노폐물이 모세혈관의 덩어리인 사구체에서 걸러져 세뇨관으로 들어가고, 세뇨관은 이들을 다시 적절한 형태로 조절하면서 배설하는 통로 역할을 한다. 세뇨관에서 나온 물질, 즉 소변은 요관을 통하여 방광으로 가고, 거기서 몸 밖으로 배출되게 된다.

3) 신장 질환을 조심

신장의 질환은 발병과 악화가 증상 없이 진행될 수 있다. 그러다 보니 전혀 모르고 지내다가 우연한 기회에 상당히 진행되어 있는 신장 질환을 발견해 당황하는 경우가 있다. 따라서 정기적인 건강검진을 통하여 신장 질환 여부를 검진하는 것이 중요하다. 신장이 튼튼하지 못해 걸리는 대표적인 질환이 사구체 질환이다. 사구체 질환은 신장 사구체에 면영학적인 염증이 발생하여 생기는 질환으로 당뇨병, 고혈압, 루프스, 세균 혹은 바이러스 감염 등이 원인이 되기도 하며, 원인 질환 없이 신장에 국한되어 발생하기도 한다.

사구체 질환의 증상 및 검사의 이상은 혈뇨 혹은 단백뇨 같은 소변검사의 이상이 일반적이다. 평소 아무 증상이 없는 상태에서 소변의 이상이 건강검진 등에서 우연히 발견되어 사구체 질환으로 진단받는 경우를 흔히 볼 수 있다. 사구체 질환의 증상으로는 부종이 있다. 아침에는 얼굴이, 활동을 하는 오후에는 다리가 부우며, 심한 경우 전신적으로 붓기도 한다. 또한 소변 색깔이 적색 혹은 암갈색으로 오기도 하고, 거품뇨가 나오기도 한다. 상태가 악화되면 성기능이 저하되는데, 이러한 상태를 신부전이라고 한다.

신부전 상태에서 신장은 노폐물을 제대로 배설하지 못하고, 소변의 양을 조절 못하며, 또한 혈액을 만드는 호르몬 등을 잘 생성하지 못하게 된다. 이로 인해 식욕부진, 오심, 구토, 체중 감소가 오며, 부종이 심해지고, 야간에 빈번히 소변을 보게 되며, 빈혈, 피로감 등을 겪게 된다. 또한 혈압이 악화되고, 피부가 검어지며, 뼈가 약해지는 등 골질환까지 생긴다. 신부전이 심해지면 투석이나 이식 같은 치료를 해야 생명을 유지할 수 있다.

4) 튼튼한 신장 위해 매일 실천

소변검사에 이상이 없고, 기능이 정상인 신장을 건강한 신장으로 본다. 또한 결석, 종양, 물혹 등이 없어야 한다.

(1) 비만이 되지 않도록 체중 조절에 유의한다.

비만은 고혈압, 당뇨 같은 신부전의 원인이 되는 성인병을 일으킬 뿐만 아니라 비만 자체가 사구체 질환을 일으킬 수 있다.

(2) 금 연

흡연은 단백뇨 및 신부전을 일으킬 분만 아니라 고혈압을 악화시키는 등 신장을 해롭게 한다.

(3) 싱겁게 먹는다.

과도한 염분의 섭취는 고혈압을 발생시킬 수 있고, 이로 인한 신장의 손상을 가져올 수 있다.

(4) 적당량의 운동을 한다.

운동은 비만을 방지하여 주고, 혈당을 조절하여 주며, 혈압을 낮추는 효과 등으로 좋은 영향을 미친다.

(5) 꼭 필요한 약제만 복용한다.

이때 약제는 양약, 한약, 약초 등을 다 포함한다. 비록 신장에 직접적인 독성이 없는 약제라고 하더라도 사람에 따라 특히 장기적인 복용, 섭취 시에는 신부전을 일으킬 수 있다.

(6) 감염성 질환에 유의한다.

호흡기, 소화기, 곤충 등으로 전염되는 여러 감염질환이 직·간접적으로 신장에 손상을 줄 수 있다. 이러한 질환의 예방을 위하여 청결 유지 및 불결한 음식에 주의를 하고, 야외에 나갈 때 곤충 기피제를 뿌리고, 독감예방 접종을 한다. 최근 들어 전 세계적으로 고혈압, 당뇨병 같은 성인병의 증가에 기인하여 만성 신부전 환자들이 급속히 증가하고 있다.

2. 콩팥(신장) 기능을 튼튼하게(개다래나무)

신장결석, 담낭결석, 방광결석, 요로결석, 신부전증, 혈액투석 환자 등은 개다래열매와 다래는 맛이 달고 먹을 수 있지만, 개다래는 먹으면 입안이 얼얼하고 매워서 먹을 수 없다. 하지만 개다래가 신장을 튼튼하게 하고, 통풍의 명약이라는 것을 아는 사람들은 그리 많지 않다. 또한 짐승들이 개다래를 먹으면 스트레스가 풀리고 즐거워하며 행복해 한다. 그것은 개다래에 열매에만 들어 있는 독특한 성분이 있기 때문이다.

개다래나무는 우리나라 각처의 깊은 산 숲 밑에 자라는 낙엽성 덩굴나무이다. 잎 표면의 일부가 밀가루를 칠해 놓은 것처럼 흰색을 띠고 있는 것이 특징이다. 꽃은 6~7월에 피고, 열매는 8~9월에 노란 황색으로 익는다. 이 개다래나무 열매에 벌레가 기생하면 긴 열매가 변하여 공처럼 둥근 모습으로 바뀐다.

개다래나무는 우리나라, 일본 및 중국에 분포하며, 우리나라 전국의 산지에 자생하는 낙엽 덩굴성 관목으로 높이 5미터에 이른다. 잎은 호생하며 난원형이고, 끝이 날카롭다. 꽃필 시기에 가지 끝의 상반부 또는 전체가 백색으로 되므로 눈에 잘 띈다. 자웅이주이며, 꽃은 6~7월에 피며 백색이다. 과실은 액과로 긴타원형으로 끝이 부리모양으로 예리하다. 매운 맛과 특유의 향이 있다. 말다래라고도 부른다.

생약으로 과실 및 과실에 생긴 벌레주머니를 사용하며 목천료라 한다. 한방에서는 과실을 몸을 따뜻하게 하여 진통해열약으로 사용하며, 민간에서는 술에 담그어 천료주라 하여 몸을 따뜻하게 하는 데 사용한다. 특히 고양이과 동물이 이것을 먹으면 이상적으로 흥분한다. 보온, 강장, 거풍 등의 효능이 있으며 요통, 류마티스, 복통, 월경불순, 중풍, 안면신경마비, 통풍에 사용한다.

개다래 열매는 혈액순환을 잘 되게 하고, 몸을 따뜻하게 하며, 요통 류마티스관절염, 통풍 등에 치료효과가 탁월하다. 일본에는 개다래 열매를 어린이한테는 먹이지 말라는 말이 있다. 성기능을 세게 하는 효과가 탁월하기 때문이다. 개다래나무는 고양이과 동물을 성적으로 흥분시키는 작용이 있어서 이를 사람의 약이라기보다는 고양이의 명약이라고 부르기도 한다. 일본에서는 다래보다 쥐다래나 개다래를 더 중요하게 생각한다. 여행하다가 피로로 지쳐 쓰러졌을 때 쥐다래나 개다래를 먹으면 다시 힘을 얻어 계속할 수 있다고 하여 다시 여행한다는 뜻인 '마다다비'라고 부른다.

개다래나무는 잎이 지는 덩굴나무다. 잎은 둥근 달걀모양이고, 아래쪽이 둥글다. 여름철에 잎의 가운데 부분에서부터 끝까지 하얀 반점이 생긴다. 이른 봄철에 흰 꽃이 피어 가을에 긴 타원모양의 열매가 달리는데, 이 열매를 개다래라고 부른다. 이 열매를 한자로는 목천료라고 하고, 덩굴을 천료목이라고 부른다. 우리나라 각지의 산골짜기 물기 있는 개울가나 골짜기에서 자란다. 열매에 작은 벌레가 기생하여 울퉁불퉁한 덩어리 모양의 혹이 생기는데, 이 열매를 따서 말리거나 가루 내어 약으로 쓴다.

개다래 열매에는 고양이가 매우 좋아하는 물질인 이리도미르메친, 이소이리도미르메친, 디히드로네페타락톤, 이소디히드로네페타락톤 등이 벌레집 열매와 줄기, 잎의 정유에 들어 있는 것으로 나타났다. 이리도미르메친은 남아메리카에서 자라는 개미 종류의 분비물에서 얻은 물질이다. 네페타락톤은 유럽에서 오래 전부터 고양이가 좋아하는 풀인 네페타카타리아의 주요 성분이다. 이 물질들은 식물추출물을 증류할 때 106～109℃에서 얻을 수 있는데, 이를 마타타비락톤이라고 부른다. 곧 타타비락톤은 여러 가지 성분의 혼합물이다.

증류할 때 100～109℃에서 얻을 수 있는 물질 중에는 악티니딘이라는 물질이 있는데, 이것은 마타타비락톤보다 고양이를 흥분시키는 작용이 더 세다. 고양이가 좋아하는 식물인 육종용에는 보시니아락톤과 보시니아킨이 있다. 이 물질들은 호랑이, 사자, 표범 같은 고양이과 동물들을 흥분하게 할 뿐만 아니라 개, 너구리, 여우한테도 같은 작용을 한다. 개다래 잎, 줄기, 열매에 들어 있는 B-페닐알코올에틸은 고양이가 침을 흘리게 하고, 네오-마타타비올은 풀잠자리 수컷을 유인하는 작용이 있다. 다래나무속 식물에는 풀잠자리가 많이 모이는 것을 볼 수 있다. 이밖에 악티니디올리드, 디히드로악티니올리드 등의 성분이 있는 것으로 밝혀졌다. 디히드로악티니올리드는 차의 향기 성분의 하나로 식물들 속에 널리 퍼져 있다.

잎과 신선한 열매에는 알칼로이드와 쿠마린이 들어 있으며, 잎과 벌레주머니에서도 악티니딘, 메타비락톤이 들어 있다. 씨앗에는 팔미틴산, 스테아린산, 아라키돈산, 올레인산, 리놀산, 리놀레인산의 글리세리드가 6.9% 들어 있다. 잘 익은 신선한 개다래 열매에는 아스코르빈산이 1,000～1,500mg이 들어 있으나 매운 맛과 자극이 있어서 먹지는 못한다. 만약 열매를 날로 먹으면 입안의 점막에 화상이 생긴다. 서리를 맞거나 말린 열매에도 매운 맛과 쓴맛, 자극성 맛이 남아 있다.

개다래의 종합 성분인 향기 성분은 동물을 마비시키는 작용이 있는데, 처음에는 대뇌를 마비시키고, 다음에는 척수, 마지막으로 연수를 마비시킨다. 그리고 마비시키는 양이라 해도 온혈동물의 심장이나 혈압에는 거의 영향을 미치지 않고 호흡에도 영향을 미치지 않는다. B-페닐에틸알코올, 악티니딘, 마타타비락톤을 고양이한테 정맥주사하면 침을 흘리는 작용이 있다.

집토끼한테도 같은 농도의 용액을 주사하면 혈압이 약간 내려가고 맥박이 약간 느려지기는 하지만 호흡에는 변화가 없다. 미주신경을 차단하면 혈압이 내려가지 않으며, 집토끼의 귀혈관에 관류하여도 거의 변화가 나타나지 않는다. 그러므로 부교감신경 중에서도 특히 미주신경중추에 작용하는 것으로 생각된다.

위의 물질들은 모두 뇌세포를 자극하여 뇌파에 영향을 미치는 것으로 보인다. 악티니딘은 흰쥐 암컷의 발정기와 발정 후기를 연장하며 잠자는 시간을 연장한다. 고양이는 멀리서부터 개다래 열매나 개다래나무가 있는 것을 알고 몰려든다. 어린 고양이는 별로 좋아하지 않고 특히 숫고양이가 좋아한다. 고양이가 개다래 냄새를 맡으면 침을 흘리고 멍하게 되어 한 곳을 응시하며, 물건을 핥고 뒹굴며 취한 것처럼 되어 공격력을 잃는다.

사자, 호랑이, 삵, 표범 등 모든 고양이과 동물한테 나타나는데, 이것은 개다래의 냄새가 대뇌에 이상이 생기게 하는 것으로 보인다. 이밖에 고양이가 좋아하는 식물에는 수채엽, 육종용, 용담과 식물 등인데, 특히 수채엽과 쓴풀 같은 용담과 식물의 건류물은 고양이를 유인하는 작용이 세다.

개다래 열매는 맛은 쓰고 시고 떫고 매우며 성질은 뜨겁고 독이 없다. 중풍, 구안와사, 냉증, 여성의 허로를 치료하며 몸을 따뜻하게 한다. 특히 염증을 삭이고, 몸 안에 있는 요산을 밖으로 내보내며, 통증을 억제하는 효과가 탁월하여 통풍치료에 큰 효험이 있다. 개다래의 줄기와 잎도 약으로 쓰는데, 몸을 따뜻하게 하고 뱃속에 있는 덩어리를 삭이며, 염증을 없애고 혈액순환을 잘 되게 하는 등의 효과가 있다.

벌레집 열매는 몸을 덥게 하고, 손발의 마비를 치료하며 감기, 오한, 변비에 쓴다. 가루를 먹거나 팅크를 만들어 먹는다. 즉, 동약 50그램을 술 150밀리리터에 1주일 담가둔다. 열매 가루와 뿌리 증류물은 아픔멎이약으로 산통, 허리아픔에 쓴다. 또한 목마를 때에도 쓴다. 민간에서 욕탕료로 신경아픔, 류머티즘에 쓴다. 성호르몬과 같은 작용이 아니라 중추성인 것이며, 특히 뇌하수체를 거쳐서 실현되는 것이다. 수컷 rat에게 약간 많은 양(7mm/kg)을 복강주사 하면 1～2주일 후 뇌하수체나 고환의 중량이 증가된다.

1) 신장병, 네프로오제 증후군의 건강법

신장병과 네프로오제(신장염과 비슷하나 질이 나쁘지 않은 신장병)의 일종이다. 부스럼, 온몸이 퉁퉁하게 붓고, 가슴과 배에 물이 고이기도 한다.

[개다래 조제법]

신장 기능을 회복시키고, 신장결석, 담낭결석, 방광결석, 요로결석에 쓰인다.

(1) 재료(하루분) : 개다래 열매인 충영 5g, 감초 5g[개다래와 감초는 한 차례 먹는데, 그 양이 모두 100～150g씩(재탕하여 먹는 경우 포함)이다.]

(2) 달이는 방법(하루분) : 개다래 열매인 충영 5g과 감초 5g을 720cc의 물에 넣어 끓이고, 끓었으면 불을 약하게 하여 약 10분간을 달인 다음 불을 끄고 자연히 식을 때까지 기다린다. 식었으면 이 달인 물(모두)을 하루에 3번으로 나누어 먹도록 한다.

[주의사항]

(1) 위의 방법대로 해야 하며, 결코 분량 등을 마음대로 변경해서는 안 된다.

(2) 개다래 열매에서 충영인 벌레집에는 독특한 다른 물질이 더 함유되어 있으므로 일반 개다래 열매보다 더 좋다.

(3) 신장의 건강을 위해 이 음료를 사용하는 것은 1～2개월까지이다. 결코 영속적으로 사용하는 것은 아니다. 만성의 경우라도 그것이 초기라면 급성신염 등에서는 1개월만 먹으면 된다.

(4) 개다래나 감초를 달인 찌꺼기는 버리지 말고 다음날 다시 720cc를 부어 재탕하여 먹도록 한다.

(5) 신장 건강법은 개다래 충영 100g과 감초 100g이 한 차례 먹는 양이 된다. 위에서 말했듯이 재탕까지 하므로 한 차례를 먹으려면 40일이 걸리게 된다.

(6) 이상의 건강법이 끝났으면 소변과 혈액 검사를 받도록 한다. 그러면 틀림없이 신장은 정상으로 되돌아와 있을 것이다.

(7) 신장투석을 받고 있는 사람은 야채스프를 아침에 100cc, 저녁에 100cc씩 먹는 것부터 시작한다. 그 이유는 거기까지 증상이 진행되어 있을 경우 절대로 좋아진다고는 단언할 수는 없기 때문이다. 이 점에서는 현재 연구 중에 있다는 것을 알아주기 바란다. 그리고 신장병이라고 진단된 사람의 경우는 현미 차는 결코 먹어서는 안 된다.

(8) 신장의 건강법은 40일이면 끝나므로 41일째부터는 아침, 낮, 저녁에 야채스프

180cc를 하루 3번, 약 5개월간 먹도록 한다. 그 후로 평생 동안 잊지 않을 정도로 야채스프를 계속해서 먹고 있으면 평생 동안 병에 걸리지 않는 건강한 몸을 유지할 수 있을 것이다.

2) 신장이 나쁜 사람이 투석하는 경우

신장이 나쁜 사람은 개다래와 감초를 달여서 먹으면 된다. 그러나 투석을 하지 않으면 안 될 정도로 악화되어 있다면 한 차례(20일간)에서 두 차례(40일간) 정도만 복용하면 신장이 좋아진다. 이 동안에 야채스프는 아침과 저녁, 180cc 정도를 먹으면 된다. 그리고 혈압약을 먹고 있는 사람이 매우 많은데, 혈압의 경우는 최고혈압보다도 최저혈압에 주의해야 한다. 이것이 90mmHa 넘었을 경우에는 몸 안에 단백질은 내려가 있지 않더라도 신장이 나빠져 있다는 신호이다.

이것은 개다래와 감초를 먹으면 대개 1개월이면 혈압이 정상으로 내려가게 된다. 이것은 신장의 기능이 떨어져 있기 때문이다. 이런 사람이 최근 매우 많아지고 있다. 특히 인공적인 청량음료 같은 음료수를 많이 마시고 있는 사람은 신장이 점점 못쓰게 된다는 것을 알아야 한다. 그리고 최근 깡통에 든 녹차를 마시는 사람이 많은데, 이것은 몸에 좋다고들 말하지만 원래 녹차에는 180가지 이상이 있다. 그 중에서 한방에서 말하는 병의 상태에 맞추어 그리고 15～18가지를 넣어 약 섭씨 60도 정도의 뜨거운 물에 넣어 마시는 것이다.

3) 신장암, 신부전, 방광암, 전립선암에 계분백

콩팥이나 방광의 결석과 암세포를 제거하는 역할도 한다. 만성신부전으로 혈액투석을 받다가 신장이식 수술을 한 후 거부반응이 일어나 다시 1주일에 두 번 정도 투석 중이라도 좋다. 토종닭의 닭똥은 하얀 부분이 있는데, 이것을 계분백이라고 한다.

계분백은 석회정이라는 것이 있다. 닭이 돌을 주워 먹고 살게 되면 돌 속에 있는 정이 계분백으로 화한다. 개량종에서는 계분백을 모을 수가 없다. 계분백은 신부전과 신장암만 낫게 하는 게 아니라 신장염, 방광암, 요도암, 전립선암과 염에 좋다.

4) 계분백과 신부전

계분백이란 말 그대로 닭똥 중의 흰 부분을 뜻한다. 신부전에는 계분백이 좋은데, 효능은 사람마다 다 다르다. 신장염은 부증병인데, 또 신장염에다가 신부전이 있고, 신장암이 있으며, 또 전립선염이 있고 방광염이 있다. 여기에 한 가지 가지고 치료하는 건 우리나라 토종닭이 있다. 토종닭의 닭똥 위에 하얀 점이 있는데 그것을 의서에서는 계분백이라고 한다.

제 11 장

장 건강법

요즘 고지방, 고단백 위주로 식단이 바뀌면서 대장암이 급속히 증가하고 있다. 또 스트레스, 과로, 불규칙한 생활습관 등으로 인해 설사, 변비, 더부룩함, 장염 증상으로 고생하는 사람들도 늘고 있다. 규칙적인 생활, 휴식, 적절한 운동에 더해 비피더스와 유산균의 숫자를 증가시키면 장 건강을 지킬 수 있다.

사람의 장은 미생물 배양기라 해도 과언이 아니다. 사람의 장내에는 1백조 개의 세균이 살고 있다. 장 내용물 중에서 수분을 제외한 30~40%는 세균이 차지하고, 나머지는 소화되지 않은 음식 성분이나 인체의 장 세포에서 떨어져 나온 성분이 대부분이다. 그런데 사람의 장내에 서식하는 세균은 사람의 나이와 더불어 변화한다.

그렇다면 장내세균은 우리 몸에서 어떤 역할을 할까? 장내세균은 장으로 들어온 음식 성분을 분해하여 유기산을 만들고, 이는 혈액 안으로 들어가 인체 내에서 열량을 공급한다. 하루 소비 칼로리의 약 10%를 장내세균이 공급하며, 유해균 침입과 장의 부패를 막는 역할도 한다.

그런데 이들 중에는 해로운 부패물을 생산하는 세균들도 있다. 특히 고지방, 고단백 위주의 식사를 할 경우에는 장내세균에 의하여 단백질은 암모니아와 아민 등의 부패물질로 분해되며, 지방대사 과정에서 세균 중 일부가 발암물질을 만드는 등 유해물질로 전환한다. 때문에 최근 대장암이 급증하는 이유를 변화한 식생활에서 찾기도 한다.

장내에 유해균이 많다보면 장내 염증을 일으키고, 신체의 저항력을 약화시켜 만성피로나 알레르기를 일으킨다. 또 단백질을 분해하고 남은 암모니아, 페놀 같은 발암성이 강한 유독가스는 혈관을 타고 온 몸을 돌며 두통이나 혈액순환 장애 등을 일으킨다.

1. 쾌변 장 건강법

장의 건강은 연동운동을 통해서 판가름 난다. 음식물이 소화기관 한쪽 끝에서 다른

쪽 끝으로 옮겨갈 수 있는 것은 연동이라고 하는 장의 움직임 때문이다. 연동은 마치 벌레가 꿈틀거리는 것 같은 모양이나 손으로 무언가를 주물럭주물럭 짜 내려가는 것 같은 운동이다. 연동운동이 잘 되어야 쾌변도 할 수 있다.

1) 아침식사는 쾌변의 찬스

대변의 재료가 직장으로 이동한다. 직장에 대변이 들어가면 그 자극이 척추에서 대뇌피질로 전달되어 변의를 느끼게 되는데, 그러면 반사적으로 직장의 연동운동이 일어나 배변을 하게 된다. 올바른 배변 자세가 중요하다.

2) 복식호흡으로 장 건강

쾌변을 하기 위해서는 장 건강이 필수이다. 그러려면 의식적으로 복식호흡을 하는 것이 좋은 효과를 가져 올 수 있다. 복식호흡이란 숨을 들이마실 때는 배가 부풀어 오르고, 내쉴 때는 배가 들어가는 호흡법이다. 복식호흡을 통해 복압이 가해지면 장이 자극되고, 혈행이 촉진될 뿐만 아니라 연동운동이 활발해진다.

3) 몸의 중심, 배를 따뜻하게

한 여름의 사무실이나 전철은 에어컨을 장시간 가동시켜 몸이 차가워지기 쉽다. 체온이 저하되면 장의 기능이 떨어져 변비에 걸릴 위험이 커진다. 체내에 변비가 생기면 장내에 차 있던 대변에서 발생된 부패가스가 혈액에 흡수되어 전신을 돌아다니게 된다.

독소에 의해 탁해진 혈액은 흐름이 원활하지 못해 모세혈관까지 도달하기 어려우며, 이로 인해 몸이 차가워진다. 따라서 냉방이 잘 되는 곳에서는 무릎덮개나 숄 등으로 몸의 중심인 배를 따뜻하게 해주는 것이 좋다.

4) 기분전환을 습관처럼

장내 환경을 스트레스로 악화시키지 않기 위해서는 기분전환을 습관화하는 것이 중요하다. 살아가는 이상 스트레스가 전혀 없는 생활은 불가능하며, 누구나 힘들고 괴로운 일을 겪게 마련이다. 이때 중요한 것은 그것을 오래 끌지 않도록 하는 것. 오래 끌면 끌수록 장내의 나쁜 균이 늘어나고, 우리 몸의 면역력도 떨어진다.

일상생활 속에서 스트레스를 쌓아두지 않는 방법은 기분전환을 습관처럼 하루 일과로 삼는 것이다. 자신이 즐겁고 기분 좋다고 느낀다면 충분히 기분전환이 된 것이다.

2. 불가리아 장수마을(요구르트)

건강한 사람은 매일 4백~2천 mL의 방귀를 낸다. 장의 가스는 장내 세균들이 생산하는데 단백질 섭취가 많을수록 암모니아, 황화수소, 휘발성 아민 등 악취를 내는 인자들이 많아져 불쾌한 냄새를 풍기게 된다.

장내의 부패는 변비와 설사증세로 나타난다. 변비가 지속되어 장 안에 노폐물이 쌓이게 되면 유해독소가 발생, 대장 부근에 있는 자궁이나 방광, 전립선 등을 밀어내며 골반 안의 장기를 압박해 출혈과 염증을 일으키게 된다. 일반적인 설사 역시 유해세균이나 독소가 장으로 들어가 설사를 일으키는 것으로 알려지고 있다.

그렇다면 장 건강을 위해서 어떻게 해야 할까? 방법은 간단하다. 유익균은 보강하고 유해균은 억제하면 된다. 노벨상 수상자 메치니코프 박사는 불가리아의 장수마을 연구를 통해 요구르트가 장수 비결임을 밝혀냈다. 유산균은 장내의 유해균을 제어하는 작용이 있다. 장내에 유산균이 증가하면 유해균의 활성이 억제되어 발암물질 등 부패 물질과 설사를 유발하는 세균의 생성이 감소된다. 또 유산균은 악취를 발생하는 장내 세균의 활력을 억제할 수도 있다. 그래서 비피더스로 가득 찬 아이의 변은 악취가 없고 약간 시큼한 냄새가 난다.

사람은 나이가 들수록 생리기능이 저하되어 유산균의 대표 주자인 비피더스가 감소하고, 대장균과 대표적인 장내 부패균인 클로스트리디움 등이 증가한다. 아울러 증가된 장내 부패물질은 혈액 중으로 흡수돼 노화를 촉진하는 것으로 밝혀졌다. 따라서 노화를 지연시키고 건강하게 장수하기 위해서는 유익균이 많은 깨끗한 장을 유지하는 것이 중요하다.

3. 장 건강을 위한 생활요법

1) 소식과 저칼로리 위주의 식품을 섭취한다

과식을 하면 소화되고 남은 여분이 장내세균에 의해 부패물질로 전환을 한다. 소식을 하면 장의 부담을 줄여 휴식을 취할 수 있으며, 부패물질과 유해물질의 생산을 최소화할 수 있다. 고지방 고단백 식사도 암모니아 아민 등 장내의 유해물질과 여러 종류의 발암물질을 생산하여 과도한 철분 섭취도 유해산소 물질을 생산시킨다.

2) 곡류, 두류, 채소, 과일 등을 충분히 섭취한다

비타민 A, C, E, 베타-카로틴 및 칼슘 섭취는 유해산소의 발생을 줄여주고, 대장암 예방에도 좋다. 김치는 유산균이 많아서 좋다는 얘기도 있지만 너무 짜거나 매운 음식으로 자극적이면 오히려 암 발생이 증가할 우려가 있다.

다음은 장에 좋은 식품들이다. 하지만 장에 가스가 많이 차는 과민성 대장 증세를 보이는 사람이 콩을 섭취하는 것은 오히려 증상을 악화시킬 수 있다.

① 곡류 : 도정이 많이 안 된 현미, 보리, 귀리 등
② 두류 : 콩을 이용한 식품
③ 해조류 : 다시마, 미역, 김 등
④ 채소류 : 배추, 상치, 샐러드, 연근, 고구마, 당근 등
⑤ 과일류 : 사과, 배, 귤 등

3) 태우거나 졸이거나 튀긴 음식은 피한다

이와 같은 조리법은 유해물질과 발암물질의 생산을 증가시킨다. 특히 기름이 많은 상태에서 튀기면 지방의 산패물질이 다량 생산된다.

4) 규칙적인 식생활과 적당한 운동을 한다

아침을 거르지 말고 세끼 식사는 규칙적으로 하는 것이 좋다. 수분은 충분히 섭취하고, 과도한 스트레스를 피하며, 긴장을 풀어주는 명상 등을 꾸준히 실시한다. 복부 마사지를 통해 장의 근육을 이완시키는 운동을 하면 많은 도움이 된다. 유산균 제제도 훌륭한 보조제가 된다.

5) 유산균의 종류

유산균에는 비피더스, 락토바실러스, 락토코커스 등이 있다. 이 중 인체에 가장 많은 것은 비피더스로 특히 대장 안에는 비피더스가 다른 유산균에 비해 1천 배 이상 많다. 모유를 섭취하는 유아의 경우에는 비피더스가 전체 균 중 90% 이상을 차지한다.

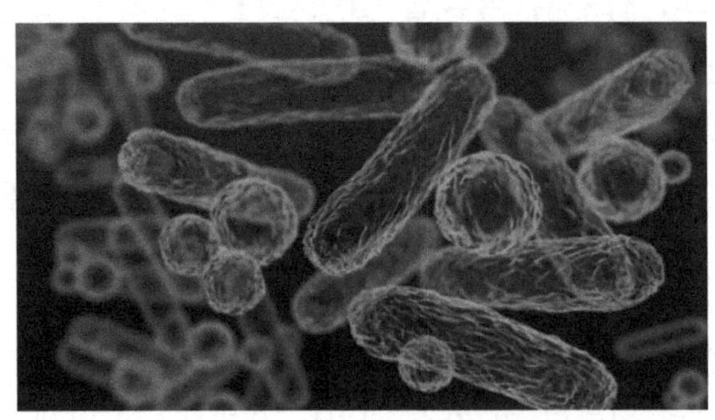

이유기에 접어들면서 점점 줄어드는 비피더스는 노년기에 들면 현저히 줄어든다. 때문에 노인의 장내에 유해세균이나 부패물질이 증가하는 경우가 많고, 이로 인해 노인의 체취가 나빠지기도 한다. 식중독균이나 유해균으로 인해 급성 설사가 발생한 경우 비피더스 등 유산균을 섭취하면 설사 기간을 현저히 단축시킬 수 있다.

유산균이 유해균의 활성을 약화시키고, 장 부패물질의 생성을 감소시키기 때문이다. 비피더스의 공급원으로는 유산균 제제가 좋다. 하지만 일반 유산균 음료는 기능성보다는 맛, 향 등 미각 충족을 강조하는 측면이 있다. 또 비피더스는 산소에 민감하여 적절한 관리가 이루어지지 않으면 제조과정 중에 사멸하게 된다.

4. 장 미인이 피부미인

피부트러블, 불편한 뱃속, 몸매의 불균형 역시 알고 보면 장의 활동이 원활하지 않은 탓이다. 장이 건강하면 피부, 건강미인은 가능하다.

1) 장질환은 왜 늘어날까?

(1) 첫 번째 이유는 시간이 없다는 핑계로 매일 고단백, 고지방을 중심으로 만들어진 인스턴트와 패스트푸드 위주의 식사를 하기 때문이다.

(2) 두 번째 이유로 불규칙한 식사는 대부분 과식이나 폭식으로 이어져 장내 세균들에 의해 부패물질이 많이 생산되어 피부 트러블을 일으키고, 장염 및 궤양 등 대장관련 질환을 발생시킨다.

(3) 세 번째 이유는 지나친 경쟁과 복잡한 대인관계에서 발생하는 스트레스는 장을 자극해 설사나 변비 등 과민성 대장증후군을 일으킨다.

2) 건강한 장을 위해

(1) 소식은 기본이고, 장 건강을 위해 매일 먹어야 할 먹거리로는 김, 콩, 신선한 야채, 과일류, 유산균 제품이 있으며, 변비를 막아주고 장운동을 활발하게 하는 데 김, 다시마 등의 해조류와 콩 등의 곡물류가 있으며, 사과, 당근, 귤, 자두 등 채소와 과일이 도움이 된다. 또한 유산균 제품을 챙겨 먹는 것도 장내 유익균을 늘려주는 방법이다. 유산균은 분말이나 음료 형태 모두 식후에 먹는 것이 장운동에 효과적이다. 이는 공복상태에서는 위산 때문에 유산균이 장까지 살아 내려가기 힘들기 때문이다.

(2) 물을 하루 4~5잔씩 마신다. 국이나 찌개 등을 섭취하는 수분 외에 하루 4~5잔 정도의 물을 마시는 것이 장운동에 좋다. 변비가 있는 경우 공복상태에 시원한 물

을 1잔 정도 마시면 도움이 된다. 또한 1주일에 3회 이상, 30분 정도 운동을 한다.

(3) 잠자리에 들기 전 복부마사지를 5분 정도 한다. 건강한 장 활동을 위해서는 장 자극 운동이 필요하다. 조용히 자리에 누워서 배 부위를 눌러 보다가 통증이 느껴지는 부위를 집중적으로 주물러 준다. 처음에는 아프지만 서서히 장 근육이 풀리면서 장운동이 활발해진다. 매일 3～5분 정도 하면 효과를 볼 수 있다.

(4) 규칙적인 배변 습관을 들인다. 변의가 있을 때는 즉시 배변하는 습관을 들이는 것이 좋다. 변의를 무시하고 참다 보면 변비가 생긴다. 아침식사는 대장의 연동운동을 자극하는 강력한 자극제이므로 아침식사는 되도록 거르지 않도록 한다.

(5) 습관적인 설사제나 지사제 복용은 피한다. 변비나 설사 증상이 있을 때마다 약을 먹으면 습관성이 돼 약의 효과를 볼 수 없게 된다. 이런 악순환이 반복되면 자칫 대장에 큰 위험을 초래할 수 있다.

5. 당신을 위한 뇌활용 건강법(장운동)

변비에 걸리지 않으려면 복근을 키워라. 사람을 제외한 동물에게는 변비가 없다. 동물은 걸을 때 등이 좌우로 굽혀지고 펴지는 굴신운동을 하는 동시에 복부는 상하로 파동운동을 한다. 이러한 복부운동으로 장 기능이 활발하기 때문에 변비나 설사가 없고, 완전 소화와 완전 배설에 가까운 생활을 한다. 이에 반해 인간은 두 발로 서서 생활하므로 내장이 아래로 쏠리고, 대장과 소장이 차차 탄력을 잃게 되어 중첩되고 굴곡이 된다. 그 결과 사람의 장벽에는 많은 주름이 생기고, 주름진 장벽에 숙변이 끼어 여러 가지 병을 일으킨다.

현대인들은 스트레스, 운동부족, 불규칙적인 생활습관 등으로 인해 아침마다 변비로 고통을 겪는 사람이 많다. 어쩌다 아침에 시원하게 볼일을 보면 하루 일진이 다 시원하게 느껴진다. 변비로 인해 장에 숙변이 쌓이면 독소가 온몸을 돌면서 노화를 부추기고, 위장장애를 일으키기도 한다. 변비가 계속되면 혈압이 오르며, 머리가 무겁고, 두통이 생기며, 기미나 주근깨가 생기는 등 피부색도 나빠진다.

스트레스가 오면 가장 먼저 장이 약화되어 이유 없이 온몸이 나른하고 무기력해진다. 그러므로 건강의 기본은 장이라고 해도 과언이 아니다. 장은 소장과 대장으로 구분된다. 소장은 다시 십이지장, 공장, 회장으로 나뉘고, 대장은 맹장, 결장, 직장, 항문관으로 나뉜다. 인간의 소장 길이는 6～7m이다. 위 속에서 유미상으로 된 음식물이 간에서 분비되는 쓸개즙, 이자에서 나오는 이자액, 장벽에서 나오는 장액 등의 소화액에 의해 소화시켜 흡수한다.

대장은 소장보다 굵지만 길이는 1.5m 정도이다. 주로 수분을 흡수하고, 식물섬유 등 음식물의 일부가 소화된다. 장의 활동은 교감신경과 미주신경으로 된 자율신경에 의해 조절된다. 영양물질을 흡수한 장의 정맥계는 직접 심장으로 들어가지 않고 집합하여 간으로 간다.

특히 노인이나 대장 기능이 부실한 사람은 장 속에 내용물이 너무 오래 머무른 결과 수분이 지나치게 흡수되어 변비가 나타나는데, 점차 장벽의 자극이 적어져 운동 저하를 일으키면 만성 변비가 된다. 이때는 몸의 근육을 강화시키는 복근 중심의 전신운동이 효과적이다. 여성에게 변비가 더 많은 이유는 월경과 배란을 주도하는 황체 호르몬이 대장의 연동운동을 억제하기 때문이다.

1) 변비 예방 장 운동법

장운동은 호흡을 내려주고, 에너지 순환을 촉진시켜 준다. 또한 복부의 긴장을 풀어주고 단련하여 장의 조절력을 높여 복식호흡을 자연스럽게 만들어 준다. 장운동은 장의 연동운동을 촉진해 대장의 에너지 순환을 원활하게 만들어 숙변이 제거되고, 변비가 해소된다. 장운동의 원리는 피부와 근육을 수축, 팽창시켜 열이 나고 근육이 풀어지면서 정화가 되고, 신진대사가 원활해지는 것이며, 근본적으로 숨을 아랫배까지 내리기 위한 것이다.

① 양발을 어깨 너비로 벌리고 무릎을 15도로 굽힌 후 양손을 아랫배에 얹는다.
② 자연스럽게 아랫배를 밀고 당기면서 장 움직임과 느낌에 집중한다.
③ 배를 당길 때는 배가 등에 닿는 느낌으로 힘을 뺀다.
④ 배를 내밀 때는 복압을 약간 느낄 정도로 밀어준다.

장운동을 하는 도중 통증이 오면 복부를 시계방향으로 쓸어주고 다시 시작한다. 시계방향은 독소 제거, 시계 반대방향은 에너지 흐름을 늦춰주는 효과가 있다. 변비, 숙변, 순환기와 소화기가 좋아진다.

2) 붕어운동

붕어운동은 척추신경을 강화하여 에너지 순환을 촉진하고, 장의 꼬임을 바로잡아 주어 변비 해소에 좋다.

① 누운 상태에서 목 뒤로 깍지를 끼고 두 발을 모아 붙인다.
② 허리를 중심으로 상체와 하체를 좌우로 움직여 준다.
③ 좌우로 움직일 때 양 발목이 벌어지지 않도록 꼭 붙인다.

3) 누워서 다리 들어올리기

양손을 배 위에 올리고 양다리는 모아 붙인 다음 바닥과 90도 각도가 될 정도로 서서히 들어올린다. 그 상태에서 다리가 바닥에 닿지 않게 내린다. 10회 정도 반복한다. 매일 횟수를 늘려가며 하다 보면 복근이 강화되면서 힘이 생기는 것을 느낄 수 있다. 특히 식사 전에 하면 복근의 감각이 살아나 식사량을 조절하기가 용이해진다. 따라서 다이어트 효과까지 얻을 수 있다.

남녀노소를 막론하고 배가 따뜻하고 뱃심이 생기게 되면 항상 건강하고 생기 넘치는 삶을 살 수 있다. 뿐만 아니라 원하는 것을 끌어올 수 있는 힘 또한 좋아져 스스로 만족하는 행복한 삶을 살 수 있다.

4) 활시위 자세

척추를 교정하고 장운동을 촉진시켜 변비와 숙변 제거에 뛰어난 효과가 있다. 바닥에 편안하게 엎드린 후 호흡을 들이마시면서 양 발등을 잡는다. 그리고 상체를 들어올려 아랫배(단전)만 바닥에 닿게 한다. 앞뒤, 좌우로 몸을 굴려 준다. 중심을 움직여 장기가 전체적으로 자극이 되도록 부드럽게 천천히 굴려준다.

뇌는 당신이 선택한 것을 이루어 줄 것이다. 당신이 긍정적인 선택을 할 때 정보에 지배당하는 어두운 뇌에서 생산적이고 창조적이고 평화적인 정보를 생산하는 밝은 뇌로, 무엇이 옳은지 알면서도 그것을 실천하지 못하는 허약한 뇌에서 스스로 선택하고, 그 선택을 용기 있게 실천하는 파워 브레인으로 변화한다.

6. 내 몸 살리는 장 건강법(과민성 대장증후군)

과민성 대장증후군 환자들 중 만성적으로 설사와 변비를 반복하는 사람들이 있다. 과민성 대장증후군의 주요 증상은 세 가지다. 첫째, 심한 배앓이를 하다가 배변 후 증상이 완화된다. 둘째, 평상시보다 변을 보는 횟수가 줄어 복부 불편감이 생긴다(예컨대, 평균 하루 한 번 대변을 보는 사람이 사흘에 한 번 변을 본다). 셋째, 변의 상태가 너무 무르거나 반대로 딱딱하다.

이 세 가지 중 하나 이상이 한 달에 3회 이상 나타나면 과민성 대장증후군 환자로 분류한다. 원인으로는 섬유질이 적고 화학물질이 많이 들어간 인스턴트식품이나 고지방식 섭취, 스트레스, 운동부족 등이 꼽힌다. 최근에는 장내 유익균의 감소가 과민성 대장증후군의 주요 원인이 되고 있다. 음식물의 소화, 흡수 등 대사작용을 돕는 유익균이 줄면 음식물, 특히 유해물질의 대사가 이뤄지지 않고 분해되지 않는 독성물질이 장 속을 자극해 설사와 변비를 일으킨다. 장이 자극을 받아 경련을 일으키면 장운동 속도가 빨라져 물 흡수가 적어진다. 이는 설사로 이어진다. 반대로 자극으로 운동이 지연되면 대변이 물을 덜 빨아들여 변비가 생긴다.

과민성 대장증후군을 방치하면 염증성 장질환으로 발전한다. 대사되지 못한 독성물질이 장내 세포층을 자극해 염증이 생긴다. 염증반응은 자극을 받은 세포를 보호하기 위한 일시적 작용이지만 반복되면 크론병, 궤양성 대장염 등 다양한 만성 염증질환으로 변한다. 염증이 심하면 조직이 괴사한다. 결국 장을 잘라내고 인공대변주머니를 달고 다닌다.

암 발생 위험도 높아진다. 장내 유해물질이 많이 잔존할수록 암의 위험성이 커진다. 유익균은 화학물질과 바이러스, 이물질 등 독성물질을 잡아 대변을 통해 몸 밖으로 배출하는 역할을 한다. 염증성 장질환인 크론병을 가진 사람은 일반인에 비해 암 발생률이 3.2배 높았다. 25세 이전에 크론병에 걸린 사람은 6.3배 높았다.

과민성 대장증후군을 막기 위해서는 식생활습관을 개선해야 한다. 방부제, 살충제, 항생제, 화학첨가물 등은 장내 나쁜 균을 죽이기 위해 만들어졌지만 유익균도 함께 죽인다. 이런 성분이 많이 든 인스턴트식품, 화학조미료가 많이 든 외식을 자제하고 유기농 식품을 먹는 것이 좋다. 이미 장내 유익균이 많이 줄어든 상태라면 식생활 개선만으로는 해결이 어렵다. 고농도의 유익균(프로바이오틱스류)을 따로 섭취하는 것도 한 방법이다.

7. 어린이 장 건강법

장은 우리가 먹은 음식물을 분해해 온몸에 영양소를 공급하는 중요한 기관이다. 특히 아이들은 장이 건강해야 튼튼하게 성장할 수 있다. 어린아이들이 가장 많이 걸리는 질환 중 대표적인 것이 변비와 설사이다. 아이들은 특별한 이유 없이 며칠씩 변을 보지 못해 변비에 걸려 괴로워하기도 하고, 몸 상태가 조금만 좋지 않아도 설사를 해 부모를 놀라게 하기도 한다.

태아 때는 장 속에 균이 없다. 그러다 세상에 태어나면서부터 대장균 등의 세균이 나타난다. 모유를 먹게 되면 비피더스균과 같은 유익균이 90% 이상으로 많아지면서 장이 건강해지지만, 이유식을 시작하면서부터는 장내 균이 완전히 바뀌어 유익균보다 유해균이 많아진다. 유해균들이 많아지면서 설사나 변비 같은 질병을 일으키게 된다.

1) 사람의 세포 수보다 10배나 많은 장내 유해균

우리의 장 속에는 우리가 먹은 음식들이 있을 거라 생각하지만 그렇지 않다. 장 속

세균의 숫자도 사람의 세포 수보다 10배가 더 많다. 이유식을 시작할 때부터 점점 늘어나기 시작한 유해균은 성인이 되면 80%까지 증가한다. 대장 관련 질환을 앓고 있는 사람의 경우 유해균이 90% 이상을 차지한다. 따라서 장 건강을 위한 원칙은 유해균이 많아지지 않도록 잘 관리하는 것이다.

장은 몸에 영양분을 공급하는 관문이므로 유해균이 많아지면 부패물질까지 몸속 다른 기관으로 공급돼 여러 가지 질병이 나타나게 된다. 유해균은 평생 동안 사람의 몸속에서 함께 살며 건강에 큰 영향을 미치기 때문에 어릴 때부터 잘 관리해 주어야 한다.

장 건강을 위한 **첫 번째** 습관은 소식이다. 우리가 음식을 먹게 되면 장속 유해균도 그 음식을 먹고 증식한다. 소식을 하면 유해균에게 공급되는 음식의 양도 적어져 자연스럽게 유해균의 활동이 줄어든다. 영양과잉이 문제가 되고 있는 요즘에는 성장기 어린이라도 소식을 하는 습관을 들이는 것이 좋다. 또한 고지방, 고단백 식품보다는 도정이 많이 안 된 현미・보리・귀리・콩 등의 곡류, 다시마・미역・김 등의 해조류, 배추・상추・연근・고구마・당근 등의 채소류, 자두・사과・배 등의 과일류 등 곡식, 채식 위주의 식생활을 하는 것이 중요하다.

두 번째는 유해균을 유익균으로 바꿔주는 것. 특히 대장 내 유익균인 비피더스는 대장균 등 유해균으로부터 장을 보호하고 장운동을 활성화시켜 배변을 원활하게 하고, 장에서 생성된 유해물질의 분해를 촉진함으로써 인체의 면역기능을 높인다. 이른바 정장작용이 뛰어나 변비나 설사 같은 대장 관련 질환은 물론 소화불량도 예방해 준다. 건강한 대장을 만들려면 유익균인 비피더스를 50%까지 늘려줄 필요가 있다. 비피더스가 많아지면 대장 연동운동이 활발해져 영양분은 흡수하고, 불필요한 노폐물은 배설시키면서 장을 건강하게 지킬 수 있다. 장내의 비피더스를 직접적으로 늘려주는 방법으로 유산균 음료나 생균을 복용하는 방법이 있다.

세 번째는 규칙적인 배변 습관으로 매일 일정한 시간에 변을 보도록 하는 것이 중요하다. 요즘 아이들은 밖에서 뛰어노는 기회가 적어 운동부족인 경우가 많다. 운동이 부족하면 장운동도 둔화되기 마련이다. 아이들 역시 적절한 운동이 중요하다. 스트레스 역시 장 건강을 위협하는 요소이므로 아이들이 스트레스를 받지 않고 밝고 건강한 마음을 유지하도록 배려하는 것이 중요하다. 이것은 어린이뿐만 아니라 성인들에게도 유용한 장 건강법이다.

2) 비피더스 유산균은 아토피 피부염과 알레르기 예방에도 효과적

비피더스가 아토피 피부염과 알레르기 질환을 예방하고 치료하는 데도 효과적이라는 사실을 밝혀냈다.

알레르기 환자가 많아지는 이유는 어렸을 때 자신도 모르는 새 병에 걸려 그것이 자연 치유되면서 얻게 되는 면역력이 적어졌기 때문이다. 선진국일수록, 소득 수준이 높을수록, 위생환경이 좋을수록 나타나는 병이다. 그렇다고 해서 일부러 병에 걸려 면역력을 갖게 할 수는 없으므로 비피더스균으로 장 면역력을 높이면 알레르기 질환을 예방할 수 있다.

또한 비피더스 유산균은 겨울철 아이들 설사의 가장 큰 원인인 로타바이러스를 억제하는 데도 효과가 있다는 사실을 밝혀냈다. 로타바이러스는 2001년 발생한 경기도 고양시 산후조리원 영아 집단 사망의 원인으로, 로타바이러스 장염에 걸리면 열과 함께 구토, 설사가 나타나고 심하면 사망에까지 이르게 된다. 비피더스 유산균이 좋다고 하여 유산균 섭취에만 관심을 갖기보다는 평소 올바른 식생활과 장 건강법이 중요하다.

3) 장 속의 세균은 인체에 대한 작용에 따라서 3종류로 나눌 수 있다

유효균, 유해균, 그리고 경우에 따라 유효균도 되고 유해균으로도 될 수 있는 것, 이 세 가지이다. 특히 비피더스균은 장 속에 거의 유일하게 존재하는 유효균이다.

첫째, 식중독이나 설사를 일으키는 병원균이 장 속으로 침입하는 것을 막는다.

둘째, 부패균이 불어나는 것을 억제하여 장 속의 환경을 깨끗하게 해 준다.

셋째, 젖산 등의 유기산을 만들어서 변비를 고쳐준다.

넷째, 면역기능을 자극해서 몸의 저항력을 높인다.

마지막으로, 비피더스균은 비타민 B군을 만든다.

4) 좋은 균이 있는가 하면 나쁜 균도 있다

웰치균을 비롯한 유해균은 유효균과 정반대되는 일을 한다. 장 속의 단백질이나 아미노산을 썩게 하여 유해물질을 만드는데, 이것이 혈압을 높이거나 노화를 촉진시키는 원인이 된다. 또 경우에 따라 발암물질을 만들기도 하므로 건강한 몸을 유지하기 위해서는 이러한 유해균을 장 속에서 쫓아내고, 유효균을 늘려 주는 것이 가장 좋은 방법이다.

유효균을 늘려주는 데는 올리고당이 그 먹이가 된다. 유효균인 비피더스균과 올리고당의 관계는 바닷고기와 플랑크톤의 관계와 같다. 올리고당의 종류에는 올리고당을 비롯한 여러 가지가 있는데, 시중에 파는 요구르트에는 모두 올리고당이 들어 있다.

8. 장 건강법(장도 늙는다)

피부에 주름이 지듯 장도 늙는다. 나이가 들수록 영양분을 흡수하는 장의 능력은 떨어진다. 장의 주요 역할인 면역력을 형성하는 기능도 떨어진다. 더불어 장 누수(Leaky Gut Syndrome) 현상도 나타난다. 몸에 유익한 성분만 장을 통해 체내로 흡수되고, 유해한 성분은 걸러져 대변을 통해 밖으로 나가야 한다. 그런데 장이 늙으면 장벽 세포와 세포 사이가 느슨해진다. 느슨해진 틈을 통해 몸에 해로운 성분이 체내로 흡수된다. 만병의 근원은 장으로부터 시작된다.

이렇게 장의 기능이 떨어지는 원인은 유익균 수 감소에서 찾을 수 있다. 유익균은 장벽을 촘촘하게 해주는 물질(tight junction)과 장벽에 코팅막을 형성하는 뮤신 성분을 생성시킨다. 나쁜 균이 장벽에 들러붙어 침입하는 것도 막아준다. 유익균이 줄면 장벽이 무너지면서 전체 장 기능이 저하된다.

나이가 들면 필연적으로 몸에 이로운 락토스균과 비피더스균은 감소하고, 건강 문제를 일으키는 엔테로박테리아와 클로스트리디아 수는 늘어난다. 장내 세균 구성이 달라지면서 장도 늙어간다. 몸에 좋은 비피더스균은 신생아에서 유아기 때 가장 많았다가 청소년기부터 조금 감소해 평행선을 이루고, 65세부터 급격히 감소하는 것으로 나타났다. 고령 환자군은 젊은 층에 비해 몸에 유익한 락토스균 수가 약 26배 적었다. 몸에 해로운 균은 나이가 들수록 증가했다. 성인과 65세 이상인 사람들의 장내 세균을 비교해 봤더니 65세 이상에서 몸에 유해한 엔테로박테리아의 수가 훨씬 더 많았다.

이렇게 유익균이 줄어든 노인의 장은 여러 문제를 일으킨다. 설사가 잦고 면역기능이 떨어진다. 병상에 누운 노인이 영양분을 잘 흡수하지 못해 야위고 세균 감염 때문에 기침 등을 달고 사는 것은 이 때문이다. 이러한 장의 노화를 막으려면 좋은 균을 인위적으로 투입해야 한다. 프로바이오틱스(유익균)의 섭취가 해결책이 될 수 있다. 몸에 부족한 비타민이나 무기질을 섭취하는 것처럼 나이에 따라 감소하는 유익균을 인위적으로 보충해야 한다.

9. 노인 괴롭히는 만성설사(유산균이 주범)

장내 클로스트리디움디피실이라는 유해균이 증가할수록 설사에 걸릴 위험이 커졌다. 65세 이상 환자의 사망원인을 분석한 자료에서는 환자 40%의 사망원인이 장내 클로스트리디움디피실과 직·간접적 관련이 있는 것으로 분석됐다.

노인층에 문제가 되는 만성설사가 장내 세균 구성의 이상 때문이다. 설사가 있는 65세 이상 노령층에서 유해균인 엔테로박테리아 수가 상대적으로 많았다. 또 고령 입원환자는 유익균인 락토균의 수가 26배 감소되어 있었고, 유해균 수는 현저히 증가되어 있었다. 나이가 들수록 장내 건강한 장의 주를 이루는 락토스균과 비피더스균 수가 감소하고, 대신 건강에 문제를 야기하는 클로스트리디움디피실과 엔테로박테리아 등의 수가 늘어나는데, 이것이 설사의 주요 원인이다.

우리 몸의 세균은 세포 수보다 많다. 대장은 인체에서 세균이 가장 많이 살고 있는 곳이다. 장내 유익균은 위에서 넘어온 음식물의 분해를 돕고, 영양소와 수분을 흡수한다. 주요 비타민의 흡수도 유익균에 의해 이뤄진다. 유익균이 줄고 유해균이 많아지면 이러한 흡수 능력이 떨어진다. 수분이 그대로 변과 함께 나가 만성설사로 이어지며 영양결핍 상태가 된다.

유해균이 많아지면 항생제 사용도 빈번해진다. 유익균은 우리 몸의 면역세포를 키우는 역할도 한다. 유익균이 줄고 유해균이 많아지면 면역세포 생성도 그만큼 줄어 질병에 쉽게 걸린다. 그 때문에 항생제 사용도 빈번해진다. 그런데 항생제 사용은 나쁜 바이러스와 함께 유익균도 함께 죽인다. 따라서 유해균은 더 늘어나고 유익균은 줄어 설사가 계속되고, 면역력은 떨어지는 악순환을 밟는다.

설사를 근본적으로 막기 위해서는 장내 균형을 정상화 시켜야 한다. 유산균이 많이 든 발효식품을 많이 먹으면 도움이 된다. 된장, 김치, 청국장 등이 대표적인 식품이다. 유산균만 따로 정제된 건강기능식품이나 약품을 먹어도 좋다.

10. 장 질환의 종류 및 치유법

1) 과민성 장 증후군

대장 및 소장에 특별한 질환이 아니면서 설사, 변비, 복통 등이 생기는 증상으로 스트레스를 잘 받는다든가 불안, 초조, 노이로제가 많은 20~30대 여성들에게 많이 나타난다. 변비, 설사, 가스 등의 장 운동이상, 음식 등의 알레르기성이 원인이지만 세균, 바이러스에 의한 감염, 스트레스 등의 정신적 원인으로 장내의 감각이상, 즉 장에 감각이 예민한 사람들에게 많이 나타난다.

식사 후에 하복부 통증이 심해지고, 배변으로 완화시키고(배변을 보면 시원하다) 복부팽창이 눈에 나타날 정도이고, 대변량이 소량으로 나오지만 연필자루처럼 가늘게 나오는 것이 특징이다(이유는 과민성 신경증으로 장이 경직되어 있기 때문). 코 같은 점액이 나오는데, 어떤 점막이 상해서 나오는 것이 아니다. 또 스트레스이어서 악화되었다, 좋아지기를 반복한다.

치료는 증상에 따라 그때그때 치료한다. 장에 특별한 질환이 없이 나타나므로 설사가 있으면 설사 치료, 변비가 있으면 변비 치료를 하면 된다. 특별한 질환이 없이 과민성 장 증후군이라면 암으로 변하지는 않으므로 너무 걱정할 필요는 없다. 나이가 많은 경우 점차적으로 악화될 때, 수면 방해, 통증, 발열 등은 원인 치료를 하되 혈변이 나오면 정확한 검진이 필요하다. 대장검사는 매년 자주할 필요 없이 3～4년에 한 번정도 하면 된다.

2) 염증성 장질환

염증성 장질환은 장에 발생하는 원인 불명의 만성적인 염증을 뜻하며, 통상적으로 특발성 염증성 장질환인 궤양성 대장염과 크론병을 지칭하지만 우리나라에 비교적 흔한 장형 베체트병도 이에 속한다고 할 수 있다. 넓은 의미로는 세균성, 바이러스성, 아메바성, 결핵성 장염 등의 감염성 장염과 허혈성 장질환, 방사선 장염 등의 모두 장에 발생하는 염증성 질환이며, 염증성 장질환의 감별 대상으로 고려하여야 한다.

염증성 장질환의 원인은 아직까지 알려지지 않고 있으나 이 질환들이 유전 및 환경적 영향을 받으며, 면역학적 이상에 의해 매개된다는 사실은 분명하다. 아직까지 염증성 장질환을 완치시키는 방법은 알려져 있지 않지만 병의 경과에 미치는 인자에 대해서는 상당한 연구가 진척되고 있으며, 염증을 가라앉히기 위한 여러 가지의 약이 개발되어 사용되고 있다.

서구의 문헌에 따르면 궤양성 대장염과 크론병의 발병률은 각각 인구 10만 명당 6～8명과 2명이고, 유병률은 각각 70～150명과 20～40명이며, 궤양성 대장염에 비하여 크론병이 점차 증가하는 경향이 뚜렷하다. 두 질환 공히 남녀 비는 비슷하고, 젊은 층에서(15～35세경) 호발하며, 흑인종이나 황인종보다 백인종에서 흔하고, 특히 유태인에서 발생빈도가 높다.

크론병의 빈도는 흡연 군에서 비흡연 군보다 높은데 반하여, 궤양성 대장염의 빈도는 흡연 군에서 낮다. 최근에는 우리나라와 일본 등의 동양에서도 염증성 장질환의 빈도가 급격하게 증가하고 있는데 점차 서구화되어 가는 생활습관과도 관련되며, 진단 기술의 발달도 이에 기여하리라 생각된다. 서구에서는 염증성 장질환 환자의 약 15～20%에서 가족 중에 또 다른 염증성 장질환 환자가 있을 정도로 가족내 집합율이 높으며, 일란성 쌍생아에서의 합치율은 크론병에서 약 50%로 궤양성 대장염에 비하여 높다.

염증성 장질환의 원인은 아직 구체적으로 밝혀진 바 없으나 장의 면역기능과 관련이 있을 것으로 생각되어지고 있으며, 그밖에도 유전적 요인, 장내 미생물의 감염설,

정신적 요인, 기타 여러 요인들이 복합적으로 관계하리라고 여겨지고 있다. 염증성 장질환의 병태생리는 비특이적인 염증단계 반응을 개시(initiation, induction), 영속화(perpetuation) 및 증폭(amplification)시키는 과정으로 나누어 볼 수 있으며, 증폭과정은 면역조절 기능의 결함 때문에 적절하게 감소되지 않은 염증반응이 조직 손상과 임상증상을 일으키게 되는 과정을 일컫는다.

염증의 개시 및 지속은 독립적일 수 있으며, 여러 면역조절 이상이 유사한 결과를 초래할 수 있는데, 조직 손상을 일으키는 비특이적인 최종 경로는 공통되기 때문이다. 활성화된 T림프구에서는 면역반응을 조절하는 cytokine이 분비되며, 작용에 따라 T-helper 1(IL-2, interferon-γ)와 T-helper 2(IL-4, IL-5, IL-10, IL-13)로 나눌 수 있다. Th1은 세포 면역반응을 조절하고, Th2는 체액성 면역 반응을 조절한다. IL-12는 단핵구, B림프구 등에서 분비되어 IFN-γ 생성을 촉진하며 Th1 반응을 조절한다.

최근 궤양성 대장염은 Th2 반응으로 유발되는 질환이며, 크론병은 Th1반응이 유발되는 질환이라는 가설이 제기되었다. 궤양성 대장염 환자에서는 활동기 크론병 환자나 정상 대조군에 비해 조직 내 IL-10 mRNA가 증가되어 있는 반면, 활동기 크론병 환자는 다른 군에 비해 조직 내 IL-2 mRNA가 현저히 증가되었다. IL-10은 항염증작용을 가진 cytokine으로서 대식세포와 림프구에 대해 강력한 억제효과를 가진다.

염증성 장질환과 임신과 수유 : 수정능력을 감소시키지는 않으며, 치료 중 steroid의 사용으로 일시적인 임신의 장애를 나타낼 수 있다. 임신 1기에 증상은 악화될 수가 있다. 태아의 성장의 장애를 나타내지는 않는다. Steroid와 sulfasalazine의 감량 없이 계속 투여해도 안전하다. 하지만 metronidazole의 투여는 1기에는 피해야 한다. 그리고 면역억제제는 일반적으로 금기이다. 크론병에서 영양상태와 염증 정도에 따라 불임률이 높아진다.

3) 궤양성 대장염(Ulcerative colitis)

궤양성 대장염의 육안적 소견은 점막의 부종, 발적, 출혈, 미란 및 궤양을 특징으로 하며, 대부분의 예에서 직장을 침범하고 병변이 직장으로부터 연속하여 나타나는데, 약 3/4의 예에서는 좌측 대장, 나머지에서는 전체 대장을 침범한다. 현미경적으로는 대장의 점막에 국한된 염증이 특징이며, 상피세포가 손상됨에 따라 선와내로 중성구를 포함하는 염증세포가 누출되는 선와농양이 흔히 관찰된다.

주 증상은 혈성 설사와 복통이며, 점액질이 분비되거나 후중증(tenesmus)이 나타날 수 있고, 발열, 체중 감소 등의 전신 증상이 동반되는 경우가 있으나 크론병에 비하여 흔하지 않다. 증상의 정도는 병변의 범위와 염증의 정도에 의하여 좌우되며, 흔히 관해와 악화를 반복한다.

궤양성 대장염의 특징적인 임상적, 내시경적 또는 병리학적인 소견은 없다. 그러므로 임상증상과 경과를 종합하여 진단에 이르며, 유사한 다른 질환을 하나하나 배제하게 된다. 먼저 장의 염증이 정말 있는지 확인함으로써 과민성 대장증후군을 배제할 수 있으며, 염증이 있는 경우에는 감염성 질환 등의 다른 장염과 감별하여야 한다. 장염의 증상이 있는 환자에서 내시경적 또는 방사선적인 검사를 시행하게 되는데, 내시경검사는 육안적으로 점막의 병변을 자세히 관찰할 수 있을 뿐 아니라 조직을 생검할 수 있다는 장점이 있다.

궤양성 대장염을 진단하기 위해서는 S상 결자경 검사로 충분하지만 환자의 상태가 허락한다면 대장내시경 검사로 전체 대장을 관찰하고, 가능하면 말단 회장까지 관찰하는 것이 바람직하다. Lead pipe appearance : 바륨 검사상 대장의 haustration의 소실이 보이며, 이는 급성과 만성 궤양성 대장염에 보이는 특징적인 소견으로 점막층의 가역성 변화와 평활근의 thickening으로 유발된다.

궤양성 대장염의 내시경 소견 및 조직병리 소견으로는 내시경 및 육안소견은 거의 직장을 침범한다(95%). 병변은 직장에서 시작하여 연속적, 대칭적으로 이어진다. 육안적으로는 점막의 부종, 발적, 삼출, 혈관소실, 과립상 및 미란과 궤양이 다양한 정도로 나타난다. Backwash ileitis는 궤양성 대장염에서 말단 회장에 염증이 침범한 것을 말한다. 조직병리 소견은 대장 점막에 국한된 만성 염증, 점액감소, 선와농양, 선와의 변형이 진단에 도움이 된다.

11. 장 합병증

국소적 합병증으로는 궤양성 대장염에서 출혈은 흔히 나타나는 증상이지만 심한 출혈은 드물다. 약 3%의 환자에서 장 천공 또는 독성 거대결장(toxic megacolon) 등의 심한 급성 국소적 합병증이 발생한다.

1) 독성 거대결장(toxic megacolon)

단순 복부 촬영으로 대장의 폭이 6cm 이상으로 심한 복통과 팽만감, 발열, 빈맥, 탈수, rebound tenderness 등의 증상 및 증후가 동반된다. 악화 요인으로는 심한 염증 시에 바륨검사나 내시경검사, K소실, anticholinergic이나 narcotic제제 등으로 인한 신경근의 활동성의 감소로 발생한다. 치료는 12～24시간의 집중적인 내과적 치료(steroid, antibiotic, cyclosporine 등 면역억제제)를 시도 시 호전이 없으면 colectomy 등의 수술적 치료가 필요하다.

장관의 협착은 크론병에 비하여 흔하지 않고 드물지만 누공이 생길 수도 있다. 병변의 범위가 넓고, 오랜 기간 이환된 궤양성 대장염 환자에서 대장암의 발생이 증가하므로 고위험군에 대한 적절한 감시검사(surveillance)가 필요하다.

2) 궤양성 대장염 환자에서의 대장암

위험군은 병변의 범위가 넓은 환자, 궤양성 대장염 진단 후 10년 이상 지난 환자, 병변의 심한 정도, 질병의 진행경과는 암 발생과 무관하다. 감시검사(surveilance)는 진단된 지 10년이 경과된 후부터 대장내시경으로 추적 검사한다. Indefinite dysplasia의 경우에는 3～6개월마다 내시경으로 추적 관찰이 필요하다. 수술의 적응증은 고도의 상피 이형성(confirmed dysplasia) 또는 이형성과 연관된 종괴(dysplasia-associated lesion or mass, DALM)이다.

대장 및 직장암 발생에 있어서 유전적 이상과 함께 환경적 요인, 특히 영양부족 상태도 중요한 역할을 하는 것으로 알려져 있다. 염증성 장질환에서 혈청 비타민 A, C, E, 및 엽산의 결핍이 보고되었으며, 이 중 특히 엽산의 결핍이 이러한 영양학적 요소로 중요하며, 장기간의 궤양성 대장염의 대장의 이형성을 거쳐 대장암으로 발전하는 것으로 보고되고 있다. 엽산은 pteroylmonoglutamic acid의 일반적인 이름으로서, 그 생물학적 역할은 정상 세포의 성장과 분화에 있어서 필수적이다.

엽산은 인체 내에서 만들어지지 않고 식물이나 박테리아에서만 만들어진다. 혈중의 엽산은 단일 글루타메이트의 형태인 methyl-tetra hydrofolate(methyl THF)로 존재한다. 바로 이 methyl THF 조효소가 methionine, deoxythymidylate, glycine, 그리고 DNA의 기본 구조인 퓨린과 피리미딘 생합성시 탄소 한 분자를 전달해 주는 소위 one-carbon 전달반응을 수행함으로써 생명현상의 초기 단계를 주도하는 역할을 한다. DNA 합성에 관여하는 methyl THF의 가장 중요한 기능은 deoxyuracil monophosphate(dUMP)로부터 deoxythymidine monophosphate(dTMP)가 생성되는 methyl기를 전달하여 피리미딘 DNA를 생산하는 것이다.

그밖에 퓨린 생성 과정에서도 1개의 탄소를 전달하며, methionine 생합성에도 관여하고, serine-glycine 대사과정, 그리고 histidine 분해대사에도 관여한다. 궤양성 대장염에서 장기간에 걸친 엽산 부족으로 대장암이 발생하는 기전은 dUMP에서 dTMP로의 전환이 제대로 이루어지지 않아 비정상적인 misincorparated DNA가 생산되고, DNA의 저메틸화와 암유발 유전자가 활성화되어 대장암이 발생한다고 한다.

3) 전신적 합병증(장외 증상)

어린 연령의 환자에서는 영양결핍 및 성장장애를 보일 수 있다. 혈액학적 이상소견으로는 철 결핍성 빈혈, 엽산 결핍성 빈혈, 백혈구 증다증, 혈소판 증다증 등을 일으킬 수 있다. 약 25% 환자에서 관절염, 척추강직증(ankylosing spondylitis), 천장골관절염(sacroilitis), 골다공증, 골연화증 등의 관절 또는 골병변이 동반된다. 약 15%의 환자에서는 결절성 홍반(erythema nodosum), 괴저성 농피증(pyoderma gangrenosum), 아프타성 궤양 등의 피부병변을 보인다. 5%의 환자에서 외각막염(episcleritis), 포도막염(uveitis), 홍체염(iritis), 결막염(conjuncitivitis)등의 안구병변이 나타난다.

말초관절염, 피부질환, 안질환 등은 질병의 활동성과 관계가 있으며, 대장절제 후에 호전된다. 요로결석, 폐쇄성 요로 질환, 비뇨기계의 누공 형성, 드물게 아밀로이드 침착 등의 신장 비뇨기계 병변과 간기능 이상, 경화성 담관염, 담관암, 지방간, 만성간염, 담석증 등의 간, 담도 병변도 드물지 않다. Pericholangitis에는 ALP, r-GTP의 수치가 보통 2배 이하로 상승한다. 그리고 경화성 담관염에서는 bilirubin, GOT/GPT가 상승한다.

12. 장 질환 치료

궤양성 대장염을 치료하기에 앞서 진단을 확인하고 활동성 또는 중증도를 정확하게 평가하는 것은 기본이며, 치료의 목표는 염증을 통제함으로써 증상을 완화시키고 이차적인 문제가 발생하지 않도록 예방하는 것이다. 활동성의 추적은 CRP, a.-antitripsin 등 Lab소견과 내시경상의 점막조직 소견으로 판정한다. 중증의 궤양성 대장염은 입원을 요하며, 응급수술이 필요한 경우는 드물지만 경험할 수 있다. 설사를 멎게 하기 위하여 사용하는 지사제가 때로는 독성 거대결장을 촉발할 수 있으므로 주의를 요한다.

염증성 대장질환의 약물치료에 있어서 관해 유도요법과 관해 유지요법은 각각 독립된 영역으로 인정되고 있다. 관해를 유도하기 위한 치료로는 여러 가지 약물을 동시에 사용하거나 한 가지 약물이라 할지라도 여러 가지 방법으로 투여하는 복합요법이 일반화되었으나 복합요법에서는 약제의 부작용 또한 가중되므로 주의하여야 한다.

궤양성 대장염의 치료제는 항염증제, 부신피질 호르몬제, 면역억제제, 항생제 및 기타로 분류할 수 있는데 염증의 종류, 정도, 부위 및 합병증에 따라 적절한 약을 현재 사용 가능한 약제 중에서 선택하여야 하며, 치료 효과는 극대화하고 부작용은 최소화할 수 있는 방법을 택하여야 한다. 또한 이들 약제는 주사제, 경구제, 좌제 및 관장제제 등 여러 형태로 시판되고 있으므로 염증의 종류, 부위 및 범위에 따라 같은 약제에서도 적절한 투여 형태를 선택하게 된다. 가장 흔히 사용되는 약제는 항염증제로서 sulfasalazine이 대표적이며, 관해를 유도하는 효과와 더불어 관해 유지에도 유효함이 밝혀져 있다.

Sulfasalazine은 sulfonamide(sulfapyridine)와 salicylate(5-aminosalicylate)가 azo bond로 결합된 분자로서 대장에서 박테리아에 의해 두 분자가 분리된 후 sulfapyridine은 흡수되어 간에서 대사되어 소변으로 배설되며 5-aminosalicylate는 장에 남아서 prostaglandin합성을 억제하여 항염증효과를 나타낸다. 두 분자 중 sulfapyridine이 주로 부작용을 일으키므로 최근에는 5-ASA 분자만으로 구성된 약제가 속속 개발되었으며, 이를 mesalamine 또는 mesalazine이라 부른다.

염증성 장질환을 치료하기 위하여 사용하는 약제 : 항염증제 - sulfasalazine, mesalamine, 부신피질호르몬제 - prednisone, prednisolone, hydrocortisone, budesonide, ACTH, 면역억제제 - azathioprine, 6-MP, cyclosporine, methotrexate, 항생제 - metronidazole, ciprofloxasine, 내강 변환제 - short chain fatty acid, glutamine, 항산화제 - allopurinol, dimethyl sulfoxide, 국소 마취제 - lidocaine 등이다.

항염증제에 반응하지 않거나 심한 궤양성 대장염에서는 부신피질 호르몬제를 사용하게 되는데, steroid는 급성기에 관해를 유도하는 효과는 탁월하지만 관해를 유지하는 효과는 없다. 면역억제제는 주로 steroid 사용량을 줄이기 위하여 쓰이며, steroid에 반응하지 않는 경우에 효과를 나타내기도 한다. 대부분의 궤양성 대장염은 치료약제에 반응이 양호하지만 심한 합병증이 발생하거나 치료에 반응이 없는 경우 또는 약의 부작용이 심한 경우에는 수술이 필요하게 된다. 관해 유지는 저용량의 mesalamine을 지속적으로 사용하며, 만약 재발시에 치료용량으로 증량이 필요하다.

13. 크론병(Crohn disease)

크론병은 입으로부터 항문에 이르기까지 위장관 어디에서나 생길 수 있으나 회맹부에 특히 호발하며 병변은 비연속적, 비대칭적, 다발성으로 발생할 수 있다. 현미경적인 염증은 장의 전 층을 침범하며 육아종성 병변이 흔히 관찰된다. 크론병의 주 증상은 수양성 설사와 복통이며, 혈변은 흔하지 않다. 상당수의 환자에서 항문 주위의 열상 또는 누공을 동반되며, 장관 협착 또는 누공에 의한 증상도 비교적 흔하다. 체중감소 또는 발열 등의 전신증상이 궤양성 대장염에 비하여 흔하며, 임상경과도 불량하다. 복통은 식후에 심하며, 복부종괴 특히 우하복부 종괴가 흔하다.

〈병의 원인〉

크론병을 위시한 염증성 장질환에서 사람의 면역반응이 활성화되어 있다는 증거로서는 장의 고유층(lamina propria)에 림프구와 대식구를 비롯한 염증세포의 광범위한 침윤이 관찰된다는 사실을 들 수 있다. 이러한 염증반응은 주로 장관에 국한되어 있기 때문에 염증반응을 촉발하는 항원에 대한 연구는 장관 내에 존재하는 장내 세균총, 음식물에 포함된 항원들을 중심으로 진행되어 왔다.

건강한 정상인에서도 장의 고유층에서는 경미한 정도의 만성 염증반응이 관찰되는데, 이것은 고유층이 장의 내강에 존재하는 어떠한 항원에 지속적으로 노출되기 때문일 것으로 생각되고 있다. 항원에 노출되더라도 정상인의 장점막에서는 염증반응이 강하게 억제(down regulation)되나 염증성 장질환 환자에서는 오히려 상향 조절(up regulation)되어 장관의 면역계가 항진된 상태를 유지하게 된다고 추정된다.

즉, 정상적인 억제 기전의 결함으로 장관의 내강 내에 일정 존재하는 항원에 대하여 비정상적으로 강력하며, 지속적인 반응을 나타내는 것이 기본적인 병리기전이라 할 수 있다. 염증성 장질환 환자에서의 이러한 억제 기전의 결함은 이미 유전적으로 결정되어서 정상인은 반응하지 않는 장관 내의 세균총이나 음식물 내의 항원에 대하여 민감한 반응을 보일 가능성이 있다. 이러한 학설을 뒷받침하는 것으로서 정상인의 장 상피세포는 배양시 억제성 T세포의 증식을 촉진하나 크론병 환자의 장 상피세포는 helper T세포의 증식을 촉진한다는 연구보고가 있다.

크론병에서의 장염의 병리기전은 염증반응이 촉발되는 초기단계와 그 후의 염증반응의 증폭 및 지속단계로 나누어 생각해 볼 수 있다. 현재의 지식수준으로는 초기 단계에서 일어나는 일에 대하여는 별로 알려진 바가 많지 않고, 따라서 현재 사용되고 있는 치료제도 그 후의 염증반응의 증폭 및 지속 단계에 관여하며, 염증반응의 각종 매개체에 대한 것이라고 할 수 있다. 장벽으로서의 기능이 떨어져 장투과성이 항진되면 장관내의 여러 항원에 장점막의 면역계가 더 많이 노출되어 결국 장에 염증을 초래하게 된다. 크론병에서 장투과성이 항진되어 있을뿐더러 그의 가족에서도 장투과성이 증가되었다는 보고가 있으면서 유전적인 장투과성의 항진이 크론병의 원인이라는 추론을 하게 되었다.

1) 초기 단계

항원으로서의 세균은 아직까지 어떠한 세균이나 바이러스도 발병의 원인적인 역할을 한다는 결정적인 보고는 없다. 홍역 바이러스가 장간막 혈관의 내피세포에 지속적으로 감염되고, 이에 대한 세포 매개성 면역반응에 의한 육아종성 혈관염이 일어나면 장의 여러 곳에 경색이 유발된다는 것이 크론병의 병인이라는 주장이 있다. 1945년 스웨덴에서는 홍역이 크게 발생하였는데, 이 당시의 임산부들로 태어난 아이들에서 크론병의 발생이 높았다는 역학조사가 있다.

음식물내의 항원으로 일본에서의 역학조사에 의하면 빵, 버터, 마가린, 치즈 및 육류 제품과 같은 서구식 식사와 궤양성 대장염의 발병 위험과는 밀접한 관계가 있다는 보고가 있어 음식물 내의 항원이 염증성 장질환의 병인에 관여할 가능성을 배제할 수는 없다. 자신의 장 상피세포에 발현된 항원 : 환자 자신의 장 상피세포에 발현된 항원과 장의 내강에 있는 각종 항원과 매우 유사하여 장의 내강에 있는 항원에 대한 면역반응이 결국 자신의 장 상피세포를 공격하게 된다는 자가 면역성 이론이다.

2) 염증반응의 증폭 및 지속단계

전반적인 면역반응으로 정상인에서는 class II 항원이 소장의 상피세포에서는 발현되나 대장 상피세포에서는 발현되지 않는다. 장 상피세포의 class II 항원은 장관에서 각종 항원을 처리하여 면역세포에 이를 건네주는 역할을 할 가능성이 있다. 크론병과 궤양성 대장염 환자의 장 상피세포에 class II 항원인 HLA-DR 항원이 강하게 발현되는 것이 관찰된다. 염증성 장질환 환자의 대장점막을 이용하여 HLA-DR 항원에 대한 면역조직 화학적 염색을 시행한 결과 크론병이나 궤양성 대장염 환자 모두에서 대장 상피세포에 HLA-DR 항원의 발현이 증가되어 있음을 발견하였다.

Cytokine을 분비하는 세포는 항원을 처리하고 이를 면역세포에 제시하는 세포로서 장의 고유층에 존재하는 대식세포를 들 수 있다. 이는 IL-1을 분비하는데, 이는 T림프구를 활성화시킨다. 활성화된 T세포는 IL-2를 분비하여 cytotoxic T cell의 증식을 촉진하고, helper T-cell과 B-cell의 기능조절에 관여한다. 크론병이나 궤양성 대장염 모두에서 IL-1, IL-6, IL-8이 증가되었으며, 이외 장 상피세포에서도 각종 cytokine들을 분비한다.

호중구 및 염증세포들에 대한 작용으로, 호중구는 장 상피세포 사이의 간격(tight junction)을 통해 장의 내강으로 까지 이동하기도 하며, 이로 인하여 음와 농양(crypt abscess)이다. 호중구의 이와 같은 이동은 혈류를 따라 순환하고 있는 호중구와 혈관 내피세포에 발현된 부착물질(adhesion molecule)의 발현을 통해 이루어진다. 호중구를 끌어 모으는 데 중요한 역할을 하는 것으로 IL-8나 TNF-a와 같은 친염증성 cytokine, PAF, leukotriene B4를 들 수 있다.

최근 크론병 환자의 고유층에 있는 단핵세포로부터 IL-12의 발현이 증가되어 있다는 연구보고와 궤양성 대장염 환자의 대장점막에 ENA-78(epithelial neutrophil activating peptide-78)에 대한 mRNA의 발현이 증가되었다. Antiinflammatory cytokine인 IL-10은 염증반응을 억제하고, 장 상피세포의 견고함을 유지시켜 주는 방향으로 작용한다. Cytokine은 호르몬과 마찬가지로 수용체를 통하여 그 작용을 나타내는데 IL-1 수용체에 대한 길항제(antagonist)는 생체 내에서 존재하며, 염증반응을 억제하는 쪽으로 작용한다. TGF-b는 장내의 평활근으로부터 collagen 생성을 촉진하며, 그 외에 PDGF(platelet-derived growth factor) 및 IL-1b 등도 평활근세포의 증식을 촉진하여 협착(stricture) 발생에 관여할 것이라 생각된다.

Prostaglandin(PG)은 장 상피세포를 위시하여 비만세포, 대식세포 및 혈소판과 같은 거의 모든 포유동물의 세포로부터 생성된다. Prostaglandin 중에서도 E계열은 혈관의 투과성을 증가시키고, 혈관을 확장시켜 염증을 유발하는 쪽으로 작용하며, 동통을 일으킨다. 염증성 장질환 환자의 장점막이나 혈청에서 PG의 농도가 상승되어 있고, 이들은 장질환의 활성도를 반영한다고 알려져 있다.

하지만 indomethacine 등의 PG억제제의 효과는 없고 오히려 악화되는 것으로 알려져 있다. Leukotriene은 arachidonic acid로부터 5-lipoxygenase에 의해 만들어진다. 염증 부위에 몰려든 세포들 중 호중구는 LTB4의 생성을 촉진하는데, LTB4는 또한 호중구를 강하게 끌어 모으는 역할을 한다. 환자의 대장점막에는 LTB4가 높은 농도로 존재하므로 병리기전에 LTB4가 관여할 가능성이 높다.

3) 내시경 소견

내시경 및 육안 소견은 우측 대장에 호발하고, 항문의 병변이 흔히 동반된다. 비연속성 비대칭적 병변이 특징이다. 궤양은 주로 종주성(longitudinal)이고, 경계가 명료하다(discrete). 아프타성 궤양, 조약돌 점막상(cobblestone appearance)은 점막면이 결절상인 것으로 점막 하층의 부종과 염증을 의미한다. 가성용종(pseudopolyp), 열구(fissue), 누공(fistula), 협착(stricture) 등이 흔히 동반된다. 조직병리 소견으로는 장벽의 전층을 침범하는 만성 국소적 염증이 특징이다.

비건락성 상피세포 육아종(noncaseous epitheloid cell granuloma)이 30~50%에서 관찰된다. 말단 회장에 발생한 아프타성 궤양, 크론병 초기에 나타나는 특징적인 병변인 아프타성 궤양은 3~5mm 크기의 편평하거나 약간 함몰된 표재성 궤양으로 발적된 테두리로 둘러싸여 있다. 여러 개의 아프타성 궤양이 종주성으로 배열되어 있다. 조약돌 점막상, 즉 cobblestone appearance는 종주 궤양 사이사이의 점막이 과형성 혹은 부종으로 인하여 돌출되어서 마치 조약돌을 깔아놓은 듯이 보인다. 반흔은 염증이 가라앉으면 궤양은 반흔을 남기고 소실된다.

4) 진 단

크론병은 만성적인 경과를 지나며, 환자에 따라 병변은 침범하는 부위 및 염증 정도의 차이가 매우 크다. 호전과 재발이 반복되기 때문에 내시경 또는 방사선적인 소견이 매우 다양하게 나타날 수 있으므로 진단하는 것이 단순하진 않다. 일반적으로 병변은 우측 대장, 특히 회맹부 근처에 호발하며, 병변이 국소적, 구역성, 비연속적,

비대칭적으로 분포하는 것이 가장 특징적인 소견이다.

크론병의 진단 기준은 방사선학적, 내시경적, 또는 수술적인 기준으로 비연속적 병변, 회장의 침범, 깊은 열구, 장과 피부에 장피누공, 만성 항문주위 병변, 조직검사는 병변부위 goblet 세포의 정상적인 점액, 점막과 점막하 조직의 림프여포이다. 진단기준은 3가지 이상 양성 또는 육아종과 다른 한 가지 소견 양성이어야 한다.

5) 합병증

장폐쇄가 약 20～30%에서 발생하며, 누공(장과 장 사이, 장피누공, 장방광누공 등) 및 장 천공 등의 합병증이 궤양성 대장염보다 흔히 나타난다. 대장암의 발생은 궤양성 대장염에서보다는 낮지만 정상인에 비해서는 높다. 관절통, 피부점막 증상, 안과적 합병증, 간담도계 합병증 등 여러 전신적인 장외증상이 흔히 동반된다. 크론병에서 궤양성 대장염보다 더 흔한 합병증으로는 비타민 결핍, 골연화증, 담석, 신석증, 폐쇄성 요도질환, 누공(fistula) 등이 있다.

치루 등 항문 주위 병변은 크론병의 가장 흔한 합병증이라 할 수 있다. 이것은 궤양성 대장염과 구분되는 대표적인 감별점 중의 하나이기도 하다. 환자 중에는 크론병으로 확진되기 전에 항문 주위 병변이 발생하고, 이의 치료를 위해 고식적, 수술적 방법을 두루 사용하였으나 잘 낫지 않았다는 병역을 갖고 있는 경우가 적지 않다.

즉, 크론병의 항문 주위 병변은 첫째 자주 발생하고, 둘째 크론병 진단의 단서가 될 수 있고, 셋째 병변 부위 배농이나 삼출, 동통 등으로 인한 불편이 있고, 넷째 단순한 항문 주위 병변의 치료 방식에 잘 반응하지 않는다는 점 등이 임상적 의미를 갖는다 하겠다. 한 환자에서 2개 이상의 병변이 함께 존재하는 경우가 많았다. 특히 농양과 치루가 합병되는 경우가 28%였으며, 각각의 병변 입장에서 볼 때 치루가 85%로 가장 많았으며 농양이 34%, 치열이 9%, 항문협착이 2%에서 관찰된다.

6) 치 료

크론병에 대한 치료 약제의 종류는 같은 염증성 장질환이라는 점에서 궤양성 대장염의 치료와 크게 다르지는 않으나 실제 치료에 있어서는 몇 가지 차이점이 있다.

첫째, metronidazoe과 같은 항생제가 사용된다. 소장의 염증시와 항문 주위 병변에 더 유용하다. 궤양성 대장염에서는 보기 드문 장의 협착이나 누공발생 때문에 이에 대한 내과적 및 외과적 치료가 요구된다. 궤양성 대장염에 대한 수술적 치료인 전대장절제술은 궤양성 대장염의 완치를 가져오나 크론병의 수술은 그렇지 않다.

내과적 치료는 궤양성 대장염과 비슷하며, 급성기에는 설파살라진을 비롯한 항염증제와 스테로이드의 처방이 보편적이다. 경구용 메살라민은 활동성인 궤양성 대장염,

크론병 및 베체트병에 효과가 있을 뿐 아니라 이들 질환의 관해를 유지하는 데에도 유효한 것으로 최근 밝혀졌으나 설파사라진은 크론병의 재발율을 떨어뜨린다고 증명되지는 않았다.

크론병이 대장보다 회장을 주로 침범한 경우에는 소장 내에서 약물의 유효한 농도를 얻기 위해서 sulfasalazine보다는 5-ASA 제제가 더 유용하다. 이들 약제의 단점으로는 임상적으로 호전되기까지 3~4주일 정도가 소요된다는 점이다. 질병의 정도가 심하거나 주로 소장에 국한된 경우에는 처음부터 스테로이드를 경구 투여할 수 있다. Prednisolone의 경우 하루 40mg 정도를 투여하며, 호전이 오면 감량을 한다. 중중의 경우에는 6-MP난 azathioprine과 같은 면역억제제를 추가하면 스테로이드의 용량을 줄일 수 있는 이점이 있다. 스테로이드는 유도요법에는 효과가 좋으나 유지요법에서는 효과가 적으며, 부작용이 증가하므로 관해기에는 사용하지 않는 것이 좋다.

크론병은 궤양성 대장염에서보다 치료에 대한 반응이 완전하지 못하고, 궤양성 대장염에서보다 수술이 필요한 경우가 흔하며, 수술을 받더라도 비교적 높은 재발률이 보인다(50~75% / 5년). 따라서 수술은 합병증 등의 불가피한 경우에만 시행하는 것이 보통이다. 수술을 받은 후 재발 방지에 5-ASA 제제의 복용이 도움이 되며, azathioprine과 같은 면역억제제의 경우 관해를 유지하기 위해서는 수년간 사용해야 한다.

수술의 적응증은 반복적인 장폐색, 누공, 심한 출혈, 내과적 치료에 무반응, 성장장애, 암 등이다. 크론병의 진단을 받은 뒤 10년이 경과하면 60%의 환자에서 결국은 수술을 받게 된다는 연구가 있다. 회맹장 절제술 후 1년이 지나 대장내시경을 실시하면 72%에서 재발이 관찰된다. 따라서 병변을 절제하는 것이 아니라 strictureoplasty와 같이 자의 내강을 넓혀 주는 수술법이 바람직하다. 협착의 길이가 10cm 이내로 비교적 짧은 경우에는 가능하다.

그러나 협착의 길이가 길고, 짧더라도 다발성인 경우, 활동성이거나 협착 부위에 이형성이 발견되는 경우는 strictureoplasty를 시행할 수 없다. 경증과 중등증의 크론병에서 ciprofloxacin, bactrim, cephalexin 등이 사용될 수 있다. 식이조절은 Low fiber, fat, lactose diet로 염증의 지속의 감소효과가 있다.

〈새로운 치료법〉

(1) 항응고제의 투여 : Erythema nodosum이나 pyoderma gangrenosum과 같은 합병증에 heparin의 투여로 관해가 유도되었다는 보고가 있다. 치료의 근거는 미세혈관염이나 과응고상태가 병인에 역할을 한다는 가설에 있다.

(2) TNF-a에 대한 단세포군 항체의 투여 : 궤양성 대장염 환자에서는 호전이 관찰되지 않았고, TNF-a를 차단하는 물질인 pentoxifylline을 투여시 TNF-a의 생성은 감소되나 임상적 호전은 없었다.

(3) Interleukin(IL)-10의 투여 : 스테로이드에 효과가 없는 군에 소염성 cytokine인 IL-10투여시 호전이 관찰된다.

(4) Cyclosporine의 정맥 투여 : T세포의 활성화를 강력히 억제함으로써 작용하며, 단기간에는 호전이 있으나 6개월 이내에 대부분 재발하였다. 스테로이드에 반응이 없는 아주 심한 크론병에서 고려될 수 있다.

(5) CD4에 대한 단세포군 항체의 투여 : 대장 상피세포에 발현되었던 HLA-DR 항원이 소실됨과 동시에 활동성 index도 감소되었다.

(6) 생선기름의 경구 투여 : 생선기름 속의 eicosapentanoic acid는 5-lipoxygenase에 대한 기질로 작용하여 호중구를 강하게 끌어들이는 작용을 하는 LTB4가 덜 만들어지게 함으로써 증상을 호전시킬 수 있다.

14. 장형 베체트병(Intestinal behcet's disease)

배체트병은 1937년 터키의 의사인 Behcet에 의하여 구강 및 생식기 궤양과 안구염증이 반복적으로 나타나는 질환으로 처음 기술되었으며, 피부, 심혈관계, 신경계, 소화관, 간, 비장, 신장 및 폐장을 침범하는 전신적이고 만성적인 질환이다. 장형 베체트병은 복통과 설사 등을 보이며, 비특이적인 반복하여 재발하는 만성 염증성 질환으로 종종 출혈과 천공을 일으키며, 치료에 잘 반응하지 않고 경과가 불량하다.

1) 임상 소견

일반적인 베체트병과 장형 베체트병 모두 남자에서 여자보다 많으며, 전체 베체트병의 약 4～14%에서 장을 침범하는 것으로 알려져 있다. 발생 연령은 20대에서 가장 호발하며, 처음부터 장형 베체트병으로 시작하기보다는 베체트병의 경과중에 장 증상이 병발하는 경우가 많다. 장형 베체트병의 주 증상은 복통과 하복부 불쾌감이며, 혈변과 설사가 종종 동반한다.

2) 내시경 소견

내시경 및 육안소견으로는 대부분 국소성 분포를 보이고 회맹부에 가장 호발한다. 주로 단발형으로 나타나고, 궤양과 주위의 정상 점막 사이의 경계가 명료하다. 궤양의 크기는 다양하고, 깊이는 비교적 깊으며, 모양은 원형 또는 난원형이 대부분이다. 조직병리 소견은 국소적인 전층성 염증반응이 특징으로 주위의 정상부위와 명확하게 구분된다. 혈관 주위의 염증반응이 흔히 관찰된다.

크론과의 감별점으로 지도 모양의 궤양이 한 장기에 국한되고, 회맹부 주위 특히 회맹판을 통과하는 경우 경계가 불규칙하더라도 베체트병을 더 생각하며, 궤양 이외에 주변 장의 자갈 모양의 점막 병변, 협착, 누공 및 균열 궤양이 산재되어 보일 때 크론병을 생각하는 것이 진단에 도움이 된다.

3) 치 료

아직까지 장형 베체트병에 대한 근본적인 치료가 정립되어 있지 않으므로 크론병에 준한 치료가 주종을 이루지만, 현재 시도되고 있는 치료의 효과는 만족스럽지 못한 상태이다. 현재까지 시도되어지는 약제로는 steroid, colchicine, fibrinolytics, chlorambucil, sulfasalazine, thalidomide, cyclosporine A, indomethacin 등이 있다. 상당한 경우에 장 천공, 장 폐색 또는 출혈로 인하여 수술을 요하게 되지만, 수술 이후에 거의 대부분의 예에서 재발하므로 불가피한 경우 외에는 수술적 방법보다 내과적 치료가 우선되어야 할 것이다.

15. 허혈성 장질환

1) 장간막 허혈증(창자간막 허혈증, Mesenteric Ischemia)

(1) 임상 증상

① 복통 중등도 혹은 중증(moderate to severe) 초기에는 압통이 없거나 경도로 있을 수 있다.

② 압통은 미만성이며, 국한성이 미약하다.

③ 압통이 뚜렷한 경우 장의 경색이나 파열이 발생한 것을 의미할 수 있다. 복통은 지속적이다. 색전에 의한 경우 복통은 갑작스럽게 시작될 수 있다.

④ 혈전에 의한 경우는 수시간에서 수일간의 병력이 있을 수 있다.

⑤ 오심 및 구토(75%), 설사 guiac postive일 수 있다.

⑥ 혈변 장에 허혈이 심해지면 점막손상으로 출혈이 있을 수 있다.

(2) 검 사

① CT

(3) 소 견

① 장벽기체(pneumatosis intestinalis)

② 문맥기체(portal vein gas)

③ 장가스 분포의 비정상소견(abnormal gas patterns)

④ 고형기관의 경색(solid organ infarction)

⑤ 장벽의 부종(Bowel wall edema)

(4) CT상에서 가장 흔한 소견

① 점막 아래로 액체나 혈액이 배어나가 발생

② 동맥의 폐쇄

③ 동맥의 조영증강의 결여

④ 창자간막 정맥혈전증(MVT, mesenteric venous thrombosis)

⑤ 대개 위창자간막이나 간문맥에 혈전을 보인다.

⑥ 횡행결장(transverse colon) 벽의 비후

⑦ 상행결장(ascending colon) 벽의 비후

(5) MRI(자기공명 영상촬영기)와 MRA(자기공명 혈관촬영기)

① 급성 창자간막 허혈증의 진단에 있어 자기공명 영상촬영과 자기공명 혈관촬영은 컴퓨터 단층촬영과 비슷한 소견을 보인다(MRI and MRA provide findings similar to CT scan in AMI).

② 자기공명 혈관촬영기는 창자간막 정맥혈전증의 진단에 특히 유용하다.

③ 치료로는 파파베린의 주사(Angiographically infused papaverine) 등이 있다.

④ 혈전용해제의 주사(Angiographically infused thrombolytics)

⑤ 혈전용해제의 사용과 혈관성형술(Angioplasty after thrombolysis)

⑥ 창자간막 정맥혈전증의 중요한 치료법으로 창자의 괴사소견이 없으면 수술은 불필요하다.

⑦ 헤파린의 대체약물로 저분자량 헤파린(low molecular heparin)인 에녹사파린(enoxaparin)을 사용한다.

⑧ 최초 투여량은 80 U/kg으로 5,000 U를 넘지 않도록 한다.

⑨ 이후 18 U/kg/h의 속도로 방울주입(점적주입)한다. 경구 와파린(warfarin)으로 교체할 때까지 투여한다.

2) 급성 창자간막 허혈증은 중증의 질환

장의 괴사가 발생하는 경우 사망률은 90%이다. 적절한 치료에도 50~80%의 환자가 사망한다. 광범위한 장절제로 평생 장애를 가진다.

〈급성설사, 절식이 치료약〉

장의 운동이 심해지거나 장 점막으로부터의 분비가 지나치게 이루어지는 이유는 다음과 같다.

첫째, 장 점막을 비정상적으로 자극하는 음식을 먹었을 경우이다. 소화되기 어려운 것을 과식하여 위나 장이 소화불량을 일으키면 그 음식이 이상 발효나 부패를 일으키게 된다. 그에 의해 생긴 물질이 점막을 자극하는 것이다. 유해물질을 먹거나 병원균이 장내에서 독소를 냈을 때도 똑같은 일이 일어난다.

둘째, 장 점막에 어떤 병변이 있어서 자극에 대해 과민해져 있을 경우, 장관이 염증이나 궤양을 일으키면 그것이 장벽에 대해 이상 자극으로 작용한다.

셋째, 장의 활동을 지배하는 자율신경 기능에 이상이 일어났을 경우 정신적으로는 긴장, 특히 스트레스가 원인이 되어 부교감 신경이 흥분한다. 또 세균독소가 원인이 되어 수분 분비가 지나친 경우도 있다. 설사 증상은 크게 급성과 만성 두 종류로 나뉜다. 급성은 세균이나 바이러스 감염에 의해 일어나는 경우가 많으며 과음, 과식 등에 의해서도 일어난다. 또 스트레스도 커다란 원인이 된다.

만성 설사는 몇 주일에 끝나는 것도 있고, 1년 이상 계속되는 것도 있는데, 급성일 때처럼 하루에 수십 번씩 화장실을 들락거리는 일은 거의 없다. 기껏 하루에 1~2회 정도 화장실을 가거나 설사와 변비가 주기적으로 되풀이되기도 한다. 위장, 소장, 췌장, 간장, 담낭 등의 질환이 원인인 경우는 거의 대부분 만성이다. 만성설사에 피가 섞이거나 발열, 전신쇠약, 식욕부진, 체중감소 등이 따를 때는 궤양성 대장염, 아메바성 이질 등의 병일 가능성도 있다.

급성 설사를 고치는 방법은 아주 단순하다. 결론부터 먼저 말한다면 절식을 하는 것인데, 실제로 가벼운 설사일 때는 식사를 한두 번 거르는 것만으로도 낫는다. 하지만 너무 지나치게 절식을 하면 체력이 소모되어 오히려 회복을 더디게 하는 정도로 그쳐야 한다.

또 설사를 하면 수분을 대량 배설하므로 절식중이라 하더라도 수분만은 공급해 주어야 하는데, 차가운 음료는 장운동을 자극시켜 좋지 않으므로 따뜻한 물을 마시도록 해야 한다. 이렇게 얼마간 절식을 하다가 가벼운 유동식을 먹어 보아 설사나 복통이 일어나지 않는다면 조금씩 평소의 식사로 돌아가면 되는데, 그동안 지방이나 섬유질이 많은 식품은 피하는 것이 좋다.

16. 장질환과 식이요법

1) 변 비

변비는 아주 흔하지만 개인에 따라 느끼는 증상이 매우 다양하여 정확히 정의하기는 어렵지만 일반적으로 다음과 같다.

① 대변을 1주일에 2회 이하인 경우
② 대변의 양이 하루 30～24g 이하인 경우
③ 적어도 4번의 배변 중 한 번 이상에서 과도한 힘을 필요로 하는 경우
④ 적어도 4번의 배변 중 한 번 이상에서 변이 지나치게 굳은 경우
⑤ 적어도 4번의 배변 중 한 번 이상에서 변이 아직도 남아 있다는 느낌이 드는 경우

위의 5가지 중 2개 이상 해당되는 증상이 있으면서 3개월 이상 지속될 때 변비가 있다고 말한다.

2) 변비의 종류

(1) 경련성 변비

대장이 너무 예민한 상태로 장에 경련성 변화가 있어서 작은 리본모양의 변 또는 토끼똥 모양의 변을 보는 것을 말하며, 이는 장폐쇄, 신경불안, 우유나 밀로 인한 식품 알레르기 등이 원인이 되어 나타난다.

(2) 이완성 변비

완화제의 과다 사용이나 나쁜 배변습관 등으로 직장벽의 민감도가 저하되어 연동운동이 약해져서 변이 천천히 이동하여 나타난다.

(3) 폐쇄성 변비

항문협착, 직장탈장 등 직접 대변을 보는 기전의 폐쇄로 생기는 변비이며, 심하면 수술적 치료가 필요하다.

3) 변비의 원인

(1) 기질적 질환

장관 내부나 외부에서의 압박, 치열인 치질, 대장암, 직장암, 장이 꼬였을 때, 선천성 거대경장 같은 대장의 신경이나 근육의 이상 등이 변비의 원인이 될 수 있다.

(2) 기능적 요인

① 섬유질을 적게 먹는 식습관으로 성인은 적절한 장 기능을 위하여 하루에 25~30g의 섬유소와 1.5~2ℓ의 수분을 필요로 한다.

② 다이어트 등으로 식사량이 적은 경우는 정상적인 장의 연동운동을 일으키는 반사가 저하되어 변비가 생기게 된다.

③ 부적절한 배변습관은 대변을 보고 싶어도 억지로 자주 참게 되면 배변반사가 억제되어 나중에는 변이 직장에 꽉 차있어도 변이 보고 싶어지지 않는다.

④ 운동이 부족하면 대장운동이 활발하지 못하여 변비를 일으키게 된다.

(3) 환경적 요인

① 장거리 여행이나 심한 스트레스 등

② 임신 등으로 장에 압박을 주는 경우

③ 약물로서 진통제, 제산제, 빈혈 치료제, 고혈압 치료제, 경구피임약 등의 장기복용, 특히 하제나 관장을 남용하면 정상적인 배변운동을 저하시키고, 직장의 배변반사가 소실되어 이것이 누적되어 더욱더 변비를 심하게 하는 경우가 있다.

④ 당뇨병이나 갑상선 기능저하증 등의 전신질환이 있을 때

⑤ 수술이나 출산 후 또는 생리중일 경우

4) 식사요법

(1) 식사 조절한다.

① 이완성 변비의 경우 연동운동을 자극시키고, 대변의 양과 수분을 증가시키도록 한다.

② 경련성 변비의 경우 증상이 악화된 경우에는 과도한 장의 자극을 피하고, 호전된 뒤에 섬유소의 양을 증가시킨다.

(2) 식사요법

① 섬유소의 섭취를 점진적으로 증가시킨다. 식사 시 채소, 과일, 콩류와 견과류의 양을 증가시킨고, 과일과 채소는 생것을 이용한다. 정제된 식품 대신 전곡을 사용한다.

② 수분의 섭취를 증가시킨다. 하루 6~8컵 정도의 물을 마시면 섬유질이 물을 흡수하여 변을 부드럽고 잘 볼 수 있도록 도와준다.

③ 경련성 변비에서 통증이 심한 경우에는 채소류에 의한 섬유소의 섭취를 줄이고 차츰 말린 과일, 신선한 과일, 채소, 견과류 등을 이용한다.

④ 식품 중 섬유소 함량을 조절한다.

17. 염증성 장질환

만성 염증성 장질환이란 장에 만성적인 원인 불명의 염증을 일으키는 질환으로 통상 궤양성 대장염과 크론병을 말한다. 넓은 의미에서는 세균성 장염, 아메바성 이질, 결핵성 장염, 베체트 장염, 허혈성 장염, 방사선 조사 후 장염 등이 모두 장에 발생하는 염증성 질환이나, 일반적 의미에서 염증성 장질환이라 할 때는 좁은 의미로서 궤양성 대장염과 크론병을 지칭한다.

궤양성 대장염은 병변이 대장에 국한되어 나타나며, 병변이 점막층에 있고, 출혈이 주증상이며, 크론병은 병변이 소장과 대장에 다발성으로 발현되고, 병변이 장전층을 침범하여 협착, 누공 등을 일으켜 주증상이 복통, 설사, 체중 감소가 된다. 두 질환이 모두 만성적으로 나타나고, 그 원인과 생리가 완전히 밝혀지지 않아 염증성 장질환이라는 용어로 표현되고 있다.

궤양성 대장염 및 크론병의 발생은 북유럽과 북미 지역의 코카시안, 유대인에 호발하는데, 아직 우리나라에서는 전국 규모의 조사가 없어서 정확한 발생률과 유병률을 알 수 없지만 우리나라 염증성 질환은 빠른 속도로 증가하는 추세에 있다. 원인과 병태 생리는 자가면역성, 감염성 인자, 유전적 요인, 환경적 요인, 정신적 요인 등이 있다.

18. 궤양성 대장염

궤양성 대장염은 우리 몸의 소화관 중 대장에 발생하는 만성 염증성 장질환이다. 대장은 소장의 끝부위에서 시작해 항문까지 연결되는 길이가 약 150cm 정도의 장으로 소화관 가장 아래 말단 부위인데, 소화하고 남은 음식물의 찌꺼기를 통과시키면서 수분을 흡수하여 대변의 형태가 이루어지는 곳이다. 거의 모든 궤양성 대장염 환자는 직장에 염증이 있으며, 약 반수의 환자에서는 직장부터 S상 결장까지, 1/4은 직장부터 S상 결장과 왼쪽 대장까지, 나머지 1/4은 직장부터 S상 횡행결장 또는 오른쪽 대장에 이르기까지 병변이 존재한다.

1) 증 상

궤양성 대장염을 앓는 환자는 설사, 혈변, 복통 등을 호소하는데 식욕감퇴, 체중감소, 피로감 등도 비교적 흔히 나타나는 증상이며, 때로는 장 이외에 관절, 눈, 피부, 간, 신장 등에 이상을 일으키기도 한다. 이러한 증상은 환자에 따라 그 정도가 매우 다양하여 응급수술이 필요할 정도로 심각한 예도 있는가 하면, 어떤 경우에는 증상이 거의 나타나지 않기도 한다. 궤양성 대장염은 서서히 시작하기도 하고, 때로는 증상이 갑자기 나타나기도 하고, 대부분의 경우 증상이 악화와 호전을 반복하며, 때로는 상당히 오랜 기간 동안 증상이 없는 시기가 있기도 한다.

2) 진 단

대장 조영술은 장관 단축, 장관의 수축성, 팽기추벽 모양의 변화, 협착의 근위부 및 누공을 평가하는 데 유용한 반면에 대장내시경 검사는 점막의 색조, 혈관상, 울혈, 취약성 및 표재성 궤양 등의 점막 표면의 변화를 평가하는 데 유용하고, 아울러 조직생검이 가능하다는 장점이 있기 때문에 진단에는 대장내시경이 더 많이 사용된다.

3) 치 료

(1) 내과적 치료

발생 부위 및 증상 정도에 따라 약물치료 방법에 차이는 있지만 기본적으로 유도요법과 유지요법으로 나눌 수 있다. 유도요법은 궤양성 대장염의 증상이 처음 시작되었거나 급성으로 악화되었을 때 증상이 완전히 가라앉은 상태인 관해를 유도하기 위한 치료로서 여러 가지 약을 동시에 사용하거나 한 가지 약이라 할지라도 여러 가지 방법으로 투여하는 복합 요법을 일반적으로 이용한다.

유도요법을 시작한 후 증상이 호전되면 사용하는 약의 종류 및 용량을 점차 줄여 최소한의 투약으로 관해 상태를 유지하기 위한 유지요법을 꾸준히 계속한다. 이러한 노력에도 불구하고 증상이 호전되지 않거나 약의 부작용이 문제가 될 때에는 수술이 필요하게 된다.

(2) 외과적 치료

궤양성 대장염 환자의 10～25%는 평생에 언젠가 한 번은 수술이 필요하게 된다. 수술은 응급수술과 계획수술로 나눌 수 있으며, 응급수술은 심한 증상이나 심각한 합병증이 갑자기 발생하여 생명이 위태로운 경우 시간을 다투어 수술하는 것이고, 계획수술은 상당한 시간을 두고 철저히 준비하여 수술에 임하는 것이다.

궤양성 대장염은 대장과 직장에만 생기는 만성 염증성 장질환이므로 대장과 직장을 모두 제거하면 병이 생길 곳이 없어지게 된다. 그러나 대장을 모두 절제하는 것에 따른 문제도 다수 있으므로 모든 환자에서 수술이 가장 좋은 치료법이라 할 수는 없다. 따라서 수술의 목표는 환자에게 나름대로의 최상의 삶을 유지할 수 있도록 도와주면서 최소한의 장을 절제하는 것이다.

궤양성 대장염에서는 대장과 직장을 모두 절제하는 '전대장 절제술'을 하면 병이 없어지게 된다. 이 경우 배로 인공 항문을 만든 후 소장의 끝을 인공 항문에 연결하게 되는데 이를 '소장 장루술'이라 하며, 특별하게 고안된 비닐 백을 배에 붙여 대변을 받아내게 되므로 어느 정도의 불편함은 있지만 일상생활에는 지장이 없다.

대장의 일부분만 절제하는 수술은 재발의 위험성이 매우 높으므로 권할 만하지 않으며, 최근에는 장루술을 피하기 위해 대장과 직장을 절제하고 소장의 끝부분(회장)을 주머니같이 만든 후 항문에 직접 연결하는 '회장-항문 문합술'을 많이 시행되고 있다. 이 경우 소장으로 만든 주머니가 직장의 역할을 하여 얼마 동안 대변이 모인 후 배변할 수 있으므로 비닐 백을 달고 다닐 필요가 없다.

그러나 회장-항문 문합술을 시행할 경우에 보통은 일시적인 장루술이 필요하므로 수술을 두 차례 받아야 하고, 배변 조절 기능의 장애가 비교적 흔하며, 항문에 연결한 소장의 끝부분에 궤양성 대장염과 비슷한 염증 반응이 잘 생기는 등의 문제가 있을 수 있다.

19. 장을 깨끗하게 만드는 법

1) 서구화된 식생활의 불청객 - 변비

식생활이 점점 서구화되면서 대장질환 환자가 급격히 늘고 있다. 육류 위주의 식단, 부드럽고 달콤한 패스트푸드 등으로 변의 양이 점점 줄어드는 대신 운동부족으로 인해 장의 운동기능이 떨어졌기 때문이다. 거기에다가 무리한 다이어트는 변비를 더욱 심하게 하고 있다. 장의 기능이 원활하지 못하면 몸 전체에 독소가 퍼져서 유해한 활성산소 등으로 인한 노화가 빨리 진행되기 때문에 한식 위주의 식생활로 바꾸는 것이 좋다.

2) 대장 운동력 저하로 인한 변비 - 식생활로 고친다

변비는 대장 기능이 약해져서 연동운동이 일어나지 않아 생기는 질환이다. 이런 변비는 식사의 양과 질에 관계가 있으므로 대장을 효과적으로 자극하는 식생활로 바꾸는 것이 좋다. 우선 수분을 충분히 섭취해야 한다. 변을 부드럽게 하는 데에는 수분이 반드시 필요하다.

아침식사 전에 물이나 우유, 주스 등을 마셔 장속을 부드럽게 한다. 이때 차갑게 마시면 대장을 자극하는 데 보다 효과적이다. 지방 식품도 변의 소통을 원활하게 하는 작용이 있으므로 적당량 섭취하는 것이 좋다.

3) 제6의 영양소 - 식이섬유

식이섬유는 '제6의 영양소'로 불릴 만큼 중요한 영양소이다. 장에 머무는 시간이 길어서 포만감을 주고, 영양흡수가 천천히 완벽하게 이루어질 수 있도록 도와준다. 또한 노폐물을 빨리 배설할 수 있도록 장의 운동을 촉진해주는 역할을 한다. 식이섬유는 흡수되지 않고 변으로 내보내지는 것이므로 변의 양이 많아지고, 장을 통과하면서 몸속에 남아 있는 각종 오염물질을 함께 배출시켜 주기 때문에 충분히 먹는 것이 좋다.

4) 장 속을 건강하게 해주는 유산균

식품이 발효되면서 이로운 미생물이 생긴 유산균 식품도 장을 건강하게 해준다. 요구르트, 생청국장, 김치 등에 들어 있는 유산균은 대장의 유익한 균을 도와 장을 깨끗하게 하고, 노폐물을 배출하는 기능을 한다. 우유로 만든 요구르트는 우유보다 소화흡수율이 높을 뿐 아니라 유익한 세균인 비피더스균이 정장작용을 도와준다.

콩을 발효시켜 만든 청국장에는 유산균 음료의 1백배에 달하는 균이 들어 있어 위와 장에서 소화흡수를 돕는다. 식이섬유도 다른 식품보다 풍부하고, 사포닌 성분이 변비 개선을 돕는다.

5) 설사에는 소화가 잘 되는 고영양식이 효과적

장의 기능이 약해져서 설사를 하는 경우 죽보다는 위장에 부담을 주지 않으면서도 영양이 높은 음식을 조금씩 자주 먹는 것이 좋다. 잦은 설사로 인해 영양이 제대로 흡수되지 못한 상태이기 때문이다. 지방이 많은 식품이나 기름으로 조리한 요리는 소화가 잘 안 되므로 피한다.

지방이 적은 닭가슴살이나 간, 흰살 생선이 좋으므로 푹 끓이거나 찌는 등의 방법으로 소화가 잘 되도록 조리해서 먹는다. 변비와는 반대로 식이섬유가 과다하게 함유된 야채나 고구마, 해조류는 장을 자극하여 부담을 주므로 섭취를 제한하도록 한다.

6) 장을 깨끗하게 해주는 건강식품

우엉은 장운동을 촉진하여 소화를 돕고 몸 안의 노폐물을 걸러내며, 섬유질이 풍부하여 변비 해소에 효과적이다. 철분이 풍부해서 빈혈 방지에도 좋다. 생고구마를 자르면 하얗게 나오는 알라핀 유액 성분이 양질의 섬유소이다. 대표적인 알칼리성 식품으로 칼륨이 많이 들어 있어 스트레스 해소와 긴장완화 효과가 있다.

다시마는 다당류인 알긴산이 변비를 예방해 준다. 음식물이 장 속에 머무르는 시간을 단축시키고, 노폐물의 배출을 원활하게 한다. 현미는 백미에 비해 3~4배의 섬유질이 들어 있다. 장의 연동운동을 활발하게 하고, 해독 능력이 뛰어나 활성산소를 없애준다.

된장은 식이섬유를 비롯하여 유산균이 풍부하기 때문에 변비를 없애주고, 숙변을 제거해 몸속의 독소를 줄여준다. 사과는 섬유질과 유기산이 풍부해 위액의 분비를 왕성하게 하여 소화를 돕고, 철분의 흡수도 높인다. 구연산과 주석산 등은 몸 안에 쌓인 피로물질을 제거한다. 장이 약한 경우 익혀 먹어도 좋다.

20. 장에 좋은 식품

1) 배탈과 설사에는 매실이 최고

매실에 들어 있는 카테킨산이라는 물질은 해독작용과 살균작용을 도와 식중독을 예방한다. 대장균, 장티푸스균 등이 자라지 못하도록 억제하고, 매실에 함유된 사과산은 장의 연동운동을 촉진시킨다. 각종 유해균과 노폐물을 체내로 배출시켜 주는 매실은 배탈과 설사를 예방하는 것은 물론 장기간 복용하면 건강한 장으로 만들어 속을 편안하게 해준다.

2) 현미는 변비에 으뜸

단백질, 탄수화물, 미네랄, 칼슘 등의 각종 필수 영영소를 풍부하게 가지고 있는 현미는 변비를 해결하는데 탁월하다. 식이섬유가 많은 현미를 쌀밥 대신 섭취하면 비만을 비롯한 성인병과 숙변을 제거하는데 좋아 건강식을 먹고자 한다면 현미밥을 지어 먹자.

3) 요구르트로 면역력 높이기

유산균이 풍부한 요구르트는 음식물을 소화시키는 기능이 뛰어나 장 건강에 도움을 준다. 변비가 심한 사람이 요구르트를 마시면 장의 연동운동에 도움을 받아 변비를 해소할 수 있고, 설사나 헛배가 부르는 등의 장질환을 완화시킨다.

4) 소화에 도움 주는 사과

소화가 잘 안 되어 불편을 겪고 있다면 공복에 사과 1개를 갈아 마시자. 소화기의 기능을 원활하게 해 변비나 소화불량에 효과적이고, 비타민과 당분이 피로회복에도 좋다. 단, 섬유질이 많아 위액 분비가 많아질 수 있으므로 저녁에 사과를 섭취하는 것은 금물이다.

5) 절임 음식을 먹자

절임 음식의 주재료인 야채에는 비타민과 미네랄, 식이섬유 등이 풍부해 장을 깨끗하게 만드는데 효과적이다. 절이는 과정에서 생성되는 유산균이 혈압, 콜레스테롤 수치를 낮추기 때문에 절임 음식은 장과 신진대사를 원활하게 만드는데 뛰어나다.

6) 청국장도 장에는 만점 음식

장에 좋은 최고의 음식으로 청국장을 뽑았다. 인체에 유익한 균을 만들어 신체의 독소를 제거하고, 풍부한 식이섬유가 연동운동을 자극해 장 건강에 으뜸 제품으로 꼽힌다. 변비와 피부를 맑게 해주는 것으로도 효과를 볼 수 있으니 자주 섭취하면 좋다.

7) 물을 자주 마셔라

물은 신체 수분을 유지하는 데도 중요하지만 장을 건강하게 지키는 것으로도 효능이 뛰어나다. 배변활동을 원활하게 해주는 것은 물론 신체에 고루 수분을 공급해 신체 리듬을 높이는 데도 좋다. 물을 많이 마시지 못한다면 야채나 주스 등으로 대신해 수분을 충분히 공급하자.

8) 섬유소의 결정 옥수수

옥수수에 들어 있는 섬유소는 암세포의 증식을 막을 정도로 건강에 좋은 성분을 가지고 있다. 원활한 배변활동과 장의 기능을 높여 주는 옥수수를 기름기 없이 섭취하면 장 건강에 이롭다.

21. 장에 좋은 음식 15가지

1) 싱싱한 베리류를 많이 먹어라

라즈베리, 블루베리, 크랜베리, 블랙베리를 충분히 섭취하면 종양의 성장을 억제하는 데에 도움이 된다. 미국 오하이오 주립대학교의 연구 논문에 따르면, 대장암을 유발하는 화학물질을 주사한 실험용 쥐에게 라즈베리를 섭취시켰더니 이를 섭취하지 않는 쥐와 비교해서 악성 종양이 80% 적게 발견되었다.

논문의 주요 작성자인 게리 스토너 박사는 “안토시아닌, 폴리페놀릭과 같은 베리류에 함유된 성분들이 종양이 성장하는 데에 필수적인 혈관의 형성을 억제시킨다”고 설명하면서, “이미 암 판정을 받은 환자들을 대상으로 임상실험이 진행 중이며, 사람을 대상으로 한 실험에서도 비슷한 결과가 나올 것으로 예상된다”고 덧붙였다.

2) 요구르트를 매일 2백g씩 먹어라

장에는 뭐라 해도 유산균이다. 좋은 균을 늘려주기 때문이다. 비피더스균을 비롯한 많은 유산균은 위산이나 담즙산에 의해 죽게 되므로 매일 일정량의 유산균을 지속적으로 먹는 게 제일 좋다. 그러다 보면 좋은 균이 늘어나 이 균이 우세한 장내환경을 유지할 수 있게 된다.

3) 우유 한 잔으로 좋은 균을 만들어라

우유에 함유되어 있는 영양소 중에서도 장 건강에 도움이 되는 것은 당질인 젖당이다. 락토오스라고도 하는 젖당은 장내에 살고 있는 좋은 균의 먹이가 되어 좋은 균을 늘리는 역할을 한다. 이 또한 매일 200 mL의 우유를 마시면 좋다. 우유의 소화효소가 없어서 마셨다 하면 설사를 한다면 치즈를 먹어라. 우유를 발효시켰으니 우유의 영양이 응축되어 있을 뿐 아니라 살아있는 유산균이나 효모도 들어 있다.

4) 섬유소가 풍부한 옥수수를 먹자

옥수수에 들어 있는 섬유소의 한 성분이 결장암의 성장을 억제하는 것으로 밝혀졌다. 그뿐만 아니라 암세포가 분열(증식)하는 것을 막아준다고 부연 설명한다. 2주에 한 번씩 버터를 약간 두른 옥수수를 먹어라. 버터에 두른 옥수수를 먹으면 포화지방을 섭취하게 되겠지만, 암 예방에 효과적인 지방인 복합 리놀레산을 섭취할 수 있는 장점이 있다. 그렇다고 해서 모든 음식을 버터에 흠뻑 적셔서 먹어도 된다는 이야기는 물론 아니다. 너무 기름진 음식은 심장질환을 유발하게 된다.

5) 발효식품 절임 재료를 놓치지 마라

절임의 재료인 야채에는 비타민과 미네랄, 식이섬유가 풍부하게 들어 있어 장청소하는 효과가 있지만, 절일 경우 유산균의 활동이 더해져 쾌변 효과가 커진다. 절임식품에 들어 있는 유산균은 혈압과 콜레스테롤을 낮추는 '가바'라는 성분을 생성하는데, 절이는 시간이 길수록 발효가 진행되어 유산균이 늘어나므로 '가바'도 늘어난다.

6) 차를 자주 마시자

설탕을 듬뿍 넣은 차는 곤란하다. 하지만 최근 여성들 사이에 유행하는 차를 한번 마셔 보는 것도 좋다. DNA 손상을 방지하고, 암세포의 활동을 억제시키는 것으로 밝혀졌다. 염증 생성에 관여하는 효소인 COX-2의 억제제로서, 발암물질의 힘을 약하게 만들기 때문이다.

백차는 녹차의 경우와 같이 찻잎에서 얻어지는 것으로, 잎이 완전히 펼쳐지기 전 싹이 흰색의 미세한 털로 덮인 상태에서 수확된다. 녹차보다는 가공처리를 덜 거치며, 단맛을 지닌다. 매주 2～3잔씩 백차를 마시면 대장을 깨끗하게 유지할 수 있을 것이다.

7) 설탕 대신 올리고당을 사용하라

설탕과 비슷하지만 열량은 설탕의 약 절반인 올리고당은 소화 흡수가 잘 되지 않기 때문에 혈당치 상승을 억제한다. 대장에 도달한 올리고당은 비피더스균의 먹이가 되어 대장에 항상 살고 있는 유산균인 '상재 유산균'을 대량으로 증가시킨다. 콩, 우엉, 바나나, 아스파라거스, 양파, 죽순, 마늘 등에도 올리고당이 들어 있으니 식품을 통해서 섭취하는 것도 좋은 방법이다. 하루 10 g 정도의 올리고당을 섭취하는 게 적당하다.

8) 카레를 자주 먹자

카레의 노란색을 만드는 주성분인 강황에 결장암 세포가 노출되면 암세포가 파괴되는 효과가 있다. 매운 맛을 내는 심황 역시 암세포를 억제시키는 효능이 있다. 인도가 세계적으로 대장암 발병률이 낮은 이유에 의심할 여지가 없는 셈이다.

9) 변비 잡는 고구마도 빼놓을 수 없다

고구마에 풍부하게 들어 있는 셀룰로오스 식이섬유는 물을 흡수하는 힘이 강해 장에서 잘 흡수되지 않고 대변량을 늘려 변비를 해결한다. 장의 연동운동도 활발하게 해주고 대장 벽을 청소하는 빗자루 역할을 해서 숙변 제거에도 좋다. 토양 속 영양성분을 그대로 흡수한 유기농 고구마를 먹으면 그 효과를 더욱 높일 수 있다.

고구마를 잘랐을 때 껍질 안쪽의 흰 액체에 함유되어 있는 야라핀은 고구마 특유의 성분으로, 배변효과가 있으며 가열해도 파괴되지 않는다. 또한 고구마 껍질에 들어 있는 폴리페놀의 일종인 클로로겐과 안토시아닌에는 황산화 작용이 있다. 따라서 고구마는 껍질째 삶거나 쪄서 먹는 게 좋다.

10) 무말랭이

말리기 전의 무보다 식이섬유가 15배나 많이 들어 있다. 건조되면서 식이섬유가 응축되기 때문인데, 철 함유량은 48배, 칼슘은 22배나 많아진다고 한다. 빈혈이나 골다공증 예방에도 효과적이니 평소 자주 먹는 게 좋다.

11) 탁월한 장 청소부, 곤약

곤약은 영양소가 거의 없다. 주성분은 '글루코만난'이라고 불리는 수용성 식이섬유이다. 이 글루코만난은 수분을 보유하는 능력이 뛰어나 대변의 양을 늘리고, 장벽을 자극해서 연동운동을 촉진한다. 콜레스테롤이나 중성지방, 담즙산 등을 흡착해 체외로 배설하고, 장 속을 깨끗하게 해주므로 그야말로 뛰어난 '장 청소부'라고 할 수 있다.

12) 콩, 팔방미인답게 장에도 효과적

대두에 함유되어 있는 대두 올리고당은 적은 양이라도 장내 비피더스균의 먹이가 되어 좋은 균이 우세한 환경을 만들며, 대변의 양과 배변 횟수도 늘린다. 식이섬유도 풍부하므로 연동운동을 자극해 배변을 원활하게 한다. 두부나 청국장 등 여러 가지 콩 제품은 역시 매일 먹는 게 좋다.

13) 미역, 다시마, 톳

해조류에 함유되어 있는 수용성 식이섬유는 물에 녹아 대변의 양을 늘리고, 특유의 점액 성분으로 수분이 부족한 대변을 부드럽게 만든다. 이 외에도 혈압을 낮추고, 면역력 증강 등 효능이 있으니 욕심껏 먹어줄 일이다.

14) 충분한 양의 물을 단숨에 마셔라

대변을 적당히 부드럽게 해서 배출하는 데 물만큼 좋은 게 있을까? 아침에 일어나자마자 물부터 마실 일이다. 꿀꺽꿀꺽 시원하게 물을 들이켜면 S상결장에 쌓여 있던 소화물이 부드럽게 직장으로 이동한다. 맹물을 마시는 게 힘들다면 우유나 요구르트, 야채 또는 과일 주스 등으로 대신해도 좋다. 중요한 것은 충분한 양의 수분을 단숨에 마시는 것이다.

15) 과일은 기회가 되는 대로 많이 먹어라

과일은 그 종류를 불문하고 장에 좋다. 특히 말린 과일은 생과일에 비해 식이섬유가 몇 배로 늘어나므로 특별히 많이 먹을 일이다. 건조시켜 수분이 줄어든 만큼 식이섬유가 응축되어 있기 때문인데, 건포도의 경우 말리기 전보다 8배, 바나나는 7배, 말린 살구는 6배나 많다. 조금만 먹어도 식이섬유를 충분히 섭취할 수 있다는 것이다.

제 12 장

재생의학 건강법

1. 조직공학

1980년대에 인공재료에 세포를 이식하여 키우는 방법으로 조직을 만들어 이식하겠다는 생각이 확립된 후 거의 30년이 되었는데 쥐 등에 귀 붙은 사진을 본 적이 있을 것이다. 아직 이렇다고 할 만한 성과는 인공피부를 제외하고는 없는 실정이다. 처음에 생각했던 것과 달리 실제 이식에서 많은 문제점이 있을 뿐만 아니라 체외에서 얼마나 실제 조직을 흉내낼 수 있는가도 해결되지 못했다.

그나마 피부도 시체의 피부를 탈세포한 후 다시 세포를 배양하여 이식하는 것이 최선이다. 방광이나 각막에서 좋은 소식이 있기는 하지만, 뼈 이식의 경우에도 시체에서 얻은 장골을 화학처리 후 파쇄하거나 세포를 기른 후 이식하는 방법을 사용한다. 인공장기의 내면을 세포로 도포하는 방법 등이 연구되었는데, 이도 아직 확실하게 환자에게 쓸 수 있는 결과는 없다. 돼지 간세포를 대량 배양해서 투석하는 방법으로 일시적인 장기기능 회복을 도울 수 있는 방법이 있다.

2. 세포이식

재료 없이 세포만을 체외에서 대량 배양한 다음 이식해서 손상된 장기를 치료 또는 재건하겠다는 것인데, 성형외과 의사들이 잘 알지도 못하면서 마구 시술하여 문제가 심각하다. 지방세포를 키워서 주사해서 유방을 커지게 한다는 등, 대략 1cm^3 공간에 1억 개의 세포가 있는데 어디서 이렇게 많이 배양하는지, 얼마나 넣어주며 얼마나 살아남고 어떻게 분화하는지 등에 대한 연구가 제대로 안 되어 있다.

더욱이 최소 10년 이상의 장기간 추적이 필요함에도 제대로 된 임상연구도 없이 마구잡이로 사용한다. 제대혈 줄기세포도 마찬가지로 많은 연구가 필요한데 병원에서 아무렇게 사용한다. 세포는 자기세포이거나 줄기세포를 사용하는데 줄기세포의 경우 골수유래나 지방유래가 가장 많이 사용되었다.

배아나 기타 성체 줄기세포도 실제 적용은 아직은 어렵거나 위험하고, 연구가 많이 필요하다. 어떤 연구자들은 줄기세포(배아, 성체, 유도 모두 포함)의 분화방향을 조절하여 체외에서 간이나 신장 등 특정장기만을 키울 수 있다고 하는데, 발생이라는 것이 종합적으로 일어나는 것이라서 가능할지는 의문이다. 국내 재생의학 수준은 상당히 높기는 하지만, 세계적으로도 실제에 적용하려면 10년은 있어야 가능할 것 같다.

3. 몸을 되살리는 재생의학

21세기를 개척하는 새로운 의료 오랜 꿈이 현실로 나타나고 있는 재생의학은 무엇인가를 알기 쉽게 소개한다.

1) 인체는 어디까지 재생 가능한가?

최근 인체의 여러 가지 조직을 재생하는 연구가 진행되고 있다. 인공적 재료를 이용하여 보통이라면 일어나지 않는 인체의 재생 능력을 유발시키거나, 장기의 역할을 담당하는 세포를 집어넣은 바이오 인공 장기를 만드는 것도 가능해지고 있다. 장기이식, 인공 장기에 이어지는 제3의 의료기술, 재생의학에 대하여 소개한다.

배성 간세포(ES 세포) 분리 성공 뉴스는 세계를 놀라게 하였다. 배성 간세포는 몸을 구성하는 모든 세포로 분화할 수 있는 특수한 능력을 가진 세포이다. 배성 간세포의 분리가 가능해지면 각종 장기의 재생이 꿈만이 아닌 현실로 다가오게 된다. 도마뱀의 꼬리는 잘려도 재생한다. 영원이나 도롱뇽은 꼬리 이외에 사지나 눈의 일부도 재생이 가능하다. 히드라나 플라나리아와 같은 생물의 경우는 잘게 잘라져도 원래의 개체로까지 재생한다.

2) 사람의 경우는 어떠한가?

피부는 손상을 입으면 거의 원래대로 회복하고, 뼈는 부러져도 정확히 치료를 받으면 재결합하여 원래대로 돌아온다. 생체 간 이식을 위해 채취된 간 조직도 세포가 증식하여 원래의 기능을 되찾는다. 적혈구와 같은 혈액계 세포, 위장 점막과 피부 상피세포 등도 세포사와 재생을 반복한다. 그러나 일단 수족을 잃거나 내장의 기능이 심하게 망가지면 생체에 본래 갖추어진 기능만으로는 그것들 새롭게 재생할 수 없다. 그렇다면 생체 조직과 장기의 재생은 현재 어느 정도까지 가능한 것인가?

3) 손상된 손, 발, 장기 되살린다

모든 전쟁에서는 부상병이 발생하기 마련이다. 사지가 절단되거나 장기가 파열되며, 화상도 자주 입는다. 하지만 앞으로 이와 같은 부상은 재생의학으로 완벽하게 치유될 수 있을 전망이다. 스킨 건을 이용해 미성숙 피부각질 세포인 케라티노사이트를 스프레이 형태로 뿌리면 피부가 재생된다.

4) 장기 프린터는 생체 틀과 생체 용해물질을 사용해 인간의 장기를 새로 만들어낸다

도롱뇽의 꼬리가 재생되듯 절단된 인간의 손발도 다시 자라날 수 있을까? 절단된 사지의 재생은 물론 손상된 장기를 인공으로 만들어내는 프린터, 화상 부위의 피부재생을 돕는 스킨건 등 첨단 의료장비 개발에 나서고 있다. 물론 인공 의수족 등 이들의 일상생활과 사회복귀를 돕기 위한 다양한 제품들이 개발되어 있지만 아직은 부상 전의 인체를 대체하기에는 편의성과 실용성 면에서 한계가 있는 것이 사실이다. 그나마 생존에 반드시 필요한 인체 내 주요 장기는 인공 대체품마저 없는 상태이다.

5) 잘린 수족의 재생

'잘린 손발이 자라난다.' 피츠버그대학 맥거완재생의학연구소(MIRM)의 러셀 박사는 "사지 재생은 비현실적으로 들리지만 과학적으로 충분히 가능하다"며, 이미 아셀(Acell)이라는 기업이 60대 노인 2명의 잘린 손가락 끝을 재생시켰다고 밝혔다. 돼지 방광에서 추출한 콜라겐으로 경주마용 인대 치료제를 생산하고 있는 아셀은 2005년 우연히 이 치료제가 인체 재생에도 효과가 있음을 발견했다.

이 회사 사장의 친형이 손가락 끝 1㎝가 절단되는 사고를 당했는데, 돼지 콜라겐 가루약을 이틀마다 한 번씩 상처부위에 바르자 4개월 만에 완벽히 재생된 것이다. 이후 아셀은 또 다른 손가락 절단 환자를 동일하게 처치했고, 이 환자 역시 2주간의 치료를 받자 6주 만에 손톱을 포함한 모든 부위가 완전히 재생됐다. 특히 일반적인 손가락 절단 환자들은 절단 부위를 찾아 봉합하더라도 감각이 무뎌지거나 제대로 움직이지 못하는 사례가 많은 반면 돼지가루 치료는 재생 부위가 조금 딱딱해지는 것을 제외하면 기능적으로 사고 전과 차이가 전혀 없다.

6) 돼지 방광과 아체 세포

스티븐 베디렉 박사는 이 뜻밖의 성과에 주목하고 아셀과 함께 돼지 방광 콜라겐을 이용한 사지 재생 연구에 나섰다. 그는 사지가 절단되면 환부에 반흔이 나타나 영구적인 흉터가 된다면서. "하지만 돼지 콜라겐 가루에는 인체의 성장인자 세포와 단백질에 반흔 생성을 억제하고, 성장을 지시하는 신호분자가 있어 재생 능력이 촉진된다"고 설명했다. 현재 베디렉 박사는 사지 절단 후 시간이 흘러 반흔 조직이 자라났더라도 이를 제거하고 안쪽의 건강한 세포에 직접 돼지 가루를 접촉하게 하는 효소를 개발하고 있다.

이 연구가 완료되면 돼지가루를 사용해 팔다리와 같은 보다 복잡하고 큰 근육조직의 재생방법을 찾을 계획이다. 연구팀은 세포와 호르몬, 비타민 A, 섬유아세포 등을 조합해 절단 부위에 공급함으로써 세포 재생효과를 얻을 것으로 기대하고 있다. 바딜락 박사는 "인간은 손가락 끝, 귀걸이 구멍 등 제한된 부분이지만 이미 조직 재생 능력을 갖고 있다"며 별도의 유전학적 개입 없이도 사지 재생 능력 확보를 위해 필요한 유전자는 우리 몸속에 다 있다고 강조했다. 그는 4년 내 쥐의 발가락 재생에 성공한 후 인간을 대상으로 연구 범위를 확장시켜 나갈 계획이다.

7) 프린터로 찍어내는 장기

인체 재생 연구는 사지에만 머물지 않는다. 장기와 피부의 재생기술 개발에도 많은 연구자들이 다각도로 노력하고 있다. 먼저 장기 재생에는 미국 웨이크포레스트대학의 조직공학자 앤서니 아탈라 박사가 두 팔을 걷어붙였다. 그가 개발하는 것은 일종의 조직 배양기에 해당하는 '장기 프린터'로서 다양한 모양의 구조물을 입체로 성형, 제작해 주는 3D프린터처럼 인체의 장기를 새로 만들어 내겠다는 것이다.

3D프린터가 일정한 틀 위에 플라스틱 용해물질을 겹겹이 뿌려 입체 구조물을 찍어 내는 것처럼 장기 프린터 또한 생체 틀과 생체 용해물질을 사용해 장기를 재생한다. 생체 틀은 세포에 영양분을 전달해 주는 히아루론 성분과 젤라틴의 혼합물로 만드는데, 이 위에 특정 장기의 조직세포와 성장인자, 특수 영양소를 잉크처럼 뿌려 필요한 장기로 성장하도록 배양하는 방식이다.

이 장기 프린터는 이미 쥐나 닭의 심장 일부를 만들 만큼 기술이 발전되어 있는데, 아탈라 박사는 향후 5년 내에 전장에서 중상을 입은 병사를 치료할 휴대형 장기 프린터를 개발한다는 복안을 가지고 있다. 이 외에도 AFIRM은 최근 화상 등 피부 결손 환자들을 위한 피부재생용 '스킨 건' 개발에도 나섰다. 이는 환자로부터 피부세포 생성에 관여하는 미성숙 피부각질 세포인 케라티노사이트를 추출해 스프레이 형태로 뿌릴 수 있게 만든 것으로, 결손부위에 도포하기만 하면 환부의 치료 및 피부재생이 촉진된다.

얼마 전 16명의 화상 환자들을 대상으로 실시된 실험에서도 1~3주 만에 실험대상 모두에게서 탁월한 치료효과가 나타났다. 러셀 박사는 "스킨 건은 기존의 피부이식 시술과 비교해 시술에 필요한 피부세포의 양은 3분의 1에 불과하지만 치료 속도와 효과, 흉터제거 능력 등이 월등했다"면서 환자의 입장에서는 땜질식 처방이 아닌 영구적 치유라는 점이 가장 큰 메리트라고 말했다.

그는 또 미국 국방부는 이에 더해 군사적 목적에 따라 향후 5년간 다양한 인체 재생기술 개발에 많은 투자를 할 예정이라며 “돼지 콜라겐 가루, 장기 프린터, 스킨 건 등 첨단 의료장비로 무장한 미래 의무병에 의해 부상병 치료에 획기적 전기가 마련될 것임은 물론 종국에는 민간인들도 이 재생의학 기술들의 혜택을 누리게 될 것”이라고 덧붙였다.

4. 재생의학의 발전

재생의학(regenerative medicine) 분야의 밑바탕에는 분자 의약, 새로운 장치 기술, 그리고 차세대 biomaterials을 조합함으로써 질병으로 손상 받거나 상처로 인한 손상, 또는 시간에 따라 쇠약해진 인체를 복구하거나 재생할 수 있다는 믿음이 자리 잡고 있다. Haseltine 박사는 “신체는 가장 기본적으로는 여러 부분으로 구성된 machine이며, 이 부분은 자연이 원래 제공하는 것만큼 좋은 부분들(parts)로 대체될 수 있다.”고 그의 견해를 밝혔다.

현재 인간 단백질과 세포를 의약으로 이용하는 것이 이루어지고 있으며, 세포를 materials과 섞어서 손상된 기관과 조직을 재생하려는 노력은 진행 중이라고 볼 수 있다고 평가한다. 하지만 개발이 가장 더딘 분야는 유전자 치료법으로, 이는 ‘바이오텍과 의약의 문제아’로서 극복해야 할 주요 도전으로는 조작한(engineered) 유전자가 삽입되는 염색체의 부위와 그 유전자 발현 정도를 결정하고, 이 부위를 정확하게 조절할 수 있는 능력에 있다고 Haseltine 박사는 지적했다.

기존 연설을 통해 특히 주목을 받았던 MIT대학의 화학, 바이오의약 엔지니어링 교수인 Langer 박사는 조직공학 분야의 미래 전망을 통해서 청중들에게 희망의 활력을 불어넣었다. Langer 박사는 새로운 biomaterials을 개발하는 그의 연구실에서 하는 작업에 대한 유망한 다양한 전략을 소개했는데, 이러한 전략으로 size-specific 구멍들로 세포를 encapsulation하여 세포를 숙주의 면역시스템에서 분리하는 것, 생분해성 폴리머 틀(섬유와 같은 것을 포함하여 거의 어떤 모양이나 가능함)을 만들어 세포 성장의 지지체로서 역할을 하고, 세포의 부착과 증식을 촉진하게 하는 접근법을 들었다.

Langer 박사는 놀라운 비디오 이미지를 통해서 monomer를 이용한 materials이 실온(약 25℃)에서 한 모양을 지니다가 37℃의 물에서 원하는 대로 ‘미리 설계된(preprogrammed)’ 모양으로 전환되어 생체 내에서 반응을 촉진시킬 수 있음을 보여주었다. 또한 이러한 바이오폴리머들을 조작하여 이들의 표면 특성을 변화시켜 역동성을 띄는 표면(surfaces)을 만들어내는 방법도 소개한다.

이러한 방법으로는 photopolymerization을 예로 들 수 있는데, 이는 폴리머를 직경이 작은 강력한 튜브로 만들어 혈관을 만들어 내거나 공여자의 조직(tissue)을 폴리머에 뿌려 새로운 연골조직을 만들어 내는 데 사용될 수 있다. 나아가 Langer 박사는 전기 전하를 운반할 수 있는 분해성 폴리머를 이용하여 신경 뉴런성 프로세스를 재생하는 초기의 연구도 발표했다. 조직 엔지니어링 분야의 이러한 성공과 희망에도 불구하고 아직 우리가 모르는 것이 너무 많다고 그는 최종 결론을 내렸다.

5. 21세기 의학혁명 줄기세포

21세기는 생명공학의 시대라고 한다. 생명공학은 인간의 질병 예방과 치료법 개발을 통해 삶의 질을 향상시키는 데 크게 이바지한 연구 분야이기도 하다. 미래 학자들은 2020년이 되면 전 세계 국가 중 절반 이상이 65세 이상의 인구가 15%를 넘는 고령화 사회로 진입한다고 예측하고 있다. 고령화 사회로 접어들게 되면 필연적으로 만성 퇴행성 질환과 난치성 질환이 급증하게 된다. 이러한 환경에 대처하려고 생명과학계와 의학계는 현재의 의료 기술을 뛰어넘을 수 있는 새로운 개념의 의학치료 기술을 개발하고자 노력하고 있다.

미래의학은 기존의 약물치료나 수술적 치료와 더불어 세포치료, 유전자 치료 및 이종 간 장기이식 등과 같은 아직은 완성되지 않았으나 질병의 근원적 치료가 가능한 치료법을 준비하고 있다. 우리나라도 정부 차원에서 이미 이러한 연구에 전폭적인 지원을 하고 있어 머지않은 시기에 난치성·퇴행성 질환을 치료할 수 있는 새로운 전기를 마련할 것이다.

줄기세포를 이용한 세포치료 분야는 미래의학 분야 중 가장 실현 가능성이 높은 연구 분야라 할 수 있다. 줄기세포는 종류에 따라 다르기는 하지만, 우리 몸을 구성하는 다양한 종류의 세포를 만들 수 있기 때문에 이를 이용한다면 질병에 걸린 세포나 조직 대신에 새로운 건강한 세포를 이식하여 병을 고칠 수도 있을 것이다.

6. 줄기세포란

우리 인체는 210여 가지의 다양한 세포로 구성되어 있다. 이러한 각각의 세포는 고유의 특성을 유지하면서 생명활동을 담당한다. 그러나 모든 생명체가 생명이 있듯이 우리 몸의 각각의 세포는 수명이 있고 끊임없이 죽고 대신 새로운 세포로 채워지게 된다. 성인은 하루에 수억 개의 혈구세포가 없어지고, 골수로부터 새로운 혈구세포가 만들어진다.

만약 이러한 생명활동이 이루어지지 않는다면 심각한 질병에 걸리게 되거나 생명을 다하게 된다. 줄기세포는 바로 이러한 우리 몸을 구성하는 세포들의 기원이 되는 세포로서 출생 후부터 극히 소량으로 우리 몸에 존재하면서 인체의 생명활동에 필요한 세포를 만들어 준다. 골수세포의 경우와 마찬가지로 피부에 상처가 나게 되면 일정기간이 지나면서 새로운 피부가 만들어지는데, 이는 피부 아래쪽에 피부세포를 만들어 내는 줄기세포가 존재하기 때문이다.

또 다른 예로 심한 독감이나 감기에 걸리면 냄새를 맡지 못하게 되는데, 이는 뇌에 존재하는 후각신경 세포의 기능이 일시 정지되거나 없어지기 때문이다. 그러나 독감이나 감기가 다 낫아지면 다시 냄새를 맡을 수 있게 되는데, 바로 뇌 속에 후각을 담당하는 줄기세포가 재생되었기 때문이다. 이처럼 줄기세포는 우리가 건강하게 활동하는 데 없어서는 안 될 귀중한 세포이다.

7. 줄기세포의 종류

1) 성체 줄기세포(Adult Stem Cell)

인간 생명의 시초가 되는 수정란에서 유래하는 배아 줄기세포(Embryonic Stem Cell)와 성체 줄기세포 두 종류로 구분될 수 있다. 성체 줄기세포는 특정한 조직을 구성하는 세포로, 즉 골수세포는 혈구세포로, 피부 줄기세포는 피부로, 후각 신경세포는 후각신경 세포로만 분화되도록 운명이 정해져 있는 세포이다.

2) 배아 줄기세포

남성의 생식세포인 정자와 여성의 생식세포인 난자의 결합(수정)으로 생성된 수정란(배아)에서 유래한다. 수정란이 엄마 뱃속에서 아기로 성장할 때 약 2조 개의 세포가 생기는데, 배아줄기세포는 이러한 다양한 종류의 세포로서 발생할 수 있는 능력을 갖춘다. 이렇듯이 배아 줄기세포는 인체를 구성하는 모든 종류의 세포로 분화할 수 있는 무한한 능력을 갖추고 있어 전 분화는 줄기세포라고도 한다.

3) 성체 줄기세포와 배아 줄기세포의 차이점

성체 줄기세포는 우리 몸속에 극히 미량으로 존재하면서 항상 건강한 상태를 유지하는데, 요구하는 최소한의 세포를 제공해 주는 세포이다. 이 줄기세포는 신체 각 조직에 극히 소량만이 존재하기 때문에 아직 어떠한 성질을 가졌는지 정확히 알지 못한다.

예로서, 골수에서 채취한 혈액 내에는 분명히 혈액을 만들어 낼 수 있는 혈구 줄기세포가 존재할 텐데 아직 분리된 세포 중 정확히 어떤 세포가 줄기세포인지 알지 못하고 있다(대개 10만 개의 골수세포 중 1개 정도가 혈구 줄기세포일 것으로 예측하고 있다). 또한 성체 줄기세포는 체외에서 배양하기가 대단히 어려워서 백혈병의 치료를 위하여 유전자형이 같은 골수 기증자를 구해 이식하는데, 한 명의 골수 기증자로부터 단 한 명 위 환자밖에 이식하지 못한다.

만약 기증받은 골수세포를 연구실에서 잘 배양하여 그 양을 늘릴 수 있다면 백혈병으로 고생하는 다른 환자에게도 이식할 수 있는 획기적 치료방법이 개발될 수 있다. 이렇듯이 성체 줄기세포는 이미 한 가지 특별한 종류의 세포로만 발달할 수 있도록 운명이 정해져 있는 세포이기 때문에 이용하는 데 많은 어려움이 있다. 그러나 오늘날 생명과학 발전이 급속하게 이루어지고 있기 때문에 현재 당면하는 기술적 어려움이 해결될 수 있을 것으로 기대되고 있다.

최근에는 골수세포가 혈구세포 외에도 신경, 근육, 뼈 등으로도 분화할 수 있다는 사실이 알려졌다. 연구의 진척에 따라서는 다양한 질병 치료에 매우 중요한 역할을 할 수 있을 것으로 전망되고 있다. 한편, 배아 줄기세포는 생명의 시초가 되는 수정란으로부터 유래한 세포이기 때문에 우리 몸을 구성하는 모든 종류의 세포로 분화할 수 있는 특성이 있다. 배아 줄기세포는 일반 세포와 다른 특성을 지니고 있어 특별한 조건에서 배양한다면 무한대로 세포의 증식이 가능하다. 배아 줄기세포는 노화되지 않는 세포이기 때문에 한 개의 배아 줄기세포를 이용하여도 수만, 수억 명 이상의 환자 치료에 이용될 수 있다는 것이다.

인간 배아 줄기세포는 1998년 10월에 처음으로 보고되었는데, 이로부터 4년 반이 지난 지금까지도 노화되지 않고 자라고 있다. 또한, 암세포와는 달리 세포를 오랫동안 배양하여도 염색체의 이상이 나타나지 않아 앞으로 환자 치료에서 매우 귀중한 세포로 활용될 수 있을 전망이다. 그러나 배아 줄기세포는 인간으로 발생할 수 있는 수정란을 이용하여 만든 세포이기 그래서 줄기세포 확보에 따른 여러 가지 윤리적 문제가 일어나지 않을까 하는 사회 일부에서 우려하는 것도 사실이다. 현재 배아 줄기세포를 만드는 데 이용하는 수정란은 불임증 치료를 위하여 시험관아기 시술을 하는 환자로부터 얻고 있다.

시험관아기 시술에는 평균 8～10개의 난자가 채취되는데, 이 중 80% 이상이 수정된다. 이때 다태임신의 위험을 피하기 위해 가장 좋은 2～3개의 수정란만을 자궁에 이식하고, 남은 수정란은 -196℃의 액체질소에 보관하게 된다. 만약 임신에 실패하면 냉동 보관된 수정란을 이용하여 다시 한 번 임신을 시도하게 된다.

시험관 아기 시술을 통해 임신된 불임환자의 경우 냉동 보관된 수정란을 폐기하고자 한다면 의료진이 배아 줄기세포의 제작이나 불임치료 기술 연구 등에 이용할 것을 설명하고 불임부부의 동의하에 이들을 연구목적에 사용하고 있다. 배아 줄기세포는 전 세계에 78종류가 존재하는 것으로 알려져 있고, 그 중 6종류는 우리나라에서 개발한 것으로 한국도 이 분야에서는 선진국으로 간주되고 있다.

8. 미래의학의 줄기세포 연구

의학은 인류의 역사와 더불어 발전되어 왔고 생명과학, 전자공학 등의 발달로 인해 오늘날에는 많은 질병을 완치할 수 있는 단계에까지 도달하고 있다. 그러나 아직도 암이나 에이즈와 같이 치료가 불가능하거나 어려운 난치병이 많고, 특히 고령인구의 증가에 따른 노인성 질환이 심각한 사회적 문제로 대두되고 있는 현실이다. 많은 과학자들은 21세기 의학에서는 기존의 고전적 약물처치나 수술적 방법을 통한 질병치료가 손상된 세포, 조직이나 장기를 건강한 것들로 바꾸는 세포, 조직대체치료법으로 대체되어질 것으로 예측하고 있다.

예를 들면, 당뇨병에 걸린 환자의 경우 인슐린을 분비하는 췌장세포를 이식하거나 화상으로 피부손상이 있는 환자에게는 새로운 피부조직을 만들어 이식하는 등의 치료법이 앞으로 10년 내에 이루어진다고 한다. 이러한 새로운 개념의의학을 일컬어 재생의학(Regenerative Medicine)이라고 한다. 이러한 재생의학은 질병의 부분적 치료가 아닌 근원적 치료를 가능케 할 것으로 여겨지고 있고, 여기에 유전자 치료까지 연계된다면 인류는 질병 없는 행복한 삶을 영위할 수 있다.

이러한 꿈과 같은 일을 위해서 가장 중요한 연구재료가 바로 줄기세포이다. 줄기세포(Stem Cell)는 만능세포라고도 하며, 앞으로 질병을 치료하는 데 있어 치료제로서뿐만 아니라 질병의 원인 규명이나 신약의 독성검사 등과 같은 다양한 연구에 이용될 수 있는 귀중한 세포이다.

9. 미래의학의 희망 줄기세포

줄기세포는 그 잠재적 능력으로 인해 연구의 역사가 매우 짧음에도 불구하고 전 세계적으로 치열한 경쟁을 벌이고 있는 연구 분야이다. 현재 성체 줄기세포의 일부는 임상적용이 이루어지고 있으나 보다 많은 환자들에게 이용할 수 있는 방법이 고안되어야 할 것이다. 배아 줄기세포는 연구의 초기단계에 머무르고 있으나 그 잠재성이 어떠한 것보다 크고 연구 수준이 매우 낮기 때문에 보다 많은 노력이 요구된다.

이러한 현실에서 우리나라가 국가적으로 줄기세포 연구를 적극 장려하고 있는 것은 다행스러운 일이 아닐 수 없다. 비록 사회적으로 논란이 있기는 하지만 연구자들의 철저한 윤리의식과 함께 투명하고 공개적인 연구활동이 이루어진다면 우리나라는 미래의학을 선도할 수 있는 국가가 될 수 있을 것이다. 현재 줄기세포, 유전자치료, 복제기술 등은 미완성된 연구 분야이다. 비록 많은 논란이 있기는 하지만 건강하게 장수하려는 인류의 원초적 소망을 이룰 수 있는 귀중한 연구임에는 틀림없는 사실일 것이다.

10. 배아 줄기세포

배아 줄기세포는 사용 목적에 따라 몇 가지 다른 방법으로서 만들어질 수 있는데, 주로 배아를 만드는 과정에서 차이가 있고, 그 이외의 방법에서는 큰 차이가 없다. 현재 가장 많이 사용되는 방법은 불임치료를 목적으로 체외 수정을 통해 얻어진 배아를 이용하는 방법인데, 이 경우 시술 이후 남은 잉여배아를 불임부부의 동의하에 사용하게 된다.

배아 줄기세포는 이러한 잉여배아를 배반포까지 발생시키고 그 안쪽에 있는 내세포기로부터 유도될 수 있다. 잉여배아를 이용한 배아 줄기세포의 세포주 확립 방법은 다른 방법들보다 배아의 공급이 지속적으로 가능하고 윤리적 문제점이 적은 이유로 가장 보편적으로 이용되고 있다. 또한 안전성 및 기술적 문제점들이 계속 보완되고 있다.

배아로부터 일단 배반포가 만들어지면 이로부터 내세포괴만이 분리되어져야 하는데, 이때는 면역학적인 분리방법과 기계적인 분리방법이 사용될 수 있다. 면역학적인 방법은 세포의 표면을 인식할 수 있는 항체로 배반포를 처리하고, 항체가 붙어 있는 세포만을 선별적으로 사멸시킬 수 있는 모체를 다시 넣어주어 배반포로부터 안쪽의 내세포기만 남겨 분리하는 방법이다.

기계적인 방법은 미세수술이 가능한 도구를 이용하여 직접적으로 내세포기 이외의 부분을 절제해내는 방법이다. 분리된 내세포기는 분화를 억제하면서 미분화 세포의 증식만 일어나도록 하는 환경 안에서 배양되며, 이때 분화 억제인자 및 이를 만들어내는 지지세포 또는 특정 지지체와 지지세포 배양액이 이용된다. 지지세포로는 주로 쥐의 배아 섬유세포가 이용되고 있으며, 사전에 방사능 처리나 화학적 처리로 지지세포 자체는 증식되지 않으면서 배아줄기세포의 분화억제 및 증식을 돕게 된다.

11. 계대배양 및 특성 분석

세포의 증식이 진행되어 적당한 크기와 밀도를 갖는 집합체가 형성되면 다시 기계적인 방법에 의해 좀 더 작은 세포 집합체들로 분리하며, 이 작은 집합체들을 다시 같은 조건의 새로운 배양접시로 옮겨 배양한다. 이와 같은 과정을 계속 반복함으로써 많은 양의 배아 줄기세포를 만들어내고 유지할 수 있게 된다. 이러한 과정을 통해 배아 줄기세포주가 확립되는데, 계대배양 과정에서 때때로 이들이 분화하거나 정상적인 염색체의 성상을 잃는 경우가 발생할 수도 있다.

미분화 상태의 배아 줄기세포가 정상인지를 확인하기 위하여 인간 배아 줄기세포에 특이적으로 존재하는 항원(표식 인자)이나 유전자를 그에 반응하는 항체나 특이 유전자 증폭 방법을 이용하여 검사하고 단계마다 얻어진 배아줄기세포의 핵형 분석을 수행함으로써 정상적인 염색체를 가졌는지를 확인한다. Alkaline Phosphatase 염색, Telomerase 반응성 검사 등을 통해서도 계대배양 된 배아 줄기세포가 고유의 특성이 있는지 확인할 수 있다.

배아 줄기세포의 특성이 확인된 세포들을 장기간 보관하려면 동결보존 방법을 이용하는데, 일반 세포들과는 다른 과정을 거쳐 배아 줄기세포를 냉동하여야 한다. 배아 줄기세포가 단일 세포로는 미분화된 상태의 증식을 유지하기 어려워서 세포 덩어리의 형태를 유지한 상태에서 동결하여야 하며, 동결보호 용액이 고루 작용을 하도록 조건을 맞추고 액체질소로 초급속 냉동한다.

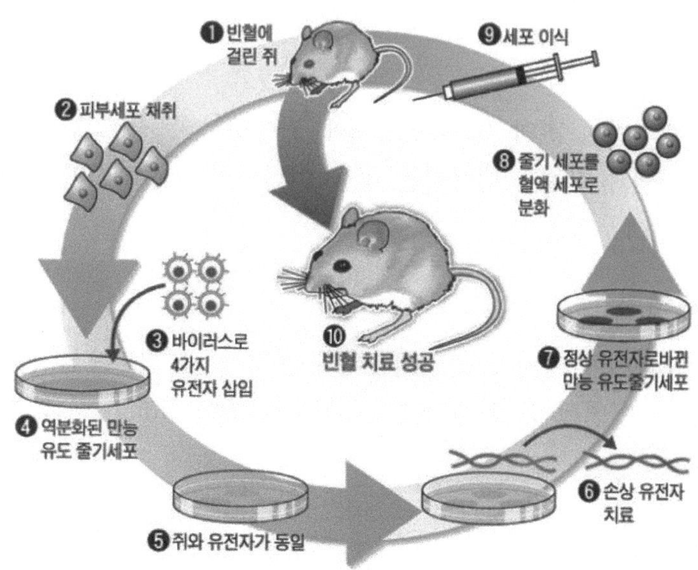

냉동 보관된 배아 줄기세포는 액체질소가 포함된 컨테이너에서 유지되다가 필요할 때 다시 녹여 이용될 수 있으며, 필요한 숫자가 될 때까지 앞에서 기술된 방법에 의해 계속해서 배양될 수 있다. 이와 같은 방법들에 의해서 배아 줄기세포는 미분화된 세포의 성질을 계속 유지하면서 많은 양의 세포로 공급될 수 있다. 또한 이렇게 공급되는 배아 줄기세포는 적절한 분화요소를 이용하여 특정 조직의 세포로 분화시키거나 약물효과 검증 등에 사용할 수 있다.

12. 기초 어휘

1) 내세포 괴

배반포 안쪽에 있는 세포군으로 후기 배아의 배아 판으로 발전하고, 결국에는 태아가 되는 부분이다.

2) 배 아

난자와 정자의 수정이 이루어지고 8주까지(인간의 경우)를 말하며, 후에 태아가 된다.

3) 배반포

30～150개 정도의 세포로 이루어진 착상 전의 배아로 구형을 이루고 있다. 바깥쪽 세포들로 이루어진 막 안쪽에 내세포기로 불리는 안쪽 세포군이 존재하며, 공간은 배반포 액으로 채워져 있다.

4) 보 체

혈청 내에 존재하면서 면역 및 감염방어에 관여하는 물질로 20여 종의 단백질로 이루어져 있다. 항원과 항체가 반응하는 곳을 인식하여 활성화되면 표적을 파괴할 수 있다.

5) 분화 억제인자

미분화된 상태의 배아 줄기세포를 계속해서 유지하는 데 필요한 물질로서, 대표적인 것으로 성장인자이면서 암 억제인자인 LIF(Leukemia Inhibitory Factor) 등을 들 수 있다.

6) 지지세포

배아 줄기세포가 분화하지 않고 배양접시 안에서 제대로 자리잡고 배양될 수 있도록 배양접시에 먼저 붙여주는 세포로서, 현재는 생쥐의 배아 섬유세포가 흔히 사용된다.

7) 핵형 분석

세포내 염색체들의 배열 및 크기, 모양, 숫자들을 알아보기 위한 분석방법으로, 유전적인 이상 유무를 판별하고자 할 때 쓰여진다.

8) 세포 특이항원(표식인자)

다른 곳에서는 나타나지 않으며 특정 세포에서만 나타나는 항원으로, 특이 항체에 의해 인식되어질 수 있다. 어떤 종류의 세포인지를 구분하는 데 사용된다.

9) Telomerase

염색체의 말단에 특정 DNA서열을 합성하는 효소로서 활성부위의 단백질과 DNA 합성의 주형이 되는 RNA로 이루어져 있다. 세포 수명과 관련이 있으며, 배아 줄기세포에서는 특이적으로 활성이 유지된다.

13. 줄기세포의 인정

첫째, 미분화 상태로 계속 복제되어야 한다.
둘째, 특정 배양조건에서 특정 세포로 분화가 가능하다.
셋째, 배아 줄기세포와 성체 줄기세포로 구분된다.

기본적인 특징으로는 두 가지가 있는데, 우선 반복 분열하여 자신을 만들어 내는 자기 재생산(self-renewal), 그리고 환경에 따라 특정한 기능을 지닌 세포로 분화할 수 있는 다분화 능력을 갖는다. 그리고 이론상 줄기세포는 모든 세포로 분화할 수 있는 만능 세포이다.

1) 배아 줄기세포

남성의 생식세포인 정자와 여성의 생식세포인 난자의 수정으로 생성된 수정란에서 유래한다. 수정란이 엄마 뱃속에서 아기로 성장할 때 약 2조 개의 세포가 생기는데, 배아 줄기세포는 이러한 다양한 종류의 세포로서 분화할 수 있는 능력을 가진다. 전분화능 줄기세포라고도 한다.

대량 증식이 가능하며 거의 모든 신체세포로 분화가 가능하며, 면역거부 반응이 없어 타인과 타종에게 이식이 가능하다. 그러나 분화조절이 어려워 암세포로 될 가능성이 있어 기술의 정밀함을 요하며, 수정란의 파괴로 윤리적 문제가 제기될 수 있다.

2) 배아 줄기세포의 분화능

배아 줄기세포가 분화되는 과정의 모식도. 배아 줄기세포의 분화능(Differentiation capacity)은 다음과 같다.

(1) 전능성(Totipotency)

개체를 형성할 수 있는 분화능을 말하며, 세포 하나하나가 한 개체로 분화가 가능하다. 임신 초기에 수정란이 갈라지면서 일란성 쌍둥이가 생기는 것과 같은 이치이다.

(2) 만능성(Pluripotency)

태아나 성체의 모든 세포로 가는 분화능을 말하며, 초기 수정란 세포가 분열하면서 여러 장기로 분화되기 전 단계의 세포로써 이러한 세포는 심장, 췌장, 간, 피부, 신경 등등 다양한 장기로 분화가 가능하다.

(3) 다능성(Multipotency)

제한된 배엽의 세포로만 가는 분화능을 말하며, 제한된 장기로만 분화가 가능한 세포 분화 능력을 말한다.

3) 중간엽 줄기세포(mesenchymal stem cell)

뼈를 형성하는 조골세포(osteoblast)와 연골세포(chondrocyte)로 분화할 수 있다

4) 성체 줄기세포

이 줄기세포는 신체 각 조직에 극히 소량만이 존재한다. 특정한 조직을 구성하는 세포로서 즉, 골수세포는 혈구세포로, 피부 줄기세포는 피부로, 후각 신경세포는 후각 신경세포로만 분화되도록 정해진 세포이다. 대표적인 예로 다능성 조혈모세포가 있다. 항상 우리 몸을 건강한 상태로 유지하는 데 필요로 하는 최소한의 세포를 제공해 주는 세포이다.

어떤 손상이 발생하면 다른 장기에 있던 줄기세포가 몰려와서 손상된 조직으로 변하는 분화의 우연성이 있다. 분화가 안정적이어서 암세포 가능성이 없고, 이미 임상적 적용이 가능한 단계까지 왔다. 배아 줄기세포와는 다르게 수정란에 파괴가 없어서 윤리적으로도 문제가 되지 않는다. 그러나 얻을 수 있는 줄기세포 수가 적고, 배양이 어려우며, 특정 세포로만 분화가 가능한 단점이 있고, 또 면역 거부 때문에 기증, 공여가 안 된다.

5) 줄기세포 연구

생쥐의 배아줄기 세포는 1952년 미국에서 최초로 수정란 분할로 개구리 복제에 성공했다. 그 후 1978년 영국에서 인간복제에 초석이 되는 시험관 아기를 최초로 탄생시켰다. 그러면서 Haematopoietic 줄기세포는 인간의 cord blood에서 발견된다는 사실을 알아내었다. 1983년 다시 미국은 수정란 분할로 쥐를 복제했고, 1997년 영국이 체세포 복제로 복제양 돌리를 탄생시켰다. 1998년 미국이 잉여 수정란으로 인간배아 줄기세포를 성공했고, 2004년 한국의 황우석 교수가 인간 난자를 이용한 배아 줄기세포를 성공했다고 발표했다.

6) 인간에게 적용될 수 있는 줄기세포의 가치

줄기세포의 불멸성과 다분화성은 사람의 발생과정의 연구를 위한 좋은 *in vitro* model을 제공한다. 줄기세포의 분화과정을 연구함으로써 발생 및 분화과정에 작용하는 유전자들을 밝히게 되며, 이러한 연구는 사람의 유전체 지도가 완성되면 가속될 것으로 예상된다. 또 줄기세포로부터 얻은 균질한 사람의 조직이나 세포를 대상으로 약물검사, 독성검사를 수행하게 됨으로써 신약개발이 활발해질 것이다.

그러나 무엇보다도 줄기세포가 미래에 갖는 최고의 가치는 훼손된 조직을 대체할 수 있는 세포나 조직을 다량으로 얻을 수 있게 되어 난치성 질병의 치료에 이용할 수 있다는 점이다. 예를 들면, 퇴행성 뇌질환의 하나인 파킨슨병은 도파민을 생성하는 신경세포가 사멸됨으로써 유발되며, 치료법으로는 태아의 뇌조직을 이식하는 것이 가장 효과적인 방법으로 알려져 있다. 하지만 태아 뇌조직은 매우 한정되어 있을 뿐만 아니라 많은 윤리적, 사회적 문제를 야기시킨다.

줄기세포로부터 도파민성 신경원세포의 분화를 유도시키는 방법을 개발하면 도파민성 신경원세포를 다량으로 얻어 파킨슨병 환자에게 이식할 수 있을 것이다. 또 인슐린을 분비하는 β세포를 다량으로 얻게 될 경우, 인슐린 주사에 의존하는 제1형 당뇨병 환자를 치료할 수 있을 것이다.

7) 현재 줄기세포 연구의 해결과제

줄기세포를 질병 치료에 이용하기 위해서는 먼저 다음과 같은 문제가 해결되어야 한다.

첫째, 줄기세포를 다량으로 생산하기 위한 조건, 즉 미분화상태를 유지시키는 성장인자와 그 작용 메커니즘을 밝혀야 한다.

둘째, 줄기세포가 여러 종류의 세포로 분화하는 과정에 대한 분자생물학적 이해가 필요하며, 이를 이용하여 필요한 세포로의 분화를 유도하는 방법을 개발하여야 한다.

셋째, 분화된 세포를 미분화세포 및 기타 다른 세포로부터 선별하는 방법이 확립되어야 한다.

넷째, 줄기세포가 이식 후 숙주조직과 조화를 이루어 재생의 효율을 증가시키는 방법을 연구하여야 한다. 특히 신경조직을 이식하는 경우에는 신경회로망의 회복까지도 염두에 두어야 할 것이다.

다섯째, 면역거부 반응을 최소화하기 위하여 다양한 유전형을 지닌 줄기세포를 확보하여야 한다. 혹은 복제양 돌리를 생산할 때 사용되었던 핵치환 방법으로 환자 자신의 세포로부터 줄기세포를 얻는 방법도 고려해 볼 수 있다.

여섯째, 필요에 따라 줄기세포에 유전자를 이입하거나 재조합함으로써 줄기세포의 효용성을 증가시키는 방법도 개선되어야 할 것이다.

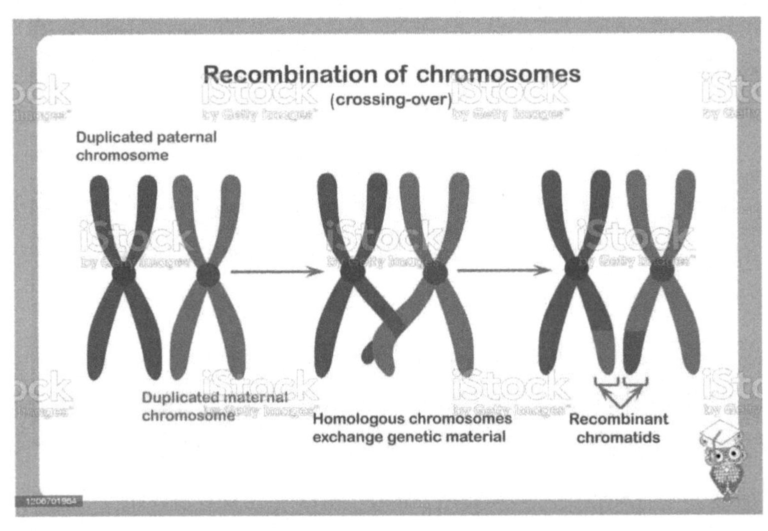

제 13 장

인간과 유전

한 어버이로부터 태어난 자손은 머리카락, 혈액형, 혀 말기, 눈, 피부색깔 등이 유전되기 때문에 닮은 점이 많다. 이와 같이 외형적으로 나타나는 유전형질을 표현형이라 한다. 그러나 한 어버이에서 태어났더라도 형제자매들 간에 혈액형이나 색맹 등이 다른 경우도 있다. 이와 같은 차이는 앞에서 알아본 바와 같이 배우자의 형성 과정에서 상동염색체들의 조합이 만들어지는 동안 서로 다른 염색체를 가지게 되고, 수정을 통해서 재조합된 상동염색체 상에 있는 유전자들의 우열이 다르기 때문이다.

유전정보가 발현되어 유전자 산물을 형성하는 과정을 유전자 발현이라 하며, 유전자의 발현은 DNA의 염기성열 정보에서 RNA가 만들어지는 전사과정, RNA로부터 단백질이 합성되는 해독과정을 거친다. 따라서 유전자 발현 산물은 특정한 단백질이며, 우리가 보는 표현형은 특정한 단백질 그 자체 또는 그 단백질의 작용의 결과로 나타나는 것이다.

1. 유전자의 개념

유전자란 유전형질의 결정에 작용하는 세포 내의 구조단위로 유전자는 핵산분자의 일부이며, 자기복제에 의해 자손에 전해지고, 또한 전사(轉寫)와 번역에 의해 단백질의 구조를 결정하고 그 작용으로 유전형질을 발현한다. 유전에 관여하는 특정 물질의 존재에 대해서는 G. J. 멘델이 1866년에 암시하였고, 그의 가정에 의하여 멘델의 유전법칙이 성립된다. 유전적인 형질은 야생형(정상형)에 대하여 돌연변이형이 있을 때에 한해서 결정이 가능하기 때문에 유전자도 또 대립형질을 가진 형질에 대해서만 그 존재가 가정된다. 멘델은 그의 유전실험을 통하여 대립형질을 지배하는 데 우성인자나 열성인자가 있다는 것을 분명히 하였다.

세포분열 때의 염색체의 행동, 염색체의 개체성, 유전자의 연관군과 염색체수의 일치, 전좌 등 염색체의 세포학적 현상의 일치는 유전자가 염색체 위에 있을 것이라는 것을 믿게 해주고 있으며, 감수분열 때 염색체 사이에서 일어나는 교차현상을 발견한 뒤 모건은 유전자가 염색체에 선상으로 배열하고 있다는 것을 가정한다면 교차가 일어나는 빈도를 계산하여서 염색체 위의 유전자의 상호거리를 결정할 수 있을 것이라고 제창하였고, A. H. 스터터터번트는 1913년에 3점시험에 의하여 염색체 지도를 만들었다. 후에 초파리 침샘염색체가 발견됨으로써 염색체의 특정부위와 대응하는 형질의 발현이 잘 일치하고 있다는 것이 확인되었으며, 하나의 학설로 정착되었다.

2. 유전자 연구와 발견

1) 유전자 연구 과정

오스트리아 브륀(현재, 체코의 브르노)의 수도원에서 사제로 있던 G. J. 멘델은 1865년 완두의 교잡실험 결과를 정리하여 「식물잡종에 관한 연구」라는 논문을 발표했다. 이 논문은 후에 「멘델법칙」이라 불리게 된 유전의 원리를 보여준 것인데, 이 속에서 멘델은 어버이에서 자손으로 생식세포를 통해 전해져 유전형질을 결정하는 것의 존재를 추정하고 이것을 「요소」라 하였다.

멘델이 처음으로 밝힌 유전요소는 1909년 덴마크의 유전학자인 W. L. 요한센에 의해 독어로 겐(Gen)이라 불렸고, 현재의 유전자(gene)라는 명칭도 쓰이기 시작했다. 그 뒤 주로 초파리를 이용한 연구로 유전자와 염색체의 관계가 밝혀져 미국의 유전학자 T. H. 모건이 26년 그의 저서 『유전자설』에서 주장했듯이, 유전자는 염색체 위에 선 모양으로 배열하는 입자라고 생각하게 되었다.

2) 유전자의 발견 역사

유전자의 본체에 대한 연구는 여러 방면에서 이루어졌으나 그것이 DNA라고 하는 것이 밝혀진 것은 비교적 최근에 일이다. F. 그리피스는 1928년에 폐렴을 일으키는 병원체인 폐렴균의 S형을 장기간 배양하던 중에 병을 일으킬만한 능력을 상실한 R형이 생긴다는 것을 발견하였다. S형이란 폐렴균의 콜로니가 매끈한 다당류의 껍질을 가진 것으로 사람이나 쥐와 같은 동물의 체내에 들어갈 경우 폐렴을 일으키게 한다. 그리고 R형은 피막을 형성하지 않아 쭈글쭈글한 표면을 가지고 있으며, 이것은 병을 유발하지 않는다. 또한, S형이라도 이를 죽인 뒤 주사하면 발병하지 않는다.

그러나 죽인 피막의 균(S형)과 피막이 없는 균(R형)을 섞어서 쥐에 주사하면 그 쥐는 발병하고, 쥐에서 피막이 있는 세균(S형)이 발견된다. 이 실험은 피막이 있는 세균의 DNA가 피막이 없는 세균 안에 들어가 피막을 만들고 독성을 가지게 한 것이라 하겠다. 이는 살아 있는 R형이 주입한 죽은 S형에 영향을 받아 R형에서 S형으로 변하게 되었고, 결국 병을 일으키게 한 것이다.

다음에 그리피스는 적은 분량의 R형이 들어 있는 시험관에 죽은 S형의 추출액을 넣었을 경우에도 R형에서 S형으로의 변화가 일어난다는 것을 발견하였다. 이와 같이 변하는 것을 형질전환이라고 한다. O. T. 애버리는 1943년 S형으로부터 DNA를 순수 분리하고, 이를 R형인 폐렴균이 들어 있는 배양액에 넣었을 때 역시 R형이 S형으로 전환하는 것을 관찰하였다. 또한, 그는 DNA분자가 자기증식을 하여 그 특징을 다음 대에 물려준다는 것을 밝혔다.

이 실험결과는 유전물질이 바로 DNA라는 것을 뒷받침해 주는 것이다. 이와 같이 그동안 막연히 또는 추상적인 의미로서의 유전자가 구체적인 화학물질인 DNA로 밝혀진 것은 유전학 연구에 큰 발돋움이 될 수 있었다. 유전자의 본체가 DNA라는 것은 박테리오파지나 세균의 염색체로도 증명되었다. 즉, 세균에 감염되는 파지는 몸이 DNA와 그것을 둘러싸는 단백질로 된 막으로 이루어져 있는데, 이것이 세균내로 침입할 때에는 피막을 벗어놓고 DNA만 들어간다.

세균의 체내로 들어간 박테리오파지의 DNA는 똑같은 형질을 가진 수많은 파지로 증식한 다음 박테리아의 세포막을 찢고 밖으로 나온다. 이것으로 보아 세균 체내의 파지 DNA는 새로운 DNA를 만들고, 단백질로 된 피막까지도 만들어서 완전한 것이 된다. 이 현상 역시 DNA가 유전물질이라는 것을 가리켜 주는 것이다.

3. 유전자의 분류와 구조

1) 유전자의 분류

유전자가 세포 내에 위치하는 장소에 따라 핵내 유전자・염색체 유전자・염색체외 유전자・세포질 유전자・엽록체 유전자・미토콘드리아 유전자 등으로 분류된다. 핵내 유전자와 염색체 유전자, 염색체외 유전자와 세포질 유전자는 같은 뜻으로 쓰인다. 엽록체 유전자와 미토콘드리아 유전자는 모두 세포질유전자에 포함된다.

이러한 유전자 사이에는 그 구조나 기능에 관해서 본질적인 차이는 없다. 그러나 염색체와 세포소기관 DNA의 사이에는 다음대로의 전달양식에 차이가 있다. 핵내 유전자는 멘델의 유전법칙에 따라 유전하지만, 세포질 유전자의 전달은 이것에 따르지 않는다(세포질 유전).

2) 유전자의 구조 분석

유전자의 본체는 핵산의 일종인 DNA(디옥시리보핵산)이다. 예외적으로 어떤 종류의 바이러스에서는 RNA(리보핵산)가 유전자로서 작용한다. 유전자의 본체가 DNA인 것은 1944년 미국의 O. T. 에이버리, C. M. 매클라우드, M. 매카티 등 3사람에 의해 폐렴쌍구균을 이용한 형질전환 실험으로 비로소 증명되었다.

이들은 폐렴쌍구균 중 다당류의 껍질에 싸여 있는 병원성인 야생종(S형균)으로부터 DNA를 추출하여 다당류의 껍질을 가지지 않고 병원성이 없는 돌연변이종(R형균)에 가하여 R형균이 S형균으로 변화하는 것을 발견함으로써 껍질 구조와 병원성을 결정하는 유전자는 DNA라고 결론지었다. 그 뒤 1952년에 미국의 A. D. 허시와 M. 체이스가 박테리오파지(T_2파지)의 증식에 필요한 유전정보를 갖는 것은 DNA임을 증명하여(형질도입 실험) 유전자의 본체가 DNA라는 사실이 확인되었다.

DNA는 여러 개의 디옥시리보뉴클레오티드가 결합하여 이루어진 고분자물질이다. 디옥시리보뉴클레오티드는 인산, 디옥시리보오스(당의 일종), 퓨린 또는 피리미딘염기가 결합한 것이다. DNA를 구성하는 염기는 아데닌(A), 구아닌(G), 시토신(C), 티민(T)의 4종류이다. 1953년 미국의 생물학자 J. D. 윗슨과 영국의 물리학자 F. H. C. 크릭은 공동으로 유전자 DNA의 분자구조를 밝힌 「DNA의 2중나선구조」를 발표했다. 2중나선구조에 의하면 DNA분자는 디옥시리보뉴클레오티드가 결합하여 생긴 2가닥의 긴 사슬이 나선모양으로 꼬인 구조로 이루어진다.

2가닥의 사슬은 서로 A와 T, G와 C가 염기쌍을 만들며 결합하여 2중나선구조를 취하게 된다. 2중나선의 지름은 2.0nm, 나선은 3.4nm마다 1회전하며, 그 사이에 염기쌍 10개가 배열되어 있다. 이러한 DNA사슬을 형성하는 염기의 배열순서가 유전암호로 작용하여 유전정보를 결정하는 것이다. DNA분자의 2중나선의 길이는 종(種)에 따라 다른데, 유전학 연구에 흔히 이용되는 대장균의 DNA분자의 길이는 약 1.1㎜이며, 수백만의 염기쌍으로 이루어져 그 분자량은 약 25억이다.

대장균은 약 3,000개의 유전자를 가진다고 생각되며, 하나의 유전자는 1,000개 정도의 염기쌍으로 이루어져 평균하면 분자량은 수백만으로 추정된다. 유전자는 세포분열시 정확히 똑같은 것으로 복제되어 딸세포에 전해진다. DNA분자가 복제될 때 2중나선구조는 부분적으로 풀려 각각 1가닥 사슬이 되며, 각각의 사슬을 주형(鑄型)으로 하여 DNA합성효소의 작용에 의해 새로운 2중나선이 합성된다. 이러한 DNA분자의 복제를 자기복제라 하며, 또한 2중나선의 반에 해당하는 1가닥에서 새로운 DNA분자가 만들어지므로 반보존적 복제라고도 한다.

3) 유전자의 구조단위

같은 유전자의 돌연변이종을 여러 개로 분리하여 서로 교잡하면 낮은 빈도이기는 하나 재조합형이 얻어진다. 각 돌연변이종 사이의 재조합률에 따라 그 상대적 위치를 직선상에 표시하면 유전자의 미세구조 지도를 얻을 수 있다. 미세구조 지도 위의 점은 DNA분자의 1염기쌍에 대응된다. 유전자 내에서 일어나는 돌연변이의 최소 단위는 뮤톤(muton), 재조합의 최소 단위는 리콘(recon)이라 하는데, 이들 단위는 하나의 염기쌍에 대응하는 것으로, 유전자는 이러한 단위가 여러 개 모여서 이루어져 있다고 할 수 있다. 3개의 염기가 모이면 유전암호인 코돈이 된다.

유전자는 코돈이 연결된 것으로, 그 유전암호에 의해 폴리펩티드사슬의 아미노산 배열이 결정된다. 같은 유전자의 2개의 돌연변이가 같은 세포 내의 다른 염색체 위에 있을 때는 보통은 돌연변이 형질을 나타내지만, 때로는 서로 도와 야생종의 형질을 나타내는 경우가 있다. 이러한 돌연변이는 유전자 내에서 다른 작용을 하는 단위인 시스트론(cistron)에 속한다.

시스트론은 단백질을 형성하는 하나로 연결된 폴리펩티드사슬에 대응되는 유전단위이다. 일반적으로 유전자는 하나의 시스트론으로 이루어져 1종의 폴리펩티드사슬의 유전정보를 갖는데, 드물게는 2개의 시스트론으로 이루어져 2종의 폴리펩티드사슬의 유전정보를 갖는 것도 있다.

4) 유전자의 종류

유전자의 명칭은 유전자 기호로 나타낸다. 유전자 기호는 그 유전자가 결정하는 형질의 특징을 나타내는 영어나 라틴어 등을 사용하여 생략형과 번호나 기호로 표시한다. 예를 들면 미생물에서 아미노산의 일종인 트립토판 요구성을 나타내는 유전자 기호이다. 트립토판 합성계에는 몇 개의 효소반응이 있는데, 각각의 반응을 지배하는 유전자에 번호나 알파벳을 붙여 1, 2로 표현한다.

초파리의 흰눈 유전자는 날개가 굽은 것은 서로 다르게 표시하며, 소문자는 열성유전자, 대문자는 우성유전자를 나타낸다. 한편, 유전자의 고유명과는 달리 유전자가 세포의 어느 부분에 있는가, 어떤 형질을 지배하는가, 어떤 작용을 하는가 등에 따라 종류가 구분된다. 핵에 있는 유전자는 핵유전자 또는 염색체 유전자라 하고, 세포질에 있고 세포질 유전의 원인이 되는 것은 세포질 유전자라 한다.

세포질의 미토콘드리아에 있으면 미토콘드리아 유전자(chondriogene), 색소체에 있으면 색소체 유전자(plastogene)라고 한다. 「1유전자 1효소설」에 따라 단백질 구조를 결정하는 것은 구조유전자라 하며, 구조유전자의 작용을 유도하거나 억제하는 것은 조절유전자라 한다. 또한 생물 개체의 발생 과정에서 치사작용을 하는 유전자는 치사유전자라 한다.

자연계에 일반적으로 나타나는 정상 유전자는 야생형 유전자이며, 변이된 것은 돌연변이형 유전자가 된다. 하나의 형질을 지배하며 <멘델법칙>에 따른 분리를 하는 것이 주동유전자이며, 양적 형질을 지배하여 멘델식 분리를 하지 않는 것이 미동유전자이다. 또한 하나의 형질을 발현하는 데 여러 개의 유전자가 작용하는 경우가 있는

데, 이를 중복유전자 또는 동의유전자(同義遺傳子)라 한다. 이밖에도 각종 유전현상을 나타내기 위하여 여러 가지의 유전자 이름을 사용하고 있다.

4. 유전자와 염색체의 관계

고등동식물 등 진핵(眞核)생물의 세포에서 DNA는 핵에 포함되어 있으며, 세포분열 시 염색체가 되어 딸세포에 분배된다. 핵이나 염색체를 구성하는 물질을 크로마틴(chromatin)이라 하는데, 크로마틴은 DNA, 히스톤이 주를 이루는 단백질, 소량의 RNA를 포함한다. DNA분자는 히스톤 입자와 결합해 뉴클레오솜(nucleosome)이라는 단위구조를 형성한 뒤 접혀서 핵이나 염색체를 구성한다. 세균류 등 원핵생물의 세포에서는 세포분열 할 때 진핵세포에서 나타나는 것처럼 핵이나 염색체를 만들지 않고 DNA분자는 크로마틴 구조를 취하지 않으며, 벌거벗은 상태로 세포질 속에 분포되어 있다.

유전자는 염색체 위에 일정한 순서에 따라 선모양으로 배열되어 있다. 2개의 유전자가 다른 염색체 위에 있을 때는 교잡 결과 멘델의 <독립의 법칙>에 따라 분리되나, 같은 염색체 위에 있을 때는 이 법칙을 따르지 않고 행동을 함께 하여 연관현상을 나타낸다. 하나의 염색체 위에 있는 유전자는 하나의 연관군을 형성한다. 교잡 결과 연관되어 있는 유전자의 조합이 어버이와 다른 조합으로 변하기도 하는데, 이 현상을 유전자 재조합이라 한다.

재조합은 감수 제1분열 과정에서 대응된 상동염색체 사이에서 교차·치환이 일어나 새로운 유전자조합, 즉 재조합형이 생기는 현상이다. 재조합형의 출현 빈도를 %로 나타낸 값을 재조합률이라 한다. 재조합률을 유전자 사이의 거리로 하여 이것들의 상대적 위치를 직선상에 표시하면 유전자가 염색체상에 어떠한 상태로 배열되어 있는가를 알 수 있는 그림을 얻을 수 있다. 이 그림을 염색체지도, 유전지도 또는 연관지도라 한다. 재조합은 DNA분자 사이의 교차절단과 상동한 상대 분자로의 치환에 의해 일어나는 것으로 알려져 있다.

재조합 과정에서는 DNA사슬의 절단효소, 수복효소, 연결효소 등이 작용한다. DNA사슬의 특정 염기배열 부위를 절단하는 효소를 제한효소라 하고, 같은 제한효소로 절단된 2종의 DNA사슬은 절단면의 구조가 상보적이며, 이들이 결합해 형성된 분자를 재조합 DNA라 한다. 유전자 DNA와 세포질에서 자기증식 하는 플라스미드 DNA 사이에서 재조합 DNA를 만들어 유전자의 복제를 증가시킬 수 있다. 이것은 유전자의 클론화라는 현상으로 유전공학의 주된 수단이다.

5. 유전자의 구성

유전자는 DNA의 염기서열로 정보화 되어 있으며, 이 정보는 전사과정을 거쳐서 RNA로 합성된다. 대부분 진핵세포의 유전자는 그 유전자로부터 합성된 RNA를 지정하는 염기서열의 상단 부위에 그 유전자의 발현 조절에 관여하는 특정한 염기서열을 가지고 있는 것을 시스요소라 한다. 시스요소에는 전사 효소인 RNA 중합효소가 결합하는 프로모터 서열과 이 효소의 안정적 결합을 도와주는 추가적인 서열요소들이 포함된다. 그리고 이들 시스 요소에 결합하여 유전자 발현을 조절하는 단백질을 트랜스 요소라 한다.

즉, 세포내에 트랜스 요소가 먼저 DNA의 시스요소를 인지하고 이에 결합하였을 때 프로모터 서열부위에 RNA 중합효소가 안정적으로 결합하여 전사 작용이 이루어지고, 그 결과로 RNA가 합성된다. 따라서 특정한 유전자의 발현은 트랜스 요소의 작용에 달려 있다. 세포에서 트랜스 요소의 합성 및 작용은 매우 정밀하게 조절되며, 대부분의 경우 특정 기질의 과부족 또는 세포내의 환경 변화에 의해 그 활성이 조절된다. 그리고 각 유전자의 하단 부위에는 전사 종결점을 알리는 특정한 염기서열 요소가 있다. 전사가 이 부위까지 진행되면 DNA와 RNA 중합효소 또는 합성된 RNA와 RNA 중합요소에서 일어나는 물리적 상호작용에 의해 RNA 중합효소가 DNA로부터 이탈되어 전사가 종결된다.

6. 유전형질

우리는 세포가 합성하는 각 단백질에 대한 정보의 원친이 DNA의 염기서열로부터 오는 것이며, 다양한 단백질들이 다양한 유전자의 산물이라는 것을 알았다. 유전형질은 이와 같이 합성된 단백질 그 각각, 또는 이들 단백질의 작용 결과로 나타나는 것이다. 합성된 각각의 단백질이 유전형질로 나타나는 것은 그 단백질 자체가 우리 몸을 이루는 구조 단백질일 경우이다. 예를 들면 머리카락은 케라틴이라는 구조 단백질로 구성되어 있다.

케라틴은 3분자로 서로 꼬이면서 그 끝은 서로 어긋나 있다. 이들 어긋나는 끝부분이 서로 맞물리면서 길게 연쇄되면 가는 섬유가 된다. 머리카락은 이와 같은 가는 섬유 여러 개가 모여 다발을 이루고 있는 것이다. 이때 가는 섬유들 사이를 잡아주는 중요한 요소 중의 하나가 시스테인이라는 아미노산이다. 즉, 케라틴에 시스테인이 많으면 가는 섬유를 잡아주는 숫자가 늘어나게 되며, 그에 따라서 머리카락이 뻣뻣해지거나 곱슬거리게 된다. ABO혈액형은 합성된 단백질의 작용으로 나타나는 유전형질의 예이다.

혈액형은 시험 혈액에 표준 혈청을 넣어주었을 때 나타나는 적혈구의 응집을 관찰하여 판단한다. 이때 시험 혈액의 적혈구가 가지고 있는 항원은 적혈구 세포막의 당지질이며, 표준 혈청에는 적혈구의 항원에 반응하는 항체 분자가 포함되어 있다. 그러므로 응집은 항원, 항체 반응으로 적혈구가 서로 엉기는 현상이다.

7. 유전자의 기능과 역할

1) 기 능

유전자의 본체가 DNA라는 것이 여러 실험에 의해서 밝혀졌다. DNA의 분자구조는 1953년 J. D. 윗슨과 F. H. C. 크릭에 의해서 밝혀졌다. 즉, DNA의 구성요소는 인산, 오탄당(디옥시리보오스) 및 질소를 함유하는 염기성 고리화합물의 3가지가 결합해서 된 뉴클레오티드이다. 질소염기 성분은 퓨린 유도체인 아데닌(A)과 구아닌(G), 그리고 피리미딘의 유도체인 티민(T)과 시토신(C)의 4가지가 있다.

DNA분자는 뉴클레오티드가 아래위로 연결된 이중나선 구조로 되어 있고, 이중나선을 이루는 두 가닥의 사슬의 안쪽에 염기성분이 자리 잡으며 상대방 사슬의 염기와 수소결합을 형성한다. 수소결합을 한 질소염기들은 그 상대방의 질소염기의 종류가 이미 정해져 있다. 즉, A는 T와, 그리고 G는 C와 상보적인 관계로 결합한다.

만일 질소염기 사이의 수소결합이 끊어지면 두 가닥의 사슬은 유리되고 서로 갈라지지만, 뉴클레오티드들은 DNA사슬을 형성하고 있는 개개의 뉴클레오티드의 질소염기를 찾아 짝이 맞는 것끼리 서로 다시 수소결합을 하여 결국 2개의 꼭 같은 DNA의 이중나선구조를 형성하게 된다. 이것을 DNA의 복제라고 한다.

세포가 분열하여 새로운 세포를 만들 때마다 DNA들은 이와 같은 복제방법에 의해서 자기증식을 하고, 이것들이 새 세포에 똑같이 나누어 들어가기 때문에 어느 세포나 그 세포가 가진 DNA의 종류와 수는 꼭 같은 것이다. DNA가 주형(鑄型)이 되어 mRNA가 합성되고, mRNA의 질소염기의 배열순서에 맞는 단백질이 형성된다. 따라서 DNA를 구성하는 질소염기 가운데 한 개의 염기라도 빠지거나 늘거나, 아니면 다른 것으로 바꾸어지면 mRNA의 질소염기의 배열에도 변화가 생기고, 따라서 단백질을 구성하는 아미노산의 종류가 달라지기 때문에 종전과는 다른 단백질이 형성된다. 이렇게 됨으로써 결국 돌연변이 현상이 나타나는데, 이것은 바로 유전자의 변이가 일어난 것을 말한다.

어버이가 가지고 있는 무수한 형질은 유전정보로 유전자를 통하여 그대로 자식에게 전해진다. 한편, 생물로 체내에서 수없는 생화학반응을 일으켜서 생명을 유지하고 증식한다. 하나하나의 형질은 이들의 생화학반응의 결과 나타나는 것인데, 이 반응의 대부분은 각각 특이적으로 작용하는 효소단백질에 의하여 촉매된다. 이 때문에 자식이 어버이와 같은 효소를 가지고 있으면 어버이와 같은 형질이 발현되는 것이 된다. 유전정보의 대부분은 이와 같은 단백질의 구조를 지시하는 처방선이며, 이와 같은 단백질의 구조를 지시하는 정보의 단위가 바로 유전자이다.

유전자의 본체가 DNA이고, DNA는 결국 그 생물 특유의 형질을 지배하고, 폴리펩티드를 합성하는 근본이 된다는 것이 밝혀짐에 따라 DNA의 조작에 의한 특정 단백질의 양산을 가능하게 하는 소위 유전공학적 응용분야가 발달하게 되었다. 어느 특정 단백질을 합성하는 데 근본이 되는 DNA부분을 잘라내서 세균이 가지고 있는 핵외 염색체인 플라스미드를 빼내서 그 곳에 끼워 다시 세균으로 되돌려 보내면 세균의 증식과 더불어 플라스미드에 끼워 넣은 DNA에 의하여 그것이 지배하는 특정 단백질을 다량으로 생산하게 된다.

이와 같이 유전자의 조작에 의한 재조합의 기술은 장차 인류 복지를 위하여 새로운 전기를 마련하게 되었다. 이와 같은 기술의 개발 가능성은 바로 그 동안의 유전자에 대한 획기적인 연구의 결과에 의한다. 유전자의 이용을 위한 꾸준한 연구의 결과는 장래 질병의 퇴치, 식량의 증산, 새로운 에너지 자원의 개발, 환경오염 물질의 제거 등 오늘날의 문제를 해결하는 데 기여할 것이다.

2) 역 할

유전자는 유전형질을 결정한다. 미국의 유전학자 G. W. 비들과 E. L. 테이텀은 1941년에 붉은빵곰팡이의 비타민 합성에 관한 생화학적 돌연변이체를 연구하여 「1유전자 1효소설」을 제창했다. 이 가설은 하나의 유전자는 하나의 효소의 구조나 작용을 지배하여 유전형질을 발현한다는 것이다. 그 뒤 1958년에 크릭이 센트럴도그마(central dogma)로 주장하였듯이, 유전자 DNA의 유전정보는 우선 mRNA(전령 RNA)에 전사되어 세포질로 이동한다.

세포질에서 mRNA는 리보솜에 부착되고, tRNA(운반RNA) 등의 작용에 의해 번역되어 유전암호에 따라 아미노산이 결합하여 단백질의 폴리펩티드 사슬이 합성된다. 단백질은 효소로서 세포내의 대사반응을 촉매하며, 또한 세포구조를 형성하여 유전형질의 발현에 작용한다. 유전자가 갖는 유전암호는 1961년부터 약 5년간에 걸쳐 해독되었다. 해독된 유전암호는 유전자 DNA의 3개의 뉴클레오티드(염기)가 1조를 이루는 코돈(codon)이라는 단위로 하나의 아미노산을 지정하며, 트리플렛코드(triplet code)라고도 한다.

코돈은 64종이 있는데 그 가운데 61종은 단백질을 형성하는 20종의 아미노산을 지정한다. 나머지 3종의 코돈은 어떤 아미노산도 지정하지 않고 유전암호 해독의 종결 암호로서 작용한다(정지코돈). 또한 메티오닌의 코돈(AUG)은 유전암호 해독의 개시 암호이다(개시코돈). 바이러스에서 사람에 이르기까지 모든 생물이 모두 같은 유전암호를 이용하고 있다. 한편, 유전자가 작용하는가, 작용하지 않는가는 조절작용을 가지는 유전자나 환경조건 등에 의해 조절된다.

프랑스의 F. 자코브와 J. 모노는 1961년 대장균의 젖당대사 조절의 메커니즘을 연구하여, 효소합성이 조절유전자에 의해 오페론(operon)이라는 유전자군을 단위로 조절된다는 「오페론설」을 발표했다. 오페론설에 의하면 대장균의 배양 중에 젖당이 없을 때는 조절유전자로부터 생성되는 억제물질이라는 단백질이 오페론의 작동유전자(operator)에 결합되어 효소합성이 중지되는데, 젖당이 가해지면 억제물질이 비활성화되어 오페론으로부터 효소가 합성된다. 진핵세포는 다수의 유전자를 가지는데, 각 조직에 특수한 유전자만이 작용하고 그 이외는 작용을 정지한다. 이러한 진핵세포에서의 유전자 작용조절의 메커니즘은 염색체 구조와 밀접한 관계를 갖는 것으로 알려져 있다.

8. 유전과 유전형질

1) 개 요

(1) 표현형 : 외형적으로 나타나는 유전형질

예) 한 어버이로부터 태어난 자손이 머리카락, 혈액형, 혀 말기, 눈, 피부 색깔 등이 부모와 닮음.

cf) 혈액형, 색맹 : 한 어버이에서 태어났더라도 형제자매들 간에 다름. è 배우자의 형성 과정에서 상동염색체들의 조합이 생성되는 동안 서로 다른 염색체를 가지게 되고, 수정을 통해서 재조합 된 상동염색체 상에 있는 유전자들의 우열이 다르기 때문이다.

(2) 유전자 발현 : 유전정보가 발현되어 유전자 산물을 형성하는 과정.

DNA(염기서열 정보), 전사과정(RNA 생성), 해독과정(RNA로부터 단백질 합성)

(3) 유전자 발현 산물 : 특정한 단백질이며, 표현형은 특정한 단백질 그 자체 또는 그 단백질의 작용의 결과로 나타나는 것이다.

2) 유전자의 구성

유전자는 DNA의 염기서열로 정보화되어 있으며, 이 정보는 전사과정을 거쳐 RNA로 합성된다.

(1) 시스 요소(cis factor)

대부분 진핵세포의 유전자는 그 유전자로부터 합성된 RNA를 지정하는 염기서열의 상단 부위에 그 유전자의 발현 조절에 관여하는 특정한 염기서열을 가지고 있다.

è 프로모터 서열(CAAT.. TATA..) + 추가 서열 요소(안정적 결합 도와줌)

(2) 트랜스 요소(trans factor)

시스 요소에 결합하여 유전자 발현을 조절하는 단백질. 세포 내에 트랜스 요소가 먼저 DNA에 시스요소를 인지하고 이에 결합하였을 때 프로모터 서열부위에 RNA 중합 효소가 안정적으로 결합하여 전사작용이 이루어지고, 그 결과로 RNA가 합성된다.

3) 전 사

유전자의 발현 과정에 있어서 전사란 DNA의 많은 유전자들 가운데에서 특정의 유전자 하나로부터 RNA를 합성하는 과정을 의미한다. 발현되어야 할 유전자의 시스 요소에 적절한 트랜스 요소가 결합하면 프로모터 서열에 RNA 중합효소가 결합하면서 전사가 시작되어 RNA를 합성하게 된다.

4) 해 독

세포의 원형질을 이루거나 세포로부터 외분비되는 모든 단백질들은 mRNA의 염기서열 정보를 해독하여 만들어진다. 해독이란 mRNA의 정보를 아미노산 서열로 풀이하여 단백질을 합성하는 과정을 의미한다.

5) 유전형질

합성된 단백질 그 각각, 또는 이들 단백질의 작용 결과로 나타난다. 합성된 각각의 단백질이 유전형질로 나타나는 것은 그 단백질 자체가 우리 몸을 이루는 구조단백질일 경우이다. 혈액형을 결정하는 유전자에는 A, B, O의 3가지 유전자가 있으나, 각 개인은 이 3가지 중 두 가지만을 가지고 있다. 그러므로 혈액형은 복대립유전자에 의하여 결정된다.

혈액형을 결정하는 적혈구 항원은 세포막의 당지질이므로 A, B, O 혈액형이 다른 것은 결국 이 당지질의 구조가 다르기 때문이다. 그 이유는 A, B, O 유전자의 발현으로 합성된 단백질들은 각각 서로 다른 당 전이효소이며, 이 효소의 유무에 따라서 적혈구 표면에 나타나는 당지질의 분자구조가 달라지기 때문이다. 이와 같이 유전형질은 염색체의 DNA에 염기서열로 수록된 유전정보가 발현된 결과로 나타난 것이다.

6) 돌연변이와 돌연변이원

(1) 돌연변이

돌연변이는 유전자를 이루는 DNA의 염기서열이 다른 염기로 대체되거나 결손되었을 때 나타날 수 있으며, 크게 염색체 돌연변이와 유전자 돌연변이로 나누어 볼 수 있다. 염색체 돌연변이는 염색체의 수적 이상, 부분적 결손 등이며, 유전자 돌연변이는 특정 유전자의 DNA 염기서열의 일부가 결손되거나 바뀌어 나타나는 돌연변이다.

(2) 돌연변이원

돌연변이를 유발하는 여러 화학물질, 물리적 요소 및 환경적 요인을 돌연변이원이라고 한다.

7) 유전병

유전성 질환은 근본적으로 생식세포의 염색체 및 DNA에 발생된 돌연변이에 그 원인이 있다.

(1) 염색체 이상에 의한 유전병

정상적으로 출산된 경우 가장 보편적인 구조적 재배치는 13, 14, 15, 21, 22번 염색체에서 나타나며, 수적 이상은 주로 삼염색체성으로 13, 18, 21 상염색체에서 나타난다. 성염색체 이상은 XXY, XXX이 있으며, 일염색체성으로는 XO가 있다.

(2) 유전자 돌연변이성 유전병

유전자 돌연변이로 발생된 질환은 우열성, 상염색체성 또는 성연관 유전 등으로 구분된다.

① 낫형 적혈구 빈혈증 : 적혈구에는 산소 운반에 사용되는 헤모글로빈이 있다. 사람의 헤모글로빈은 141개의 아미노산이 연쇄된 알파사슬 2개와 146개의 아미노산이 연쇄된 베타사슬 2개로 구성되어 있다. 낫형 적혈구의 헤모글로빈에는 이 베타사슬의 여섯 번째 아미노산의 글루탐산 대신 발린으로 대체되어 있다. 즉, 단 한 개의 염기서열이 대체된 것으로 인하여 합성된 헤모글로빈의 분자에서도 한 개의 아미노산이 대체된 것이다.

② 헌팅턴병 : 상염색체 우성 형질로 몇 가지 이유에서 매우 심각한 유전질환이라 할 수 있다. 이 질환의 증상은 30～40에서 나타나고, 뇌의 신경세포가 치사하여 뇌 기능이 감퇴되며, 중추신경계의 장애로 발병 후 10～20년이 되면 사망하는데, 현재는 치유가 불가능하다.

8) 태아의 유전질환 진단

(1) 초음파 검사

태아의 구조적 특징, 즉 태아가 자리잡은 방향과 자궁내의 위치 쌍생아 여부 및 뇌 발달의 이상 등을 소노그램(sonogram)으로 형상화 할 수 있다.

(2) 태아경법

임신부의 복강에 작은 외과적 시술을 하고 양수막 속에 작은 태아경을 삽입하여 태아의 상태를 진단한다. 이는 양수 안으로 기구를 삽입하여 진단하기 때문에 자칫 유산될 위험이 있으므로 극히 제한된 경우에만 사용한다.

(3) 양수검사와 융모막 검사

양수는 태아를 감싸고 있는 액체로 태아에 의해서 만들어진 것이며 태아의 오줌, 여러 종류의 태아세포들이 포함되어 있다. 이 양수를 소량 채취하여 여러 가지 유전 및 생화학적 이상을 진단할 수 있다. 양수의 태아세포는 배양한 다음 염색체 이상을 진단하는 데 사용한다. 융모막 검사는 임신 6～9주에 시행할 수 있으며, 염색체 분석 및 생화학적 검사가 며칠 안에 완료된다는 장점이 있다.

약초법제와 한의학적 건강법 편

제 1 장

물 건강법

1. 여름철 물 건강법

'물은 여름철 최고의 보약'으로, 우리 몸의 70%는 물이다. 물은 위, 소장, 대장에서 흡수돼 몸속 구석구석에 영양을 담아 공급하고, 노폐물을 밖으로 실어 낸다. 또 체온을 조절하고, 세포가 제대로 활동하도록 돕는다. 사람은 음식을 먹지 않고 4～5주 살 수 있지만 물 없이는 1주일도 못 견딘다. 여름에는 수분이 땀으로 많이 빠져나가기 때문에 소중한 물이 부족해지기 쉽다. 여름철 물을 충분히 마시면 인체대사가 활발해지고, 피곤도 덜 느끼게 된다.

1) 어느 정도 마실까?

보통 체격인 사람에게 필요한 수분은 하루에 2～2.5ℓ이며, 이 중 1ℓ 정도는 음식을 통해 흡수되므로 나머지 1～1.5ℓ 정도는 마셔서 보충해야 한다. 무더운 날씨엔 이보다 500cc를 더 마시는 것이 좋다. 하루에 맥주 컵으로 10컵 정도 마셔야 여름보약이 되는 것이다.

2) 몸에 좋은 물

어떤 물이 특히 좋다는 정설은 없다. 물은 한 가지만 고집해 마실 필요는 없다. 끓인 수돗물이나 생수, 보리차, 주스, 우유 등 여러 가지 형태의 물을 자주 마시는 것이 좋다. 맑은 물이 콜라, 커피, 보리차 등 다른 물질이 이미 녹아 있는 물보다 영양소나 노폐물을 더 잘 녹이므로 맹물을 자주 마시는 것이 좋다.

최근 일부 과학자들은 물은 분자의 형태로 나눠 △6각형 고리구조, △5각형 고리구조, △5각형 사슬구조의 세 종류가 있는데, 이 중 6각형 고리구조(육각수)가 몸에 가장 좋다고 주장한다. 이들은 육각수를 많이 마시면 암, 당뇨병, 에이즈를 예방하고 노화를 늦출 수 있다고 말한다. 육각수는 과일에 풍부하고, 찬 물이 육각수일 가능성이 높다. 물은 끓여서 나쁜 미생물을 죽인 다음 냉장고에서 아주 차게 보관한 뒤 마시는 것이 무난하다고 하나 과학적 증거가 없다는 반론도 만만찮다.

3) 물 마시는 법

일어나자마자 냉수 한 컵을 천천히 마시고 30분마다 4분의 1컵씩 자주 마시는 것이 좋다. 물을 씹어 먹는 것이 좋다는 주장도 있지만 과학적 근거는 없다. 소화불량이나 위산과다인 사람은 속이 쓰릴 때 물을 한 컵 천천히 마시면 좋다. 흡연자가 자주 물을 마시면 니코틴, 타르 등 독성물질의 흡수가 지연되고 배출이 쉬어진다. 비만인 사람은 식사 전 물을 한 컵 마시면 다이어트에 도움이 된다.

또 무더운 날 운동 전에 물과 소금을 미리 먹는 경우가 있지만, 운동 전보다 운동 중이나 운동 후 갈증이 풀릴 정도로 마신 다음 틈틈이 약간씩 물을 마시는 것이 훨씬 좋다. 격렬한 운동 뒤엔 이온음료를 마신다. 서울아산병원 스포츠건강의학센터의 이혁종 박사는 “1시간 이상 심하게 운동했을 때는 이온음료가 무기질, 소듐 등을 보충할 수 있어 좋지만, 가벼운 운동일 때는 맹물과 이온음료의 효과가 비슷하다”고 말한다.

2. 물 건강법

1) 물은 각종 술독을 풀어준다

술을 마시다 보면 목이 마르다. 알코올이 바로 열로 바뀌어 온몸이 후끈해지고, 이에 따라 피부 혈관이 확장되면서 그 열이 발산된다. 이때 열기를 뿜어내기 위해 눈에 보이지 않는 물인 습기가 함께 발산되고, 눈에 보이는 물인 땀을 흘리게 되어 수분이 몸에서 빠져 나가기 때문에 목이 마르게 되는 것이다. 이때 물을 마셔주면 알코올이 분해되어 열에너지로 변하는 과정을 돕는 셈이 된다. 아울러 물 부족으로 일어날 수 있는 대사 부진을 막는 역할도 한다. 만취한 다음 날 아침에 늦게 들어왔다고 바가지를 긁기보다 일단 시원한 냉수 한 잔을 마시도록 한다.

2) 설사할 때 소금과 설탕을 탄 따뜻한 물을 마신다

설사에는 충분한 물이 최고의 비방이고 보약이다. 설사의 원인은 다양하지만 설사로 인해 생기는 공통점은 몸에서 많은 양의 물이 빠져 나간다는 점이다. 설사 때 가장 효과적인 치료법은 물과 무기질을 충분히 보충해 주는 일이다. 이것들이 부족하면 근육 경련이 나거나 심장 이상이 생길 수 있기 때문이다.

먼저 따뜻한 물에 소금과 설탕을 조금 타서 먹는 게 가장 좋다. 설사가 심해 병원에 가도 그 치료 내용은 여기에서 크게 벗어나지 않는다. 이때 소금과 함께 설탕을 공급하는 이유는 설사로 인해 제대로 먹지 못한 사람에게 에너지원을 공급하는 효과와 함께 물과 무기질이 위와 장에서 보다 잘 흡수되도록 하기 위해서다.

3) 물로 담배를 끊을 수 있다

담배를 끊을 때에 의지도 중요하지만 물 마시기도 놓치지 말아야 할 사항이다. 밥을 먹고 나면 대개 담배를 찾는 것은 담배의 성분인 니코틴의 생리적 작용에서라기보다 많은 경우 습관에 의해서 비롯된 것이다. 담배를 끊을 때 수시로 물을 마시면 담배를 습관화시키는 두 가지 요인의 제거에 도움이 된다. 즉, 물 잔을 입에 댐으로써 어느 정도 심리적 만족을 주게 되고, 물을 통해 니코틴의 배설이 빨라지기 때문이다.

4) 몸이 부으면 물을 마셔라

아침에 얼굴이나 몸이 붓는다는 주부들이 많다. 몸의 부기는 물마시기로 해결할 수 있다. 몸이 붓는 이유는 물과 소금이 동시에 몸에 차 있기 때문이다. 염분을 빼내야 하는데, 이때는 소변도 잘 안 나온다. 몸에 염분이 많다고 소변에 고농도로 소금이 빠져나오는 것이 아니고 오히려 체액 중 염분 농도를 정상으로 유지하기 위해 물을 아끼기 때문이다. 염분이 물에 녹은 상태로 배설될 때 콩팥을 통과하는데, 이때 물을 적절히 공급해 주면 배설이 원활하게 이루어진다.

5) 물 한잔이 위와 장을 깨어나게 한다

(1) 소화기의 정상 활동을 돕는다.

모든 음식은 물에 녹은 상태에서 소화되고 흡수된다. 게다가 위와 장 등 소화기관은 적정량의 물이 있어야 정상 상태를 유지할 수 있다. 따라서 물을 적당히 마시는 것은 소화기의 정상 활동 유지에 크게 도움이 된다.

(2) 기상 시 시원한 물 한잔이 소화를 돕는다.

아침에 일어나자마자 시원한 물 한잔을 마시면 물이 충분히 공급되는 것과 함께 찬물이 위와 장을 부드럽게 자극하면서 모든 소화기관이 활기차게 움직이게 한다. 이때의 자극은 위와 장을 깨어나게 하는 신호로 이 상태에서 아침식사를 하면 소화액이 충분이 분비되어 소화가 잘될 뿐만 아니라 배설도 촉진시킨다.

(3) 물은 위산을 중화시켜 쓰라림을 줄여준다.

물은 원래 중성이다. 공기 중의 산소가 약간 녹아들어가 약산성을 띠기도 한다. 그런데 위산이 희석되면 위산이 위를 자극하는 정도를 크게 줄여 쓰라린 증세를 개선시키기에 충분하다.

3. 물 대신 차와 주스

최근 몇 년 사이 국내 음료시장이 확대되면서 다양한 차 종류의 물들이 페트병에 담겨 판매되고 있다. 저마다 효능을 앞 다투어 내세우고는 있지만, 아무리 그래도 싱싱한 물이 가진 효능에 버금가지 못하는 것도 사실이라고 할 수 있다. 예를 들어 차에 함유된 카테킨을 과다 섭취하면 오히려 위에 나쁜 영향을 준다. 효소 섭취에 좋다고 알려져 있는 과일주스도 물이 아닌 것은 마찬가지다. 뿐만 아니라 과일에는 이뇨작용을 하는 칼륨이나 시트르산 같은 성분이 들어 있기 때문에 과일주스를 너무 많이 마시면 오히려 원래 몸에 있던 수분마저 잃게 된다.

주스가 물을 대신한다고 생각하지만 정작 대신하는 것이 아니라 물을 고갈시키고 있었던 것이다. 또한 이런 음료를 매일같이 마시면서 진짜 중요한 물은 거의 마시지 않는 사람도 적지 않다. 단맛에 익숙해지다 보니 아무 맛이 느껴지지 않는 물을 먹지 않게 되는 것이다. 특히 차와 커피, 주스 등에는 다량의 백설탕, 카페인, 각종 첨가물들이 들어 있다. 이런 성분들이 우리 몸 안에 들어오게 되면 우리 몸은 이러한 성분들을 소화, 흡수, 해독하기 위해 더욱 피로한 상태가 되곤 한다.

바로 이런 이유로 인해서 절대로 차나 주스가 물을 대신할 수 없다고 말할 수 있다. 또 물을 많이 마시면 건강에 좋지 않다고 말하는 사람도 있지만, 신장 기능에 특별한 질환이 없는 이상 물은 적극적으로 마시는 편이 세포를 늘 생기 있게 유지하고, 노화를 막거나 체질을 개선하는 데 도움이 된다.

4. 물의 성질

최근에는 '물을 아끼자', '물은 생명의 근원', '우리나라도 물 부족 국가에 속한다.' 등 여러 가지의 물에 대한 이야기가 매스컴을 통해서 나오고 있다. 물은 그만큼 인간의 생명에 중요한 요소이기 때문일 것이다. 그러나 이 민물 가운데서도 69%는 얼음의 형태로 북극과 남극에 존재하므로 결국 우리가 쓸 수 있는 물은 지구상 전체 물의 1%에도 미치지 못한다.

우리나라의 경우 연평균 강수량이 1,274ml로 세계의 연평균 강수량 973ml의 1.3배로 조금 풍부한 듯하지만 땅에 떨어지는 비의 양에서 45%는 증발하거나 땅속으로 스며들고, 55%의 물도 장마나 홍수로 일시에 흘러가 버리기 때문에 평상시 강에 흐르는 물은 매우 적은 양에 불과하다고 한다. 물은 피를 조성하는 요소가 되고, 몸의 온도을 일정하게 유지해 주며, 노폐물을 배설하는 기능을 한다. 즉, 물은 살아 있는 모든 것을 구성하고 있는 세포의 한 부분이 되는 것이다.

인간은 음식을 먹지 않고는 몇 주를 살 수 있지만, 물 없이는 단 며칠밖에 살지를 못한다는 것은 누구나 알고 있을 것이다. 이러한 물은 우리 몸에 있어 건강을 유지하는 필수적인 요소가 되기도 하지만, 병을 치료하는 약물이 되기도 한다. 한의학에서는 가슴이 답답하고, 열이 차오르면서 불안해하는 것은 번이요, 팔과 다리를 가만히 두지 못하고 흔들거나 여기저기 불안정하게 서성이는 것이 조이다. 일종의 스트레스로 인한 화병인 셈이다. 이러한 증세에 고종은 차가운 식혜를 즐겨 먹었다고 하는데, 가슴의 울열을 내려주기 위한 자기 치유적 차원일 것이다. 그러나 번조증에는 차가운 냉수를 조금씩 자주 먹는 것이 좋다.

예로부터 냉수는 천연 백호탕이라 하여 흉격에 가득 찬 열기를 빼주는 영약이라고 하듯이 차라리 냉수가 낫지 않았을까 생각해 본다. 이렇게 인체에 유익하기만 한 물에도 맛이 있다는 것은 누구나 느끼는 것이지만, 어떠한 맛이라고 이야기 하기는 곤란할 것이다. 그냥 쉽게들 육체적 노동이나 운동으로 땀을 많이 흘린 후에 마시는 물은 특히 맛이 좋다고 한다. 물의 온도가 4～10℃ 정도일 때 용존 산소량이 증가하며, 청량감도 있어 보다 맛있는 물이 되는 것이다.

소위 이야기 하는 육각수라는 것은 물의 화학적 구조의 사슬고리를 따서 명명하는 것인데, 차가운 물일수록 육각수가 많이 포함되어져 있다고 한다. 현대적인 설명에서는 물은 무색·무취이고, 온도는 8～14℃일 때, pH는 중성, 과망간산칼륨 소비량은 2 mg/l 이하이고, 염소이온 12 mg/l 이하이며, 경도는 100 mg/l 이하일 때, 그리고 증발잔류물은 40～100 mg/l이고, 미네랄 성분이 100 mg/l 정도 함유되어 있을 때 가장 맛있는 물이라고 한다.

그러면 물은 어떻게 마시는 것이 건강에 이로울 것일까? 우선 아침 기상 시와 식사 때마다 1컵씩 마시면 좋다. 아침은 따뜻한 물을, 저녁은 시원한 물을 드시는 것이 좋다. 아침에는 양기가 시생하는 때이므로 따뜻한 물을 마셔서 양기의 시생을 도와야 하지 찬물을 마시는 것은 사람에 따라 다르기는 하지만 고려해 보아야 할 사항이다. 그 외의 시간은 30분마다 4분의 1컵씩 마시면 된다. 물은 절대로 한꺼번에 많이 마셔서는 안 된다. 특히 위장기능이 약하거나 위하수 혹은 위 무력증이 있는 사람은 조심해야 한다.

매일 오전에 마시는 생수의 양은 다음날 아침 공복 시 최초로 나오는 소변 양의 2.5배를 마시는 것이 이상적이다. 아침 최초의 소변 양이 적고, 노란색을 띠는 것은 몸에 물이 필요하다는 경고이다. 따라서 아침 공복 시 생수를 마시지 못한 사람은 20～30분마다 30～40ml씩 마시면 된다.

5. 물이 몸속에서 하는 일

인체 내에서의 물은 생명을 유지하기 위해 필요할 뿐만 아니라 생명 그 자체이다. 인체는 70～80%가 물로 구성되어 있기 때문에 1～2%가 빠져 나가도 심한 갈증과 고통을 느끼고, 5%를 잃으면 혼수상태에 빠지며, 12%를 잃으면 죽게 된다.

물은 입 → 위 → 장 → 간장 → 심장 → 혈액 → 세포 → 신장 → 배설의 순서로 큰 흐름을 이루면서 세포의 형태를 유지하고 대사작용을 하며, 혈액과 조직액의 순환을 원활하게 하고, 영양소를 용해시키며, 이를 흡수, 운반해서 세포에 공급해 주고, 체내의 열을 발산시켜 체온조절을 하는 등 생명유지에 필수적인 역할을 한다. 신체에 들어간 물이 오줌이나 땀 등의 형태로 밖으로 나갈 때까지 체내를 순환하며, 그 역할 기능을 얼마나 잘 수행하느냐 하는 것이 건강의 '바로미터'라고 할 수 있다.

1) 기상 시 시원한 물 한잔이 배변을 돕는다

아침에 일어나자마자 시원한 물 한잔을 마시면 수분이 충분히 공급되는 것과 함께 찬물이 위와 장을 부드럽게 자극하면서 모든 소화기관이 활기차게 움직이게 한다. 이때의 자극은 위와 장을 깨어나게 하는 신호로 이 상태에서 아침식사를 하면 소화액이 충분히 분비되어 소화가 잘될 뿐만 아니라 배설도 촉진시킨다.

2) 물은 각종 술독을 풀어준다

술을 마시다 보면 목이 마르다. 알코올이 바로 열로 바뀌어 온몸이 후끈해지고, 이에 따라 피부 혈관이 확장되면서 그 열이 발산된다. 열기를 뿜어내기 위해 눈에 보이지 않는 물인 습기가 함께 발산되고, 눈에 보이는 물인 땀을 흘리게 되어 수분이 몸에서 빠져 나가기 때문에 목이 마르게 된다. 이때 물을 마셔주면 알코올이 분해되어 열에너지로 변하는 과정을 돕는 셈이 된다. 또한 물 부족으로 일어날 수 있는 대사부진을 막는 역할도 한다.

3) 설사할 때 소금과 설탕을 탄 따뜻한 물을 마신다

설사에는 충분한 물이 최고의 보약이다. 설사의 원인은 다양하지만, 설사로 인해 생기는 공통점은 몸에서 많은 양의 물이 빠져 나간다는 점이다. 설사 때 가장 효과적인 치료법은 물과 무기질을 충분히 보충해 주는 일이다.

먼저 따뜻한 물에 소금과 설탕을 조금 타서 먹는 게 좋다. 이때 소금과 함께 설탕을 공급하면 설사로 인해 제대로 먹지 못한 사람에게 에너지원을 공급하는 효과와 함께 물과 무기질이 위와 장에서 보다 잘 흡수된다.

4) 물로 담배를 끊을 수 있다

담배를 끊을 때에 의지도 중요하지만 물 마시기도 놓치지 말아야 할 사항이다. 밥을 먹은 후 대개 담배를 찾는 것은 담배의 성분인 니코틴의 생리적 작용에서라기보다 많은 경우 습관에 의해서 비롯된 것이다. 담배를 끊을 때 수시로 물을 마시면 담배를 습관화시키는 두 가지 요인의 제거에 도움이 된다. 즉, 물 잔을 입에 댐으로써 어느 정도 심리적 만족을 주게 되고, 물을 통해 니코틴의 배설이 빨라지기 때문이다.

5) 변비를 해소시킨다

변비를 해소하려면 수분을 잃고 굳어진 변을 부드럽게 해주고, 변의 크기를 불리면서 연동운동을 높여 주어야 하므로 물을 마셔서 창자 속에 수분을 보급해야 한다. 새벽에 찬물을 마시는 변비 해소법은 위결장반사라고 하는 신체구조를 이용하는 것인데, 위가 자극을 받게 되면 결장이 반사적으로 활동하는 것을 말한다. 이때 위에 자극이 강할수록 반사작용도 강하게 일어나므로 물이 찰수록 더욱 효과적이다.

6) 입, 코, 목, 기관지 점막의 건조를 방지하여 감기를 예방해 준다

만병의 근원이 되는 감기는 바이러스 때문이며, 바이러스가 재채기, 기침 등을 통해 공기 중에 퍼져 전염된다. 이 바이러스는 저온, 건조한 환경일수록 왕성한 생존력을 가지는데, 습도 50% 이상이 되면 감염력이 급속히 약화되어 활동이 쇠퇴된다.

감기를 예방하려면 실내공기의 습도를 조절하는 한편 인체의 방어막이 되는 점막에 수분이 마르지 않도록 물을 충분히 마셔야 한다. 밖에서 돌아왔을 때는 양치질로 입안을 청결히 해주고, 입안에 물기를 공급해 주는 것이 좋다. 보통 때는 수시로 물과 차를 마셔서 점막의 방어력을 유지해 준다.

6. 물 마시는 요령

1) 하루 2L를 마신다

인체세포는 영양분 섭취와 노폐물 배출의 신진대사를 하는데, 물이 운반체 역할을 한다. 수분이 부족하면 몸속에 노폐물과 독소가 쌓여 각종 질병이 발생한다. 체내 수분은 호흡 시 날숨으로 나가는 것이 600mℓ, 피부에서 증발하는 것이 500mℓ, 대소변으로 배출되는 것이 1,400mℓ 등 하루에 2,500mℓ가 빠져 나가는데, 이 수분은 음식물로부터 섭취되는 것을 제외하면 약 2ℓ를 마셔야 한다. 물 1.3ℓ, 차 0.3ℓ, 과일주스 및 우유로 0.4ℓ를 섭취하는 것이 좋다.

2) 식사 30분 이전에 마신다

물은 자주 마셔야 좋다. 그러나 식사 직전이나 도중에 마시는 것은 위 속의 소화효소나 위산을 희석시키기 때문에 좋지 않다. 되도록 공복일 때, 식사 전 30분 이전에 마시는 것이 좋다.

3) 씹어서 조금씩 마신다

물을 한꺼번에 많이 마시면 인체가 흡수하는 데 좋지 않다. 씹어 먹듯이 천천히 마셔야 한다.

4) 깨끗하고 순수한 물을 마신다

깨끗하지 않은 물은 오염물질이 들어 있어서 체내에 흡수되면 몸속에 축적되어 질병의 원인이 된다. 깨끗한 물은 삼투압이 높아서 흡수가 많이 되고, 물의 용해 능력과 노폐물의 수용력이 커서 인체 각 부분의 노폐물 제거에 보다 좋은 역할을 한다.

5) 찬물로 마신다

차게 냉각시킨 물은 생체 속에 결정상태로 존재하는 물과 같은 육각수 구조를 가진다는 연구결과가 있다. 인체세포가 잘 수용하는 물을 마시면 세포의 활력이 증대되고, 함수율이 올라가 신진대사가 좋아지므로 건강하고 젊은 신체를 가질 수 있다.

6) 수돗물은 끓여 마신다

여름철 수돗물은 5～10분 정도 끓여 마시는 것이 안전하다. 이때 결명자, 옥수수, 보리를 넣어 끓이는 것이 좋다, 이는 이러한 첨가물이 물속에 남아 있는 중금속, 화학물질 등 이물질을 75～90% 제거해 주고, 물맛도 좋게 만들기 때문이다.

7) 물은 사기나 유리로 된 용기에 보관한다

마시는 물은 어떤 용기에 보관하느냐도 물의 신선도를 위해 중요하다. 수돗물은 진흙을 구워 만든 항아리에 받아 하루쯤 가라앉힌 후 사용하는 것이 좋다. 또한 물을 끓이거나 보관할 때는 사기나 유리로 된 용기를 사용한다. 금속 용기에 담은 물은 산화가 빨라 그만큼 더 빨리 상한다.

7. 물 영양법

1) 다이어트

지금까지 마시던 주스나 프림 등을 넣은 커피를 칼로리(열량)가 없는 물로 바꾸기만 해도 상당한 차이가 있을 것이다. 더 많은 효과를 기대하려면 식사 때 약간씩 곁들이는 알코올도 물로 바꾸도록 한다. 에너지를 억제하는 다이어트를 하는 사람에게는 물이 특히 중요하다.

2) 불면증일 때

밤에 잠을 못자는 사람은 낮에 물을 마셔두면 좋다. 왜냐하면 물을 마시면 부교감신경이 활발해진다. 그러면 긴장했을 때에 움직이는 교감신경과 부교감신경이 균형이 잡히게 된다. 잠을 못 잔다는 것은 교감신경이 너무 많이 작용을 하여 잠을 못 이루는 것이므로 이것을 억제하여 균형이 잡히면 자연히 불면증은 낫게 된다. 그러나 밤에 물을 많이 마시면 자주 화장실에 가야 하므로 더욱 잠을 못 이루게 된다. 그러므로 낮에 마셔 두도록 한다.

3) 두통, 어깨결림

두통이나 어깨결림으로 고민하는 사람도 너무 긴장을 하여 교감신경만이 작용하기 때문이다. 불면증과 마찬가지로 물을 마셔서 부교감신경과 균형을 맞추면 괜찮아진다.

4) 변비일 때

평소 때부터 수분을 충분히 섭취하는 것이 변비의 예방법. 며칠씩 대변을 보지 못할 때에는 아침에 일어나자마자 냉수를 한 컵 마시면 텅 빈 위에 자극을 주어 장이 활동하기 시작한다. 변비가 해소되면 얼굴에 나는 것도 없어진다.

5) 긴장을 풀려면

긴장을 하면 목이 마른데, 이것은 타액의 분비가 적어지기 때문이다. 이럴 때 물 한 컵을 마시면 신기하게도 마음이 차분해지는 것을 느낄 수 있는데, 이는 긴장되어 머리에 모인 피를 위로 이동시키기 때문이기도 하다는 말이 있다. 또 물을 마시면 목에 있는 신경이 자극을 받아 부교감신경이 흥분을 한다. 위장의 움직임이 활발해지는 것도 부교감신경이 흥분하는 것에 달려 있다. 부교감신경은 마음을 가라앉혀 주는 신경이다. 그래서 물을 마시면 마음이 가라앉게 되는 것이다.

6) 땀을 별로 흘리지 않는 사람

목욕 전에 물 한 컵을 마시면 발한작용이 보다 활발해져서 신진대사가 촉진되므로 몸에 쌓인 먼지가 땀을 통해서 밖으로 나온다.

7) 숙 취

술을 마시면 소변 양이 늘어난다. 이것은 몸에서 알코올을 밖으로 내보내려고 하기 때문이다. 숙취는 아직 몸에 알코올 성분이 남아 있는 상태이나 수분이 부족하기 때문에 밖으로 내보내지 못하는 상태이다. 그래서 많은 물을 마셔서 몸에 수분을 공급해 주면 세포에 있는 알코올 성분이 빠져나간다. 간장의 움직임을 방해하는 알코올의 연소가스도 물을 마시면 소변과 함께 몸 밖으로 나간다.

8. 병을 치유하고 다스리는 재미있는 물

자연건강요법에서는 자연의 산물인 햇볕, 공기, 물, 소금, 채소 등 다섯 가지를 꼽을 만큼 병을 치유하고 예방하는 데 물의 중요성은 말할 나위없다. 예로부터 우리 선조들은 정화수, 한천수, 국화수 등 같은 물이라고 해도 수십 가지로 구분해 사용했을 정도로 물 건강법을 실천했고, 현재도 좋은 물을 찾기 위한 현대인들의 노력은 계속되고 있다.

우리 몸의 약 70~80%는 물이고, 구성 비율이 이에 미치지 못하면 신체 이상이 나타날 수 있다. 순수한 증류수는 수소와 산소의 화합물인데 반해 생수는 인체에 유익한 칼슘, 마그네슘, 칼륨, 철분 등 미네랄 성분이 다량 함유되어 있는 건강 물이다. 또한 생수는 화학식으로 나타낼 수 없는 생명력 즉, 정과 기를 갖고 있어 살아있는 물을 마시는 것은 곧 자연의 생명력을 마시는 것이다.

물은 입, 위, 장, 간장을 거쳐 심장, 혈액, 신장, 배설 등의 순서로 순환한다. 즉, 물은 순환기능, 동화기능, 배설기능, 체액 체온의 조절기능을 수행하며, 몸의 건강에 관여하게 된다. 건강하다는 것은 물의 체내 순환이 잘 이뤄진다는 말로 대변될 수도 있다. 물의 역할은 ① 세포의 형태를 유지하고 신진대사작용을 원활히 해준다. ② 혈액과 조직액의 순환을 원활하게 해준다. ③ 영양소를 용해시키며 이를 흡수, 운반해 영양소를 필요로 하는 세포에 운반하는 역할을 한다. ④ 체내에 불필요한 노폐물을 체외로 배설시킨다. ⑤ 혈액을 중성 내지 약 알칼리성으로 유지시켜 준다. ⑥ 체내의 열을 발산시켜 체온을 조절한다.

[선조들의 물 이야기]

『동의보감』에는 같은 물이라고 해도 다양한 종류의 물이 전한다. 『동의보감』에서는 정화수를 으뜸으로 꼽는데, 그 이유는 성이 평하고, 맛이 달며, 독이 없기 때문이며, 하루의 새벽을 여는 천일진정이 이슬이 되어 수면에 맺혔기 때문이다. 이로 인해 정화수는 병자의 음을 보하는 약을 달일 때에 사용하게 된다.

다음으로 한천수는 여름에 차고, 겨울에 온(溫)한 물로서, 최고로 치는 것은 닭 울음소리가 들리기 전의 것이어야 한다. 이 물은 장복하면 반위를 다스릴 수 있다고 전해진다. 국영수로 불리는 국화수는 풍비를 다스리며, 엽설수를 먹으면 간이 병들어도 낫는다는 기록도 찾아볼 수 있다. 춘우수는 정월의 빗물이니 양기가 쇠한 것을 북돋게 하나 청명 무렵과 곡우때는 물맛이 변하니 이를 가려 써야 한다고 전하고 있고, 추로수는 해 돋기 전의 것이되 뱃속 균을 없애는 약을 짓고자 할 땐 상용한다고 『동의보감』에 전해진다.

창독을 씻는 데는 매우수, 허로를 낫게 하는 데는 감란수, 가려움증을 고치는 데는 바닷물인 벽해수로, 이 바닷물을 끓여서 몸을 씻는다. 뼈마디와 근육이 쑤시는 데는 온천수이되 유황 냄새가 나는 물을 사용하는 게 좋고, 편두통을 다스리는 데는 냉천수를 사용하는 게 좋다. 이 외에 하빙, 반천하수, 천리를 흘러온 천리수, 역류수, 요수, 머리를 감으면 머리가 자라며, 머리카락 색이 검어지며, 윤이 난다는 시루 뚜껑에 맺힌 물을 가리키는 증기수 등이 전해진다.

이처럼 우리 선조들은 물이 매우 중요하다고 생각해 병을 치료하는 데 물을 활용할 줄 아는 지혜를 갖고 있었다. 백과사전을 참고할 경우에 물의 종류만 해도 무려 30여 가지에 이를 정도이다.

(1) 한천수(찬 샘물) : 새로 길어다가 보관하지 않은 상태의 우물물로서 약을 달이는 물로 사용한다.

(2) 국화수(국화 밑에서 나는 물) : 따뜻하고 맛이 단 것이 특징으로 이 물을 마시면 장수한다.

(3) 정화수(새벽에 처음 길은 우물물) : 이 물의 맛은 마치 눈이 녹은 물처럼 달며, 독이 없어 약을 달이는 데 사용했다.

(4) 납설수(섣달에 온 눈이 녹은 물) : 차고 맛이 달며, 열을 다스리는 데 사용했던 물로서, 이 물에 과실을 담가서 보관하면 좋다고 전해지고 있다.

(5) 춘우수(정월에 처음으로 내린 빗물) : 약을 달여 먹으면 양기가 충만해진다고 전해지던 물이다.

(6) 추로수(가을철 아침 해가 뜨기 전 이슬을 받은 물) : 살빛을 윤택하게 하고, 이 물을 받아먹으면 장수할 뿐만 아니라 배도 고프지 않다고 전해진다.

(7) 동상(겨울철에 내린 서리) : 술로 인해 생긴 열, 얼굴이 벌겋게 되는 것 등 열로 인한 질병을 치료할 때 쓰인다고 한다.

(8) 하병(여름철의 얼음) : 여름철 음식을 차게 하기 위해 그릇 둘레에 두었던 얼음으로 섭취는 몸을 나쁘게 한다고 했다.

(9) 박(우박) : 장맛이 변했을 때 우박 1～2되를 넣으면 장맛이 전과 같이 된다고 전해진다.

(10) 매우수(매화열매가 누렇게 된 때에 내린 빗물) : 상처가 나거나 피부가 헌 곳을 씻으면 흠집 없이 아문다고 한다.

(11) 반천하수(나무에 고인 빗물) : 큰 나무의 벌레 먹은 구멍에 고인 빗물로 정신질환의 치료에 쓰였다.

(12) 방제수(조개껍질을 밝은 달빛에 비춰 물을 받은 것) : 눈을 맑아지게 하고, 마음을 안정시키는 데 사용하던 물이다.

(13) 옥정수(옥이 있는 곳에서 나오는 샘물) : 장복하면 몸이 윤택해지고, 머리털이 희어지지 않는다고 전해진다.

(14) 옥유수(볏짚 지붕에서 흘러내린 물) : 지붕에 물을 끼얹고 처마에 흘러내리는 것을 받아서 사용한 것으로 광견병을 치료했다고 전해진다.

(15) 벽해수(바닷물) : 이 물을 끓여서 목욕을 하면 가려운 것이 낫는다고 한다.

(16) 역류수(천천히 휘돌아 흐르는 물) : 먹은 것을 토하게 할 필요가 있을 때 사용한다.

(17) 천리수(멀리서 흘러내리는 물) : 더러움을 씻어낼 때 사용했다.

(18) 감란수(휘저어서 거품이 생긴 물) : 물을 1말 정도 큰 동이에 부은 다음 바가지로 퍼 올렸다가 쏟기를 수회 반복해 거품이 충분히 생기도록 만드는 것이다.

(19) 급류수(급히 흐르는 여울물) : 대소변의 순환이 원활하지 않을 때 사용됐다.

(20) 순류수(순하게 흐르는 물) : 허리와 무릎의 질병 치료에 사용했다.

(21) 온천물 : 피부병 치료에 많이 사용했다.

(22) 냉천(맛이 떫은 찬물) : 편두통, 화병 등에 효과가 있다.

(23) 장수(좁쌀로 쑨 죽의 윗물) : 더위를 막고, 설사와 갈증 해소에 사용한다.

(24) 지장수(누런 흙물) : 중독돼 답답한 것을 풀어준다.

(25) 요수(산골에 고인 빗물) : 잘 먹게 하고, 중초의 기운을 보하는 약을 달이는 데 사용했다.

(26) 생숙탕(끓는 물에 찬 물을 타서 만든 것) : 소금을 타서 마시면 독이 해독되는 약으로 쓰였다.

(27) 열탕(뜨겁게 끓인 물) : 양기를 북돋우며 경락을 통하게 한다.

(28) 마비탕(삼을 삶은 물) : 냄새가 약하고, 허열을 내리는 데 쓴다.

(29) 조사탕(누에고치를 삶은 물) : 회충을 없애는 데 쓰고, 입이 마르는 것을 막아준다.

(30) 증기수(밥을 찌는 시루 뚜껑에 맺힌 물) : 머리털을 자라나게 하고, 이 물로 머리를 감으면 머리가 검고 윤기가 난다.

(31) 취탕(묵은 숭늉) : 얼굴을 씻으면 얼굴에 윤기가 없어지고, 몸을 씻으면 버짐이 생긴다고 한다.

(32) 동기상한(구리그릇 뚜껑에 맺힌 물) : 이 물이 떨어진 음식을 먹으면 병이 생긴다고 한다.

9. 건강하게 마시는 물

건강한 물을 마시려는 노력은 현대에도 계속되고 있다. 물이 '오각형 고리구조, 오각형 사슬구조, 육각형 고리구조로 나뉜다'는 사실을 증명했고, 이러한 구조를 가진 육각수가 세포의 생리활동을 정상으로 유지해 주는 효과와 함께 성인병도 예방해 준다고 설명한 바 있다. 육각수 주장자들은 영하에서 육각고리 구조를 이루는 물이 영상에서도 깨지지 않고 육각수가 되는 방법을 제시하고 있다.

① 물을 영하로 얼려서 녹인 후 차게 해 마시면 육각수를 많이 얻을 수 있고,

② 게르마늄, 칼슘, 아연, 금, 은 등 양이온을 물에 첨가한다.

③ 물을 전기분해 시켜 마이너스 전극 주위에 모인 양이온의 밀도가 높은 물을 채취한다.

④ 물이 강한 전기장이나 자기장을 통과하게 한다.

단, 육각수 이론은 과학적인 근거가 부족하다는 단점을 갖고 있다. 이런 이론을 떠나 건강하게 물을 마시려면 기본적인 사항을 지키는 게 가장 중요하다.

10. 살아있는 물을 마시자

물은 무색·무취로 어떤 침전물도 생기지 않아야 하고, 일 년 내 온도 변화가 없는 생수를 끓이지 말고 천연 그대로 마시는 게 좋다.

1) 수돗물도 잘 정제하면 마실 수 있다

수돗물 속의 소독용 염소성분 등이 인체에 해롭기 때문에 염소 및 수은 중금속, 녹물과 기타 오염물질을 최소화 해 먹으면 된다.

2) 물의 필요량은 사람마다 다르다

물은 그 사람의 신체적 조건과 하는 일에 따라 요구량이 달라진다. 일반적으로 성인이 하루 필요로 하는 양은 2ℓ 정도이다. 우리가 하루에 배설하는 물의 양은 폐호흡을 통해 600g, 피부호흡으로 약 500g, 대소변으로 약 1,400g 정도로 총 2,500g에 이른다. 우리가 음식물을 통해 섭취하는 물의 양은 약 500g 정도이다. 그러므로 약 2,000cc(2ℓ)는 생수로 보충해 주어야 인체에 70% 이상 물을 지닐 수 있다.

3) 물은 조금씩 자주 마셔야 한다

한꺼번에 많은 물을 마시면 장이 더 처지게 된다. 또 물은 위, 소장, 문정맥을 통해 간으로 보내진다. 간장에서 다시 심장으로 보내진 뒤 폐의 모세혈관과 함께 산소와 화합해 혈액을 만들어 전신에 공급한다. 이 과정에서 물을 한꺼번에 많이 마시면 간에 부담을 준다. 원칙적으로 물은 1분에 1g 정도로 조금씩 마셔야 한다. 일상적으로는 30분에 30g 정도를 복용하면 무난하다. 단, 취침 전·후나 목욕 후, 식사 30분 전과 식사 30분 후에는 반드시 한두 컵의 물을 마셔 수분을 보충하는 게 좋다.

11. 건강의 지킴이 물

물은 각종 술독을 풀어주는 역할을 한다. 술을 마시다 보면 목이 마르는데, 이는 알코올이 열로 바뀌어 온몸이 후끈해지고, 이에 따라 피부 혈관이 확장되면서 그 열이 발산된다. 이때 물을 마셔주면 알코올이 분해되어 열에너지로 변하는 과정을 돕는다. 설사할 때 소금과 설탕을 탄 따뜻한 물을 마시는 게 좋다. 소금과 함께 설탕을 공급하는 이유는 설사로 인해 제대로 먹지 못한 사람에게 에너지원을 공급하는 효과와 더불어 물과 무기질이 위와 장에서 보다 잘 흡수되도록 하기 위함이다.

물로 담배를 끊는 효과를 기대할 수 있다. 식사 후 대개 담배를 찾는 것은 니코틴의 생리적 작용이라기 보단 습관에 의한 것이 대부분이다. 담배를 끊을 때 수시로 물을 마시면 물 잔을 입에 댐으로써 어느 정도 심리적 만족을 주게 되고, 물을 통해 니코틴의 배설이 빨라지는 효과를 기대할 수 있다.

주부들이 흔히 고민하는 몸의 붓기는 물마시기로 해결할 수 있다. 몸이 붓는 이유는 물과 소금이 동시에 몸에 차 있기 때문이다. 염분이 물에 녹은 상태로 배설될 때 콩팥을 통과하는데, 이때 물을 적절히 공급해 주면 배설이 적절하게 이뤄진다. 물은 위와 장이 깨어날 수 있게 치료하는 놀라운 생명력을 발휘한다. 먼저 소화기의 정상 활동을 돕는다.

모든 음식은 물에 녹은 상태에서 소화되고 흡수된다. 게다가 위와 장 등 소화기관은 적정량의 물이 있어야 정상 상태를 유지할 수 있다. 즉, 물을 적절히 마시는 것은 소화기의 정상 활동 유지에 크게 도움이 된다. 기상 시 시원한 물 한잔, 소화를 돕는다. 아침에 일어나 시원한 물 한잔을 마시면 물이 충분히 공급되는 것과 함께 찬물이 위와 장을 부드럽게 자극하면서 모든 소화기관이 활기차게 움직이게 한다. 이때의 자극은 위와 장을 깨어나게 하는 신호이다. 이 상태에서 아침식사를 하면 소화액이 적절히 분비되어 소화가 잘 이뤄지고, 배설도 촉진된다.

제 2 장

자연식 건강법

1. 천연 피부관리 및 변비, 두통 해소

1) 기미에는 양파 화장수

피부에 거뭇하게 낀 기미에는 양파 화장수가 좋다. 백포도주 1병에 양파 2개를 다져서 2주 정도 담가 두고 냉장고에 보관했다가 가제에 한 번 거르면 양파 화장수를 만들어 스킨처럼 화장솜에 묻혀 아침, 저녁으로 닦아내면 얼마 후에는 기미가 감쪽같이 없어진다. 남은 것은 냉장고에 시원하게 보관해 둔다.

2) 건조한 피부에는 식초 세안

건조한 피부가 좋아지지 않을 때는 식초 세안을 한다. 세안하고 마지막 헹구는 물에 식초를 몇 방울 떨어뜨려 씻어내면 효과 만점이다. 식초에는 피부에 좋은 비타민 C가 많이 들어 있어 꾸준히 식초 세안을 하면 피부가 촉촉해지는 걸 느낄 수 있다.

3) 피지 조절엔 소금이 효과적

구운 소금과 쑥을 말려 간 가루를 5 : 5 비율로 섞은 후 그릇이나 용기에 따로 담아 둔다. 보관한 것을 세안할 때나 목욕할 때 마사지하듯 온몸에 문지른다. 2~3분 정도 지난 후 딱딱한 느낌이 들면 미지근한 물로 깨끗이 씻어준다. 피지가 쏙 빠지면서 얼굴이 깨끗해지고, 특히 여드름이 많은 피부나 지성피부에 효과가 좋다.

4) 지성피부에는 양배추팩

먼저 믹서기에 양배추를 간 다음 밀가루를 적당히 섞는다. 그런 후 뭉근히 개어 세안한 얼굴에 고루 펴서 바르면 된다. 잠시 후 미지근한 물에 얼굴을 헹구고, 마지막으로 다시 한 번 찬물로 가볍게 두드려 주면 매끈하고 부드러워진다.

5) 아이크림보다 효과 좋은 천연 화장품

눈가 주름에 세안 후 스킨, 로션을 바르고 눈 주위에 에센스를 바른다. 그런 후 올리브유를 살짝 발라주면 잔주름에 효과가 좋다. 다음날 아침 눈가가 촉촉하고, 다크서클도 훨씬 나아진다. 백포도주 2스푼에 꿀 1스푼을 섞어 눈가에 발라줘도 된다.

6) 기미에는 검정깨 화장수

기미 때문에 고민이신 분들은 검정깨 화장수를 만들어 사용하면 기미가 말끔히 없어진다. 검정깨 1컵 정도를 깨끗이 씻어서 물기를 빼고 병에 반 정도 담아 서늘한 곳에 보관해 두었다 20일 정도 지난 뒤 꺼내 화장솜에 적셔 세안한 뒤에 기미가 난 부분에 올려두면 효과가 좋다.

7) 지저분한 헤어브러시는 샴푸로 청소

헤어브러시는 오래 사용하다 보면 빠진 머리카락이 엉키고 때가 끼어 지저분해지기 쉽다. 손으로 일일이 제거하려고 해도 시간이 오래 걸리고, 잘 제거되지도 않는다. 이럴 땐 샴푸를 이용하여 브러시에 끼어있는 머릿기름과 먼지를 샴푸 거품이 말끔히 제거해 준다. 샴푸를 물에 풀어 거품을 낸 다음 헤어브러시를 담가 두었다가 깨끗한 물로 헹구고 드라이어를 쐬어주면 바로 사용할 수 있다.

8) 변비(생감자즙)

생감자를 공복에 갈아 마시면 변비에 효과가 좋다. 감자 2～3개를 껍질째 강판에 갈아서 약수건 등으로 즙만 짜 마시면 된다. 단, 감자 겉에 난 새순이나 푸른 부분은 반드시 잘라내야 한다. 즙을 내서 바로 마셔야 하고, 밥 먹기 30분～1시간 전에 먹어야 효과가 좋다. 먹기 거북하면 꿀을 한 스푼 정도 타서 마시면 된다.

9) 두통(생강)

진통 효과가 있는 생강이 두통을 없애준다. 생강 한 개를 으깨어 즙을 낸 후 같은 분량의 참기름을 넣고 섞어주고, 두통이 있을 때 손가락에 생강즙을 묻혀 양쪽 관자놀이에 발라주면 감쪽같이 사라진다. 몇 시간 계속해서 발라주면 효과가 정말 좋다. 습관적으로 두통이 있는 사람들은 매일 약을 먹어도 소용이 없다면 이 방법을 이용해 보라.

2. 숯가루요법

『동의보감』에도 이미 그 약효가 기록되어 있는 숯이 의학적으로도 효과가 있다는 것은 제조과정에서 생긴 미세한 구멍이 각종 독소를 빨아들이기 때문인 것으로 알려져 있다. 실제로 숯가루를 곱게 빻아 장염이나 속이 거북할 때 하루 1～2회 복용하면 통증이 사라진다고 한다. 숯가루는 1천도 이상에서 구워낸 백탄을 사용하며, 소나무로 만든 숯만을 식용으로 활용하고 있다. 또 표면에 미세한 구방이 많을수록 좋은 숯이라고 할 수가 있다.

숯가루는 숙변을 제거하고 장세척을 돕는 등 장기의 활동을 원활하게 하는 효과가 있다. 그러나 장 폐색증 환자는 복용하여서는 안 된다. 숯은 먹는 방법 이외에도 찜질이나 목욕에 활용하여도 매우 좋다.

3. 포도요법

사람은 태어날 때 알카리성 체질이지만 차츰 산성 체질로 변해간다. 산모가 알카리성 체질인 태아의 영향을 받아 신 음식을 선호하는 것도 이러한 이유인 것이다. 결국 알카리성 체질은 건강을 의미한다고 볼 수 있다. 그러나 대부분의 현대인은 산성 체질이다. 난치병 환자들 역시도 예외가 아니다. 따라서 알카리성 식품인 포도를 섭취하면 인체 내의 각종 독소를 제거하며, 이물질을 분해시켜 변과 땀으로 배출시킨다는 것이다.

이것이 포도요법의 핵심이다. 특히 손상된 간세포의 재생과 염증제거에 도움을 주며, 체질개선에도 큰 도움을 준다고 한다. 포도는 공복에 먹는 것이 좋으며, 식후나 탄수화물울 섭취한 후에는 큰 효과를 볼 수 없다고 한다.

4. 황토요법

황토는 인체 내의 독성을 제거하는 탁월한 약성을 지니고 있다. 이 약성은 황토 속에 있는 스브리치라는 균인데, 인체에서 발생하는 독소를 중화하는 역할을 하고 있다. 황토요법 중에 하나는 황토물을 마시는 것인데, 황토물은 우선 황토를 3~5회 끓여 앙금을 제거한 후 그 물을 마시는 것이다. 이때의 황토물은 음료수뿐만 아니라 환자의 밥지을 물이나 채소를 씻을 때 등 모든 물을 대신하여 사용한다.

황토요법 중에 또 하나는 황토찜질이다. 황토찜질은 황톳물을 복용하고 난 후나 황톳물 복용이 어려운 분들이 이용하는데, 일반 목용탕에 설치된 황토방보다는 재래식 황토방이 효과가 크다고 한다. 환자의 증세에 따라 목욕시간도 차별을 두어야 한다. 자칫 잘못하면 환자의 상태가 매우 안 좋아지는 결과를 낳을 수도 있다.

5. 단식요법

암을 비롯한 난치병 환자들은 대개 아침 단식을 많이 한다. 매일 오전에 단식을 하면 몸속의 독소를 제거하는 데 도움을 준다고 한다. 저녁식사 후 아침까지는 누구나 단식을 한다. 여기에 아침까지 굶는다면 그만큼 단식의 시간이 늘여지는 것이다. 대부분의 사람들은 오전 중에 배설의 욕구를 느끼게 된다. 이는 단식시간에 체내 노폐물의 배설능력이 활발해지기 때문이다. 다시 말해 아침 단식은 노폐물의 배설을 도와 체내의 유해한 노폐물을 효과적으로 배출하는 데 큰 효과를 거둘 수 있다.

아침 단식이 적응되면 예전과 다르게 몸이 가뿐하고, 활력 있는 몸 상태를 유지할 수 있게 된다는 것이 단식가들의 주장이다. 몸에 노폐물과 독소가 많을수록 아침 단식은 힘들고, 독소가 빠져나가는 동안 건강이 매우 나빠지는 느낌을 받기도 한다. 이때가 아침 단식의 승패가 달린 고비인 것이다. 그러나 무엇보다도 단식을 할 때는 꼭 전문가의 도움을 받아야 한다. 자칫 잘못하면 오히려 몸을 더 악화시키는 경우가 되기 쉽기 때문이다.

6. 풍욕요법

한마디로 바람으로 목욕을 한다는 풍욕은 몸속의 독소제거가 가장 큰 효과라 할 수 있으며, 옷을 벗고 자연상태의 공기를 피부에 접촉시키므로 모공을 통하여 피부가 호흡하는 것을 도와주는 역할이 요점이다. 풍욕을 할 때는 우선 바람이 잘 통하는 곳에서 옷을 완전히 벗은 다음 담요를 두르고 1분간 머문다. 그런 다음 담요를 벗고 20초 정도 바람을 쏘이고, 다시 담요를 두른 후 1분간 머문다. 한 번 할 때마다 바람을 쏘이는 시간을 10초씩 늘려간다.

이런 방법으로 25~30분 동안 계속 반복한다. 풍욕은 해가 없는 새벽이나 밤에 하는 것이 좋으며, 몸을 많이 움직이지 않는 겨울철에 하는 것이 가장 효과적이라고 한다.

7. 면역약침요법

면역약침요법은 약침과 뜸, 한방약 등 귀에 설지 않은 우리나라식 치료방법으로서 직접 암세포를 공격하기보다는 무력해진 환자의 면역기능을 살려 몸속의 백혈구나 살균세포들이 암을 공격하게 만들도록 하는 것을 말한다. 약침은 암부위의 가장 가까운 곳에 놓는다. 약침을 놓으면 암부위가 붉은 색을 띠며, 암덩어리가 몸 밖으로 드러나기도 한다고 한다. 솟아오른 암부위에 약침을 보통 보름 정도 계속 놓는다. 약침의 주요 성분은 확실히 밝혀지지는 않았는데 몇 가지 식물의 씨앗에서 추출한 종자기름이 주요 성분인 것으로 알려지고 있다.

8. 생 식

생식은 각종 곡류와 해조류 견과류 등에 살아있는 효소가 장속에 있는 유익한 비피더스균과 유산균 등의 증식을 도와 배변활동을 부드럽게 하고, 영양공급을 원활하게 함으로써 악성변비와 영양의 균형 유지가 힘든 난치병 환자에게 좋은 효과를 나타낸다고 한다. 생식은 화식보다 6배 정도의 에너지 효율이 높아 소식으로도 최상의 에너지원을 공급받을 수 있다고 하지만 대장, 직장 등 소화기계통의 난치병 환자들은 갑자기 생식을 하면 설사가 발생되어 오히려 영양부족이 될 수 있으므로 생식을 시작할 때는 꼭 전문가의 도움을 받아 실행하는 것이 가장 옳은 방법이라 하겠다.

9. 선 식

선식은 스님들이나 수도자들이 장기간의 토굴 참선 등 수도생활을 시작하기 전 준비하는 고단백 영양식으로서 현대인의 편리성을 고려하여 가공되어진 것들을 사용한다. 찹쌀, 보리, 현미, 율무, 검정콩, 들깨, 검정깨 등 7가지 곡물류와 밤, 호도, 잣 등 견과류와 시금치, 당근, 감자 등 야채류와 멸치, 새우, 다시마 등 해산물을 익혀서 미숫가루처럼 분말화 하여 물이나 주스 등에 타먹을 수 있도록 만들어진 것을 흔히 선식이라 말하는데, 난치병 환자들이 식사가 어려워질 경우 영양보충의 한 방편으로 많이 활용되고 있다. 생식과 선식의 차이는 생식은 날 것으로 먹는다는 것이고, 선식은 익혀서 먹는다는 것이다.

10. 자연식

자연식은 유기 농산물과 청정지역의 해산물, 산에서 나는 각종 산채류와 나물류, 제철 과일 등 이외의 어떤 것도 쓰지 않고 오로지 자연에서 생산되거나 채취되는 것들만을 구입하거나 생산하여 가정에서 직접 조리하여 먹는 것을 말한다. 암을 비롯한 각종 난치병 환자의 가정에서 호응을 얻고 있는 방법이다.

11. 금 식

암환자에게서 금식은 특별한 경우가 아니면 허용될 수 없다. 특히 표준 체중 이하로 체중 감소의 우려가 있는 경우 절대금지다. 비만이 암의 원인이 된 경우나 체중 증가에 따른 과잉 에너지가 암에 영양공급을 하는 위험한 상황에서만 허용될 수 있다. 완전 금식보다는 과일이나 야채즙을 이용한 반금식이 바람직하다. 특별한 상황이 아니면 치료효과의 면에서도 생식이 금식보다 낫다.

12. 생수요법

물을 많이 마실수록 좋다는 것은 상식이다. 물은 생명력의 본질이며, 신진대사의 속도를 좌우하므로 암의 예방과 치료의 과정에서 충분한 양이 공급되어야 한다. 특히 항암제를 맞는 기간에는 더욱 많은 양의 물이 필요하다. 가능하면 충분한 미네랄이 포함된 생수나 약수가 좋다. 물은 혈액순환을 원활하게 하고, 스트레스를 해소시켜 주며, 노폐물 제거에 있어서 신장의 부담을 덜어준다. 물의 양은 하루에 2리터 이상 마셔야 하며, 녹즙이나 상황버섯과 같은 약차, 차나 야채즙, 과일주스 등의 양을 모두 고려해서 계산해야 한다.

13. 쑥 뜸

암세포는 열에 약하여 섭씨 42도가 넘으면 파괴된다고 한다. 뜸에 의해서 암세포의 공격이 가능하다.

14. 솔잎땀내기

솔잎을 자리 밑에 깔고 방을 뜨겁게 덥혀서 땀을 흠뻑 내는 것으로, 피부 속에 있는 염증과 각종 독을 몰아내는 효과가 있다고 하여 많은 암환자들이 활용하고 있다. 구체적인 방법은 방바닥에 솔잎을 3～4cm 두께로 깔고 그 위에 홑이불을 덮는다. 그런 다음 방바닥이 뜨거울 정도로 온도를 올려놓고 속옷만 입고 누워서 이불을 덮고 머리에는 수건을 얹어 온기가 밖으로 나가지 않게 한다.

15. 쑥탕요법

쑥탕목욕은 암환자들이 많이 활용하는 방법 중에 하나다. 쑥탕의 방법은 말린 쑥을 그물망이나 베자루에 한 움큼씩 묶어서 욕조에 담고 뜨거운 물을 부으면 된다. 암은 뜨거운 것을 싫어하기 때문에 몸을 늘 따뜻하게 하는 것이 치료에 도움이 된다. 하루 30분 정도 매일 실시하면 상당한 효과를 볼 수 있다.

16. 단전호흡

단전호흡이나 기공도 암치료에 훌륭한 보조요법으로 활용되고 있다. 단전호흡은 정신을 맑게 하며, 소화기능을 활성화하는 효과가 크다고 알려져 있다. 그러나 잘못하면 병을 고치기는커녕 도리어 다른 문제가 발생할 수 있으므로 꼭 전문기관이나 전문가의 상담을 거친 후 실행하여야 한다.

17. 니시건강법

일본의 자연의학자 니시 가쓰조(1884~1959)는 16세 때 감기와 만성설사로 4년 이상 살지 못할 것이란 진단을 받을 정도로 병약했다. 의사는 반드시 끓인 물과 엽차를 마시라고 지시했다. 그러나 니시는 끓인 물과 엽차, 약으로는 도저히 자기 병을 고칠 수 없음을 깨달았다. 그래서 그는 집에 있는 우물에서 취한 생수를 조금씩 마시다가 점점 늘려 마셨더니 만성설사가 나았다.

의사는 생수에는 세균이 많아서 설사를 더 하게 될 것이라고 엄히 경고했으나 결과는 정반대였다. 의사는 니시에게 항상 옷을 두텁게 입으라고 했으나 니시는 반대로 옷을 얇게 입었다. 그리고 이불을 덮어쓰고 땀을 흘렸다. 그랬더니 끝도 없이 계속되던 감기가 나아버렸다. 44세가 되던 1927년에 자신이 몸소 체험한 건강법을 발표했다. 그는 온몸에 피를 보내는 것은 심장이지만 모세혈관의 흡인력을 더 강조했다.

첫째, 단식에 의해 체내 노폐물을 배설한다.

둘째, 생야채, 해조류, 생과일, 감잎차(비타민 C가 많다), 생수, 현미, 오곡밥을 섭취한다.

셋째, 둥글고 낮은 나무베개를 베고 딱딱한 침대생활을 통하여 굽은 몸을 바로잡는다.

넷째, 혈액순환을 돕는 모관운동, 장의 연동운동을 돕는 붕어운동, 부인병에 적합한 개구리운동 그리고 등을 바르게 하는 등배운동을 실천한다.

18. 암환자 자연법

가공이 안 된 식품을 먹어라. 현미, 흑설탕, 통밀 씨 등과 브로컬리, 양배추, 당근, 늙은 호박, 애호박, 사과, 캔탈로프, 체리, 포도, 콩류, 자두, 양파, 마늘을 먹어라. 아몬드를 하루에 열개씩 먹어라. 아몬드 속에 있는 laeetrie는 항암작용이 있다. 과일주스는 아침에 먹고, 채소는 오후에 먹는다. 당근주스, 양배추, 포도, 까만 체리, 사과주스 등이 좋다. 증류수나 삼투압으로 거른 물을 먹는다. 수돗물은 먹지 마라.

땅콩, 정크식품, 가공식품, 백설탕, 소금을 사용하지 마라. 카페인이 포함된 음식은 삼간다. 커피, 콜라, 사이다 등과 핫도그, 햄, 소시지 등의 동물고기를 먹지 마라. 커피관장을 하라. 레몬에다 물을 희석하거나 마늘가루(일반 마늘가루는 사용할 수 없음)를 물과 희석하여 일주일에 2~3회 관장을 한다. 커피 관장기는 건강식품 점에서 구할 수 있다.

유리그릇, 스테인리스 용기를 사용하라. 모든 전기 전자제품 가스레인지에서 1미터 20 이상 간격을 유지하라. 헤어스프레이, 왁스, 갓 칠한 페인트, 농약 등을 피하라. 의사가 처방하지 않은 약은 먹지 않는다. 스트레스를 줄이고, 마음을 느긋하게 하는 법을 익히라. 충분한 양의 산화 방지제(비타민 C, E, 셀레니움, 베타-카로틴)를 복용해야 한다. 짙은 오렌지색과 짙은 초록색의 과일과 채소 속에는 산화 방지제가 많이 저장되어 있다. 오메가-3(아마유, 생선기름)기름을 섭취하라. 암 성장을 억제한다. 옥수수기름은 암세포의 성장을 활성화한다.

영양제는 철분이 제외된 것을 먹는다. 비타민 C(정제가 아닌 가루를 사용)는 처음에는 소량에서 시작해서 10,000~20,000mg까지 하루에 먹을 수 있다. 변이 묽어지기 시작할 때가 본인이 하루에 섭취해야 할 적량이다. 이때 위암 또는 신장에 이상이 있으면 전문가와 상담을 해야 한다. 체중을 유지해야 한다. 시중에 나와 있는 식물성 단백질가루(프로틴 파우더, 동물성 파우더 제외)를 복용하라.

녹차는 위암에 도움이 되나 대장암에는 효과가 없다. 단백질 공급은 식물성(콩)에서 섭취해야 한다. 빨간색 고기는 철분이 함유되어 있으므로 먹지 말아야 한다. 낫는다는 강한 신념을 가져라. 상어 연골은 유방암, 자궁암. 췌장암, 전립선암 등에 효과가 있다. 암세포의 혈관이 성장하는 것을 막아 암세포를 고사시킨다. 독일 의사 Hans NIeper는 양배추와 당근주스를 사용해서 좋은 결과를 얻었다. DHEA 호르몬은 암 성장을 돕는 효소의 작용을 막아 암 예방에 도움을 준다. 대장암이 발병하기까지는 20년 정도의 기간이 걸린다.

농약은 환경 요인 중 세 번째에 드는 발암물질이다. 고지방 섭취는 대장암과 유방암 발생을 현저하게 증가시킨다. 모유를 먹은 아이는 그렇지 않은 아이 보다 백혈병 발생률이 낮다는 보고가 있다. 비타민 B3는 암 예방과 치료에 도움을 준다. 혈액검사에서 철분 함량이 과도하면 암 발생 위험도가 높다. 과도한 철분은 암세포를 죽이는 macrophages와 lymphocytes 기능을 저하시킨다. 비만한 여성은 자궁암 발생률이 그렇지 않은 사람 보다 높다. 지방이 많을수록 에스트로겐 호르몬이 많이 분비되어 유방암 세포의 분열을 가속화하기 때문이다.

폐암은 베타-카로틴 수치가 낮거나 비타민 B, E의 양이 적은 것과 관련이 있다. 일본 여성은 갑상선 기능저하 발병률과 유방암 발생률이 적다. 일본 토질에는 요오드와 셀레늄이 많기 때문이다. 요오드 부족은 유방암과 관련되어 있다고 한다. 일본 암관리센터는 게르마늄이 암 예방과 치료에 많은 도움이 된다고 한다.

19. 암환자 민간요법

1) 항암약차

항암약차는 여러 가지 민간 약제들 가운데 독성이 없으면서 항암효과가 높은 것들을 달여서 복용하는 방법이다. 대표적인 방법으로는 상황버섯, 동충하초, 아가리쿠스 등이 있으며, 근래에는 전국의 농가에서 다량 재배에 성공하면서 많은 암환자들이 사용하고 있기도 하다. 직접 제조할 수 있는 항암약차 다음과 같다.

재 료 : 느릅나무 뿌리껍질 100g, 겨우살이 80g, 부처손, 천마, 꾸지뽕나무, 조릿대, 으름덩굴, 복령, 짚신나물, 백화사설초, 오가피나무, 화살나무, 삼백초 각 50g, 생강 10쪽, 감초 10쪽, 대추 10개를 생수나 지하수 15리터를 붓고 10리터가 되게 달여서 1주일간 음용수로 상복하면 된다.

기타 관련 약재를 가감해도 무난하다. 그러나 사용하는 약초는 가급적이면 우리나라에 자생하는 자연산 약초를 사용해야 약성이 우수하다. 재료를 구하기가 어려우면 천문동, 어성초, 광나무, 석창포, 바위솔, 마름열매 일엽초, 까마중 같은 것들을 사용하여도 무방하다.

2) 호두기름

호두기름은 기침을 멎게 하는 특효가 있으며, 숨이 매우 차고 기침이 나서 눕지 못할 정도일 때도 효과를 보이며, 폐암 등의 질병에도 매우 좋은 효과를 나타낸다. 호두에는 기름이 60~70%, 단백질 18%, 탄닌 0.8~4.5%, 펜토산이 15% 들어 있으며, 이밖에도 당분, 무기질, 마그네슘, 망간, 인산, 칼슘, 철, 비타민 A, B, C, D 등이 풍부하게 들어 있다. 호두에는 약간의 독이 있으므로 기름을 짜야 하는데, 호두기름 짜는 방법은 아래와 같다.

① 밥솥에 쌀을 씻지 않은 채로 1kg 정도 넣고, 물을 쌀 양의 3~4배쯤 부은 다음 끓인다.

② 쌀 물이 끓기 시작하면 호두살 2kg을 베주머니에 싸서 쌀 물에 푹 잠기게 넣고 푹 삶는다.

③ 완전히 익힌 뒤에는 누렇게 변한 밥과 밥물을 버리고 호두 살만을 꺼내어 햇볕에 말린다. 말려진 호두는 다시 같은 방법으로 두 번을 더한다. 매번마다 쌀은 새것으로 해야 한다. 이렇게 세 번을 법제해야 호두의 독성이 사라진다. 법제한 호두 살을 살짝 볶은 다음 기름 짜서 약으로 쓴다.

3) 죽 염

죽염은 마늘과 같이 먹으면 강력한 항암작용을 하는 것으로 알려져 있다. 죽염은 천일염을 대나무 통속에 넣고 아홉 번을 거듭 구워서 만든 일종의 약소금으로, 예로부터 위를 비롯한 소화기계통의 질환과 각종 염증치료, 그리고 암과 같은 난치병 치료에 효과가 매우 크다고 알려져 있다.

죽염이 항암력이 뛰어난 것은 아니지만 암환자는 죽염을 수시로 먹어 주는 것이 좋고, 죽염 속에 들어 있는 각종 미량의 원소들이 신진대사를 좋게 하고, 인체 내부의 자연치유력을 상당히 높여 주기 때문이다. 그러나 아홉 번 구운 진짜 죽염을 구하기가 어렵다.

4) 유황오리

유황오리는 유황을 비롯하여 옻나무껍질, 인삼, 부자, 초오 등과 같은 갖가지 약제를 보리밥에 버무려 1년 이상 사육한 오리를 말한다. 유황오리의 특징은 체력을 보강해 주고, 몸 안에 쌓인 독을 풀어주는 데 탁월한 효과가 있으며, 야생지치 등과 함께 사용하면 모든 암에 항종양 효과가 있는 것으로 알려져 있다.

5) 밭 마늘

마늘은 보양효과가 뛰어난 영양식품인 동시에 항균작용과 항암, 소염작용이 뛰어난 약초로 알려져 있고, 모든 식품 가운데서 가장 항암작용을 높이는 식품이기도 하다. 중국의 『항암본초』에는 마늘 추출액이 생쥐의 복수암, 유선암, 간암, 자궁암 등의 암세포를 억제하는 효과가 있으며, 체외에서 배양한 암세포를 억제하는 비율이 70～90%나 된다고 적혀 있다. 또한 폐암의 경우 마늘에서 짜낸 즙을 10～30ml씩 하루 두 번 정도 복용하면 효과가 있으며, 백혈병에는 혀 밑의 정맥을 잘라 그곳을 마늘로 문지르면 효과가 있다고 적고 있다.

6) 상황버섯

국내의 모든 식물 중 가장 항암력이 뛰어나다고 알려져 있으며, 현재 가장 많이 활용되고 있는 민간요법 중의 하나로, 우리나라 자연산 상황버섯은 모든 암에 매우 우수한 항암, 항종양 효과가 있는 것으로 알려져 있다.

7) 동충하초

누에번데기에 버섯균을 종균한 것으로, 폐암에 특효가 있는 것으로 알려져 있다.

8) 다슬기

다슬기는 민간요법 중에서도 간염이나 간경화를 고치는 약으로 흔히 쓰여 왔다. 다슬기 300~500g 정도를 매일 국으로 끓여 먹으면 복수가 있을 때 좋은 효과를 볼 수 있으며, 이때에는 다슬기 기름을 내어 사용하면 더욱 좋다.

다슬기의 성질은 약간 차고, 맛은 달며, 간장과 신장의 기능을 좋게 하는 효과가 있다. 대소변을 잘 나오게 하고, 위통과 소화불량을 낫게 하며, 열독과 갈증을 풀어준다. 유황오리와 밭 마늘 등과 함께 사용하면 더욱 좋다.

9) 포공영

포공영은 민들레이다. 민들레는 생명력이 매우 강한 식물로서 잎이 달린 채 뿌리를 캐내어 말려서 약으로 사용한다. 민들레는 유방암과 간암에 좋은 효과가 있으며 해독, 청혈작용을 한다. 식도가 좁아 음식을 먹지 못할 때, 젖이 잘 나오지 않을 때 효과가 크다고 알려져 있으며, 어혈성 요통에 술을 담궈서 먹으면 효과가 있다.

10) 금은화

금은화는 인동초 덩굴의 꽃이다. 금은화는 만병의 약이라 불릴 만큼 약성이 뛰어난 식물이다. 금은화는 암 치료약으로도 흔히 쓰이며, 물에 달여서 차처럼 마시면 위암이나 폐암에 좋은 효과가 있다. 『항암본초』에는 금은화가 복수암 세포에 대한 억제작용을 하며, 비인암, 유선암, 자궁경부암 등에 회화나무꽃, 전갈, 벌집 같은 약제와 함께 사용한다고 기술되어 있다.

11) 백강잠

백강잠은 흰가루병에 걸려서 죽은 누에를 말린 것이다. 백강잠은 항암작용과 진경작용, 제암작용 등이 있는 것으로 알려져 있다.

12) 석룡자

석룡자는 도마뱀으로 합개, 석척, 벽호 등의 여러 가지 약명으로 불리워지고 있으며 종류도 여러 가지가 있다. 도마뱀은 우수한 항암작용이 있는 것이 임상 실험결과 밝혀졌으며, 『항암본초』에는 벽호 두 마리를 참기름으로 두 달쯤 우려내어 솜으로 찍어서 유방암이 화농한 곳에 바르면 좋고, 식도암에는 벽호 10마리를 산채로 소주 1되에 일주일 동안 우려내어 먹는다고 적혀 있다.

또 악성종양에 달걀에 구멍을 내고 도마뱀 한 마리를 넣은 뒤 흰 종이로 싼 다음

진흙으로 싸서 숯불로 구어 가루를 내어 더운물에 타서 먹는다고 기술되어 있다.

13) 인진쑥

인진쑥은 사철쑥으로 '더위지기'라고 부르며, 예로부터 간을 이롭게 하고, 특히 황달에 상당한 효과를 나타내는 약초로 알려져 있는 항암식물이다. 인진쑥의 주요 성분은 쿠마린, 글로로겐산과 카페인 그리고 정유성분인데, 쑥 종류는 대부분 항암성분이 있으며, 실제로 쑥을 지속적으로 복용한 결과 위암을 치료했다는 보고가 있다.

14) 차전자

차전자는 질경이의 씨앗으로, 질경이는 간장의 기능을 좋게 하고, 기침을 멎게 하며, 갖가지 염증과 궤양, 황달, 만성간염 등에도 높은 효과가 있는 것으로 알려져 있다. 간암, 폐암 등에 항암효과가 있어서 암세포의 진행을 80% 정도 억제한다는 보고가 있다.

15) 익모초

익모초는 산전・산후 부인들이 활용하는 보약으로 이름이 알려져 있다. 익모초 달인 물은 높은 항암작용을 나타내고, 몸을 보호하는 작용이 있어서 체력을 좋게 하고, 몸무게를 늘리는 효과를 볼 수 있다고 한다. 또한 자궁암에 익모초와 구절초, 구찌뽕나무 각 15g을 달여 하루 세 번에 나누어 복용하면 매우 좋다.

16) 머 위

머위는 독일, 스위스, 프랑스 같은 유럽에서 가장 탁월한 항암치료약으로 인정되고 있으며, 스위스의 자연요법 의사 알프레드 포겔 박사는 머위야말로 독성이 없으면서 가장 강력한 항암작용을 하는 식물이라고 했다. 머위는 암환자들의 참을 수 없는 통증도 완화시켜 주는 역할을 하며, 유럽지역의 머위와 우리나라 머위는 약간 다르다. 그러나 우리나라 머위도 민간에서 훌륭한 암치료제로 활용하고 있다.

17) 개미취

개미취는 국화과에 딸린 여러해살이풀로서 전국 어디서나 흔히 자란다. 개미취 뿌리에는 항암작용이 있고, 폐 계통의 모든 질병에 효과가 있는 것으로 알려져 있다. 또한 기침을 멎게 하는 뚜렷한 작용을 하며 폐결핵, 천식, 폐암 등에 활용되고 있다. 잎도 뿌리와 비슷한 작용이 있으므로 암환자들에게는 매우 효과가 좋은 식물이라 할 수 있다.

18) 소루장이

소루장이는 마디풀과에 딸린 여러해살이풀이다. 들이나 낮은 산의 물기 많은 땅에서 자란다. 국을 끓이면 미역국과 같은 맛이 나는데 민간요법으로 방광, 담낭, 비장, 혈액, 임파절 등 각종 암의 치료에 활용되고 있다.

19) 화살나무

새순을 따서 나물로 무쳐 먹기 때문에 '홋잎나물'이라고도 부른다. 줄기에 붙어 있는 날개의 생김새가 특이해서 '귀신이 쏘는 화살'이란 뜻으로, 한약명으로는 '귀전우'라고 불린다. 화살나무와 닮은 것으로 참빗살나무, 회목나무, 회잎나무 등이 있는데 다 같이 약으로 쓴다. 화살나무는 우리나라 민간에서 식도암, 위암 등에 효과가 있다고 하여 널리 알려진 식물로 화살나무를 달여서 열심히 복용하고 암이 나았거나 상태가 좋아졌다는 사례가 더러 있으므로 항암작용이 상당히 센 것으로 짐작된다.

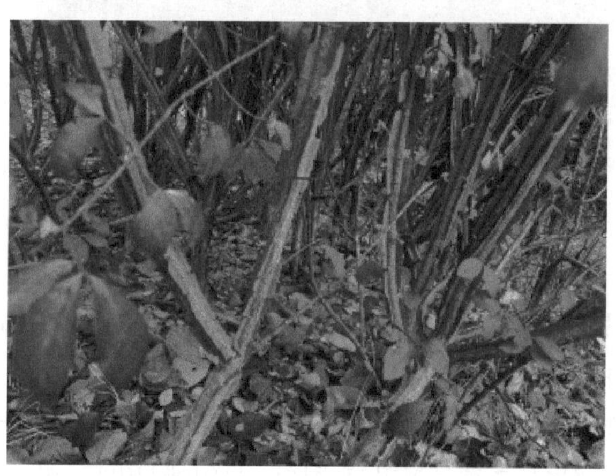

20) 꾸지뽕나무

뽕나무과에 딸린 식물로서 민간요법으로 갖가지 암을 치료하는 데 활용해 왔으며, 특히 위암, 결장암, 직장암 같은 소화기암과 폐암, 간암, 기관지암 등에 효과가 있다고 한다. 꾸지뽕나무는 산지와 촌락에 자라는 낙엽소교목으로 키가 7~8m 정도 자란다. 열매는 일반 뽕나무보다 훨씬 크고 7~8월에 익으며, 꽃은 녹색으로 4~5월에 핀다. 특히 잎은 깻잎처럼 타원형이며, 솜털이 나있는데다 일반 뽕나무와 달리 나무줄기에 가시가 돋아 있다. 또한 잎이나 줄기를 자르면 하얗고 진한 액체가 흘러나온다. 최근 일부 약학을 비롯한 관련업계 연구자들이 꾸지뽕나무에 항암효과가 뛰어난 성분이 다량 함유되어 있다고 밝혀 화제가 되기도 했다.

꾸지뽕나무로부터 분리한 신규 플라보노이드계 화합물 제리쿠드라닌은 꾸지뽕나무의 줄기 껍질에 폐암, 대장암, 피부암, 자궁암 등에 효과가 높은 성분이 다량 함유되어 있다. 또한 꾸지뽕나무는 화학요법이나 방사선요법을 쓸 수 없는 환자들한테 써서 좋은 효과를 보고 있는데, 종양을 더 자라지 못하게 하거나 줄어들게 할 뿐만 아니라 통증을 가볍게 하고, 식욕을 증진시켜 몸무게를 늘려 주고, 복수를 없애 주는 작용이 있다. 또한 말기 암환자의 저항력을 키워주는 효과도 있는 것으로 나타났으며, 거의 부작용 없이 암 치료에 좋은 효과가 있는 식물이다.

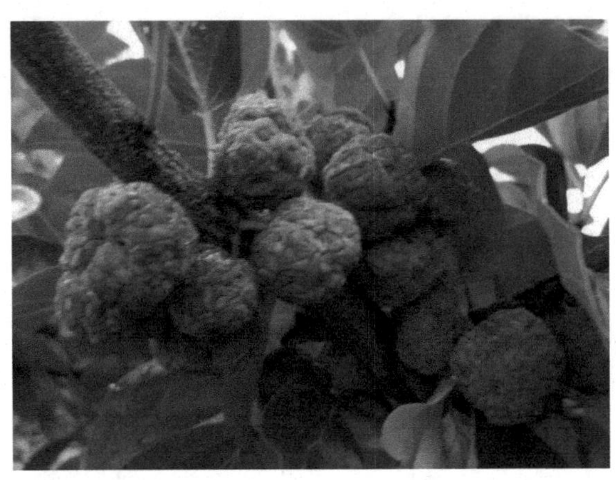

21) 겨우살이

겨우살이는 유럽 등지에서 면역력을 키워주는 최고의 항암식물로 항암효과가 뚜렷한 것으로 입증된 대표적인 식물이다. 민간요법으로 피부종양이나 유방암 등에 줄기를 진하게 달여 고약을 만들어 바르기도 했다. 요즘 유럽에서 가장 널리 쓰이는 천연 암치료제가 바로 겨우살이 추출물이라고 한다. 독일에서만도 한 해에 3백 톤 이상의 겨우살이를 가공해 항암제나 고혈압, 관절염 증의 치료약으로 쓰고 있다. 또한 스위스의 자연요법 의사 알프레드 포겔 박사는 겨우살이와 머위를 항암작용이 제일 강한 식물로 꼽았다.

겨우살이의 주성분은 올레아놀산과 사포닌, 아미린, 아라킨, 비스친, 고무질 등인데, 이들은 암세포의 성장을 억제한다. 다른 나라에서 실험한 것에 따르면 동물실험에서 겨우살이를 달인 물이 암세포를 77% 억제했고, 흰 생쥐에게 이식한 암세포의 성장을 90% 이상 억제했다고 한다. 위암에는 겨우살이 생즙을 짜서 한잔씩 마시고, 갖가지 암에 겨우살이 30～60g을 진하게 달여 차 마시듯 수시로 마시면 효험이 있다. 신장암과 간암에 특히 효과가 좋다고 한다.

22) 느릅나무뿌리 껍질

느릅나무뿌리 껍질을 달여서 먹으면 위암치료에 좋은 효과가 있다고 알려져 있다. 껍질을 물에 담가 두면 끈끈한 진액이 많이 나온다. 씨에도 마찬가지로 끈적끈적한 점액질이 들어 있는데, 이 끈끈한 점액질 성분이 갖가지 종기와 종창을 치료하는 약이 된다. 한방이나 민간에서 느릅나무뿌리 껍질은 위궤양, 십이지장궤양 등 갖가지 궤양에도 뛰어난 효과가 있어 많이 써왔으며 위암이나 직장암 치료에도 쓰이는데, 특히 위암치료에 탁월한 효과를 발휘한다.

열매와 잔가지를 위암치료에 쓰기도 하고, 느릅나무뿌리 껍질을 달여서 먹고 암 환자의 상태가 호전되었다는 사례가 더러 있다. 위암에는 꾸지뽕나무와 느릅나무뿌리 껍질, 화살나무를 함께 달여서 그 물을 마시고, 직장암이나 자궁암에는 느릅나무뿌리 껍질을 달인 물로 자주 관장을 한다.

23) 마름열매

마름은 잎 꼭지가 두껍고 속이 비어 있어서 물위로 떠오르는 성질이 있어 물에 떠서 자라는 한해살이풀로 항암작용이 있는 것으로도 일찍부터 알려졌다. 원래 이 열매는 한약명으로 능실, 수율이라고 하는데, 예전에는 이것을 따서 찌거나 삶아서 먹고 죽을 끓여 먹는 등 식량으로 이용하기도 했다. 『약용식물사전』에 마름열매를 달여 먹으면 두창을 낫게 하고, 술독을 풀며, 눈을 밝게 할 뿐만 아니라 위암, 자궁암을 낫게 한다고 적혀 있으며, 또 『약이 되는 식물』에 마름열매 15～20개를 물로 달여서 하루 3번 나누어 마시면 갖가지 암에 효과가 있고, 술독과 태독을 없애며, 소화를 잘 되게 한다고 적혀 있다.

중국에서 실행한 실험에 따르면, 좀흰생쥐 엘리히 복수암과 간암에 마름열매를 달인 물이 일정한 억제작용을 나타냈고, 좀흰생쥐의 사르코마-180암에는 60%의 억제효과가 있었다고 했다. 마름열매는 그 껍질에 항암활성이 있어 위암, 식도암, 자궁암에는 마름열매를 가루내어 하루 6g씩 물이나 꿀물과 함께 먹고, 또 갖가지 암에 마름열매 60g, 율무, 번행초 각 30g, 등나무 혹 9g을 달여서 하루 3번에 나누어 먹으며, 마름 잎이나 줄기도 차로 달여 수시로 마시면 좋다고 한다.

일본에서 펴낸 『가정 간호의 비결』이란 책에는 마름열매 30개를 흙으로 만든 그릇에 넣어 약한 불로 오래 달여서 그 물을 하루 3～4번 복용하면 병원에서 포기한 위암이나 자궁암 환자도 희망을 가질 수 있다고 적혀 있다. 또한 자궁암에는 마름열매 달인 것을 마시는 것과 함께 달인 물로 음부나 자궁을 자주 씻어 주면 좋다고 쓰여 있다.

24) 삼백초

삼백초는 염증을 없애고 항암작용이 강하다. 삼백초의 성분 중에는 수용성 탄닌이 있기 때문인데 암이나 결석, 백내장, 경화 등은 과산화지질에 의한 조직노화로 보고 있는데, 이처럼 수많은 질병의 원인이 되는 과산화지질을 조직세포에 생성되지 못하다록 하는 힘이 수용성 탄닌에 있다는 것이다. 또한 삼백초에는 게르마늄이 함유되어 있어 파괴성 산소인 프리라디칼을 없애는데, 현대의 난치병 중 대부분이 이 프리라디칼이라는 파괴성 산소에 의해 발생된다고 한다.

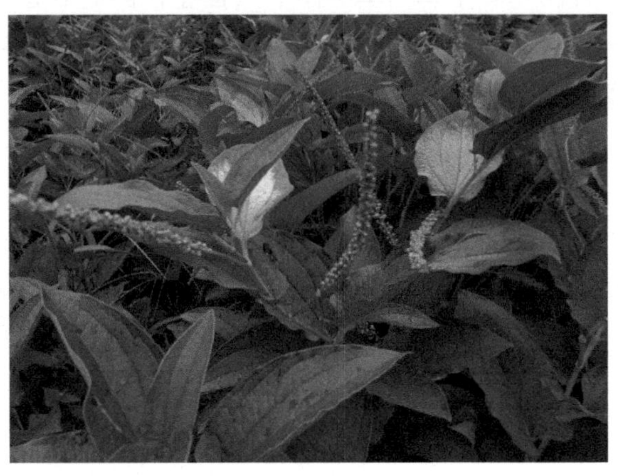

이러한 효능 때문에 일본을 비롯한 세계 각국에서 암 예방치료에 게르마늄을 사용하기 하는데, 바로 박순식 씨가 삼백초를 주재료로 한 항암제로 암 환자를 치료한 사실이 이를 증명한 것이다. 삼백초는 뿌리, 잎, 줄기, 꽃 전체를 약으로 쓴다. 차로 달여 마실 수도 있고 두부, 돼지고기 등과 요리에 이용할 수도 있으며, 생즙을 짜서 마실 수도 있다. 술에 담가서 우려내어 먹기도 한다. 하루 10～20g을 물로 달여서 마시는 것이 가장 일반적인 복용법이다. 가루를 내어 복용할 때에는 잘 말린 삼백초를 볶아서 곱게 가루를 만들어 두고 한 번에 2～3g씩 하루 2～3번 물에 타서 먹거나 다른 차와 함께 먹는다.

25) 부처손

부처손은 만년초, 장생불사초, 만년송, 회양초 등으로 불리고 있으며 융포상피암, 폐암, 간암, 유방암, 자궁경부암 및 소화기암에 효과가 있다. 부처손은 늘푸른여러해살이풀로서 우리나라 각지의 산속 바위에 붙어 자란다. 매우 생명력이 끈질긴 식물로 잎이 붙은 모양이 주먹을 쥔 것과 같고, 잎은 잣나무 같다고 하여 '권백'이라 부른다.

부처손과 비슷한 것으로 바위손이 있는데, 언뜻 보기에 서로 구별할 수 없을 만큼 닮았고 똑같이 약으로 쓴다. 부처손과 바위손은 중국에서는 암 치료약으로 쓰고 있다. 각종 동물실험 결과에서도 암 억제작용이 매우 뛰어났으며, 종양 크기가 작은 암에 효과가 더욱 크게 나타났다.

부처손은 융모상피암, 폐암, 간암, 코암, 유방암, 자궁경부암 및 소화기관의 암에 쓰는데, 방사선요법에 민감하게 반응하는 종양에 대해 모두 일정한 치료효과가 있다고 한다. 부처손은 하루에 30～60g을 달여서 먹거나 알약으로 만들어 먹으며 간염, 편도선염, 유선염 같은 염증질환에도 효과가 있다

26) 광나무

광나무는 우리나라 남쪽 섬이나 바닷가에 흔히 자라는 늘푸른떨기나무이다. 임파의 작용을 세게 하고, 백혈구의 생존기간을 늘려 면역력을 높이는 작용이 있는 것으로 밝혀지기도 했다. 광나무 잎과 줄기에는 항암작용이 있는데, 중국에서 실험한 결과로는 위암, 간암, 식도암 등에 좋은 치료효과가 있을 뿐 아니라 면역기능을 세게 하여 병에 대한 저항력을 길러 주는 것으로 인정되었다.

27) 와 송

일반인들에게 생소한 와송은 오래된 기와지붕에서 자라는 것으로, 일명 기와솔 또는 바위솔이라고 부르기도 하며 신탑, 탑송이라고 부르기도 하는데, 여름철에 채취하여 말려서 약으로 쓴다. 그 중에서도 9월 초에 캔 것이 가장 약효가 좋은 것으로 알려진다. 와송은 이미 12세기부터 항암효과가 있는 약초로 기록되어 있다. 또 18세기에 중국에서 발간된 『의종금감』과 『만병의약고문』에도 종양을 삭여주고 지혈, 진통, 소독 등에 효능이 있다고 기록되어 있다.

또한 『본초강목』에도 해열, 지열, 학질이나 간염, 습진, 이질, 악성종양, 화상에 효과가 있다고 쓰여 있다. 그리고 요즘에는 위암을 비롯한 소화기계통의 암에 좋은 효과가 있는 것으로 민간에 알려졌으며, 간혹 효과를 보았다는 사람이 있는 것으로 보아 꽤 높은 항암효과가 있는 것으로 보인다.

28) 일엽초

일엽초는 고란초과에 딸린 여러해살이풀로서 습기 있는 바위 위나 나무 위에서 자라는데, 줄기는 길게 옆으로 뻗었고, 버들잎을 닮은 잎이 하나씩 돋아나기 때문에 일엽초라고 부른다. 일엽초는 우리나라 민간에서 위암과 자궁암 등에 효과가 있다고 하여 널리 알려져 있는데 위암, 자궁암, 유방암 등에 하루 10～15g을 달여 3번에 나누

어 먹으면 효과가 있다고 한다. 아직까지는 일엽초에 대한 학문적 연구는 이루어지지 않았지만 민간에서는 가장 항암작용이 뛰어난 약초의 하나로 쓰고 있는 것이다.

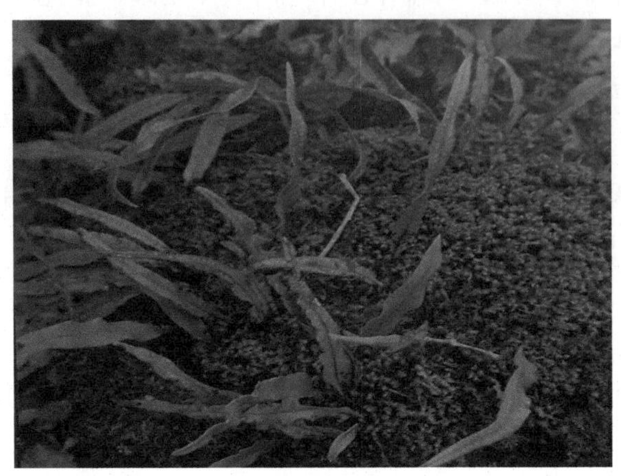

29) 조릿대(산죽)

조릿대는 '산죽'이라고 하며, 이밖에도 시누대, 얼룩조릿대 등 산에서 자라는 키 작은 야생 대나무를 말하는 것으로 옛날에는 줄기를 베어서 조리나 바구니, 삼태기 같은 것을 만드는 데 흔히 썼다. 대개 키는 1～2미터쯤 자라고, 잎은 긴 타원꼴이며, 우리나라 남부, 중부의 산에서 흔히 자란다.

산죽의 잎은 항암작용, 살균작용, 항궤양작용이 뚜렷하며, 특히 정상 세포에는 영향을 주지 않으면서 암세포를 억제하는 효과가 있다. 일본에서 자라는 산죽에서 추출한 다당류 물질은 간복수암에 대해 100% 억제작용이 있다는 것이 확인되었다. 이 추출물은 사르코마-180암을 옮긴 동물에게 하루 건너 30일 동안 먹였더니 종양이 70～90%가 줄어들었고, 사르코마-180암에 대한 억제율이 96.9%였다.

30) 주목나무

미국에서 주목에 들어 있는 '택솔'이라는 성분이 항암효과가 크다고 발표를 해서 정말로 항암제로 주목을 받고 있다. 주목에서 항암성분을 찾아낸 것은 미국 국립암연구소로 1958년부터 1980년까지 3만5천 종 식물의 항암성분을 조사하던 중에 찾아냈는데 바로 '택솔'이라는 것으로, 이미 독성시험을 마치고 환자들에게 투여하는 암치료효과를 인정받고 있다.

미국 국립암연구소에 따르면 유방암, 난소암에 효과가 크고, 달리 손을 쓸 수 없는 폐암 환자에게 투여하였더니 30%쯤 증상이 호전되었고, 다른 부위로 전이된 폐암 환자도 48%쯤 종양의 크기가 줄어들었다고 한다.

주목은 원래 아메리카 인디언들이 그 약성을 처음 발견해서 염증치료약으로 널리 써오던 것을 미국에서 항암성을 연구하여 세계에 널리 알려진 것인데, 우리나라에서도 아주 예전부터 신장염, 부종, 당뇨병 등에 민간약으로 써온 나무이다. 그러나 주목에는 독이 있으므로 많이 먹으면 죽게 되는 경우가 있어 반드시 법제를 해서 독을 제거해서 써야 한다.

주목은 100년 넘게 자란 것이라야만 하며, 오래 묵은 것일수록 약효가 더 높다. 주목 줄기를 대패로 얇게 깎아내어 그늘에서 잘 말린 다음 5~10ml 길이로 잘게 썬다. 가마솥에 이 약재 1kg에 물 1만8천cc를 붓고 유정란 8개를 넣고 불을 때서 끓인다. 불을 때기 전에 천으로 만든 보자기로 주목과 계란을 싸서 넣는 것이 중요하다. 물이 끓어 솟구치는 힘에 달걀껍질이 깨지면 안 되기 때문이다. 2시간쯤 끓여 약물이 9,000cc쯤 되었을 때 주목과 달걀은 건져서 버리고 남은 약물을 한 번에 100cc씩 하루 3번 마신다. 몸에 두드러기가 생길 수가 있으나 다른 부작용은 없다.

31) 지 치

전통 염색약으로 쓰이기도 했던 지치는 일명 자초로 불리어지는데, 이 지치를 중국에서는 암 치료약으로 쓰고 있다. 설암, 위암, 갑상선암, 자궁암, 피부암에 지치와 까마중을 함께 달여 복용하게 하여 상당한 효과를 거두고 있다. 북한에서도 갖가지 암과 백혈병 치료에 지치를 쓰고 있다. 강하게 나쁜 기운을 없애고 새것이 생겨나게 하는 작용과 소염, 살균작용으로 암세포를 녹여 없애고 새살이 돋아나오게 한다.

유황을 먹여 키운 유황오리 한 마리에 지치 3근을 넣고 소주를 한말쯤 부어 약한 불로 10시간쯤 달인다. 오래 달여서 건더기는 건져 버리고, 달인 술은 한 번에 소주잔으로 한잔씩 하루 3번 먹는다. 술을 못 마시는 사람은 물을 붓고 달여도 된다. 다만 재배한 지치는 약효가 거의 없으므로 반드시 자연산 야생 지치를 써야 한다.

32) 짚신나물

선학초라고 불리는 짚신나물은 예로부터 종기를 다스리는 약초로 알려져 왔다. 유럽과 중국 등지에서도 흔히 찾아 볼 수 있는 이 자생 약초는 쥐를 이용해 항암효과를 실험한 결과 암세포를 억제하면서 정상 세포의 성장을 돕는 것으로 나타났으며, 일본에서는 이 식물로부터 11가지의 항암 성분을 추출했다고 한다.

동물실험에서 짚신나물을 에탄올로 추출한 것은 흰생쥐의 사르코마-180암, 간암피하형 종양에 대한 억제율이 50%이고, 체외실험에서 JTC-26 암 억제율은 100%였다고 한다. 또 짚신나물은 암세포를 억제하면서 정상세포의 성장을 두 배나 좋게 하는 것으로 나타났다. 『항암본초』란 책에서는 짚신나물 한가지만을 쓰거나 다른 약재와 함께 써서 백혈병을 비롯 여러 가지 암을 치료하여 대부분 효과를 보았다고 하면서 기본 처방을 다음과 같이 제시했다.

각종 종양의 통증에 짚신나물 120g을 1.5시간 달여 여과하고 여과액을 증기로 말리는데, 이것을 하루 분량으로 하여 4시간 간격으로 6번 복용한다. 이는 여러 해 동안 써 본 것으로 15일을 먹으면 효과가 있는데, 특히 통증이 심한 골암, 간암, 췌장암 등에 효과가 좋다. 일본에서도 짚신나물뿌리에서 뽑아낸 11가지의 성분이 대부분 항암활성이 있다는 연구 결과가 나왔고, 북한에서도 종양치료에 써서 일정한 효과가 있었다는 보고가 있다.

짚신나물을 암환자에게 쓰면 암세포의 핵분열상이 줄어들고 핵막이 두꺼워지며, 심지어는 핵이 파괴되거나 덩어리로 뭉쳐진다고 한다. 짚신나물은 거의 독성이 없으면서도 현저한 항암효과가 있는 약초이다.

33) 청미래덩굴

한약명으로는 '토복령'으로 불리는 청미래덩굴은 항암작용도 한다. 민간에서 위암, 식도암, 간암, 직장암, 자궁암 등의 갖가지 암에 까마중, 부처손(권백), 꾸지뽕나무 등과 함께 달여서 먹고 좋은 효과를 본 예가 적지 않다. 『항암본초』에서도 청미래덩굴을 달인 물이 암 세포를 억제하는 힘이 있다고 했고, 중국이나 북한에서는 암 치료에 청미래덩굴 뿌리를 흔히 쓴다.

중국에서는 우리나라의 청미래덩굴과 비슷한 '발계'라는 식물의 뿌리로 알약을 만들어 식도암 환자를 비롯하여 갖가지 암 환자를 치료하고 있다. 동물실험 결과 암에 걸린 흰생쥐에 대한 청미래덩굴의 종양 억제 효과는 30～50%, 생명 연장률은 50% 이상이라고 한다.

34) 한련초

본래 머리카락을 검게 하고 정력제로 쓰이는 한련초는 항암작용에도 탁월한 효과를 발휘하는데, 중국에서는 자궁암, 식도암, 피부암 등에 한련초를 써서 효과를 보았다는 기록이 있다.

자궁암에는 한련초와 만삼 각 30g, 감초 3g, 흑목 6g, 잔대, 석곡, 태자삼, 여정자, 백작약, 금은화, 복령 각 20g을 한데 넣고 달여 복용하고, 식도암에는 신선한 한련초 250g에서 100ml쯤의 즙을 짜 하루 3번에 나눠 마신다. 피부암에는 한련초, 당귀, 백작약 각각 10g과 산약, 백출, 단삼, 목단피, 복령 각각 15g씩 달여 마신다. 이와 함께 활석가루 500g, 노감석 150g, 주사, 용뇌 각 50g, 얼레지 전분 100g을 함께 가루 내어 참기름으로 갠 뒤 아픈 부위에 붙인다.

35) 으름덩굴

으름덩굴은 덩굴로 뻗어 가는 마루로 타원꼴의 쪽잎이 손바닥 모양으로 붙는다. 열매는 바나나를 닮았는데, '으름' 또는 '한국 바나나'라고 부른다. 우리나라 중부 이남의 낮은 산과 산기슭, 숲에서 흔히 자란다. 줄기를 목통이라 하고, 열매를 팔월찰, 씨를 예지자라고 부르며, 다 항암약으로 쓴다. 으름덩굴 다린 물은 체외 실험에서 JTC-26 암세포의 억제율이 90% 이상이고, 열매는 50~60%로 나타났다. 또 으름덩굴을 에틸알코올로 추출한 것은 좀흰생쥐의 사르코마-180 암 억제율이 4.4%였고, 달인 물은 21.5%였다.

중국에서 펴낸『항암본초』에는 췌장암, 구강암, 임파선 종양 등에 으름덩굴, 차전자를 각각 0.027g, 반묘 0.015g, 활석가루 0.03g을 섞어서 만든 알약을 하루 1~2알씩 먹고, 방광암으로 피오줌을 눌 때에는 으름덩굴, 우슬, 생지황, 천문동, 맥문동, 오미자, 황백, 감초를 각각 3g씩 달여 복용한다고 적혀 있다.

36) 오가피나무

우리나라에는 오가피나무가 여러 종류 자라고 있는데, 이 가운데서 중부와 북부지방의 높은 산골짜기에서 자라는 가시오가피가 항종양 작용을 비롯하여 약성이 우수한 것으로 알려져 있다. 오가피는 생체의 방어기능을 높여 주는 동시에 뚜렷한 항암 활성이 있다.

오가피를 알코올로 추출한 것이 좀생쥐의 엘리히 복수암과 사르코마-180 암에 대한 억제율이 40.2~68%였고, 또 정신과 육체의 피로를 회복시키는 작용이 있었으며, 백혈구의 수를 늘렸다고 한다. 또 오가피의 알코올 추출물이 흰생쥐의 와크씨암의 전이를 막는 효과가 있었으며, 일본에서 판매하고 있는 오가피를 달인 물은 체외실험에서 JTC-26 암세포 억제율이 90%를 넘었다.

중국에서는 위암에 가시오가피 엑기스를 만든 알약을 3개씩 하루에 3번 복용하고, 방사선 치료로 인해 백혈구가 감소된 증상에는 오가피 15~30g을 시루에 쪄서 먹는다고 했다. 또 민간에서 소화기계통의 암에 가래나무의 덜 익은 푸른 열매와 오가피를 2개월 동안 술로 우려내어 복용한다. 북한에서도 유선암 80례, 구강암 80례에 오가피로 만든 약을 써서 일정한 효과를 보았다고 한다.

37) 어성초

어성초는 줄기와 잎에서 물고기 비린내가 난다고 하여 '어성초'라는 이름이 생겼으며, 우리나라에서는 '약모밀'이라고 부르고 즙채, 중약, 십약 등의 여러 이름이 있다.

어성초는 염증약, 이뇨 해독약으로 임질, 요도염, 방광염, 자궁염, 폐렴, 기관지염, 복수, 무좀, 치루, 탈홍, 악창, 갖가지 암 등에 쓰는데, 어성초는 암 치료 처방에 보조약으로 흔히 쓴다.

중국에서는 '백합고금환'이라는 처방에 어성초를 더하여 써서 폐암 중기 환자를 치료하여 증상이 좋아져서 병이 진전되지 않고 안정 상태에 이르렀다고 한다. 어성초는 암으로 인한 복수를 빼는 데 상당한 효력이 있으며, 어성초 30g과 적소두(붉은팥) 90g을 달여서 하루 2～3번 나누어 복용하고, 갖가지 암에는 어성초 20～30g에 물 400ml를 넣고 달여서 차처럼 수시로 마신다.

38) 콩

콩을 직접 섭취하거나 콩으로 만든 음식을 많이 섭취하는 것이 암발생 억제에 큰 도움이 된다는 일반적인 상식에 대해 미국을 비롯한 전 세계 과학자들이 그 근거를 제시하고 있다. 콩 속의 '제니스타인'이라고 불리는 화학물이 세포 내에서 스트레스 단백질이 생성되는 것을 억제한다는 것인데, 스트레스 단백질은 암세포가 면역시스템에 의한 공격을 피해 살아남을 수 있게 도와주는 역할을 한다고 한다.

콩에는 '제니스타인' 외에도 유전자 발현조정 과정을 돕거나 항암효과에 기여하는 또 다른 화합물들이 함유되어 있다고 최신호에서 보고하고 있다. 콩 종류로 제조된 음식, 된장, 청국장, 두부 등은 환자가 먹기에도 좋고 항암에 뛰어난 효과가 있다.

39) 토마토와 오렌지

암 예방을 위해 과일과 야채가 최고라는 것은 알지만, 미국암협회 연구보고회에서 발표된 바에 따르면 하버드의대 연구 결과에서 토마토를 많이 섭취하는 남성의 전립선암 발병률이 45% 줄어든 것으로 나타났다. 이는 토마토의 주요 영양 성분인 '라이코펜'과 관련이 있는 것으로 추측되고 있다.

이 보고회에서 밝혀진 또 다른 보고에 의하면 오렌지류 과일이 항암작용을 하는 것으로 알려졌다. 웨스튼 몬테리대학의 나이라 커테리 박사는 라임, 레몬, 포도, 오렌지 등에 포함된 신맛을 주는 '노밀린'이라는 성분이 실험관 연구에서 암세포 활동을 억제하는 작용을 하는 것을 발견했다고 한다. 이번에 발표된 항암작용을 하는 식품들은 이제까지 여러 연구를 거쳐 그 효과가 입증되어 암 협회를 통해 발표됐다는 데 의의가 있다고 한다.

40) 뱀딸기

우리나라 야산에서 흔히 볼 수 있는 뱀딸기가 암 치료와 면역증강에 탁월한 효과가 있다는 학계보고가 나왔다.

41) 까마중

까마중은 민간에서 암 치료약으로 흔히 써오던 것이다. 까마중 말린 것 30g에 뱀딸기 말린 것 15g을 물 1되에 넣고 반쯤 되게 다여서 하루 3~4번에 나누어 마시면 위암, 폐암, 자궁암, 직장암 등에 효과가 있고, 또 까마중 30g, 황금 60g, 지치 15g을 달여서 먹으면 폐암, 난소암, 자궁암 등에 효과가 좋다. 위암이나 자궁암에는 까마중 줄기를 말린 것 160g이나 날 것 600g을 물로 달여서 하루 3번에 나누어 마신다.

중국에서는 자궁경부암, 유방암, 위암 등을 까마중으로 치료하여 64.4%가 효과를 보았다고 한다. 또한 까마중은 암환자의 복수를 줄어들게 하는 데 현저한 효과가 있는데, 암으로 인한 복수에 까마중 신선한 것 5백g을 한 첩씩 달여 마신다. 그리고 자궁경부암에는 까마중 30~60g(신선한 것은 90~150g)을 물로 달여 3번에 나누어 복용한다. 이밖에도 까마중에 짚신나물, 오이풀 등을 함께 쓰면 항암작용이 더 세어질 뿐만 아니라 짚신나물과 오이풀의 떫은맛을 줄일 수 있다고 한다.

42) 채소 칵테일

십자화과 채소류로서 이들 채소류는 생즙일 경우에만 효과가 있을 뿐 가열조리하거나 건조 혹은 발효화 될 경우에는 항암효과가 없어지는 것으로 조사되었다.

43) 석창포

석창포는 항암효과도 상당히 세다. 석창포를 달인 물이 암세포를 죽인다는 것이 밝혀졌고, 민간에서는 갖가지 암 치료약으로 쓴다. 중국에서의 실험결과 강한 발암독소가 있는 균을 100% 억제할 뿐만 아니라 누런 누룩곰팡이 같은 곰팡이도 90% 이상 억제하는 것으로 밝혀졌다. 또 동물을 이용한 실험에서도 뚜렷한 항암작용이 있다는 것이 밝혀졌다. 석창포에 들어 있는 정유 성분이 뚜렷한 진정작용을 하므로 마음이 불안하고 약해지기 쉬운 암환자들에게 더욱 좋다.

석창포를 오래 달이면 정유 성분이 날아가 버리므로 오래 달이지 않는 것이 좋고, 다른 약재와 함께 달일 때에는 제일 마지막에 넣어야 한다. 갖가지 암 치료의 보조요법으로 석창포 10g을 달인 물을 하루 네 번 나눠 마시면 좋다. 자궁암에는 석창포와 보골지를 각각 반씩 섞어 가루 내어 한 번에 6g씩 석창포 달인 물과 함께 먹거나 석창포를 우려낸 술과 함께 먹는다.

석창포와 함께 짚신나물, 삼백초, 느릅나무 뿌리껍질, 꾸지뽕나무, 일엽초, 겨우살이, 마름열매, 부처손, 천문동, 산죽잎, 청미래덩굴 뿌리, 대추, 생강, 감초 등을 함께 달여서 차로 수시로 마시면 갖가지 암 치료에 효과가 매우 좋다. 이들 약재는 반드시 우리나라에서 자란 토종이라야 제대로 효과가 나고, 중국에서 수입한 것은 별 효과가 없다. 다만 감초는 우리나라에서 거의 재배하지 않으므로 중국산을 쓴다. 이들 약재 중 서너 가지를 빼고는 거의가 민간 약재들이므로 한약건재상 같은 데서는 구하기 어렵고 산을 타는 전문 약초꾼에게 구하는 것이 바람직하다.

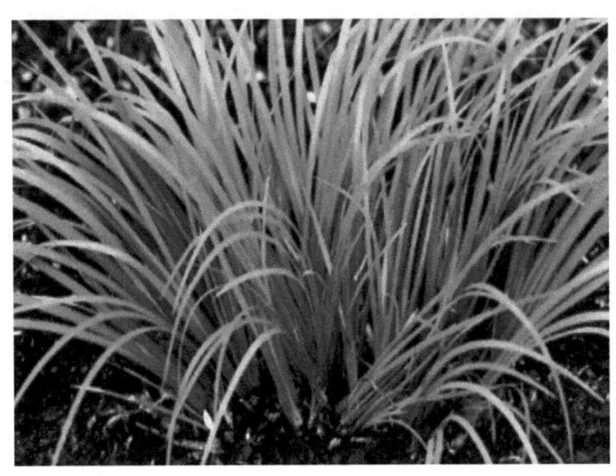

20. 현미(발아현미) 건강법

현미는 살아있는 쌀, 백미는 죽은 쌀이라고 표현한다. 백미는 현미를 도정하여 씨눈과 쌀겨를 제거한 것이고, 현미는 제일 바깥 껍질인 왕겨만 벗겨낸 것이다. 따라서 현미에는 씨눈이 살아있다. 이 씨눈은 생명력이 있으며, 풍부한 영양이 있다. 씨눈에는 모든 비타민, 미네랄을 포함하여 양질의 단백질, 지방, 섬유소 등이 풍부하여 소화와 신진대사를 촉진시키는 효소작용이 활발하다. 현대의 성인병은 미네랄과 비타민 결핍에서 기인한다고 한다.

현미는 백미 중에 거의 없는 비타민과 미네랄, 특히 식이섬유가 들어 있으므로 사람의 건강을 위한 필요 식품이다. 백미는 가공된 식품으로 2차 세계대전 때 싱가포르에 포로로 수용되었던 영국 병정들이 일본군이 주는 쌀밥만 먹으므로 많은 병사들이 각기병과 영양실조로 고생하였다는 사실이 있다.

1) 백미와 현미의 차이점

백미는 벼의 겨 층(과피, 종피, 호분 층)과 배아(쌀눈)가 완전히 벗겨진 쌀로서, 벼를 10번 이상 겨 층을 제거한 쌀이다. 단백질, 지방, 탄수화물만 포함하고 있으며, 현미와 비교해 볼 때 5%의 영양분만을 가지고 있으며, 현미 중량의 90% 정도로 도정한 것이다. 물에 담가 두면 쌀눈과 효소가 제거되었기 때문에 싹이 나지 않아 죽은 쌀이라 한다. 사람의 체질을 산성으로 변하게 하여 인체에 좋지 못한 영향을 끼친다.

2) 현미를 권하는 이유

① 현미는 살아있는 생명력이다(혈액순환 정상, 내장활동 원활).
② 현미는 영양가가 풍부하다(비타민, 미네랄, 섬유질, 22종 영양분 - 백미의 20배).
③ 현미는 소화흡수 작용을 잘 조절한다(식이섬유, 당화효소).
④ 현미는 소식하여도 영양분이 잘 공급된다(배가 고프지 않음).
⑤ 현미는 혈액을 약 알카리성으로 정화한다(빈혈, 고혈압 예방).
⑥ 현미는 체질을 개선하여 성인병을 예방한다(당뇨병, 동맥경화, 심장병, 뇌졸중, 소아비만, 성인비만 예방).
⑦ 현미는 정력을 강화하여 노화방지에도 효과가 있고, 암을 예방한다(변비 해소, 혈액 정화).
⑧ 잘 씹어 먹음으로 치아가 튼튼하게 되고, 뇌 작용이 활성화되어 치매 예방이 된다.

3) 현미를 맛있게 먹는 법

현미가 몸에 더없이 좋은 식품이지만, 일반인들이 먹기에 몇 가지 불편한 단점들이 있다. 첫째, 딱딱하다. 입에 닿는 순간 까칠까칠한 느낌이 있고, 잘 씹히지 않는다(80~100번 씹어야 한다). 게다가 찰진 맛이 없다. 밥 짓는 것도 압력밥솥이 필요하고, 오랫동안 물에 담가 놓았다가 지어야 한다.

둘째, 잘 씹어 먹지 않으면 소화가 잘 안 되고, 위장장애가 생기기도 한다. 특히 소화력이 약한 노인과 유아는 소화 장애를 일으키기 쉽다.

4) 발아현미

① 현미가 발아되기 시작하면 새싹의 성장에 필요한 영양을 공급하기 위해 안전하게 보관 중이던 영양소가 활성화 된다(다양한 효소가 증가되어 소화가 잘 된다)
② 주변의 농약이나 중금속 다이옥신 같은 유해물질을 해독한다.
③ 발아효소에 의해 Gaba가 3배 이상 증가하여 뇌세포 대사기능을 활발하게 한다(중풍, 치매예방, 기억력 증진, 불면증 해소, 순환기 활성, 숙취제거, 비만해소, 신장 기능 촉진작용).
④ 아미노산 현미에 2.5배(인체 근육, 호르몬 분비)
⑤ 부드러워 먹기가 쉽다.

⑥ 유해물질을 없애 준다(지방간, 간경화, 동맥경화, 빈혈, 고혈압, 암, 당뇨 예방, 나쁜 체취, 구취제거).

⑦ 최고의 면역증강 식품이 된다(자연치유력 증강, 암으로부터 보호).

⑧ 발아현미 속에는 발아 중에 생성된 다양한 종류의 황산화제가 풍부하다(기미, 주근깨 억제, 치매 예방).

⑨ 불포화 지방산이 함유되어 있다(콜레스테롤치를 낮추고 동맥경화, 고혈압 치료 효과).

⑩ 발아현미는 좋은 다이어트 식품이다(칼로리가 약 10～15% 낮은 저칼로리 식품이며, 식이섬유는 일반 현미에 비해 3～4배 증가한 것으로 변비, 비만, 당뇨예방과 치료에 좋다).

제 3 장

산약초와 법제에 의한 효능

〈질환별 약제와 법제〉

1. 명반(광물질)(영사 : 명반을 9번 법제한 것)

1) 법제의 과정

명반을 후라이팬에 넓게 펴서 뜨겁게 달구면, 명반이 녹아 액체가 되었다. 시간이 지나면 다시 응결된다. 기포가 없어지고 완전히 식었을 때 나무로 두드리면 조각조각 부서진다. 이러한 과정을 9번 되풀이한다. 분쇄한 후 다시 후라이팬에서 익히기를 2번 한다. 분쇄한 가루를 약제로 사용한다.

2) 효 능

비염, 축농증, 편도선, 목감기, 갑상선 치료, 몸속의 독을 배출, 소독효과, 수분흡수에 효능이 있다.

3) 치료법

① 코피 치료 : 명반가루를 면봉으로 물에 적신 후 명반가루를 찍어서 코 안쪽, 코피 나는 곳에 묻혀 준다.
② 중이염 : 귓속에 명반가루를 불어넣어 준다.
③ 비염, 축농증 : 명반가루를 스트롱으로 찍어서 목에 훅 불어넣어주는 방법이 좋다.
④ 목감기, 편도선, 갑상선 : 법제한 명반 덩어리를 입에 넣고 침으로 녹여서 먹으면 된다. 복제하지 아니한 명반은 독이 있으므로 복용을 하면 위험하니 반드시 법제해서 사용해야 한다.

2. 오디주(酒)

1) 담그는 방법

술 5리터에 오디 3kg을 녹두껍질 2홉과 하수오 2홉을 혼합하여 숙성시킨다(오디술). 술이 썩지 않게 하려면(오디에서 물이 나오므로) 오디를 많이 넣을수록 좋다.

2) 음용법

100일 정도 지난 오디주를 꾸준히 마신다. 하수오는 새조박이라고 하는데, 색이 연하고 뿌리가 굵고, 박조가리는 색이 진하다. 효능으로 흰머리가 검게 된다.

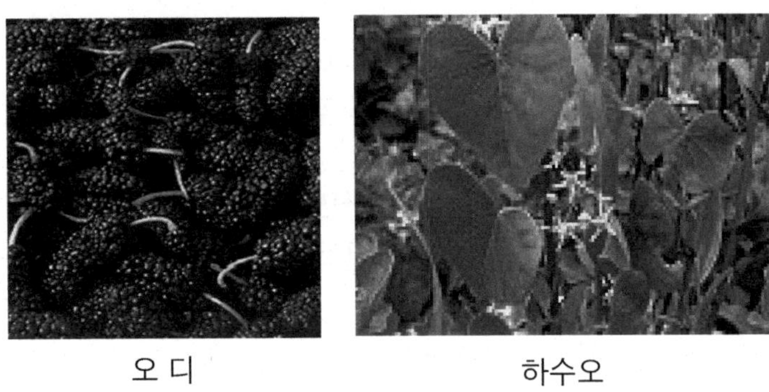

오 디 하수오

3. 창출(뿌리)

1) 법 제

창출을 막걸리(쌀뜨물로 하기도 한다)에 24시간 담그고 음건하여 사용한다.

2) 효 능

위장병 급체, 중풍, 가래를 삭이는 데 좋다. 창출뿌리는 가루를 내거나 환으로 1스푼 정도씩 먹으면 좋다.

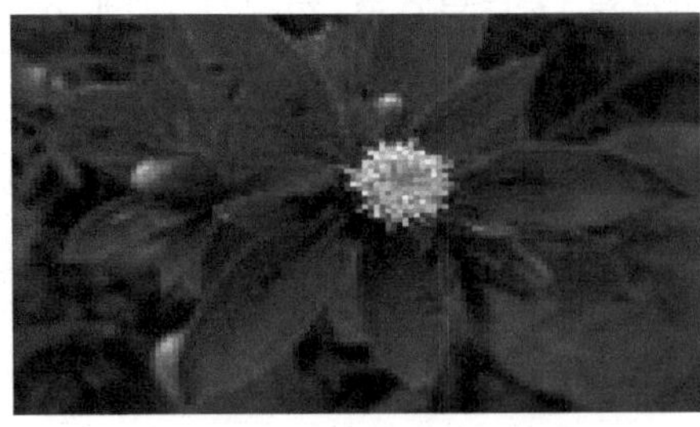

창 출

4. 와 송

1) 효 능

와송은 소화기와 폐, 기관지의 치료는 물론 각종 암의 치료에 효과가 있다.

2) 음용법

와송을 잘 씻어서(너무 씻지 말 것) 생으로 씹어 먹거나 말려서(급속냉동) 가루를 내서 물에 타서 먹거나 환으로 먹는다. 녹즙으로 갈아서 먹기도 한다(녹즙은 곧바로 먹어야 한다). 와송은 주로 오래된 기와집 지붕 위에 서식하며, '바위 솔'이라고 한다.

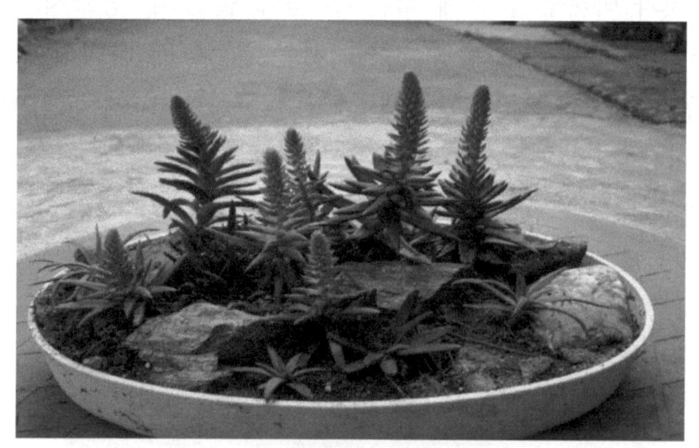

와 송

5. 청량고추술(酒)

1) 효 능

청량고추술은 머리가 빠지는 것을 막아주는 효과가 있다.

2) 담그는 방법

25도 소주 3.6리터에 청량고추 60개 정도를 넣고 100일 정도 숙성시킨다.

3) 사용법

머리를 깨끗하게 감은 후에 머리가 어느 정도 마르면 고추술을 소주 반 컵에 담아서 솜으로 찍어서 머리에 촉촉하게 발라주면 되는데, 약 5분 정도 지나면 머리가 와락 열이 나는데, 이때 머리를 살짝 물로 헹구어 주면 효과가 있다.

4) 원 리

머리가 빠지는 현상은 영양공급이나 스트레스와 유전적인 요인 등이 있으며, 머리가 뿌리를 내리는 표피가 속피와 떨어져서 머리의 뿌리가 글 뜨게 되어 영양분을 공급받지 못하는데서 오는 현상이다. 그러므로 고추술을 발라서 표피와 속피를 붙여주면 머리 뿌리가 영양공급을 잘 받게 되어 머리가 튼실하게 되므로 빠지지 않는 것이다.

6. 통 증

집에서 만든 물엿과 박하잎을 으깨 섞은 후 몸에 붙인 후 창호지로 감싸고 잠을 자면 된다. 관절, 류마티스, 요통의 통증을 제거하는 데 좋고, 타박상에도 좋다. 또한 박하를 밀가루 반죽해서 살짝 쪄서 환부에 붙이면 통증 완화에 도움이 된다.

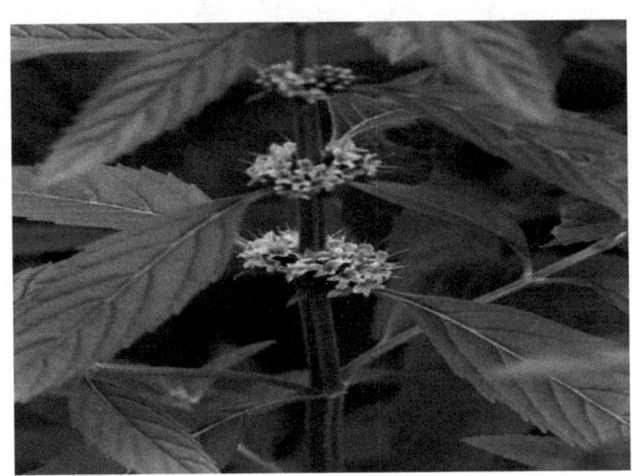

박 하

7. 관절치료

(1) 말오줌나무 6되와 마늘 30통과 약쑥 6주먹을 함께 다려 먹는다. 뼈 부러진 곳, 부기를 완화하고 통증을 완화시킨다. 마늘과 약쑥은 항암효과가 있다. 성장 호르몬을 촉진시켜 키 성장에도 도움이 된다. 류마티스 관절염에 효과적이다.

(2) 찔레꽃 뿌리 1되와 오리 1마리를 물에 중탕하여 잘 다려 마신다. 관절 통증과 부기를 완화한다.

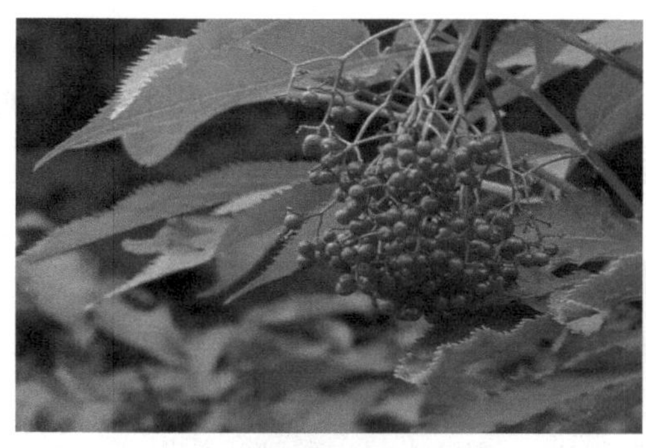
말오줌나무

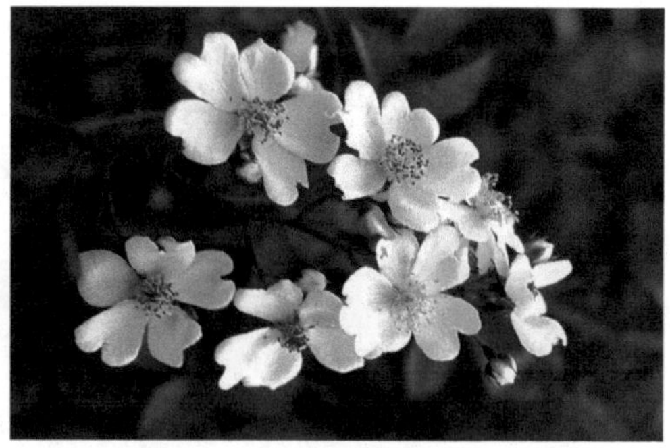
찔레꽃

(3) 삼(대마)씨 가루 3수저와 닭 삶은 물 1그릇을 넣어 중탕한다. 물렁뼈를 생성시키며, 류마티스 관절염에 좋다.

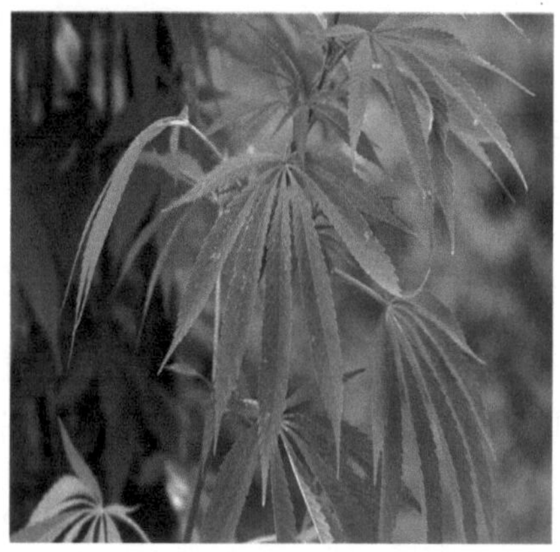
삼(대마)

(4) 자귀나무와 백련초(손바닥 선인장)를 중탕하여 다린 물을 마시면 류마티스, 통증 완화에 도움이 된다.

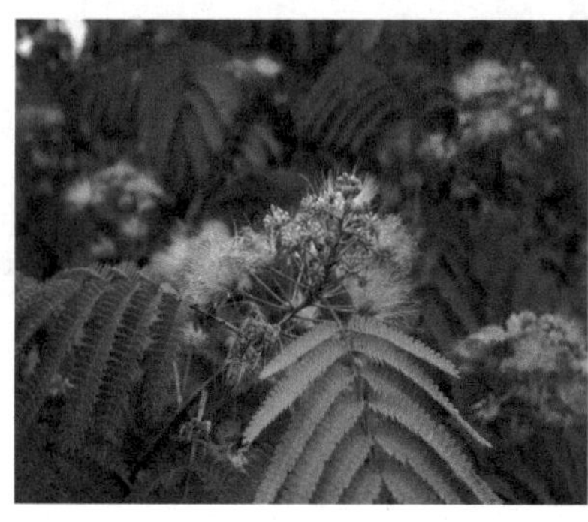
자귀나무

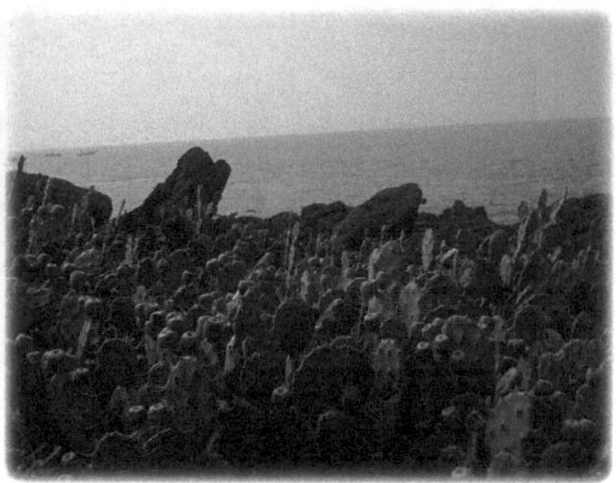
백련초

(5) 노나무(독이 없으며, 오동나무와 비슷하나 속이 노랗다)를 다려 먹는다. 관절과 어혈에 좋으며, 뇌에서 발생하는 호르몬을 여러 가지로 융화시킨다. 또한 뼈를 강하게 해주고 뼈아픈 데, 골다공증 예방, 여자들 갱년기 등에도 좋다.

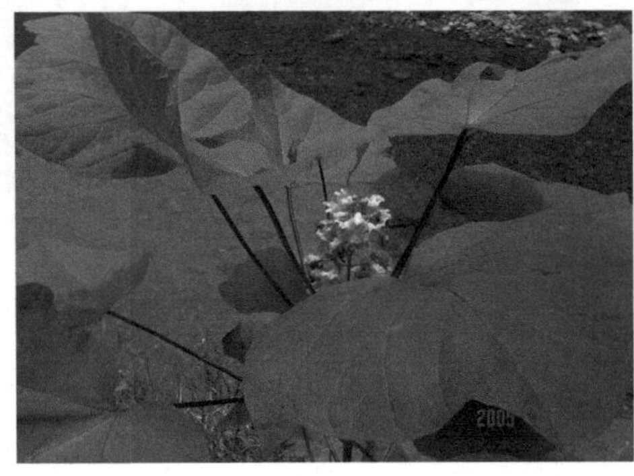

노나무

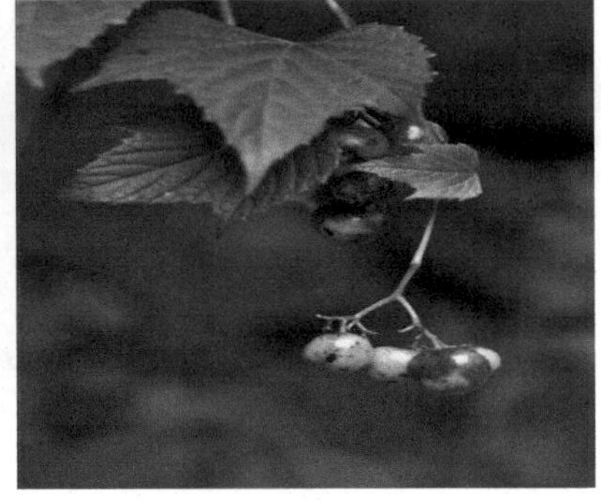

개머루

(6) 개머루에 돼지족발을 넣고 5시간 정도 푹 삶아 고기만 먹는다. 신경통에 좋고, 연골 생성을 도우며 통증 완화에 도움이 된다.

(7) 참두릅 뿌리를 장기 복용(같은 약이나 음식을 오랫동안 계속해서 먹음)하면 골다공증에 좋다. 또한 참두릅은 번식력이 왕성하듯 뿌리를 환으로 만들 정도만큼 잘 다려 복용한다. 연골을 생성하며 뼈의 완충작용을 돕는다.

(8) 소태나무나 주목을 다려먹는다. 관절통과 항암효과가 있어 골수암 등에 효험이 있다.

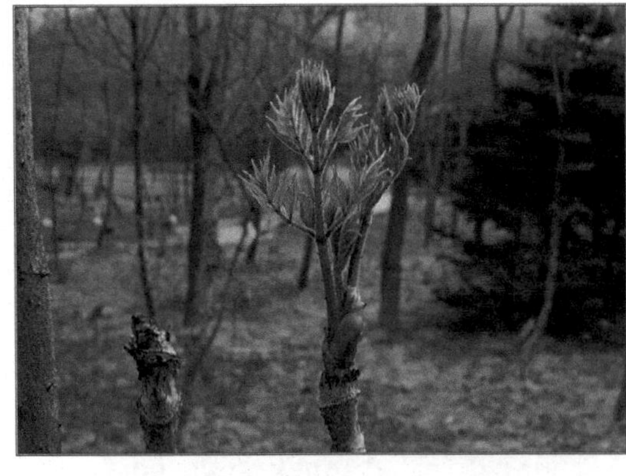

참두릅

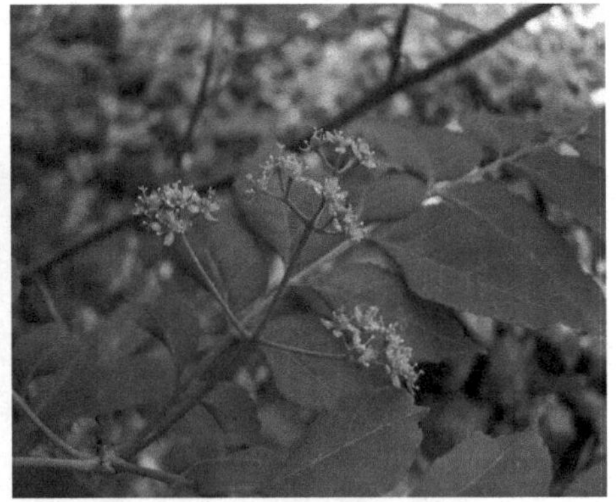

소태나무

8. 쑥

피를 맑게 하고, 몸을 덥게 해준다. 쑥은 이른 봄에 채취하여 떡과 즙을 내어 먹고 다려 먹기도 한다. 가을 쑥은 줄기와 잎을 잘 말려 다려 먹는다. 위장에 좋으며 소화가 잘 되도록 돕는다. 위액 분비 촉진에 효과적이며 통증을 완화시킨다. 항암효과가 있으며, 인절미로 먹으면 체온 유지에도 효과적이다.

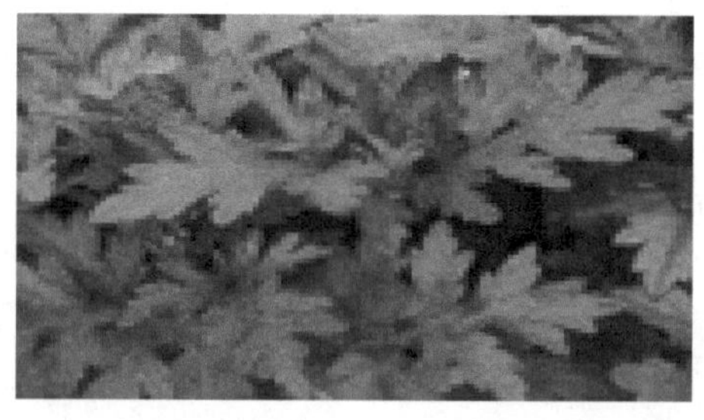

쑥

9. 재피나무

1) 잎과 열매 조리방법

조선간장을 물과 함께 끓여서 식힌 후에 재피(산초) 잎이 노랗게 변할 때까지 침척시켜 복용한다.

2) 효 능

① 1주일 정도 먹으면 피가 맑아지고 몸에 병균과 기생충 예방에 효과적이다.
② 관절, 중풍예방 치료에 효과가 있으며, 혈 막힌 것도 뚫어준다.
③ 여성에게는 효험이 뛰어나지만, 남성에게는 별 효험이 없다.

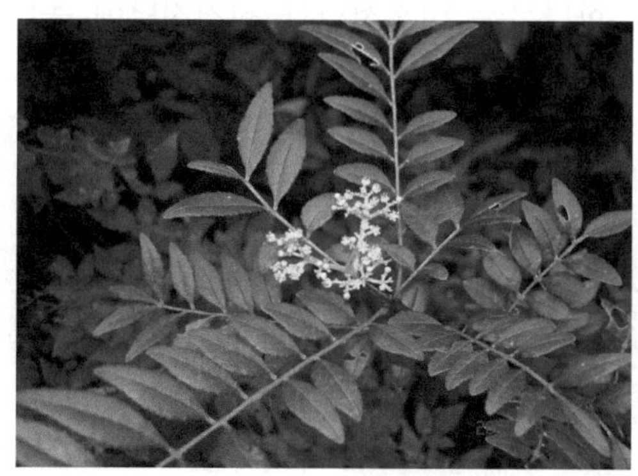

재피나무(산초나무)

④ 피가 맑아지고 막힌 혈이 풀린다. 몸속 살균이 되고, 특히 구충효과가 있다.
⑤ 재피나무에 돼지족발을 넣고 삶아 먹으면 관절, 중풍에도 좋다

10. 치질(흰제비꽃, 무궁화)

(1) 흰제비꽃의 잎과 뿌리 삶은 물의 김을 치질(암/수)에 훈증하면 통증을 완화시키며, 치질이 현저하게 줄어든다.

(2) 무화과나무를 꺾으면 하얀 진액이 나오는데 그 엑기스에 꿀을 소량 넣고 섞어서 치질 부위에 바르면 치질이 적어진다. 무화과 열매는 섬유질도 풍부하여 변비에 아주 좋다(그냥 먹거나 다려 먹는다).

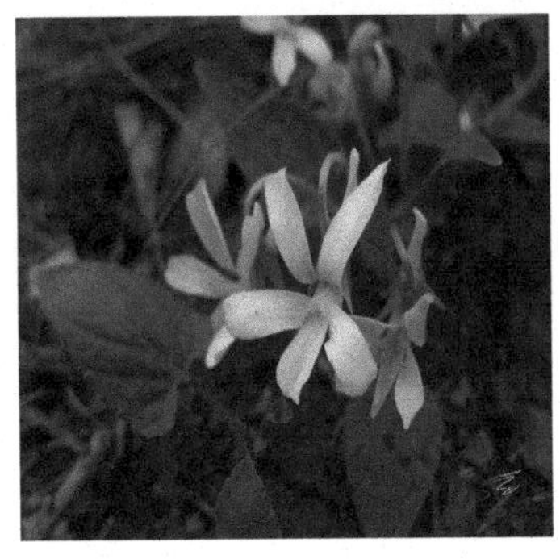

흰제비꽃

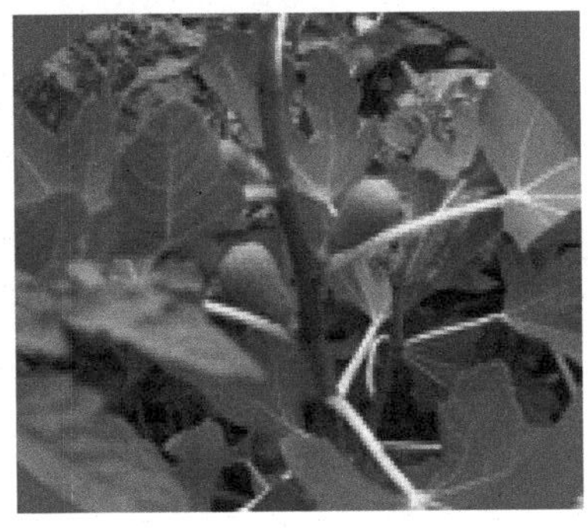

무화과

11. 향나무, 배, 모과, 감

향나무, 배, 모과, 감나무를 함께 심어 놓으면 서로의 나무에 해를 끼친다. 나무들은 서로 광합성을 많이 받기 위한 위치에 유리하도록 자라기 때문에 심신 정향으로 잘 맞지 않기 때문이다. 향나무는 비후선염과 신경전달에 좋다.

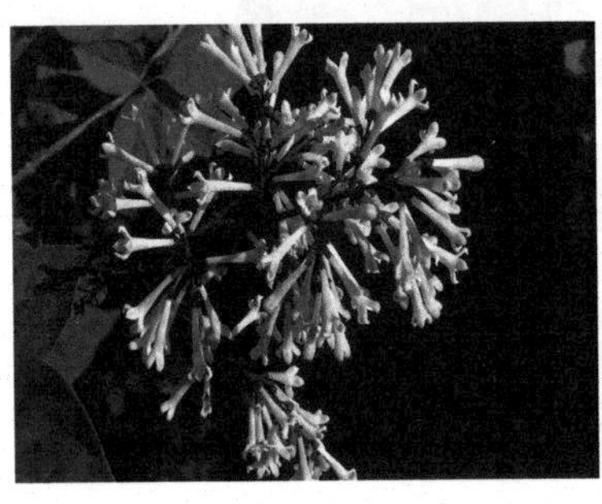

향나무

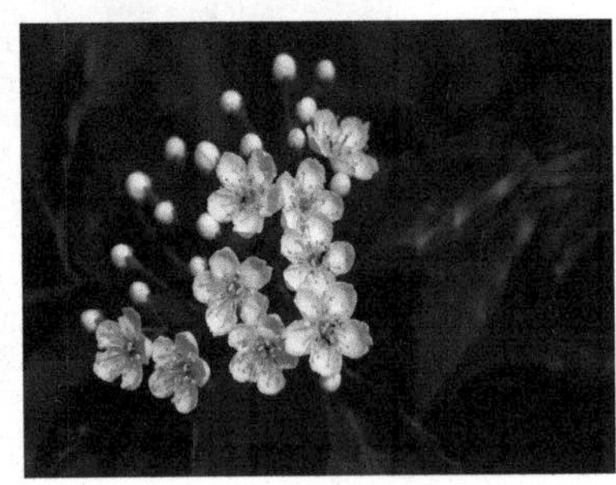

배나무

감나무 잎 다린 것은 마음을 청정하게 하고, 감은 비타민의 옥고이다. 배는 소화기를 완화시키고, 감기 예방에 좋다. 배나무 꽃향기는 심신을 완화시킨다. 모과나무 잎이 넓어 해 가리기 쉬우나, 모과를 발효시켜 마시면 기침, 해소, 천식에 좋다.

12. 당뇨치료

(1) 토끼 한 마리(내장과 가죽을 제거)와 수삼 2냥(2뿌리 정도)을 물 1말(20리터)에 넣어서 약한 불에 끓이기를 24시간 정도하면 1되 정도로 줄어든다. 이 국물을 한 컵씩 공복에 먹는다. 국물을 먹었을 때 배가 뒤틀리고 시커먼 물을 설사하듯이 배설하는 사람도 있으나 절대로 탈진되지 않으니 계속 먹어도 무방하다.

(2) 5~7마리를 먹어도 낫지 않으면 씀바귀와 함께 다려 먹으면 완화된다.

(3) 찰벼를 모판에 싹 틔어서 찰벼를 베고 난 다음 솟아나는 순(15cm 되는 것)을 잘라서 음건(응달에 건조시킨다는 의미)해서 계속 끓여 먹거나, 환을 지어 먹으면 당뇨나 혈압에 아주 좋다. 따뜻한 방안에 놓으면 순이 잘 자란다.

(4) 백당뇨란 단백질이 나오는 것으로, 오줌이 탁하며 허옇게 거품이 발생한다. 원추리뿌리를 진하게 다려 먹으면 낫는다. 2포대(원추리뿌리) 정도 계속해서 진하게 다려 먹으면 효험이 나타난다.

(5) 당뇨 예방에는 고들빼기김치를 담궈 먹으면 좋다. 이때 고들빼기의 쓴맛을 제거하면 안 된다(고들빼기의 쓴맛이 당뇨 예방).

(6) 당뇨에 좋지 않은(흰 것) 것을 먹으면 매우 해롭다(조미료, 설탕, 소금, 밀가루, 쌀 등).

(7) 위가 안 좋아서 당뇨가 생기면 홑잎나무(화살촉 나무)에 설탕을 넣어서 끓여 마신다.

(8) 간이 나빠서 당뇨가 오면 느릅나무(비듬나물)와 어성초를 다려 먹는다.

♣ 당 뇨

- 흰 것(흰 설탕, 조미료, 흰 소금 등)을 먹으면 신장에 매우 해롭다.
- 튀긴 음식도 좋지 않으므로 가급적 먹는 것을 삼가한다.

♣ 신장이 튼튼하면 병이 없어진다.

- 신장이 2개인 이유는 모든 것을 다 걸러주기 때문이다.
- 신장이 양쪽에서 걸러주는 물의 양은 1일 5드럼 정도이다.
- 그래서 이뇨를 잘 시키는 약초는 신장에도 좋다

13. 옻나무

(1) 옻닭(오리)은 속이 냉하거나 간에 좋다. 1년 건강에 좋다. 일반적으로 옻은 간에 해롭다고 알려져 있으나 잘못된 지식이다. 옻나무를 정월 대보름 이전에 채취해서 먹으면 폐(폐결핵)에도 좋다.

(2) 옻닭은 음력 1월 1~15일 사이에 먹으면 옻이 타지 않고, 몸에 특히 좋다.

(3) 몸을 따뜻하게 해서 웬만한 균의 접근을 차단시킨다. 몸이 따뜻하면 기운이 생하고, 병이 없어진다.

(4) 옻에 올랐을 때는 머위, 쇠뜨기풀을 찧어서 바르거나, 녹차를 마시고 바르면 증세가 호전된다.

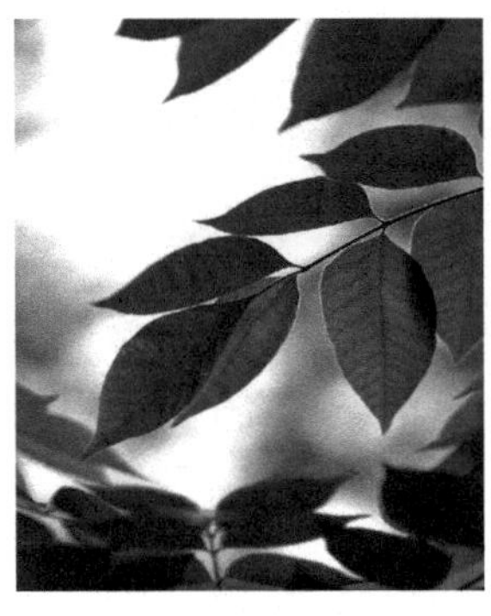
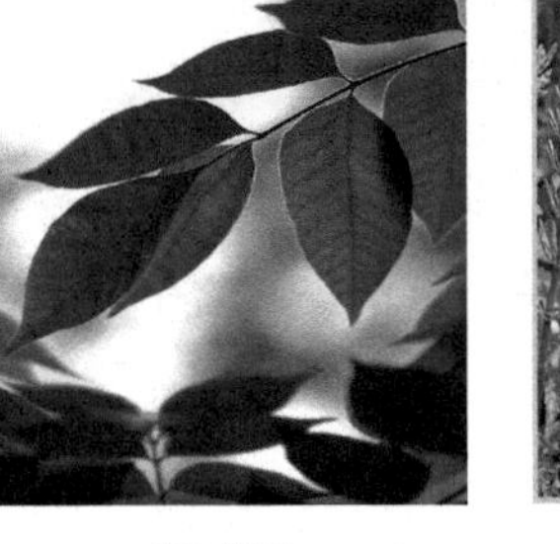

옻나무

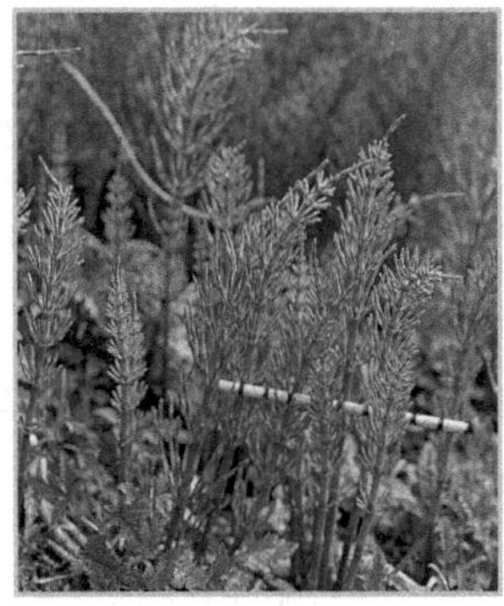

쇠뜨기풀

14. 산동백나무잎

(1) 피를 맑게 하고 동맥경화에 좋다.

(2) 산동백(생강나무) 잎을 찹쌀 풀로 입혀서 튀겨 먹거나 나물로 무쳐 먹으면 혈액을 청혈하게 한다.

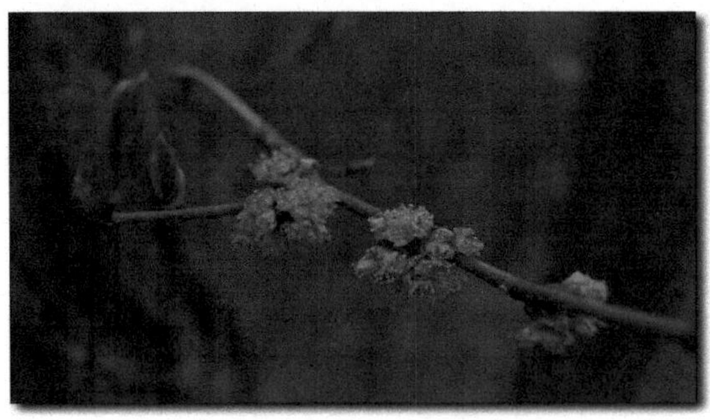

산동백(생강나무)

(3) 산동백나무잎에 돼지고기를 싸서 먹으면 지방을 분해하는 효과가 있다.
(4) 산동백나무잎을 말렸다 차를 끓여 먹으면 감기에도 좋다.
(5) 보리차 끓여 먹듯이 하면 산후풍과 남자 정력에 좋다.

15. 감기예방

1) 머위(멍이)

① 감기, 기관지, 해소, 천식, 가래에 좋고 당뇨, 중풍, 피부병, 가려움증에도 좋다.
② 머위(멍이)뿌리를 살짝 데쳐서 말려 잘게 썬 것을 끓여 먹는다.
③ 7~8월경에 감잎을 채취해서 머위 뿌리와 같이 끓여 먹으면 더욱 좋다.
④ 머위 꽃 봉우리(피기 전에 흰 포 씌어졌을 때)를 채취해서 말렸다 끓여 먹으면 감기가 잘 낫는다.
⑤ 머위 뿌리는 겨울 초입이나 한 겨울에 캐는 것이 좋다.
⑥ 머위대 껍질을 벗겨서 나물로 먹으면 기관지에 좋고, 가래도 삭여준다. 이뇨작용, 중풍, 암, 당뇨에도 좋다.
⑦ 평소에 차를 끓여 먹어도 좋다.
⑧ 어린잎을 쌈으로 먹어도 기침, 기관지에 좋다.

2) 감 잎

① 감잎은 7~8월경에 채취해서 실에 매어 놓으면 잘 마른다. 수증기로 쪄서 말린 후 보관하여 차로 달여 마신다(감잎을 말린 후, 물에 씻은 다음 끓여서 먹는다).
② 술을 해독하는 성분이 있으며 감기, 오래된 당뇨병, 고혈압, 중풍에 좋다.
③ 감잎과 지오 뿌리를 끓여 먹으면 감기 면역에 효과적이다.

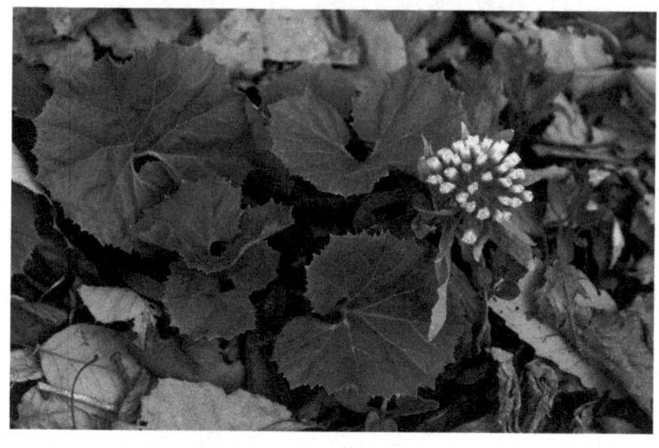

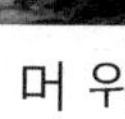
머 위

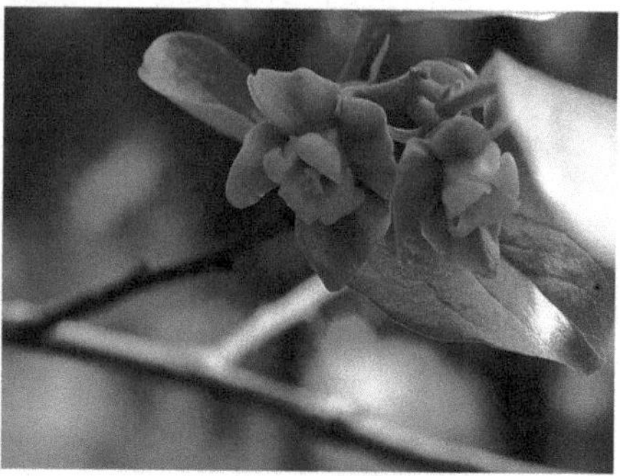
감나무

④ 와송가루를 감잎차에 넣어 마시거나 와송을 녹즙해 먹으면 면역력 증강 및 감기에 효과적이다.

⑤ 경락의 대추혈을 드라이기로 발가락 사이를 덥혀 주거나 주물러 주면 혈의 길이 원활하게 되어 감기에 좋다.

3) 애기꽃나무, 곰보배추, 은행나무, 돼지파

(1) 애기꽃나무 열매를 잘 씻어 소주를 부어 숙성시킨 후 마시면 감기에 좋다.

(2) 곰보(구렁이)배추는 5~6월에 꽃대가 올라왔을 때 채취한 것을 소주로 숙성시킨후 3개월 후에 그 엑기스를 마신다. 또한 술을 담아서 먹으면 기관지 기침 감기에 좋다. 혈액순환이 잘 되어 혈류를 윤활하게 하고, 몸을 뜨겁게 하여 감기에 효험이 있다.

(3) 은행나무 잎을 가을에 채취하여 쪄서 건조한 후 다려 마시면 은행잎이 바이러스를 공격하는 성분에 의해 감기를 완화시킨다. 은행 알은 익혀서 먹어야 독성을 없앨 수 있다.

(4) 황태와 돼지파를 함께 다진 물을 마시면 바이러스 예방에 효험이 있다.

(5) 해소 천식 기침에는 소나무 뿌리 1년 된 것을 파서 잘게 썰어 머위 뿌리와 곰보배추를 함께 다린 물을 마시면 바이러스에 의한 기침 예방에 효과가 있다.

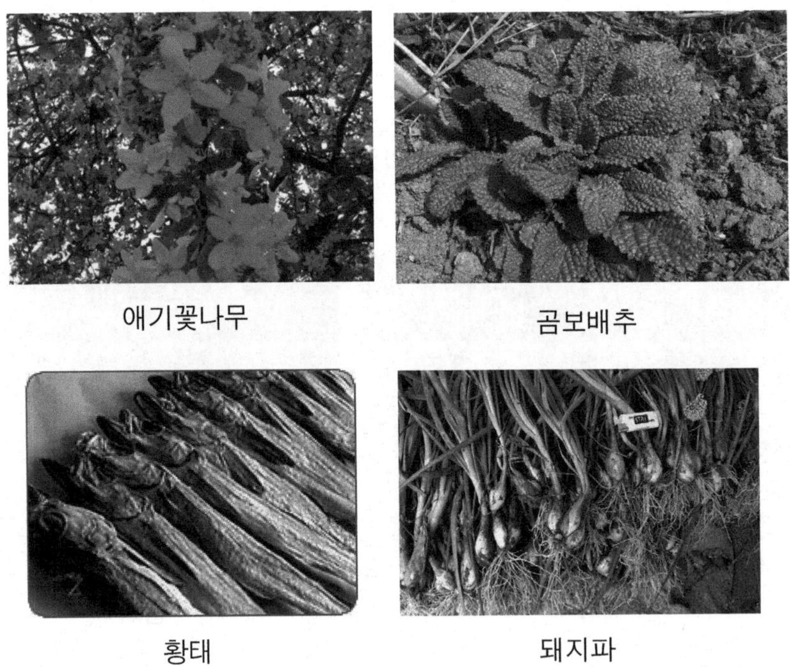

애기꽃나무 곰보배추

황태 돼지파

(6) 곰보배추와 머위뿌리와 와송과 물푸레나무 얇게 깍은 것을 함께 다린 물을 마시면 가래를 삭이고 바이러스에 의한 면역력을 향상시켜 감기에 의한 기침, 천식, 가래에 효과적이다.

16. 수세미

덜 익은 파란 수세미를 썰어서 후라이팬의 뚜껑을 덮고 구운 다음 그 재 가루를 참기름에 타서 티스푼으로 조금씩 목구멍에 머무르게 한 후 삼키면 가래가 삭는다.

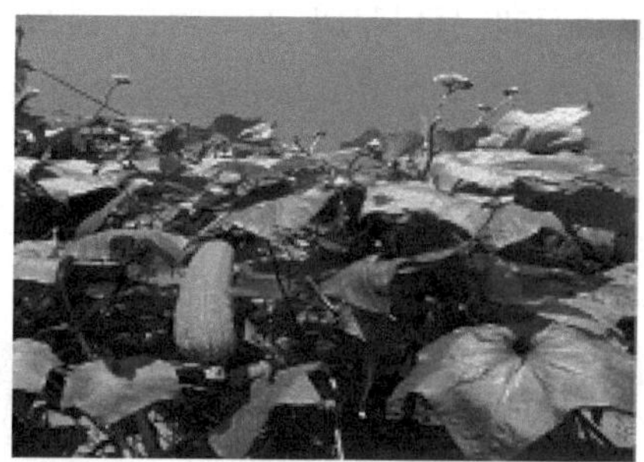

수세미호박

17. 중독 해독법(대마씨, 숯, 개복숭아잎)

(1) 제초제 중독에 대한 해독법은 대마씨를 기름으로 짜서 티스푼으로 3스푼씩 먹으면 제초제 중독환자는 노란 물을 토해낸다. 만일 노란 물을 토해내지 않으면 그 물을 삼키게 하면 제초제를 해독시킬 수 있다.

(2) 농약을 먹은 사람의 해독은 소나무 숯을 갈아서 물에 진하게 타서 1대접씩 마신다. 또한 고구마를 싹 내고 남은 뿌리를 생즙을 내서 먹으면 농약 중독에 효과적이다.

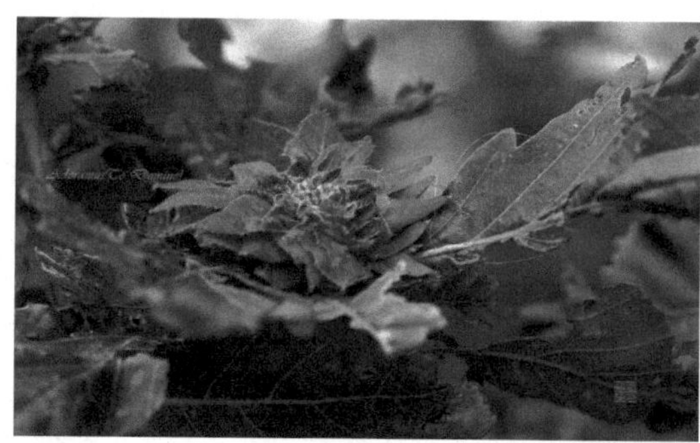

참나무

(3) 쥐약을 먹은 사람은 개복숭아잎(없으면 가지껍질)과 대나무잎을 믹서에 갈아서 즙을 내어 그 즙을 1대접씩 수시로 복용하기를 2~3회 정도 하면 쥐약을 해독시킬 수 있다.

(4) 일반 농약 중독자는 소나무 혹은 참나무 숯을 갈아서 물 1대접에 타서 먹으면 해독이 된다.

18. 느릅나무

(1) 느릅나무 껍질(유근피) 5근과 등나무와 꼬리뼈를 함께 푹 삶아서 아침, 저녁으로 1그릇씩 음용한다. 위장을 보호하고 인체보온효과가 있다.

(2) 껍질이 질기고, 아래 껍질을 벗겨 당기면 벗겨지는데, 느릅나무 껍질 다린 물로 무좀균에 바르면 손톱, 발톱 무좀균을 치료한다.

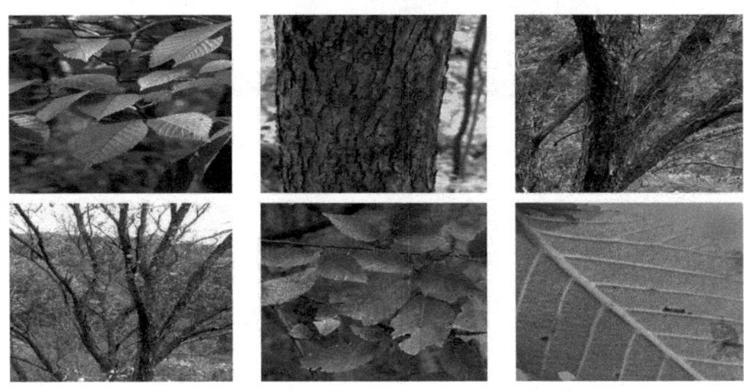

느릅나무

19. 아토피 피부병

(1) 인삼 뇌두 부분을 7~8개 정도 넣고 물 한 그릇을 붓고 달여서 하루에 한 컵씩 마신다(일반인은 열이 몹시 오르나, 아토피 환자는 효과를 보인다).

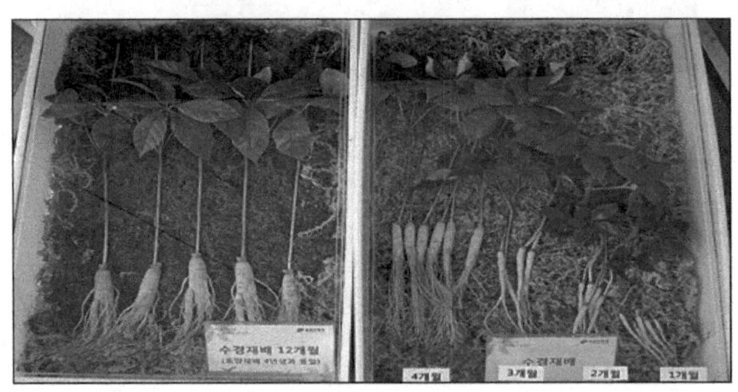

인 삼

(2) 삼백초 잎을 잘게 썰어서 다린 물 한 주전자 정도를 따뜻한 목욕물에 타서 목욕한다. 특히 삼백초 다린 물은 성질이 차므로 1주일에 2번 정도 하면 피부병에 효과가 있다.

(3) 고리싸리나무 기름을 내어 자주 바른다. 싸리나무 기름은 아토피, 백남과 같이 고치기 어려운 피부병과 바이러스 피부염에도 효과적이다. 싸리나무 다린 물을 음용하게 되면 신장에도 좋고, 신부전증 치료에도 효험이 있다. 특히 싸리나무는 결이 수직으로 길게 나 있고, 잎이 뽀족하고 갸름한 것을 사용한다.

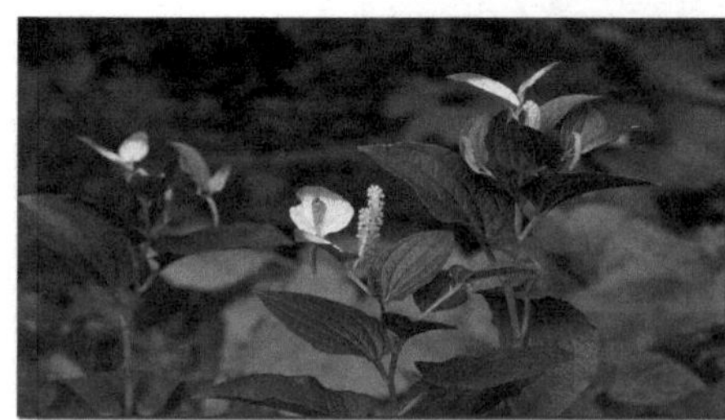

삼백초

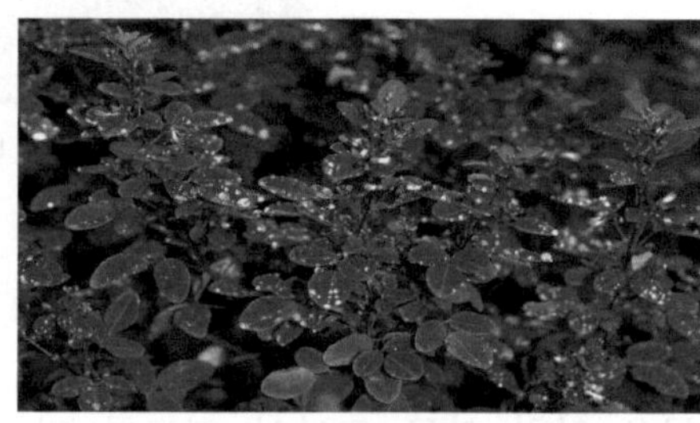

싸리나무

(4) 만병초 잎을 다려서 아토피염 환자는 물론 백남 등의 환자에게 바르면 좋다. 음용을 할 경우에는 만병초 잎을 동동주 7말에 넣고 다려 먹으면 만병통치약으로 효험이 있다. 또한 만병초는 높은 산에 서식하는 자연산 만병초를 사용해야 한다. 특히 울릉도에 많다

(5) 백람(백남)은 호두(산호두는 더욱 좋다)를 싸고 있는 겉껍질을 돌로 문질러서 나오는 진액을 백납이라 하는데, 이 진액을 환부에 발라준다. 이 진액을 사용하면 일단 허물을 벗기고 하얗게 되면서 서서히 피부색으로 돌아온다. 특히 건선피부에 효과적이다. 옻 타는 사람에게 효험이 있다. 이 백남은 6월에 채취하는데, 파란색으로 덜 익은 물오른 산호두가 좋다.

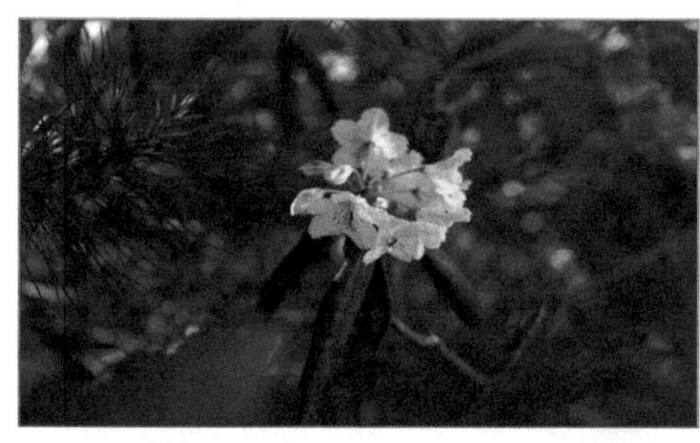

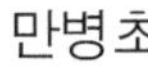

만병초

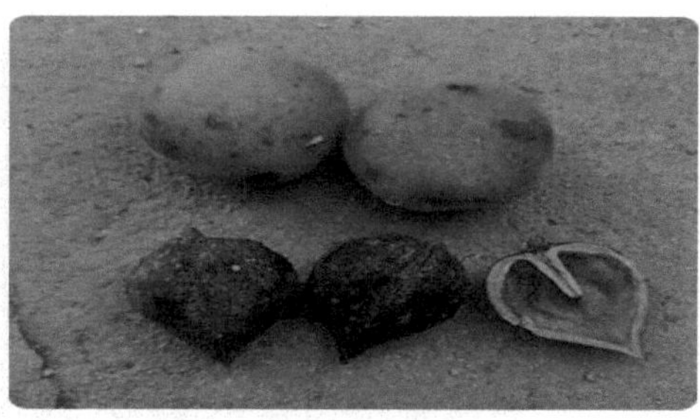

산호두

(6) 넝쿨 뻗은 뱀딸기를 줄기를 찧어서 환부에 바르면 건선과 아토피에 효과가 있다. 특히 뱀딸기 줄기는 피부의 열을 식혀 주기 때문에 대상포진 황색포도당구균에도 약효가 뛰어나다.

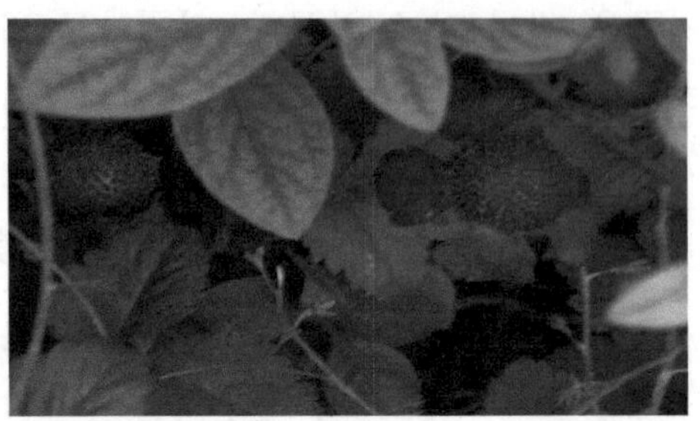

뱀딸기

(7) 대마(삼)씨 1홉에 물 4~5홉 넣어 다린 물에 담그고 목욕하면 피부병에 좋다.

(8) 소리쟁이 1홉과 생지황을 넣고 잘 쪄서 식초를 조금 넣고 1일 정도 재어놓은 물을 약한 불로 고아서 연고를 만들어 바르면 피부병과 무좀에 효과가 있다.

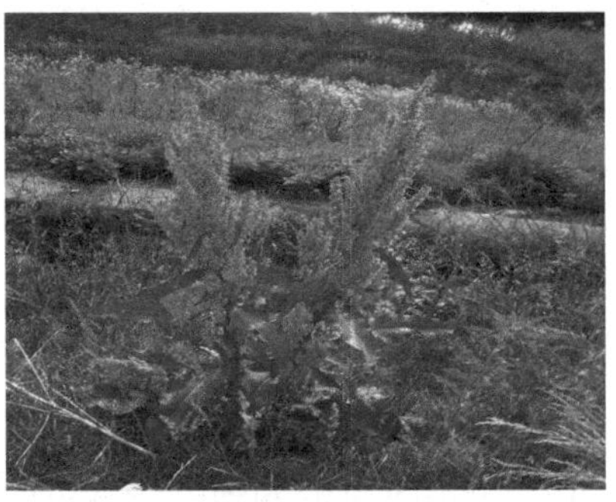

소리쟁이

(9) 조선솔잎과 버드나무 잎을 적당량 1대1 정도의 양으로 함께 다려서 발을 담그면 무좀에 효과가 있으며, 피부병에도 좋다.

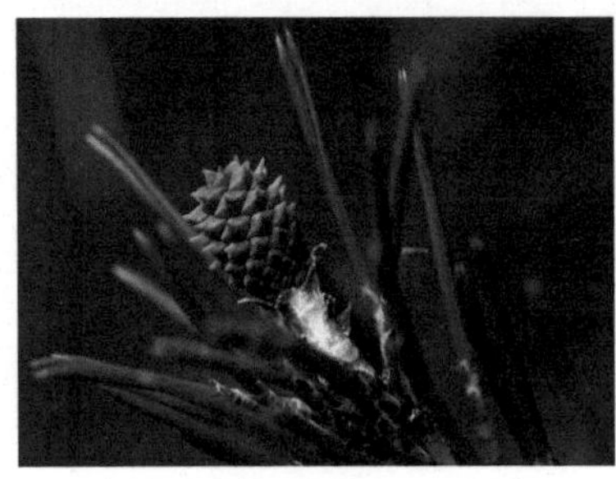

조선솔잎

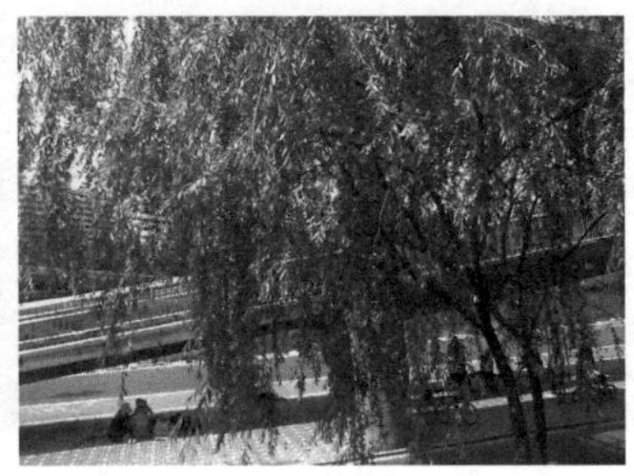

버드나무

(10) 고질적인 무좀과 습진은 두꺼비 등을 나무로 긁으면 하얀 진액이 나오는 것을 발라주면 무좀과 습진에 효과적이다. 교도소 등에서 백고약이라고 사용하는 피부병 약이 이 두꺼비 기름을 사용한다.

(11) 두꺼비 껍질에는 독성이 있으므로 벗기고 내장을 꺼낸 다음 완전히 잘 익혀서 마시면 여름철에 노약자 등의 기력회복에 효과적이다. 또한 이때 음용 시 이빨에 닿으면 이빨이 전부 빠지게 되므로 이빨에 닿지 않게 잘 삼켜야 된다.

20. 상처(골파, 대황)

(1) 대파와 골파(양파와 비슷하게 생김)를 으깨서 상처 부분에 붙이면 흉터가 남지 않고 잘 치료된다.

(2) 대황 말린 것을 으깨어 약간의 물과 혼합하여 상처에 바르면 상처가 아문다.

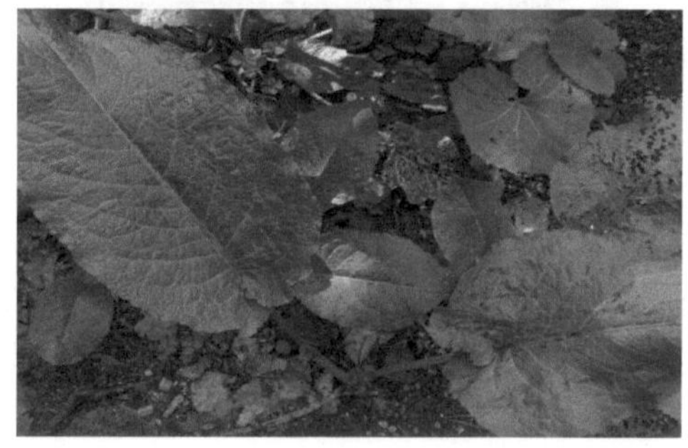

대 황

21. 선학초

(1) 선학초 다린 엑기스는 간, 황달, 변비, 위, 장 청소에 효험이 있다.

(2) 특히 암세포만을 선택적으로 공격하는 성질이 있어 옛부터 선학초는 신이 준 약초로서 난치성 질환자에게 많이 사용하여 왔다.

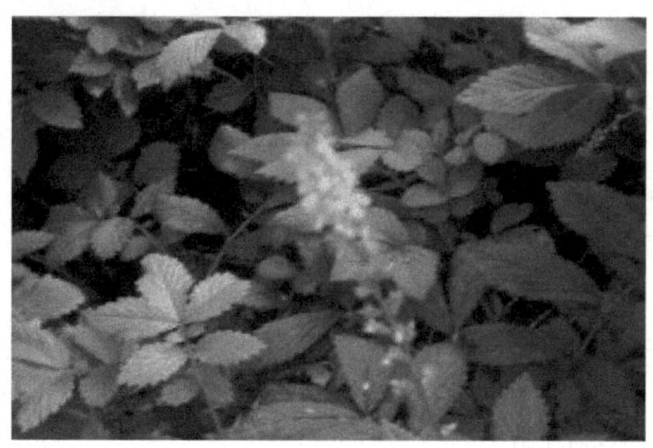

선학초

(3) 선학초는 단오 때 채취하는 것을 사용하는 것이 좋다.
(4) 독이 없으면서 벌레가 먹지 않는 풀로서 바이러스성 질환에 효과적이다.

22. 천 마

(1) 천마를 말려서 가루로 만들어 꿀과 혼합하여 마시면 중풍에 효험이 있다.
(2) 머리가 아프고 열이 나는 환자에게 효험이 있다.
(3) 천마는 피를 맑게 하고 정혈에 효과적으로 혈액성 질환과 중풍 예방에 좋다.
(4) 피의 흐름을 좋게 만들어 정력과 발기부전에 효과적이다.

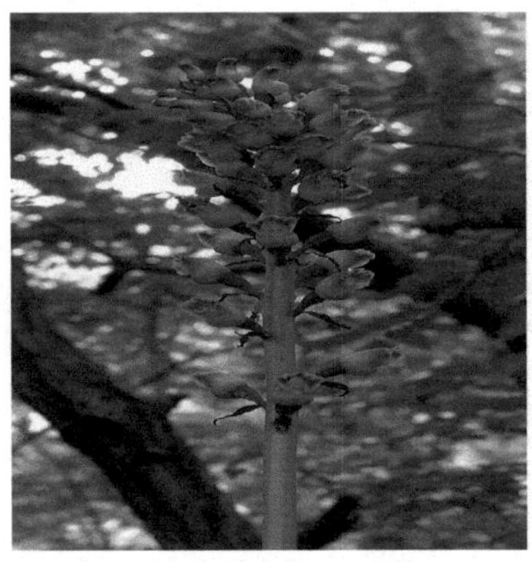

천 마

23. 한울타리 뿌리, 금상초

(1) 한울타리 뿌리를 술(25도 소주)에 담아서 1～2잔씩 마시면 체온을 높일 수 있어 바이러스 질환, 특히 암 환자에게 좋다.

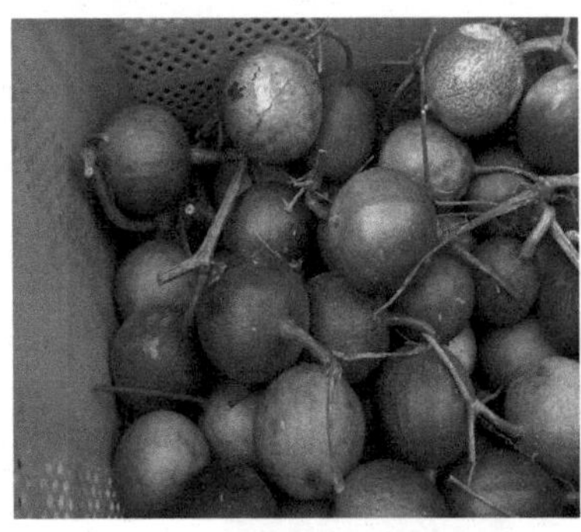

한울타리

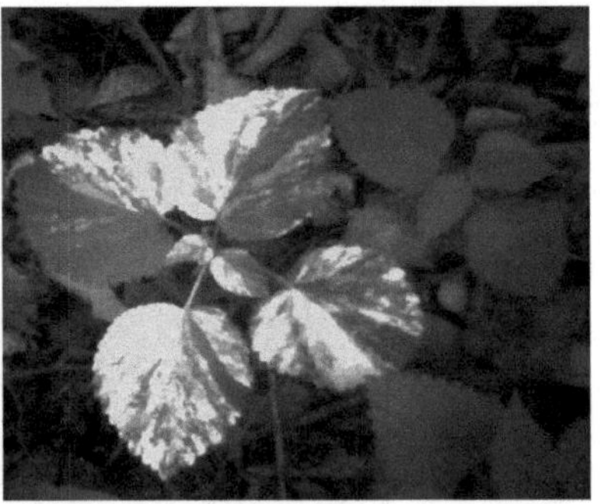

금상초

(2) 한울타리 뿌리는 수직으로 깊이 들어가고, 덩어리가 끝나는듯하다가 다시 덩어리가 뭉쳐 내려간다. 끝부분에는 잔뿌리가 서너 가닥 나오는 것이 특징이다.

(3) 어혈과 타박성 질환과 관절에 효능이 있고, 피를 맑게 하며, 수족에 열이 나고 찌르듯 아플 때 좋다. 특히 대상포진의 아픔을 완화시킬 수 있다.

(4) 한울타리 뿌리와 금상초를 효소로 만들어 마시면 혈액순환에 좋다.

24. 엄나무, 오가피

(1) 옻닭에 엄나무와 오가피를 넣고 달여 먹으면 몸을 따뜻하게 해준다.

(2) 엄나무는 관절에, 오가피는 중풍에 효험이 있다. 속이 냉한 사람은 과민성 대장 증상이 생기며, 반드시 숙변이 생기게 되는데 엄나무와 오가피 다린 물을 마시면 숙변을 제거해 준다. 숙변은 장에서 수분을 흡수해 주지 못해서 발생하는 병인데, 엄나무와 오가피는 장에서 수분흡수를 돕고 변비에 효능이 있다.

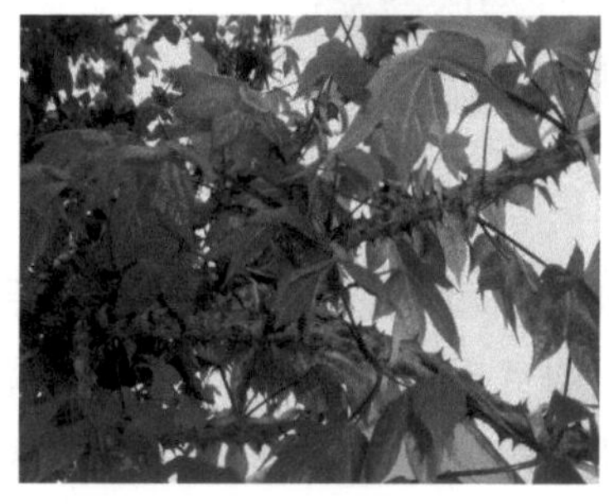

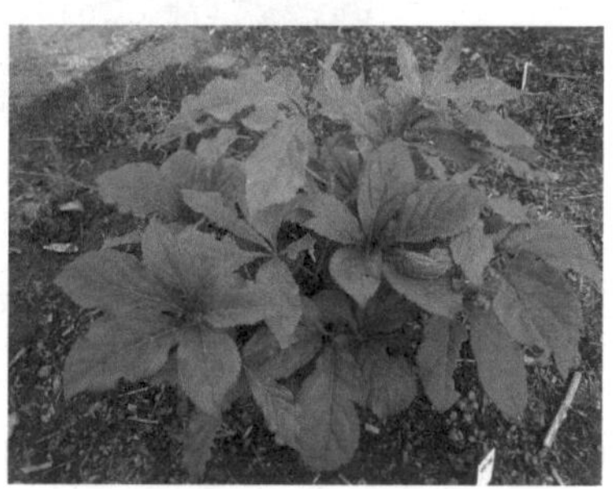

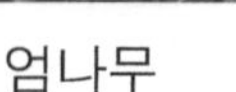

엄나무 오가피

25. 구절초, 익모초, 인동초, 딸기

(1) 차게 태어난 체질과 음식을 잘못 먹거나 충격(놀래서)을 받아 일시적인 충격, 스트레스(갈등)를 받아도 체질이 냉하고 소화기가 튼튼하지 못하다.

(2) 쑥, 구절초, 익모초, 인동초는 엿을 고아서 조청으로 또는 환을 지어서 6~7개월 이상 먹으면 냉한 체질을 개선할 수 있다.

(3) 참외는 성질은 냉하나 먹으면 냉해지지 않고 체온유지가 된다.

(4) 딸기는 냉한 식품이지만 7개 정도 먹으면 냉해지지 않으나 어느 정도 양을 초과하여 더 먹으면 체질이 냉해지기 때문에 몸이 찬 사람은 딸기를 피하는 것이 좋다.

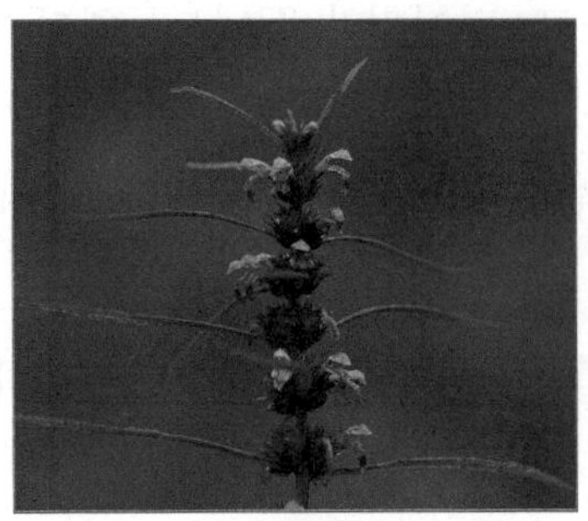
구절초

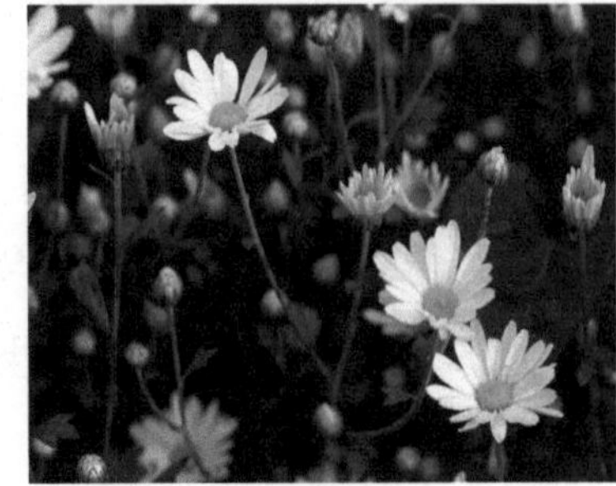
익모초

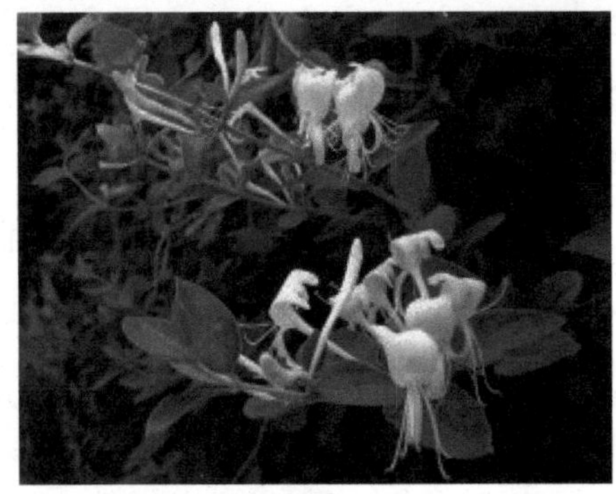
인동초

(5) 돼지고기는 냉한 것으로, 삶으면 냉하지 않고 체온유지를 하기 때문에 수육을 만들어 먹으면 냉한 체질을 개선하는 물질로 변한다. 돼지고기는 여름에 설익은 것을 먹으면 설사하고 배탈을 일으키나 잘 구워 완숙시켜 먹으면 문제가 없다.

(6) 개고기, 녹차는 성질이 냉한 음식이지만, 잘 끓이고 익혀 먹으면 냉한 체질의 사람도 먹어도 된다.

26. 오이풀(지유)

(1) 하혈에 좋다. 지유를 뿌리째 캐서 3일 정도 진하게 다려 먹으면 일시적으로 하혈은 멈추고, 보름 이상 먹으면 하혈 하던 것이 멈춘다. 특히 여자가 하혈하고 기운이 없을 때 좋다. 오이풀은 들깨 잎과 비슷하고 붉은 색이다. 크기는 2cm 정도이며, 소자와 방아는 생선 비린 맛을 없애준다.

(2) 오이풀 잎과 뿌리를 으깨서 붙이면 독충, 독사의 독을 제독한다.

(3) 차를 끓여 먹어도 좋다.

(4) 최대한 잘게 썰어서 먹으면 낫는다.

(5) 지유 뿌리를 다려 먹으면 폐병, 위장병, 하혈에 좋다.

(6) 오이풀 삶은 물에 김을 쏘이면 치질에도 좋다.

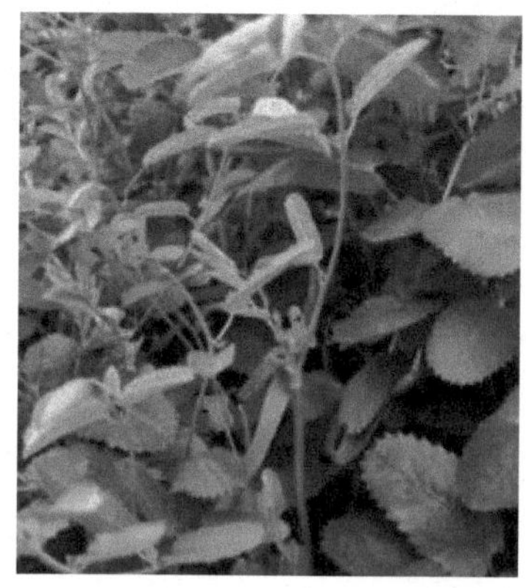
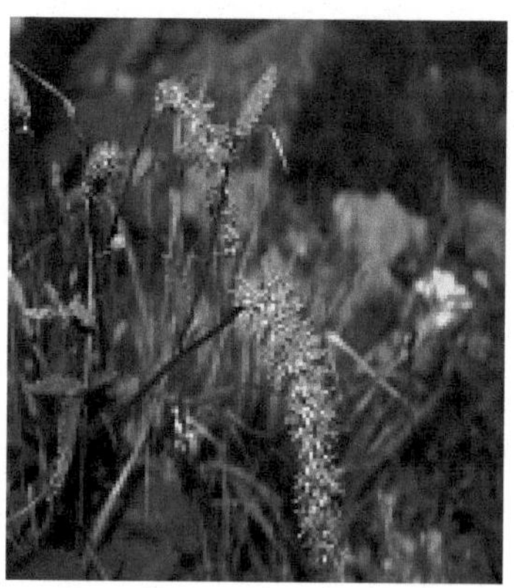

오이풀(지유)

27. 향나무, 지구자(헛개나무)

(1) 향나무 잎을 말려서 잎을 태우면서 연기를 환부에 쏘이면 무좀이 낫는다.

(2) 헛개나무 껍질을 다려 마시면 폐 질환에 효과적이다.

(3) 헛개나무 열매를 다려 마시면 간에 좋다. 특히 지방간에 특효가 있다.

(4) 숙취 해독에 좋고, 갈증 해소에도 좋다.

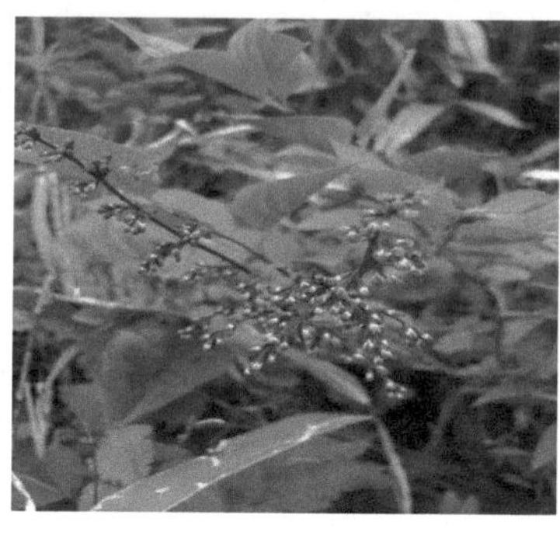
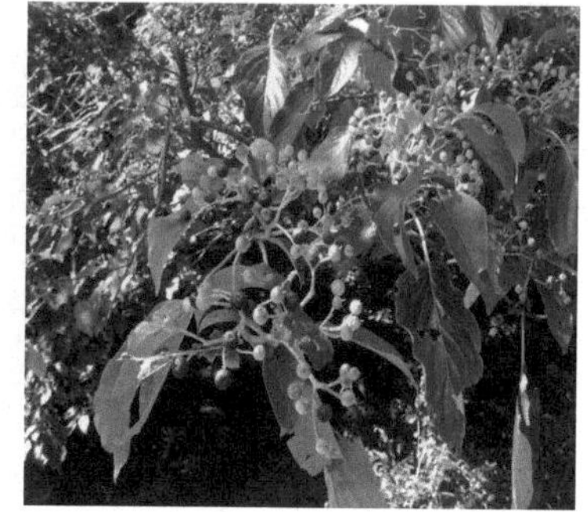
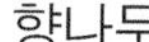

향나무　　헛개나무

28. 해삼(가루)

(1) 볏짚 삶은 물과 해삼 삶은 물은 어떠한 독성도 해독시킬 수 있다.

(2) 유방암에 좋고, 큰 해삼을 갈라서 내장을 빼내고 유두에 붙이면 흡착되어 떨어

지지 않고 나쁜 기운을 빨아내고 떨어진다. 즉 유방암, 유방염 등에 효과적이다.

(3) 멍게, 전복과 해삼을 함께 먹으면 암 해독 효과가 있다.

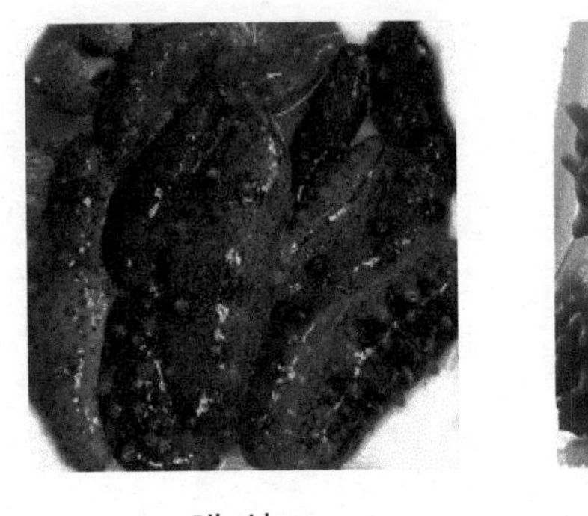
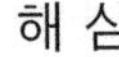
해 삼

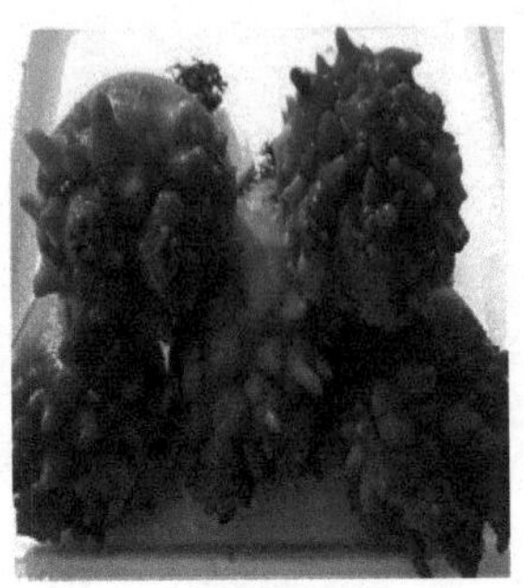
멍 게

29. 머위, 쇠뜨기풀

(1) 머위 뿌리와 쇠뜨기풀을 삶아 생즙을 내서 먹는다. 또한 머위 뿌리는 겨울에 채집하는 것이 좋다. 머위는 봄에 연한 잎은 나물을 해서 먹으면 암 질환에 효과적이다.

(2) 옻 순을 따서 살짝 데쳐서 찹쌀풀을 입혀서 들기름에 튀겨 먹기를 몇 번 반복하면 옻에 대한 면역력이 생겨 옻을 타지 않는다. 특히 쇠뜨기풀과 머위 뿌리를 다려 먹으면 바이러스성 질환에도 효과적이다. 대상포진 예방에도 도움이 된다.

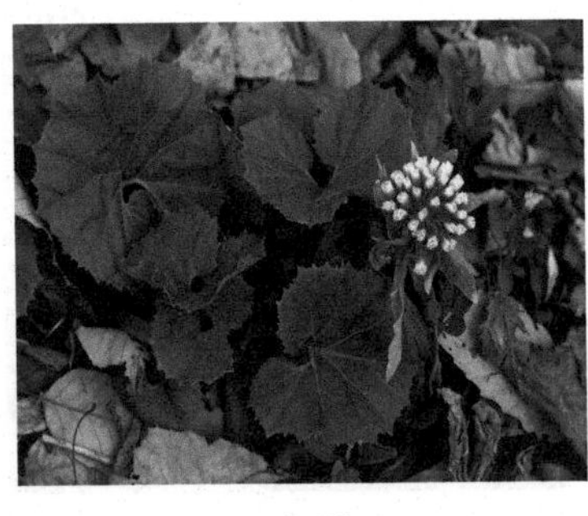
머 위

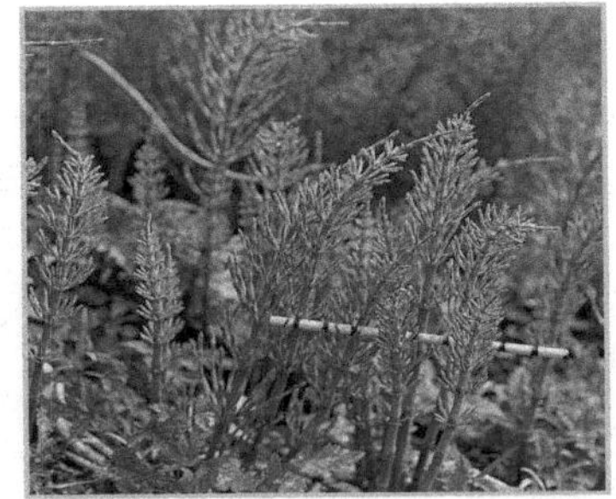
쇠뜨기풀

30. 삼백초(원산지 : 제주)

(1) 빻아서 고름 나는 데 붙이면 피고름, 부스럼에 좋다.

(2) 삼백초 넣고 다린 물을 피부병에 발라도 좋다.

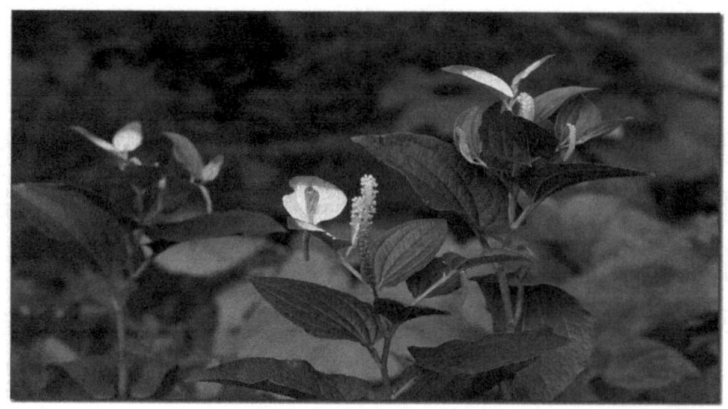

삼백초

31. 관절, 류마티스(대마씨, 오골계)

(1) 대마씨를 바싹 말려서 곱게 빻아서 닭(오골계)과 함께 푹 고아서 먹으면 특히 관절에 좋다.

(2) 닭을 푹 고아서 그 물 한 사발에 대마씨 가루를 큰 스푼 1개 타서 마시면 온몸이 쑤시고 아픈 류마티스 관절염에 효과적이고 통증 완화에 좋다.

(3) 닭과 대마씨가 어우러져 통증을 완화하고 연골을 재생시킨다.

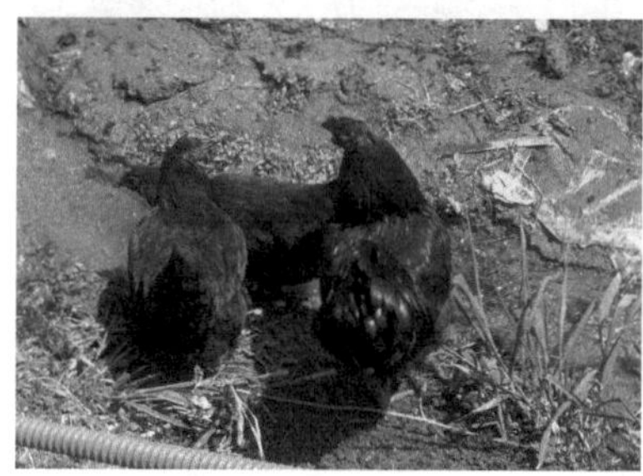

오골계

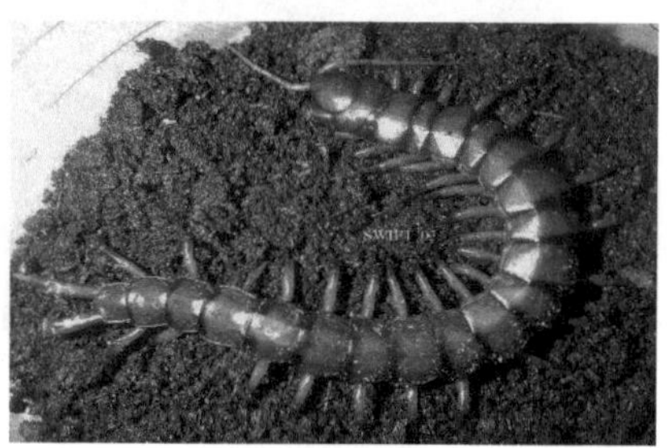

지 네

32. 냉습과 식은땀(지네)

(1) 지네(머리와 발을 떼고) 5마리와 경첩 10마리와 생강과 마늘을 등나무뿌리 한 주걱을 고추장을 사용하여 음식으로 만들어 먹으면 여름에 식은땀 흐르는 사람에게는 특히 효과가 있다.

(2) 지네는 가루를 내어 벌꿀과 같이 섭취하면 관절과 허리 통증을 완화 시키고, 특히 척추질환과 통증을 완화시킨다.

33. 우울증, 정신분열증, 화병치료(통밀, 자귀나무)

(1) 토종 통밀(껍질만 벗긴 것) 1홉과 물 1.5리터를 넣고 다려서 수시로 마시면 우울증에 효과가 있다. 쌀눈을 먹으면, 즉 현미를 먹으면 현미눈은 뇌를 건강하게 해준다. 치매 예방에도 도움이 된다.

(2) 우울증을 치료하는 호르몬이 뇌에서 생성된다. 우울증 환자는 갑상선, 임파선에도 문제가 있다. 우울증은 철분이 부족하여 생긴 성인병 질환이다.

(3) 자귀나무를 막걸리에 24시간 담아서 잘 씻어서 말린 다음 다려 먹으면 좋다. 자귀나무와 대극은 독성이 강하여 꼭 법제하여 음용하고, 자귀나무는 정신을 안정시키는 효과가 있다.

(4) 자귀나무 잎은 뇌의 기억을 관장한다. 세포가 죽으면 호르몬이 못 들어가서 우울증에 걸릴 확률이 높다. 갑상선에 걸리면 뇌세포가 죽을 가능성이 높아서 우울증에 걸릴 확률이 높다. 우울증 예방과 뇌세포 재생에 좋다.

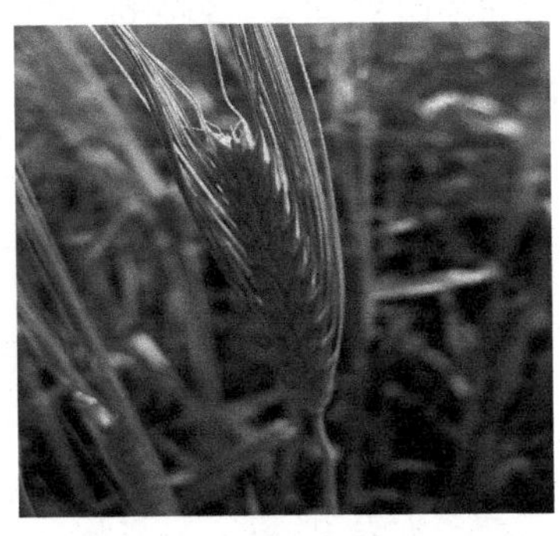
밀

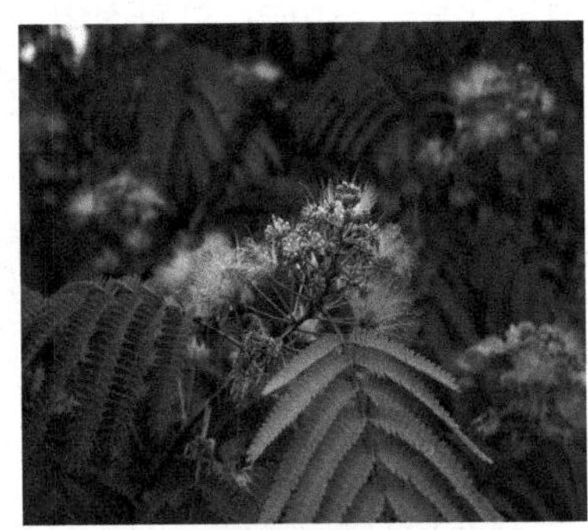
자귀나무

〈약초별 효능과 법제를 이용한 효과〉

1. 도라지

(1) 폐(폐결핵)에 산도라지(오랜 것일수록 좋다)를 다려서 장기간 복용하면 좋다.

(2) 해소 천식, 기침 감기에 좋고 목을 다스린다. 기력 강장제로도 좋다.

(3) 감기 바이러스에 대한 면역력을 길러준다.

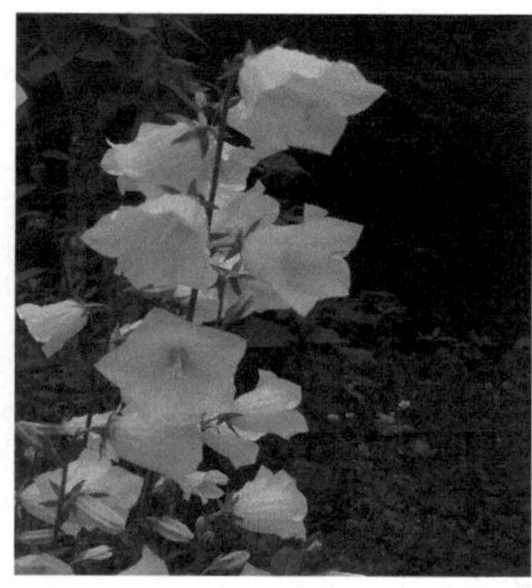 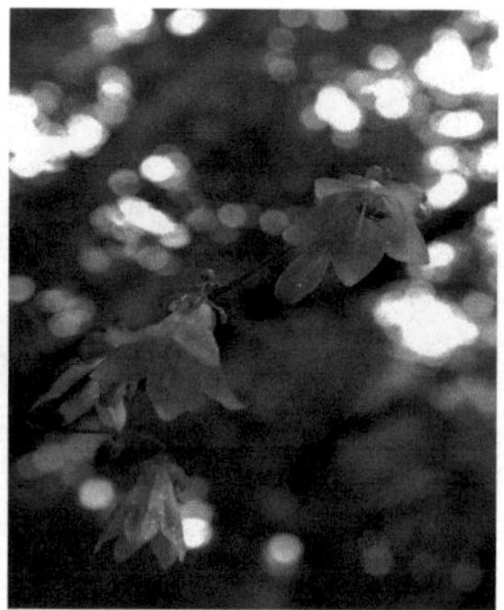

도라지

2. 박하향 나는 허브

(1) 어혈을 풀고, 살균작용을 하며 가래를 삭인다.

(2) 물고기, 토끼에게는 마취제와 같은 역할을 하기 때문에 박하에 치명적이다.

(3) 타박상에 박하향 허브를 으깨서 붙이고, 다려서 먹으면 멍도 쉽게 풀린다.

3. 붉은꽃 엉겅퀴

(1) 엉겅퀴 뿌리와 줄기를 즙을 내어 마시거나 다려 먹으면 기관지에 좋다.

(2) 꽃의 색깔이 붉은색 나는 것을 약재로 사용한다(푸른색 꽃 엉겅퀴는 독이 있다). 독은 쌀 뜨물에 담궈 둔 후 독을 해독시킨 다음 사용한다.

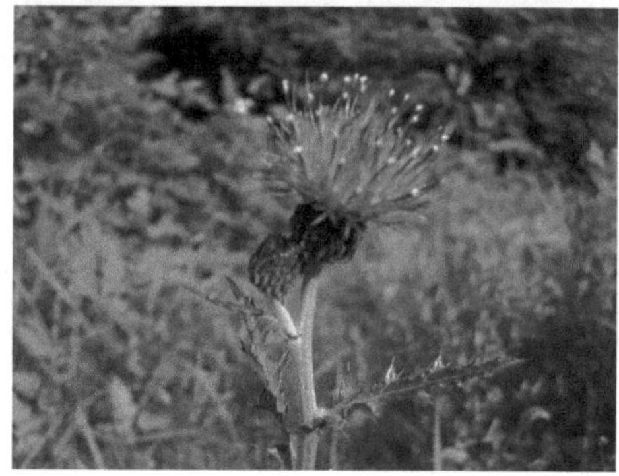

붉은꽃 엉겅퀴

4. 당 귀

(1) 몸을 덥게 하고, 피를 맑게 해줘서 머리를 맑게 한다.

(2) 당귀를 끓여서 세수하면 세안은 물론 여자 피부에 좋다.

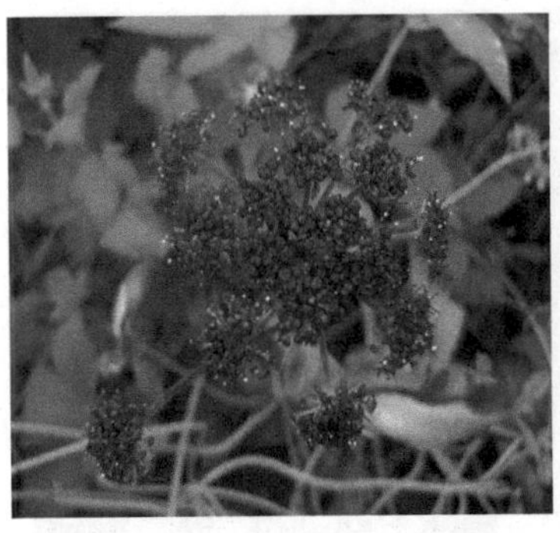
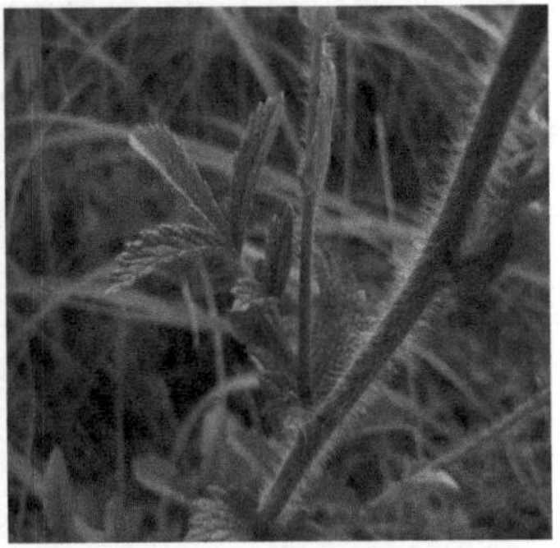

참당귀

5. 천 궁

(1) 쌈으로 연한 잎을 먹고, 뿌리와 잎은 말려 다려 마신다.

(2) 쌈을 삼겹살과 먹으면 정혈에 좋고, 신장을 보호한다.

(3) 해독작용이 있으며, 숙취해소에도 좋다.

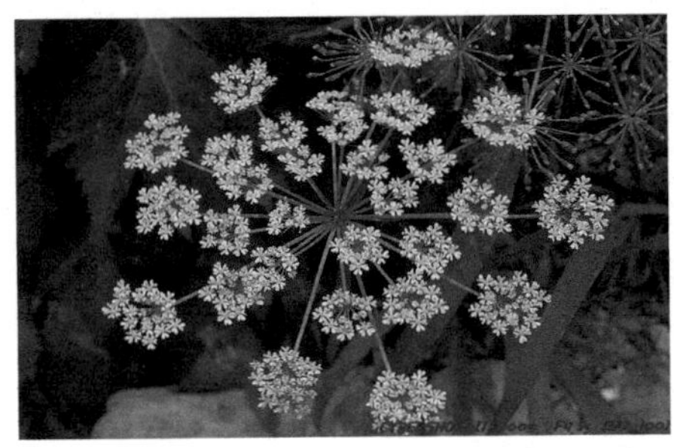

천 궁

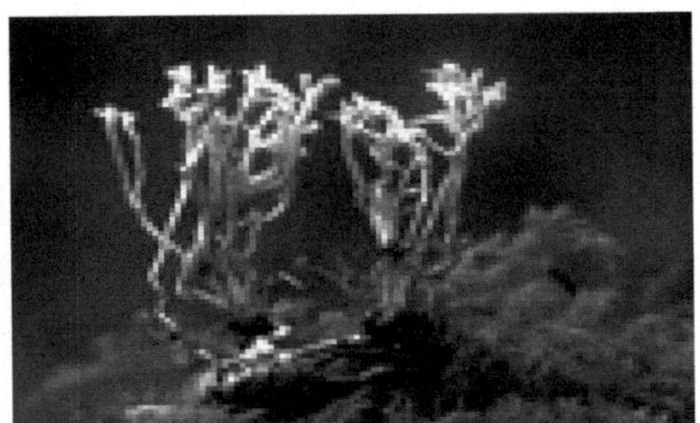

동충하초

6. 동충하초

(1) 중풍, 혈압, 골다공증, 당뇨에 좋다.

(2) 뽕잎 말린 것과 함께 말려 사용하면 특히 당뇨병에 좋다.

(3) 노화방지에 좋고, 항암효과가 있다.

7. 칼슘 분해 다이어트(소라, 진피)

1) 소 라

① 칼슘이 많아서 단백질을 분해시키므로 살 빼는 데 좋다.

② 내장 속의 부분이 몸에 더욱 좋다.

2) 귤(진피)

① 귤껍질을 1,200도로 태워서 가루를 내어 김치에 넣으면 맛도 좋고, 비타민 섭취로 귤껍질(진피)은 뼈를 튼튼하게 한다.

8. 물푸레나무

(1) 눈병(백내장/녹내장/전염성 병 등)이 없어지고, 눈이 맑고 건강해진다.
(2) 잘게 썰어서 약한 불에 오래 다려, 식힌 물(곧 바로 사용 가능)을 24시간 담궈두고 냉장 보관하면서 2～3일 동안 눈을 씻어낸다. 처음에는 눈이 빨개지고 길다란 눈곱 같은 것이 나오는데, 그 후에 눈이 좋아진다.
(3) 꼭 냉장고에 보관한다.

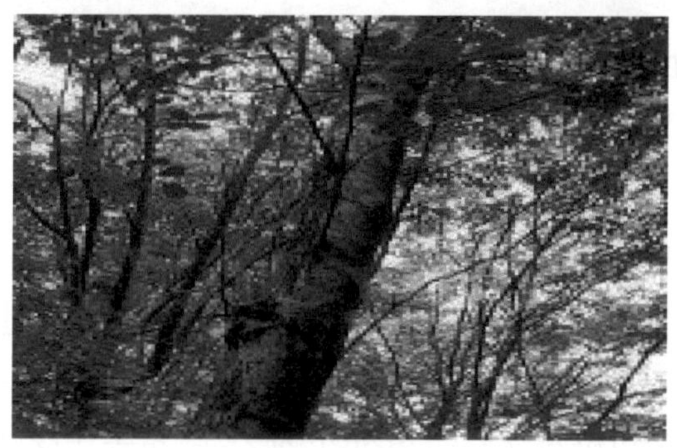

물푸레나무

9. 몸의 독소제거(파, 부추, 달래, 약쑥)

(1) 골파, 돼지파, 달래, 부추 등은 독소 제거에 효과적이다.
(2) 골파 1개와 검은콩 7개를 감초에 섞어서 사용하면 독소 제거에 효과가 있다.

1) 파

① 해열, 해독, 청혈 효과가 있다.
② 대파의 하얀 부분은 상처에 찧어서 붙이면 잘 낫는다.
③ 대파의 뿌리는 감기에 효과가 있다.

2) 부 추

① 간 해독과 정력을 강화시키는 데 효과가 있다.
② 부추는 잎과 줄기를 가급적 생으로 먹는 게 좋다.
③ 피를 맑게 하고, 정신 정향에 좋다.

3) 약 쑥

① 약쑥을 태운 연기를 맡으면 호흡이 깊어지고 차분해진다.

② 몸이 더워지고 살균, 방취, 방충, 항균효과가 있다.

③ 위장을 튼튼하게 하고, 항암효과가 있다.

④ 삶아서 말려 다려 먹기도 한다.

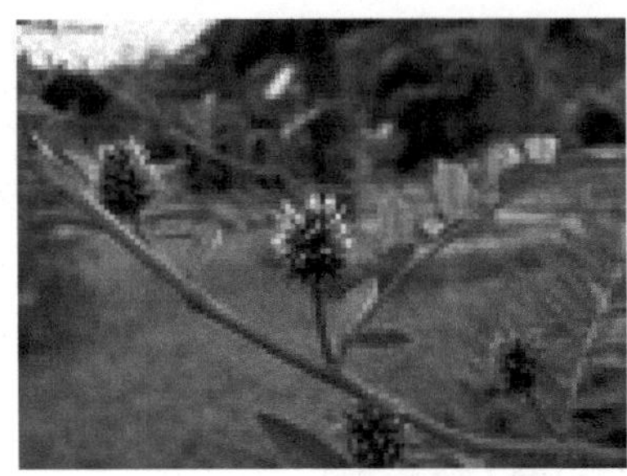
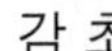

감 초

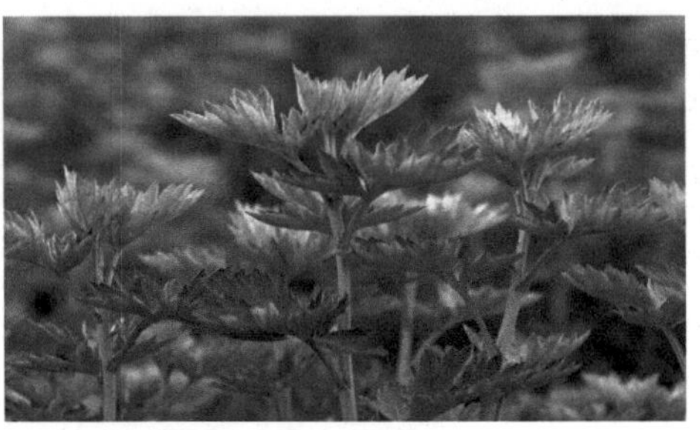

약 쑥

10. 천궁주(젊음의 피가 끓는다)

(1) 불나무로 술을 담는다.

(2) 만병통치약으로 질환에 효과적이고, 천년을 산다 하여 천궁주라고도 부른다.

(3) 심혈관 계통의 건강이 안 좋은 이들에게 도움을 준다.

(4) 심장의 운동을 활발하게 하고, 혈전이 생기는 것을 방지한다.

특히 불나무는 소금기가 있어서 두부 만들 때 간수로 이용하기도 한다.

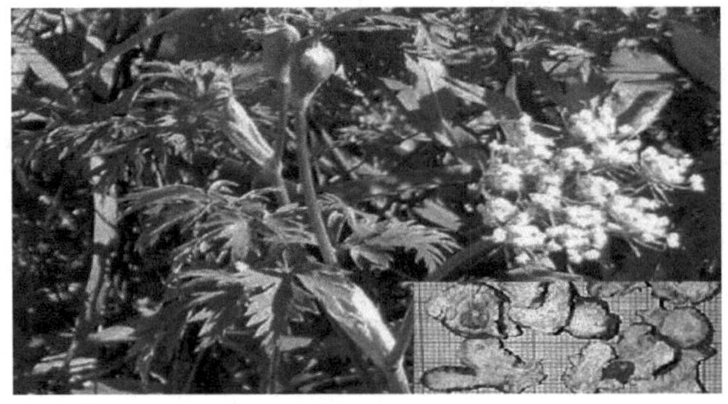

천 궁

1) 천궁주 만드는 법

① 천궁 뿌리를 깨끗한 물에 담궈 놓은 뒤 껍질을 갈아낸다.

② 끓는 물에 한 시간 정도 담가 두었다가 음지에서 이틀 동안 말린다.

③ 얇게 썰어 소주에 담가 둔다(얇게 썰어진 약재를 구입해 사용할 수도 있다).
④ 2~3일에 한 번 병을 흔들어 약재가 잘 녹아들도록 한다.
⑤ 10일이 지난 후 찌꺼기를 걸러낸 후 음용한다.

2) 음용법 : 매일 한 차례 15~20mL를 음용한다.

11. 국화주

(1) 빠진 이가 나고, 노화가 방지된다.
(2) 야생 국화꽃으로 술을 담근다.
(3) 국화의 원종에 대해서는 여러 설이 있어서 정확하지는 않지만 우리나라에는 오랜 옛날 중국에서 들어온 것만은 사실이다.
(4) 관상용의 국화라도 백색, 황색 같은 담색계의 국화는 이용할 수 있으나, 농색계(濃色系)의 국화는 떫은맛과 쓴맛이 강하기 때문에 쓸 수가 없다.
(5) 이용 부위는 국화의 꽃이나 잎을 사용한다.

1) 담그는 방법

국화는 황색, 백색의 담색종을 쓰고, 작은 꽃은 송이째, 큰 것은 꽃잎을 따서 가제 주머니에 넣도록 한다. 꽃을 씻으면 수분이 들어가 곰팡이가 생기므로 젖은 천으로 가볍게 먼지를 닦아낸 후 용기에 넣고 재료의 2~3배가량 독한 술을 붓고 밀봉하여 냉암소에 2개월 정도 보관한다. 2개월 후 국화꽃은 꺼낸 후 다시 밀봉하여 1~2개월 동안 숙성시킨 후 음용한다.

2) 마시는 법

탐스러운 황금색으로 은은한 국화의 향기가 나는 술이 된다. 쓴맛이 있기 때문에 마시기가 어려울 때는 물을 타고 꿀을 가미토록 한다. 연한 과실주와의 칵테일도 좋다. 1일 작은 잔에 12잔이 알맞다.

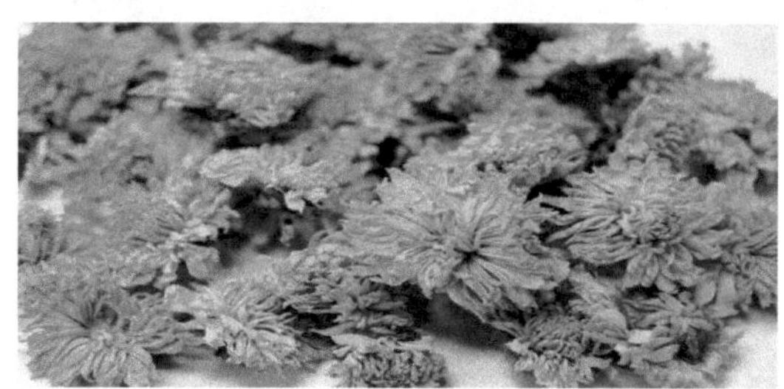

국화 꽃

3) 효 과

국화주는 옛부터 강장주로서 중히 이용되어 왔다. 고혈압증에도 좋고, 숙취로 머리가 무거울 때 효과가 있다.

12. 민들레 뿌리

(1) 당뇨와 위장에 좋다.
(2) 꽃 피기 전에 민들레 뿌리를 2돈중을 물을 넣고 다려서 절반으로 줄어든 물을 다려서 마신다.
(3) 항암효과가 있으며, 면역력 증강에도 도움이 된다.

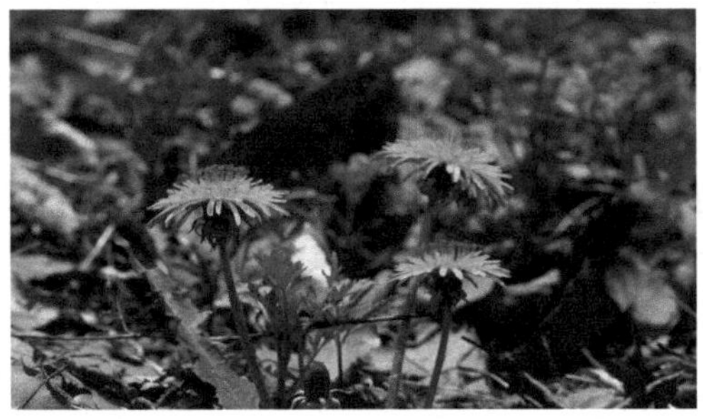

민들레

13. 창이자(도꼬마리)

(1) 신의(목련꽃 봉우리, 자목련이 더욱 좋다)와 유근피(느릅나무) 를 도꼬마리 씨(창이자)와 다려 마시면 축농증 알레르기 천식에 좋다. 창이자를 볶아서 다린 물을 마시면 본래는 틉틉한 맛이 나지만 꼬스람하게 마실 수 있다.

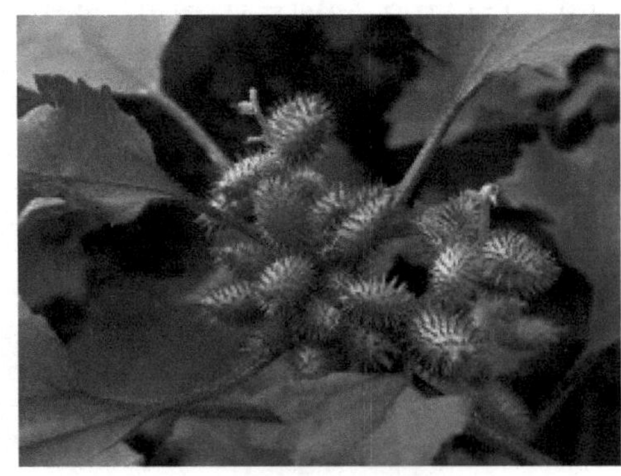

도꼬마리(창이자)

(2) 도꼬마리 다린 물을 코 속에 흡입하여 뱉어내면 축농증과 비염에 좋다.
(3) 도꼬마리 다린 물로 세안이나 목욕을 하면 알레르성 피부질환에 효과적이다.

14. 느릅나무 껍질(유근피)

(1) 간, 폐, 당뇨, 중풍, 혈압, 종기 등에 좋다.
(2) 느릅나무 껍질과 뿌리를 찧어서 붙이면 종창과 욕창 완화에 도움이 된다.
(3) 흡수가 빠르기 때문에 피부의 보습이나 촉촉하고 탄력 있는 피부미용에 좋다.
(4) 느릅나무 끊인 물은 심신을 안정시키고, 스트레스와 긴장을 풀어 불면증 해소에 도움이 된다.
(5) 흡연으로 인해 평소에 기관지가 약한 사람에게도 효과가 있다.
(6) 잔뇨감 증상에 차로 마시면 이뇨작용에 효과가 있다.
(7) 항균과 살균작용이 탁월하고, 비염이나 축농증 치료에도 효능이 뛰어나다.
(8) 느릅나무는 위와 장의 염증을 완화시켜 위궤양 예방에 효능이 있다.

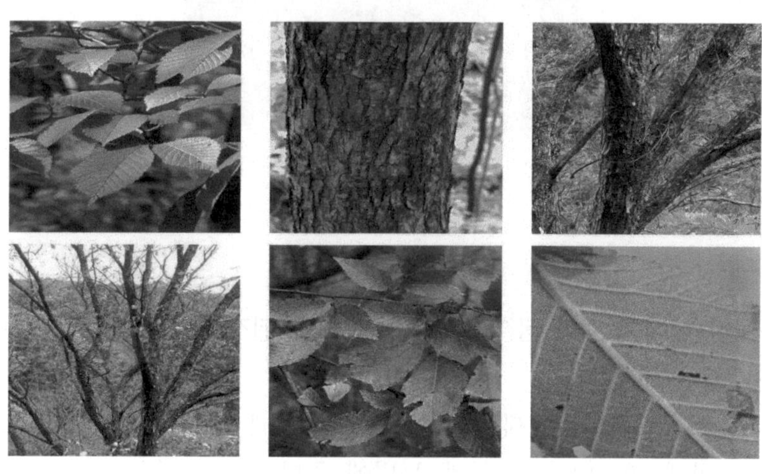

느릅나무

15. 하고초, 원추리, 산수유

(1) 느릅나무, 원추리 뿌리, 산수유 나무를 차로 다려 먹으면 좋다.
(2) 하고초(광주리 나물, 익모초)와 으름넝쿨뿌리는 이뇨작용, 기관지에 좋으며, 살균작용을 한다.
(3) 하고초, 원추리, 산수유를 끓여서 과하게 마시면 오히려 신장에 해로울 수도 있다.

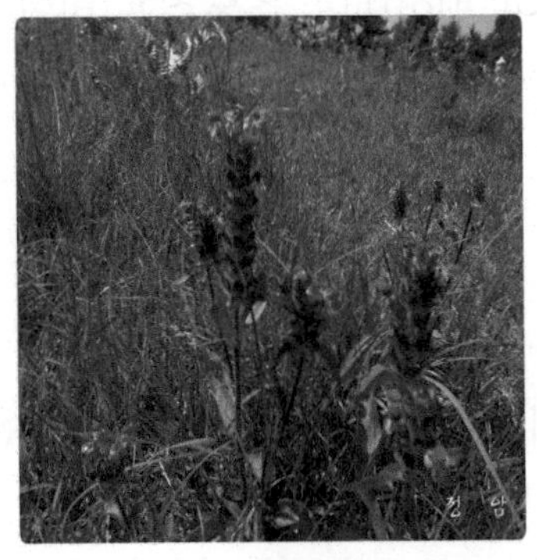
원추리

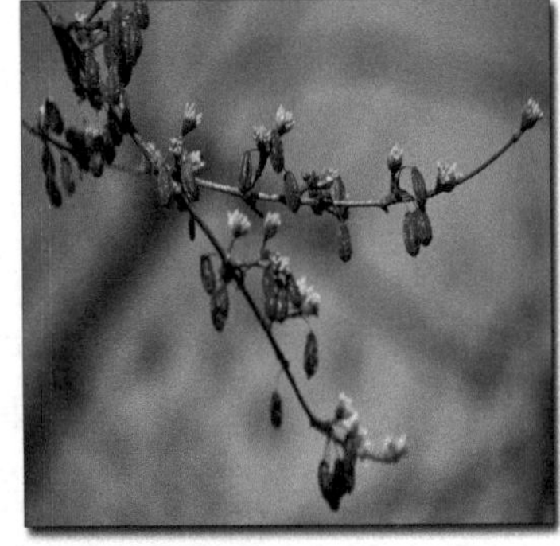
산수유

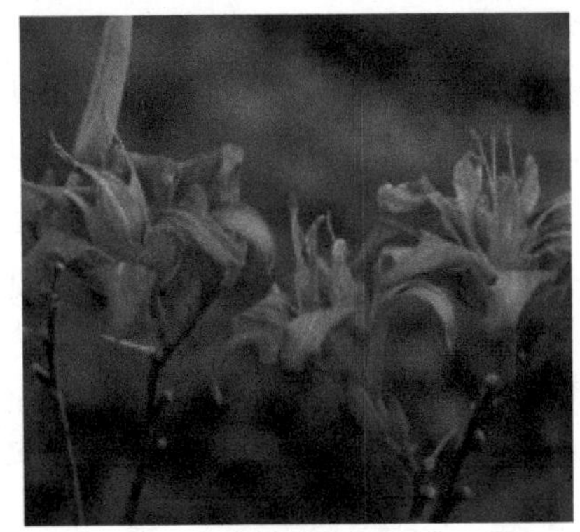
하고초

16. 맨드라미

(1) 여자들이 힘이 없거나 몸이 쇠약할 때 잎을 된장국에 넣어 끓여 먹으면 식욕을 일으켜 준다.
(2) 씨는 해열제로 쓰이나 씨는 독이 강해서 오래 먹으면 머리를 나쁘게 한다.
(3) 안구 질환에 좋으며, 결막염과 눈병에 좋다.
(4) 피부 습진에 좋으며, 야맹증, 녹내장, 만성 포도막염에도 좋다.

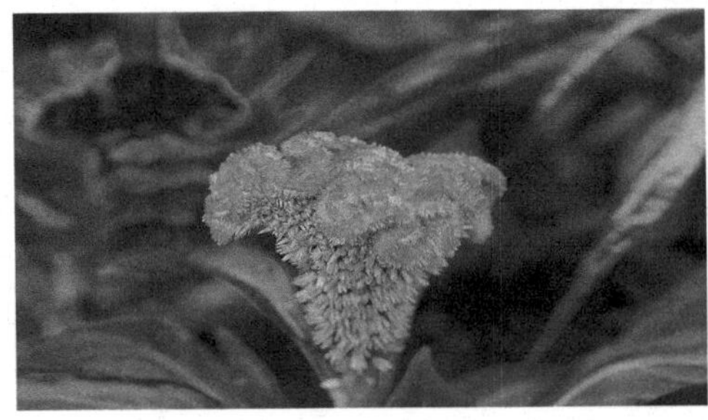
맨드라미

17. 돌미나리

(1) 간에 좋으며, 붉은색 미나리는 독이 있다. 해독에 효과가 있으며 숙취에 좋다.
(2) 장기간 복용하면 간에 해독력이 있고, 암에도 효험이 있다.
(3) 돌미나리와 조청과 함께 다려서 먹으면 요도염을 안정시킨다.

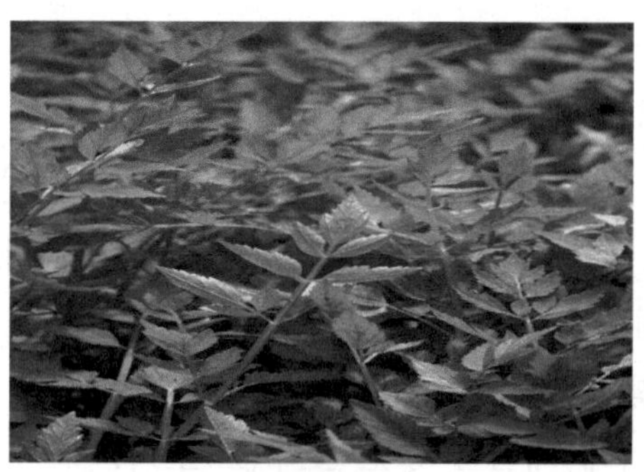

돌미나리

18. 취나물, 쑥갓

(1) 살짝 데쳐서 익혀 먹는 것이 좋다(생것은 독이 있다). 간에 좋다.
(2) 위장에 좋으며 소화에 도움이 된다. 구충작용이 있다.

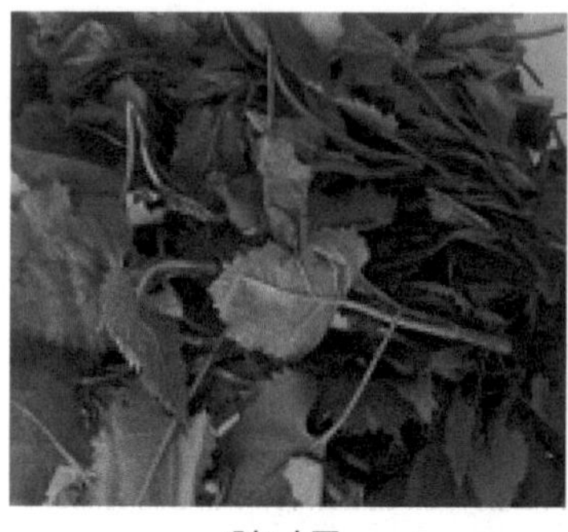

취나물

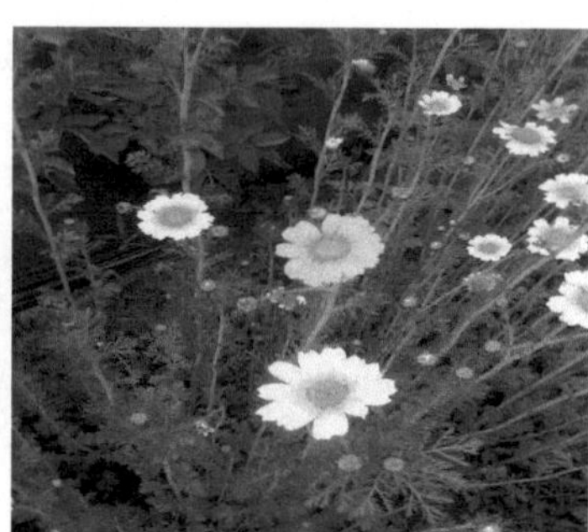

쑥 갓

19. 솔 순(잎)차

(1) 솔 순을 송화가루 피기 전에 따서 절구에 찧어서 백설탕과 함께 한 층씩 쌓는다. 100일 동안 숙성시키면 된다.
(2) 허리 아프고, 담 걸린 데 효과가 있으며, 혈압에도 좋으며 정신도 맑아진다.
(3) 따뜻한 곳에 두면 술이 되며, 서늘한 곳에 두면 차가 된다.

20. 매실주

(1) 식중독의 독을 풀어주고, 배가 아플 때 먹는다.
(2) 매실 씨가 딱딱하기 전에 채취해서 술에 넣고 숙성시킨다(딱딱해지면 독이 생긴다).

〈매실주 담그는 법〉

(1) 매실주를 담그려면 노랗게 익은 매실(황매)를 깨끗이 씻어서 술을 담을 용기에 담아 두고, 먼저 소주에 설탕을 녹인 후 황매가 담긴 용기에 부어서 밀봉한 후에 서늘하고 그늘진 곳에서 90～100일 1차 숙성된 매실을 잘 저어주고, 다음 날 매실만 건져낸다.
(2) 달콤한 매실주를 찾지 않는다면 잘 익은 매실은 꼭지를 제거하고 물기를 잘 말려서 준비한 뒤 용기에 매실을 넣고 소주(25도)를 부어 잘 밀봉하여 그늘에 두고 2～3개월이 지나면 매실은 건져내고 매실주만 담아서 1년 정도 숙성하는데, 매실 원액도 오래 될수록 깊은 맛을 내듯 술도 맛있게 담게 된다.

〈매실차 만드는 법〉

(1) 절구에 넣고 매실을 잘 찧어서 설탕과 함께 한 층씩 잰다.
(2) 매실 1, 흑설탕 1/5, 백설탕 1의 비율로 담근다.
(3) 100일 후에 그 엑기스를 마시면 맛이 시큼한 매실차를 마실 수 있다.

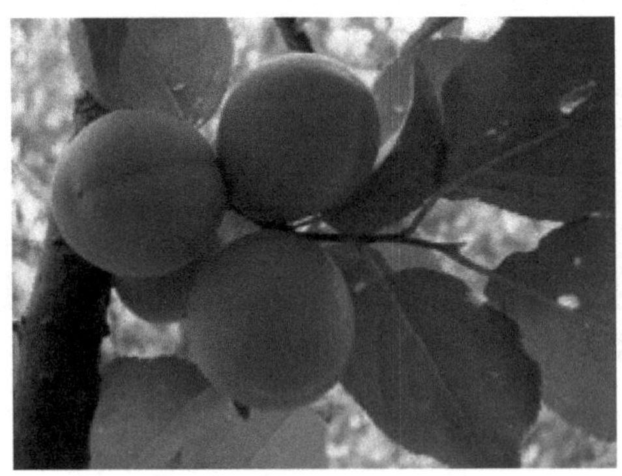

매 실

21. 세 신

(1) 마비, 구토, 설사, 위산과다, 근육통, 혈압, 중풍, 해소, 천식, 가래, 식중독균 제거에 효과가 있으며, 스테미너에도 좋다.

(2) 술을 담아 2~3개월 후에 먹으면 피가 맑아져서 정력과 피부에도 좋다.

(3) 막힌 혈도를 푸는 데에 좋고, 갈증 해소에도 좋다.

(4) 화한 성분이 강한데, 이는 혈액을 활성화시키고 위의 균, 비염, 바이러스에 특효가 있다

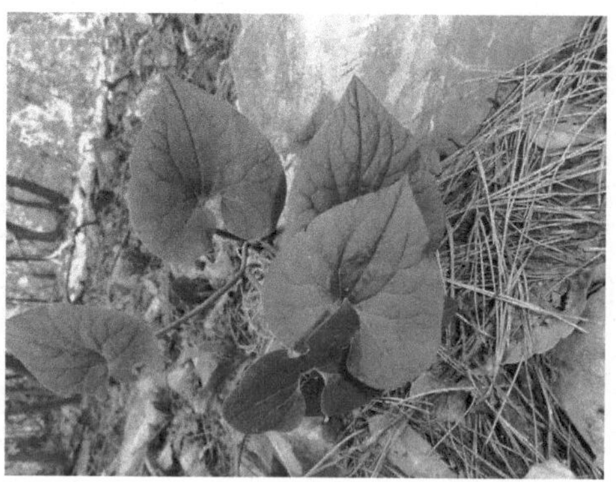

세 신

22. 쪽나무 열매

(1) 쪽나무를 말려서 비비면 솜처럼 된다. 돋보기로 불을 붙여 그 연기를 흡입하면 뇌가 상쾌해진다.

(2) 공기를 청정하게 만든다. 연기 질식 등의 해독이 어느 정도 누그러진다.

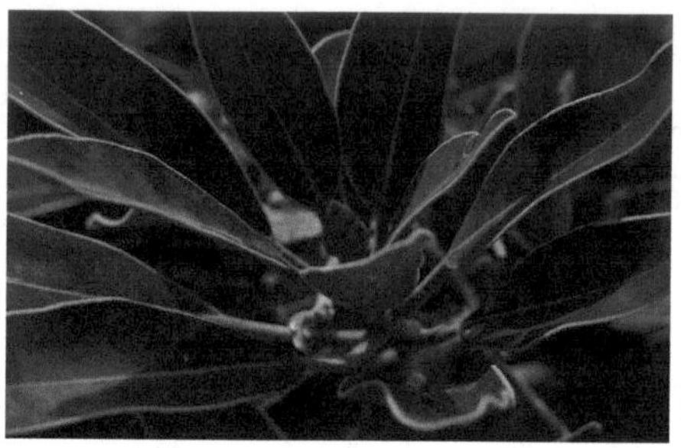

쪽나무

23. 오리나무

(1) 지라(췌장)는 간과 비슷하고 창자와 다르다.

(2) 췌장은 재생이 어려우나 재생하는 방법은 운동이 가장 좋다. 평상시에 꾸준히 운동하면 췌장에 활력을 준다.

(3) 술 먹고 복수가 차서 배가 볼록할 때는 오리(봉)나무를 진하게 삶아서 공복에 한 대접씩 먹으면 복수를 어느 정도 다스릴 수 있다.

(4) 오리나무는 췌장암에 특효가 있다. 술 안 먹고도 복수가 생긴 사람은 유근피(느릅나무)를 다려서 수시로 음용한다.

(5) 췌장은 인슐린과 같은 성분을 배출하는 약 창고이며, 간과 비슷한 작용을 하지만 췌장을 활성화시키기 위해서는 운동이 매우 좋다.

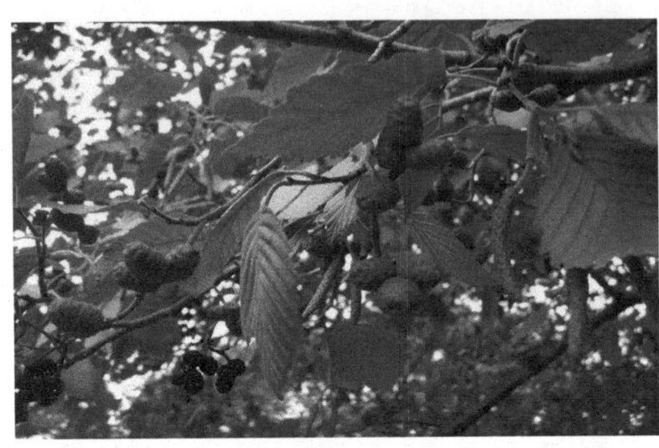

오리(봉)나무

24. 마가목

(1) 마가목은 심신마비를 푸는데, 중풍, 혈압, 관절, 신경통, 성인병에도 좋다.

(2) 잘게 썰어서 다려 먹는다. 음용을 하면 변비가 생길 수 있으나 생강을 조금 넣으면 변비가 안 생긴다.

(3) 술을 담글 때는 양은 진할수록 좋다.

(4) 마가목은 해발 1,200고지에 서식한다.

(5) 피부를 좋게 하고, 막힌 혈도 뚫는다. 관절, 뼈 접골에도 좋으며 중풍 예방은 물론 신경통에 효험이 있으며, 만병통치약이라 할만하다.

(6) 항암효과가 있어 최근 주요 연구 중에 있다.

(7) 마가목은 마르면 매우 단단하다. 잘게 썰어 차로 먹어도 좋다.

(8) 곡식 씨앗은 싹이 잘 나지만, 마가목 등의 야생초는 1년 묵혀야 발아가 된다.

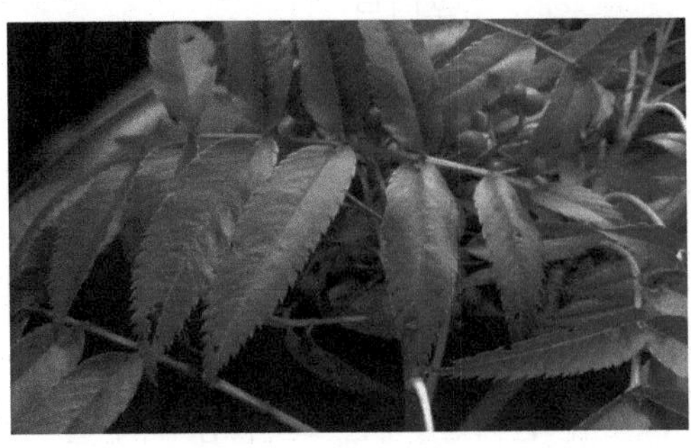

마가목

25. 수염풀

(1) 늑막염, 신장에 좋다. 줄기는 신맛이 난다.
(2) 줄기는 신맛이 난다.
(3) 수염풀은 뿌리째 건조하여 진하게 다려 마시면 오줌이 잘 나온다.
(4) 중장년 남성들의 전립선 보강제로도 좋다.

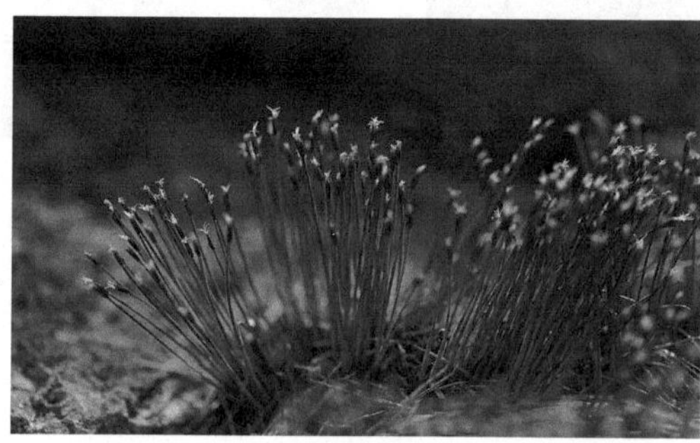

수염풀

26. 골파, 쪽파

(1) 약을 잘못 먹은 것을 해독할 때, 먹은 약 기운을 없앨 때 효과가 있다.
(2) 골파와 쪽파 한 움큼, 검은콩 한 움큼, 감초 3~4개를 푹 다려서 먹는다.
(3) 골파와 쪽파에 들어있는 프롤린은 관절과 연골을 보호하면서 상처 치유와 피부 보호기능을 한다.
(4) 항고혈압, 체중증가 억제, 고지혈증 완화, 신장의 사구체 여과를 개선시킨다.
(5) 섬유질이 장운동을 활발하게 하여 변비를 예방한다.
(6) 비타민 C와 황화아리릴 성분은 피로회복에 도움을 준다.

27. 치자나무 열매

(1) 치자나무 다린 물을 마시면 해열작용이 있으며, 간의 해열, 열나는 데는 물론 식중독에 좋다. 치자를 물 1컵에 3개 정도 넣어 다려 먹는다. 냇가의 버드나무 껍질과 함께 다려서 복용한다.
(2) 치자나무를 끓인 물에 담그면 삔 데(접질리거나 인대가 늘어난 것)에 좋다.
(3) 입술에 열이 치받아서 입술이 붉고 자고 나면 입술이 부은 현상에는 일시적으로 몸을 냉하게 할 필요가 있으므로 경과를 보기 위해 한동안 치자물을 먹는다.

(4) 감기 들었을 때 따뜻한 물 한 컵에 치자를 넣어 차로 마시면 몸의 독소를 제거시키고 몸의 열을 어느 정도 내려준다.

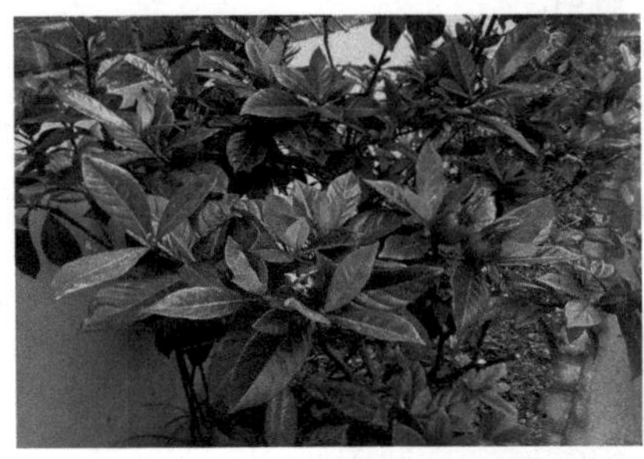
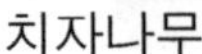
치자나무

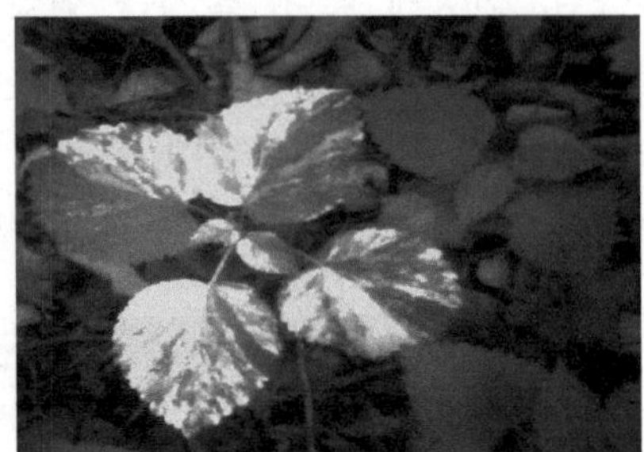
금상초

28. 금상초

(1) 어혈, 관절, 타박상과 뼈에 좋다.
(2) 잎과 줄기를 말려 다려 먹는다. 일반 깻잎과 혼동하기 쉽다.
(3) 두통, 복통, 설사, 오한, 감기 등의 치료에도 효능이 있다.

29. 사상자

(1) 몸의 저항력을 높여주는 역할을 한다.
(2) 맹장을 다스려 몸의 균형을 잡아주는 역할을 한다.
(3) 여자는 사상자를 차나 죽으로 끓여 먹으면 좋다.
(4) 질염에 의한 심한 가려움증, 백대하, 피부소양증에 효과가 있다. 또한 피부에 종기가 생기고 매우 가려운 괴질을 치료하는 데 사상자의 씨앗이 효과가 있어 습진, 알레르기성 피부염, 진물과 같은 피부질환에 사용한다.
(5) 사상자는 양기를 돋우는 성질이 있어 정력제나 보약의 재료로 사용한다.

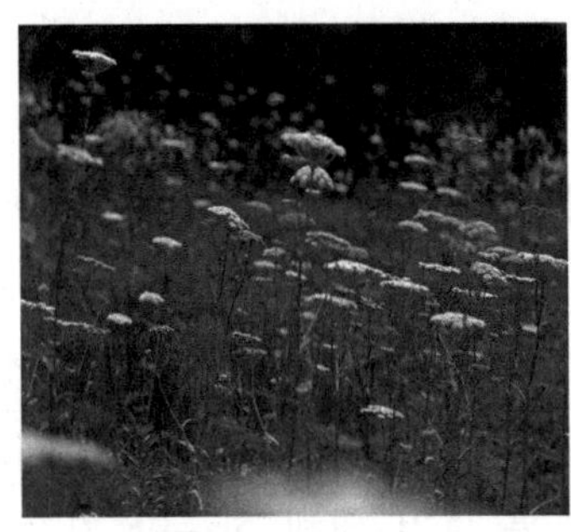
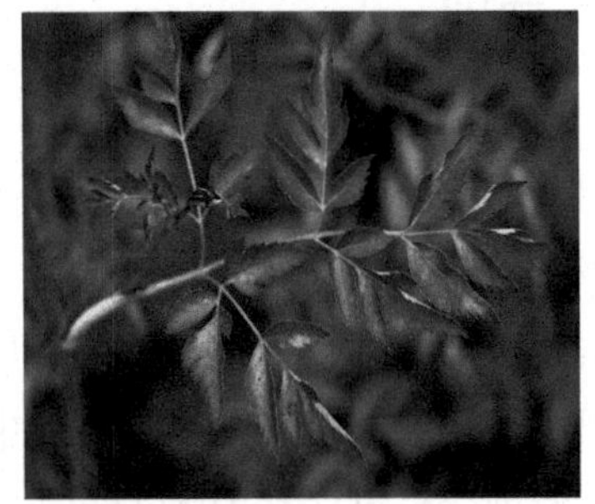
사상자

30. 겨우살이 열매

(1) 겨우살이 열매는 술을 담아서 1잔씩 먹으면 좋다.
(2) 가을에 채취해서 그늘에 말려서 25도 소주에 담근다.
(3) 고기 먹고 체한데 좋다. 항암효과가 강하고, 자궁암, 식중독 등에 좋다.

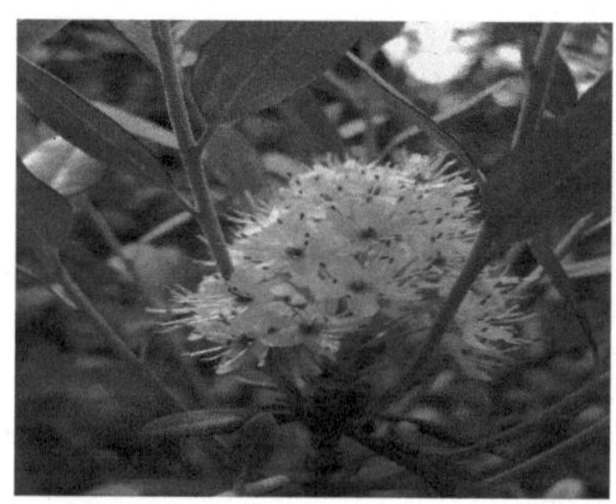
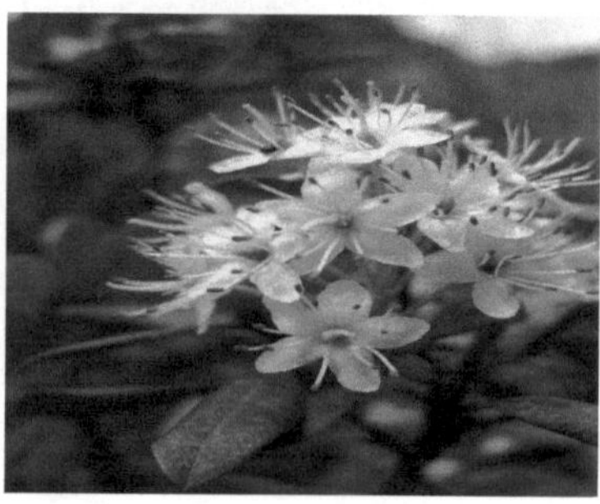

겨우살이

31. 뽕나무

(1) 상백피(뽕나무 뿌리껍질)을 한 번에 3근 정도 넣고 다려 수시로 마신다.
(2) 상백피를 끓여낸 물에 모발을 헹구면 탈모 관리에 좋다.
(3) 두피와 모발을 케어하고, 탈모와 노화모발 등에 효험이 있다.

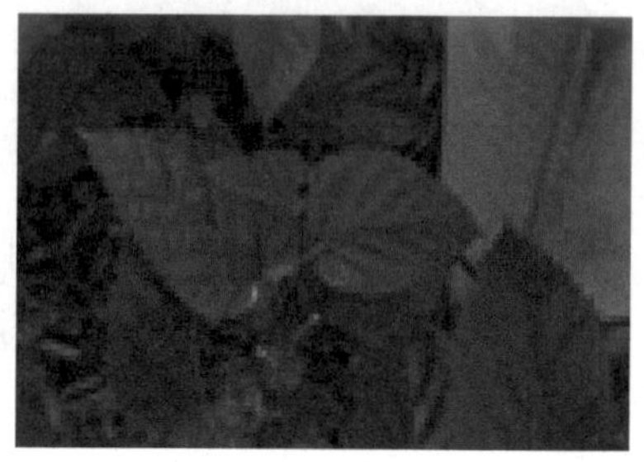
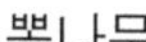
뽕나무

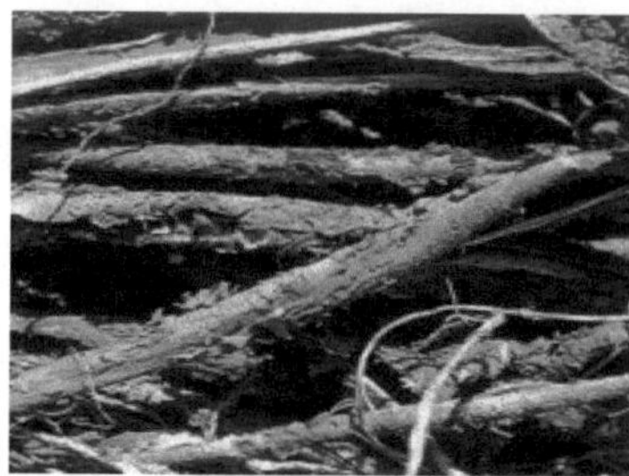
상백피뽕나무

32. 양 파

(1) 주독을 빼주고, 간을 살리며, 피를 맑게 해주며 눈도 좋아진다.
(2) 노화를 방지하고, 혈압에도 좋다. 정자수도 늘려주고, 호르몬도 만들어 준다.
(3) 그냥 먹어도 되고, 술을 담아 먹어도 좋다.
(4) 심장 건강에 좋고, 다이어트에 도움이 된다.

(5) 노화를 늦춰주고 면역력을 강화(케르세틴 성분)해 준다.
(6) 해독작용이 있으며, 빈혈치료에 도움이 된다.
(7) 미네랄이 풍부(칼슘)하고, 효과적인 항암작용이 있다(알리신).

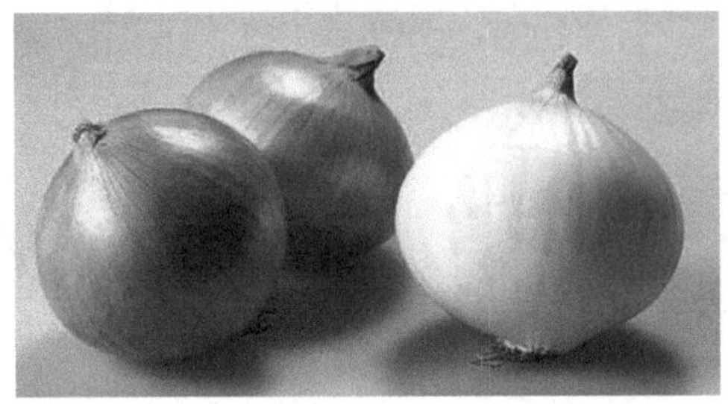

양 파

33. 고리싸리나무

(1) 나뭇결이 줄기를 따라 형성된 것이라야 한다.
(2) 고리싸리를 낙엽지고 난 후 베어서 기름을 내어 아토피 같은 피부병이나 무좀에 사용하면 효과가 좋다.
(3) 나무 속대를 다려 먹으면 신장, 신부전증, 혈압에 좋다.
(4) 댓싸리 씨(지부자)를 삶아 먹으면 부기가 빠지고, 이뇨작용을 돕는다.

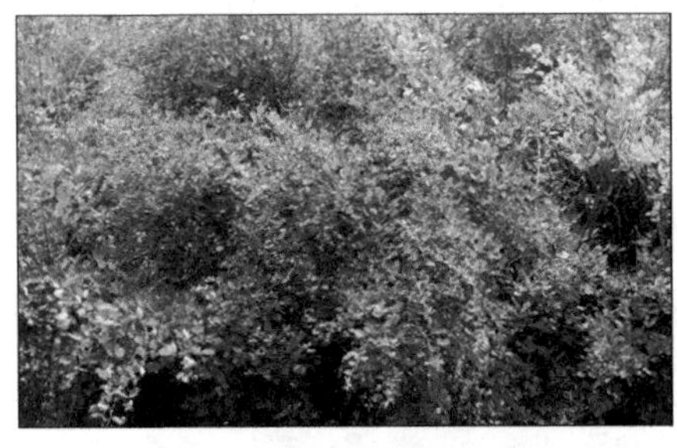

고리싸리

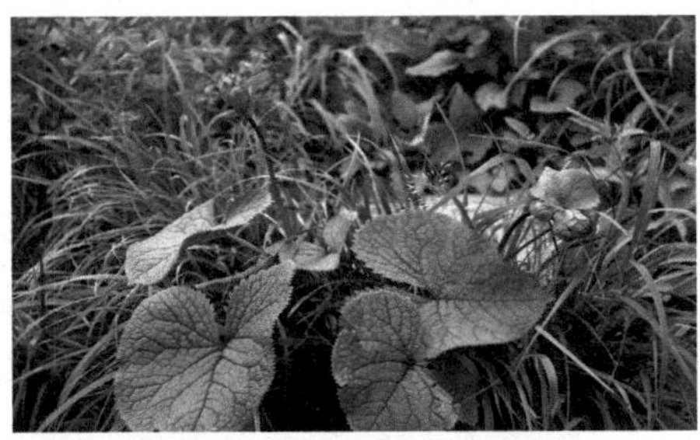

곰 취

34. 곰 취

(1) 곰이 좋아해서 붙여진 이름으로, 비타민이 풍부하고 향기가 좋다.
(2) 건조한 고산지대의 것이 약효가 강하다.
(3) 암 예방과 다이어트(섬유질이 풍부하여 변비 해소)에 좋다.
(4) 노화예방(비타민 C와 베타-카로틴 성분이 항산화 작용)에 좋다.
(5) 기관지 질환과 변비를 개선한다.

35. 쇠비름

(1) 법제법으로는 하루 물에 담그고 사용한다.
(2) 잎이 작은 것을 다려 먹어야 한다. 잎이 큰 것은 독이 있다.
(3) 진하게 다려서 엿처럼 되었을 때 환으로 만들어서 먹으면 피부병에 좋다.
(4) 쇠비름 효소는 위장은 물론 항암효과가 있다.

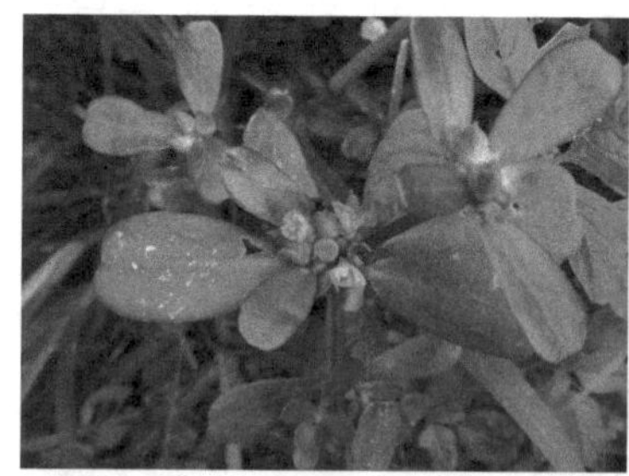
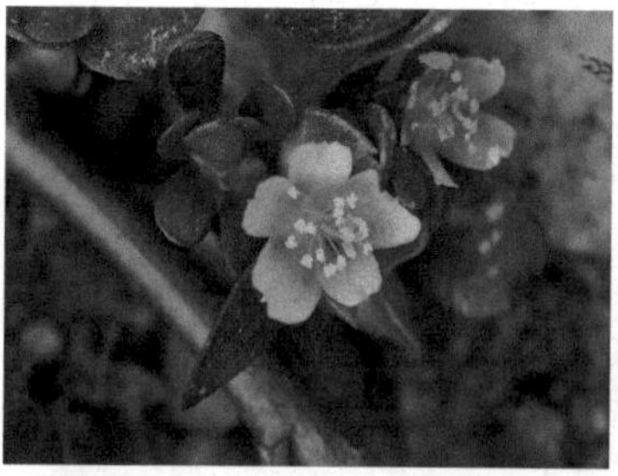

쇠비름

36. 무궁화

(1) 토종 무궁화 흰 꽃 하나에 물 한 대접 넣고 반으로 다려서 5회 정도 마시면 신경 안정제로 효험이 있다.
(2) 회충이 원인일 경우 배가 고프면 배가 뒤틀리는 현상이 있는데, 이때 무궁화 꽃 다린 물을 마신다.
(3) 기생충 구충제로 무궁화 끓인 물을 주기적으로(30회 이상) 연 2회 정도 복용한다.
(4) 신장병, 위장병, 박사제거, 세균 작용에도 좋다.
(5) 하얀 꽃이 피는 무궁화나무 가지를 썰어서 다려 먹는다.
(6) 무궁화는 독이 없다.

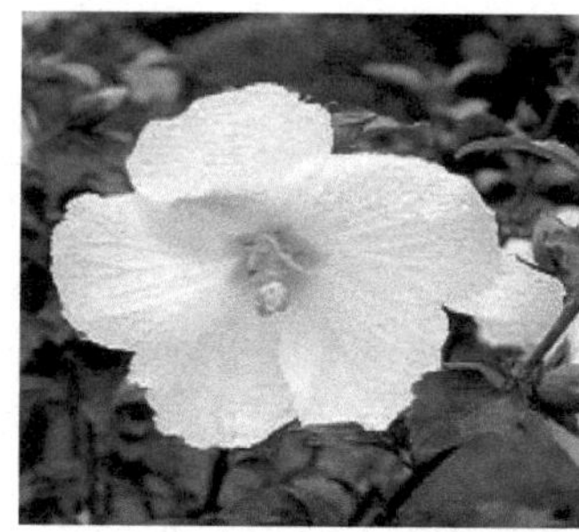
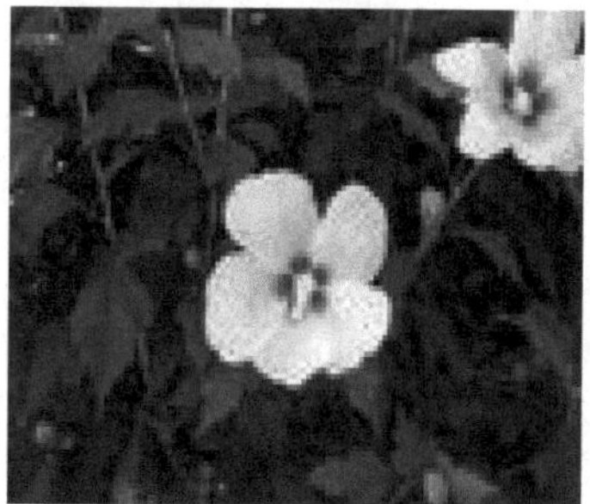

무궁화

37. 씀바귀

(1) 물 사마귀에는 토끼가 잘 먹는 씀바귀 대를 잘라서 하얀 진을 3~4회 발라주면 치료된다. 기관지 질환과 변비 개선에 효과가 있다.
(2) 간, 항암에 매우 강하고, 위장에 좋다. 당뇨, 간, 피부병에도 좋다.
(3) 암 예방과 다이어트(섬유질이 풍부하여서 변비를 해소)에 효과적이다.
(4) 노화예방(비타민 C와 베타-카로틴 성분이 항산화 작용)에 좋다.

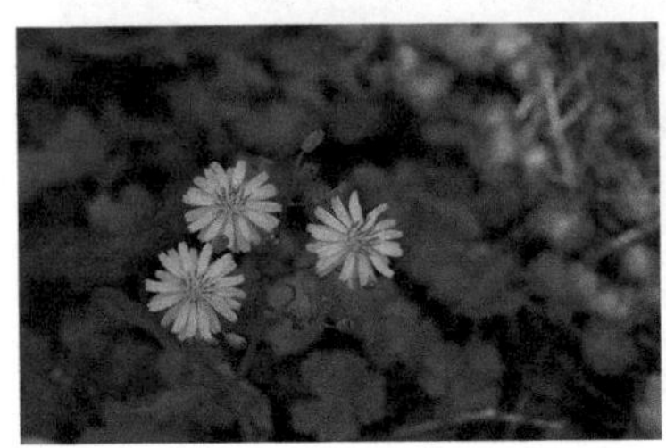
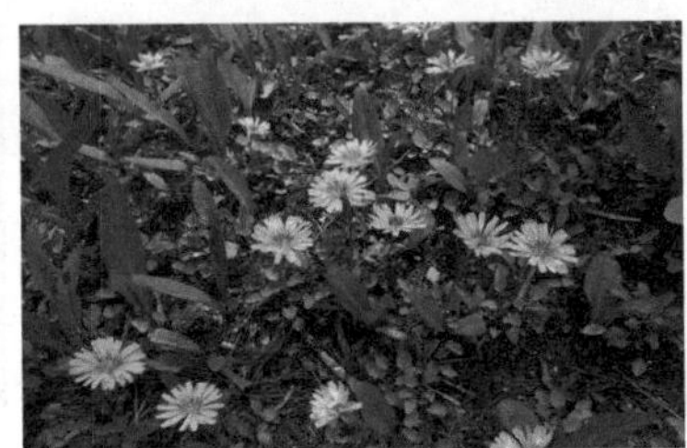

씀바귀

38. 목 화

(1) 목화의 가지꼭지를 다려서 먹으면 위장병, 위암, 위염, 위궤양에도 좋다. 위를 편하게 해준다.
(2) 목화 뿌리(면화근)를 다려 먹으면 위암에 좋다. 항균력이 뛰어나고, 특히 목화 뿌리는 다른 균의 감염도 잡는 항균력이 있다.

39. 승마, 양금

(1) 위가 아래로 늘어지면서 숙변과 같은 것이 고이는 현상에 승마가 좋다.
(2) 몸이 무기력 해지고 약해졌을 때 양금을 다려 마시면 효험이 있다.

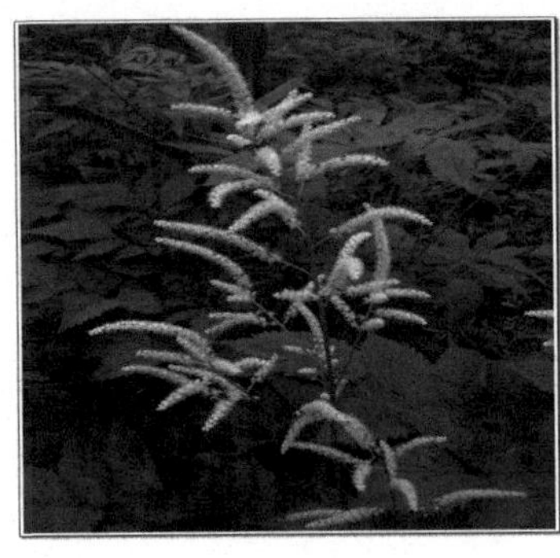
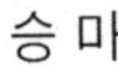

승 마

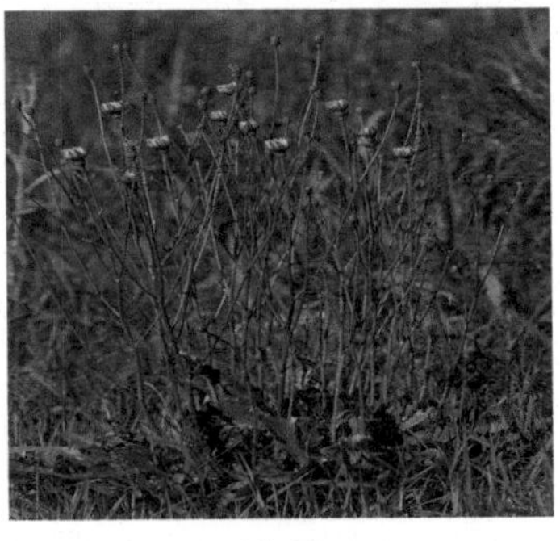

양 금

(3) 승마와 지각과 양금을 비슷한 양으로 다려 토종꿀을 섞어 먹기 좋게 마신다.
(4) 승마는 자궁탈수, 소화기질환, 입 냄새 제거, 해독작용, 항염효과가 있다.

40. 도깨비바늘

(1) 중풍, 당뇨, 이뇨, 변비, 고혈압, 저혈압, 복잡한 당뇨에 좋다.
(2) 도깨비바늘(전초)의 윗부분을 잘라서 그늘에 말리고 2g씩 차로 다려 먹으면 좋다. 염증을 치료하는 데 효능이 있다.
(3) 간염 급성, 콩팥염, 위통, 장염, 맹장염에 효능이 있다.
(4) 인후염, 기관지염 등 각종 염증을 완화시킨다.
(5) 만성 장염으로 인하여 설사 증상, 이질, 학질, 황달 등의 치료에 효능이 있다.

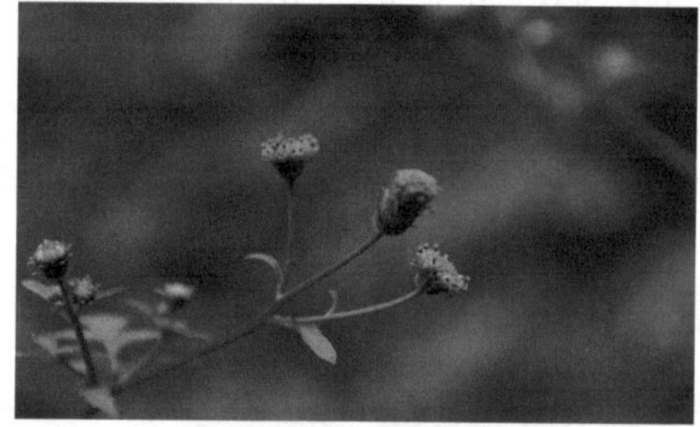

도깨비바늘

41. 명아주

(1) 명아주를 그늘에 말려서 삶은 후에 입에 머물고 있다가 마시면 풍치가 낫는다.
(2) 씨가 여물었으나 마르지 않았을 때 채취한다.
(3) 진할수록 좋으며, 바닷가에서 채취하면 더욱 좋다.

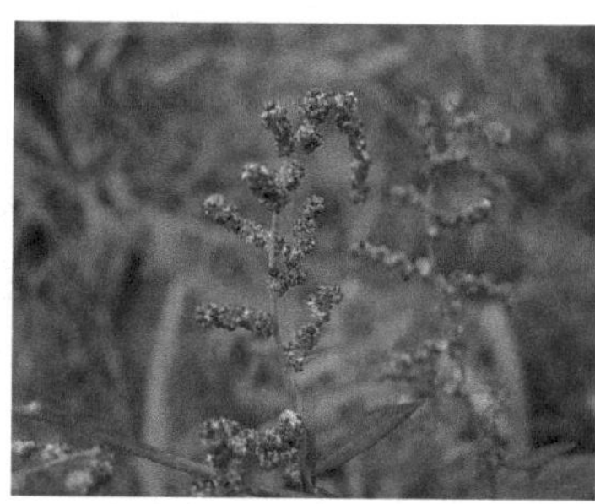
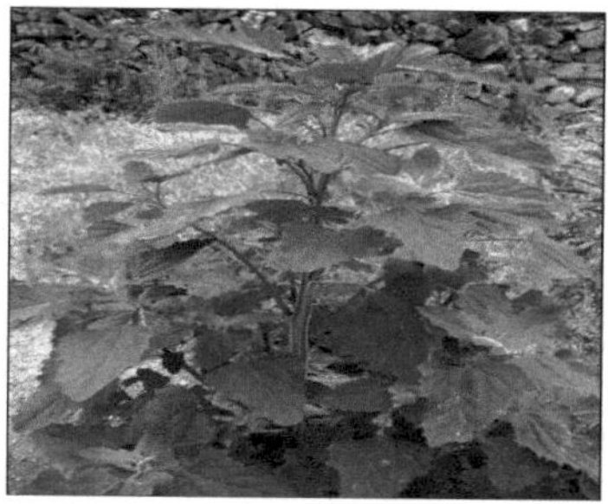

명아주

(4) 태워서 가루를 쓰면 잇몸에도 좋다.
(5) 명아주는 이뇨작용으로 신장 기능을 개선시킨다.
(6) 해독작용이 있으며, 위장건강에 도움을 준다.
(7) 구강건강(입안의 세균 및 박테리아를 제거)에 좋다.
(8) 항암작용(암세포의 생성과 종양의 증식을 억제)이 풍부하다.
(9) 해열작용이 있으며, 피부건강에 도움이 된다.

42. 익모초

(1) 익모초 1홉에 맥문동 1/3홉을 넣고 다려 먹는다.
(2) 익모초 다린 물을 보름 정도 먹으면 차가운 몸이 따뜻해지기 시작한다.
(3) 익모초는 생리통이나 자궁건강에 좋은 영향을 준다.
(4) 이뇨작용이 활발하고, 종기나 가려움증 등도 완화시킨다.
(5) 자궁을 건강하게(생리통을 완화)한다.
(6) 과도하게 섭취할 경우 사망할 수 있으므로 조심해야 한다.
(7) 익모초 엑기스를 마실 때는 너무 써서 음용할 수 없으나 하루 정도 놓아두면 강한 쓴맛이 사라진다.

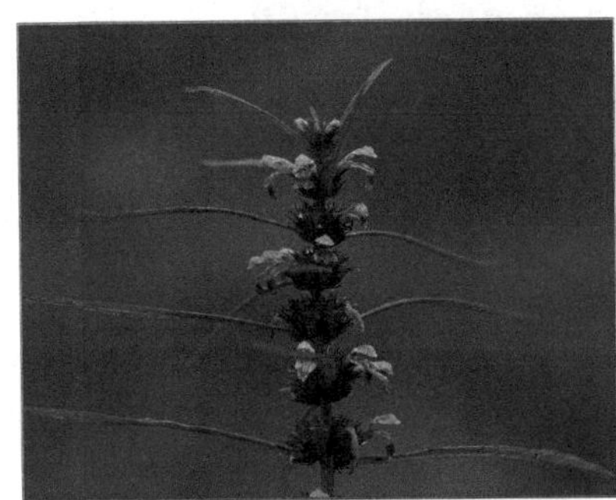
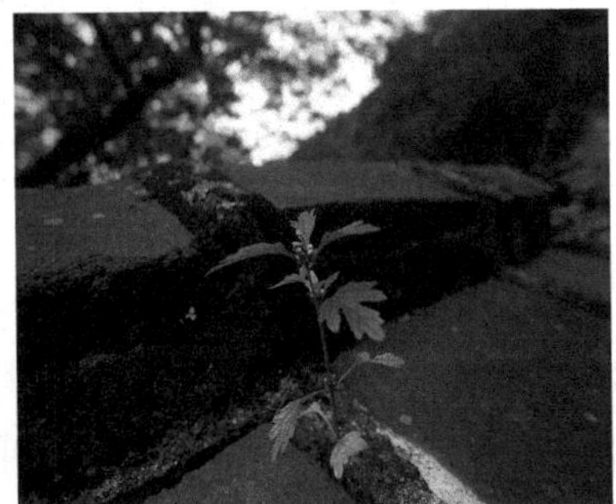

익모초

43. 맥문동

(1) 몸의 독을 풀고 신장, 간장을 활성화시키며, 위의 기능을 강화시킨다.
(2) 맥문동 뿌리에 달린 혹 같은 것은 약으로 쓰며, 5월 중에 캐면 많이 달린다.
(3) 맥문동 심은 심장을 다치게 해서 제거해야 하는데, 심을 제거하지 않으려면 쌀뜨물로 법제한다.
(4) 몸에 열이 많은 사람에게 좋고, 혈액순환과 심혈관기능 향상에 좋다.
(5) 폐 기능 활성화에 좋다(마른기침, 잔기침을 하는 사람은 맥문동 차).

(6) 아토피 피부염이나 지루성 피부염에 맥문동 우린 물을 차게 하여 환부에 바른다. 비위가 허약하고 설사를 자주하는 사람은 부작용에 주의해야 한다.

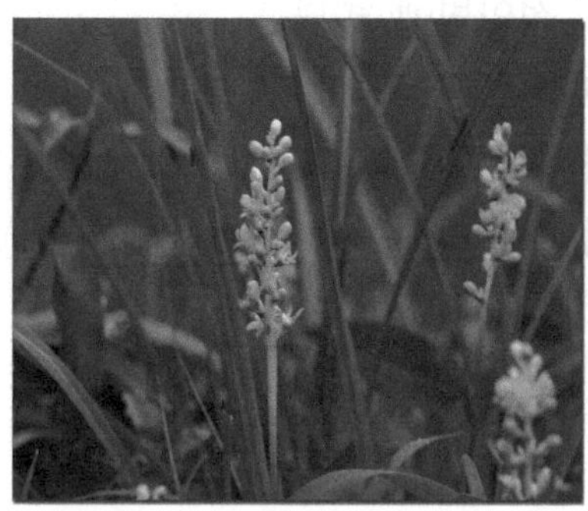
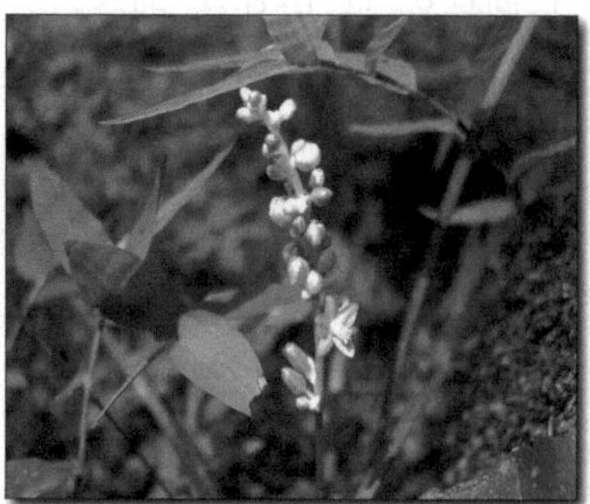

맥문동

44. 버드나무, 치자나무

(1) 냇가의 버들가지 껍질을 다려 먹으면 아이들의 고열에 효과가 있다.
(2) 끓인 물 1컵 치자를 3개 정도 넣었다가 차로 먹을 만할 때 먹으면 간의 열과 독을 해소시켜 준다.
(3) 토끼에 치자나무를 넣어 다려 먹으면 열이 내린다.
(4) 버드나무를 물로 진하게 달여 걸쭉한 시럽 형태로 만들어 마시면 해열작용은 물론 바이러스성 질환에 효능이 있다.
(5) 위장 기능이 약한 사람은 버드나무와 맥아를 넣어 다린 물을 마신다.
(6) 협심증, 가슴 두근거림, 두통, 사지마비, 숨 가쁨 등이 없어지거나 가벼워진다.
(7) 치자의 열매는 열을 제거하고, 화를 다스린다. 혈(血)을 맑게 하는 효능이 있다. 열병, 허번, 불면증, 황달, 임병, 소갈증, 결막염, 토혈, 코피 등을 치료한다.

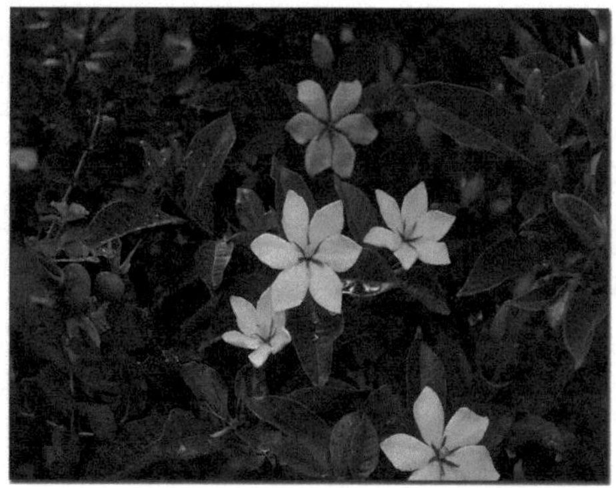

치자나무

45. 오리기름

(1) 몸의 노폐물을 몸 밖으로 배출시켜서 성인병에 좋다.

(2) 오리와 돼지의 기름은 인간의 체온보다 낮은 온도에서 녹기 때문에 몸에 들어가면 몸의 노폐물을 배출시킬 수 있다.

(3) 청둥오리는 7월 중순에서 8월 중순까지 털갈이를 해서 잘 날지 못한다. 이때 오리를 잘 고아 나온 기름을 마시면 노폐물 배출에 효과적이다.

46. 고 추

(1) 소주 1.8리터(25도)에 붉은 고추 말린(양근)것 13～15개에 백설탕 반 컵을 넣고 2～3개월 숙성시킨다. 고추는 비타민이 매우 풍부하여 노화 방지에 좋다.

(2) 식사에 반주로 1～2잔씩 마시면 피가 맑아지면서 노화가 방지되고, 피부가 살아나며 혈색이 좋아진다.

47. 띠 풀

(1) 삐삐(띠)풀 뿌리를 진하게 다려 먹으면 여성의 냉・대하에 좋다.

(2) 씨가 맺기 전의 지장풀을 채취해서 다려먹거나 그냥 먹으면 바이러스를 예방할 수 있고, 적리균 황색포도상구균 등에 대하여 항균작용이 있다.

(3) 코피는 바이러스, 혈압, 코 벽이 약한 것이 원인이 되는데, 띠풀 다린 물로 씻어내면 코벽을 보호하고 코피를 예방할 수 있다.

(4) 띠풀은 혈열로 인한 토혈, 코피, 소변출혈, 각혈, 부정 자궁출혈, 생리불순 등에 효능이 있으며, 해열작용과 이뇨작용이 있다.

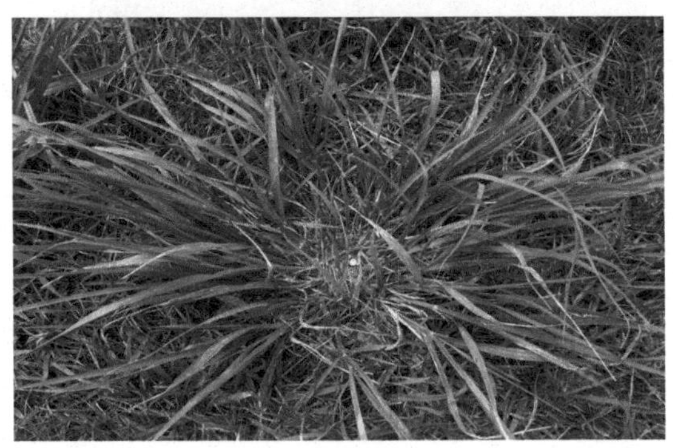

지장풀

48. 갈대 뿌리(노근)

(1) 구토, 설사, 위장병, 당뇨, 조류독감, 각종 독(특히 복독)을 제거하는 데 좋다.
(2) 갈대 뿌리를 다려 먹으면 파라큐마틴산과 아세틸콜린이 활성화되어 신경계가 활성화되면서 치매를 예방한다.
(3) 콜레스테롤 수치를 조절하고, 고지혈증을 예방한다.
(4) 해열제, 차가운 성질을 가진 약초로 해열효과가 있으며, 당뇨에 좋다.

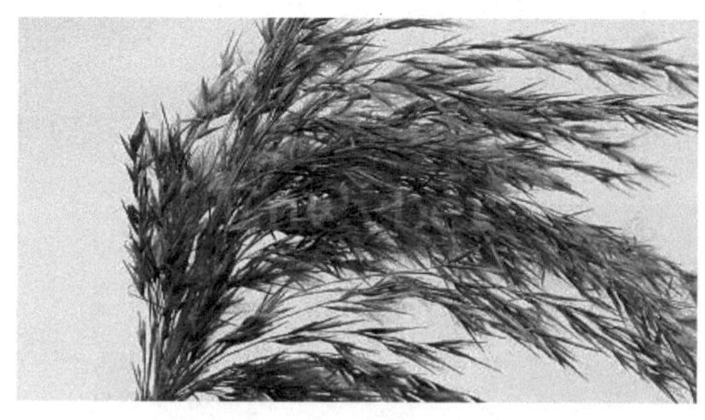

갈 대

49. 함 초

(1) 손발이 차거나 몸이 냉한 것은 숙변으로 인해 영양분을 제대로 흡수하지 못하는 것이 원인이다. 그러므로 숙변을 제거하는 것이 병 치료의 근본이다.
(2) 함초와 같은 풀이 숙변의 제거에 좋고, 당뇨를 예방한다.
(3) 메론과 함초를 공복에 많이 먹기를 3일 정도 하면 된다. 아침에 1개씩 먹어도 된다. 식이섬유가 풍부하게 함유되어 이뇨효과와 부종 치료에 탁월하다.
(4) 다이어트 효과와 위장 기능을 활성화 시키고, 변비를 개선한다.
(5) 혈관 염증을 개선하고, 골다공증에 효능이 있다.

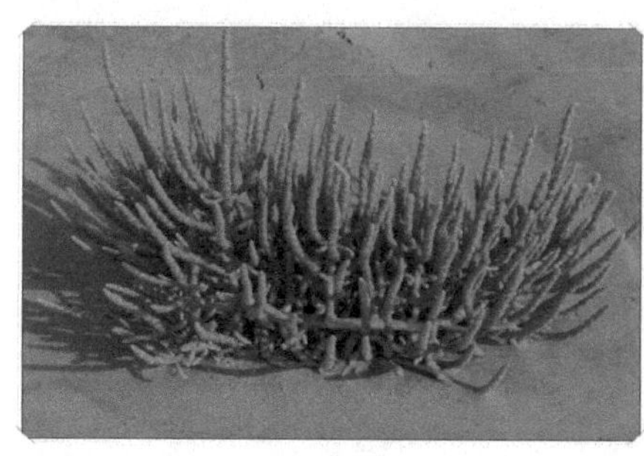

함 초

50. 산 삼

(1) 간이 나쁘거나 암에 걸리면 절대로 먹지 말아야 한다.
(2) 산삼을 먹으면 몸이 뜨거워 고혈압 환자는 주의해야 된다.
(3) 산삼이나 인삼 씨는 1년 묵혀서 심어야 잘 살아난다.
(4) 산삼은 원기를 북돋워 주고 두뇌 활동과 정신력을 왕성하게 된다.
(5) 당뇨, 암, 혈압, 간, 신장질환 등 각종 성인병 예방에 효과적이다.
(6) 정력부진 및 갱년기 장애를 해소하고, 면역기능을 향상시킨다.
(7) 스트레스에 의한 신경과민, 빈혈에 좋다.
(8) 눈이 맑아지며, 추위를 타지 않고, 조혈, 신진대사 촉진작용이 있다.

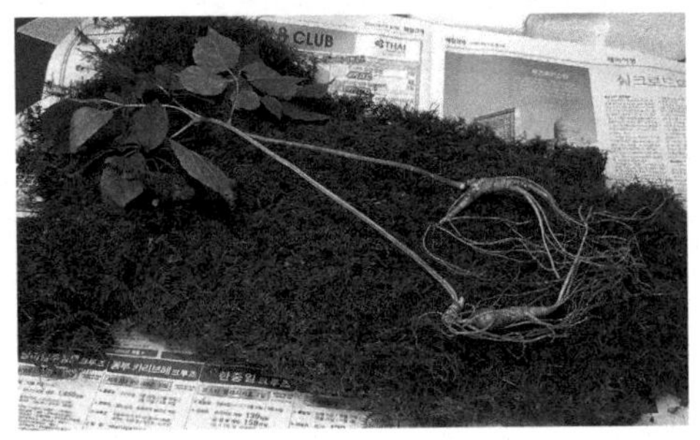

산 삼

51. 토사자

(1) 녹차를 토사자와 함께 다려 마시고, 호르몬제 약과 함께 먹어서는 안 된다.
(2) 토사자(새삼씨)는 콩(두부 된장)과 궁합이 맞다. 콩과 함께 복용하면 골다공증 에도 좋고, 류마티스와 같은 여러 뼈 질환에 좋다.
(3) 토사자는 여드름과 같은 피부질환 기미와 여러 잡티들을 없애 준다.

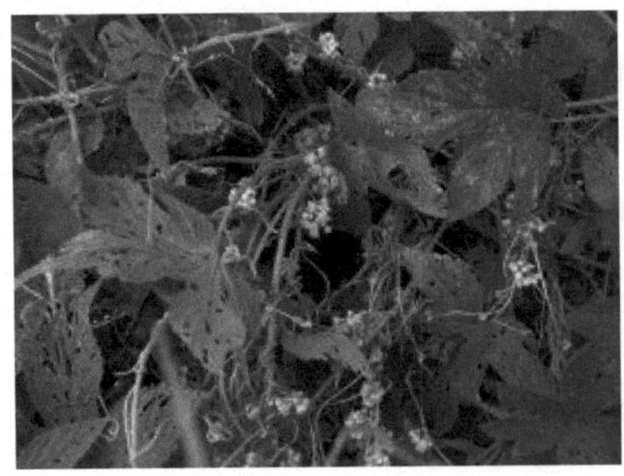

토사자(새삼)

(4) 신장의 기능을 강화한다.
(5) 골수에 영양분을 보충해 주는 효과가 있다(골수생성).

52. 석창포

(1) 석창포를 다린 물과 꿀과 밀가루를 적당량 혼합하여 발라주면 버짐에 효과적이다. 청량고추 효소와 석창포 다린 물을 혼합하여 가끔 찍어 바르면 버짐에 효과적이다.
(2) 석창포는 뇌신경 보호와 치매 예방(주성분 아사론이라는 성분)에 효과적이다.
(3) 건망증과 알츠하이머형 치매 예방에 좋고, 진정작용에 효과(정유 성분)가 있다.
(4) 콜레스테롤 수치를 개선에 효과적이고, 기관지 수축 억제가 있다.
(5) 따뜻한 성질로 과다 섭취를 하게 되면 몸의 기운에 화를 가져온다(주의).
(6) 너무 과하면 머리가 무거워지는 느낌이 들 수도 있다(주의).

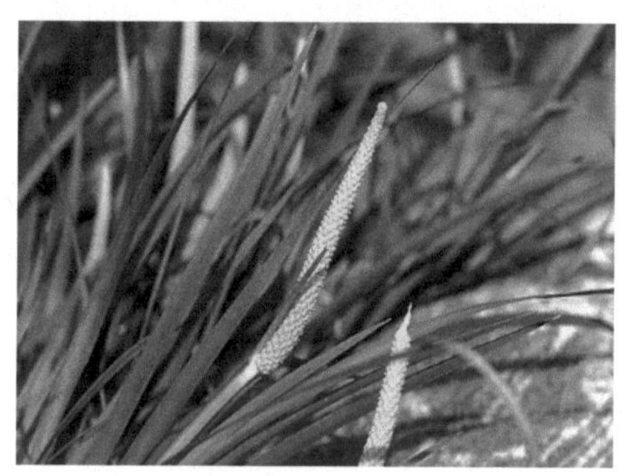

석창포

53. 삼백초, 치자

(1) 삼백초에 치자를 넣고 끓인 물로 씻어낸다.
(2) 도꼬마리 씨를 진하게 다려 부스럼에 바른다.
(3) 쑥을 으깨 밀가루를 혼합한 액을 바른다.

54. 감 자

(1) 날감자를 갈아서 즙만 짜서 그릇에 담아두면 침전된다.
(2) 침전된 것의 맑은 물을 마시면 몸의 독소를 제거한다.
(3) 감자는 빛이 들면 파랗게 변하는데, 이 독은 매우 다양해서 몸에 좋지 않다.
(4) 무릎 아프고 관절에 물 찼을 때 감자를 으깨서 붙인다.

(5) 스트레스 완화에 도움을 주고, 위장 기능의 개선(알기닌과 아트로핀 성분)에 좋다. 고혈압 예방에 효과적이다.
(6) 염분 배출, 칼륨으로 나트륨을 체외로 배출하는 역할을 한다.
(7) 콜레스테롤을 정상화(사포닌 성분)시키고, 변비 치료와 다이어트 효과에 좋다.
(8) 열량이 높은 편이므로 과다하게 섭취하는 것은 좋지 않다.

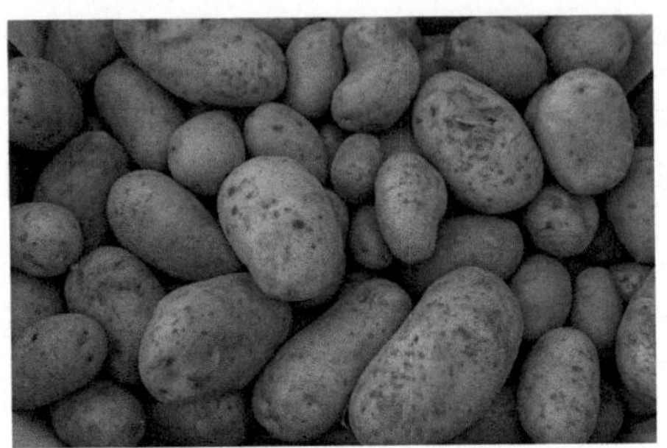

감 자

55. 자작나무(거제나무)

(1) 껍질을 다려 먹으면 눈이 좋아지며 위장병, 해소, 천식에 좋다
(2) 혈압, 중풍과 같은 성인병에도 좋다.
(3) 몸의 독소를 풀어주고, 차가버섯이 자란다.
(4) 위에는 효과가 있으나 다른 효험은 약하다.

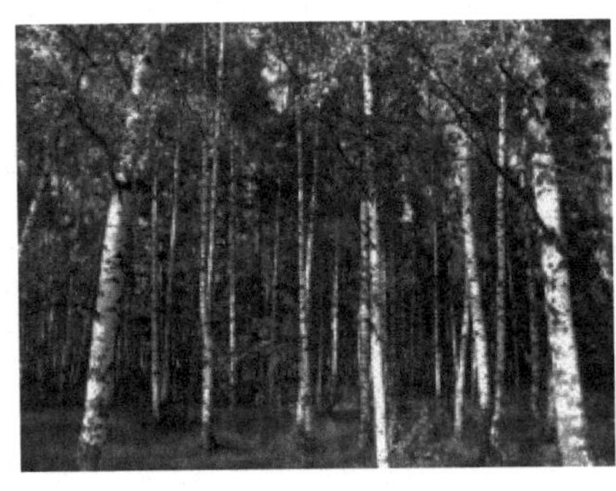

자작나무(거제나무)

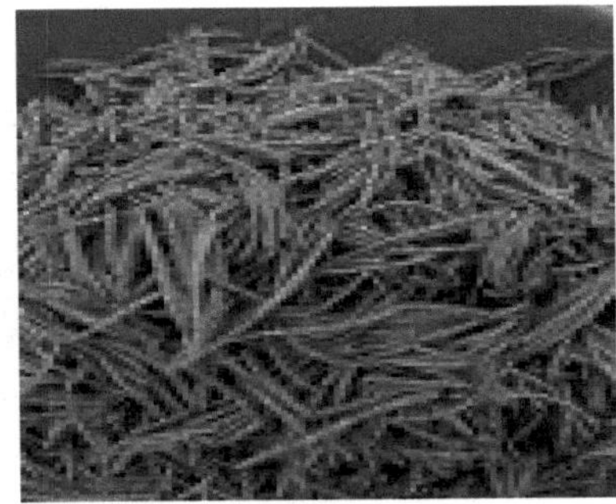

행 이

56. 행이나물

(1) 항암효과가 좋고, 혈액순환에 좋다.
(2) 자연 산소를 발생하여 혈액순환에 좋다.

57. 쇠떼기(쇠뜨기)

(1) 쇠뜨기 한 냥에 물 적당량(1되 정도)을 1/3 정도 될 때까지 다린 후 음용한다. 많이 먹으면 설사가 난다. 가급적 다려 먹으면 좋다.

(2) 쇠뜨기에는 인, 칼륨, 마그네슘, 철, 동, 망간, 게르마늄 등의 미네랄을 많이 함유한다. 이뇨작용과 신장에 이롭다.

(3) 규산 세정제 성분이 있어서 화농성 궤양, 피부습진 등에 사용한다.

(4) 여드름 치료 성분인 규산이 풍부하고, 바이러스성 질환에 효과적이다.

(5) 줄기를 물에 씻은 후 갈아서 물과 섞어 액으로 머리를 감으면 탈모증에도 좋다. 여드름 치료 성분인 규산이 풍부하다.

(6) 치질, 무좀, 종기 등에는 쇠뜨기를 찧거나 구워서 환부에 바른다.

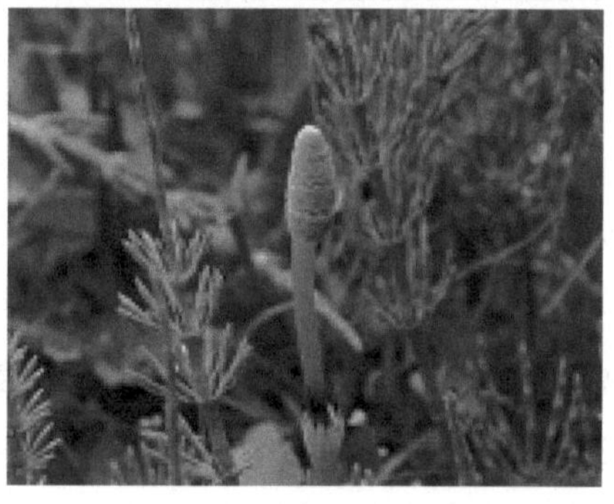

쇠뜨기

58. 죽 염

(1) 죽염을 작은 알갱이 상태로 갈아 다양한 요리에 사용하면 여성의 냉증에 효과적이다. 여성암에 효험이 있다.

(2) 질 깊숙이 3번 정도 넣어 씻어주면 웬만한 물혹이 줄어들거나 냉을 없애준다.

(3) 질에 죽염을 사용하면 이물질이 나오면서 냄새가 심하다.

(4) 자궁이 약한 사람은 방풍과 토사자와 금은화, 사상자, 산수유, 잔대를 똑같은 양으로 다려서 복용한다.

59. 사상자

(1) 남성 호르몬 분비를 돕고, 뼈를 튼튼하게 한다.

(2) 개당귀처럼 생겼으며, 살짝 데쳐서 나물로 무쳐 먹는다.

(3) 사상자는 신장 기능을 따뜻하게 하여 양기를 튼튼하게 한다.
(4) 풍을 제거하고, 수렴성 염증을 치료하는 작용을 한다.
(5) 조루 또는 임포텐츠 등에 사용한다. 키 성장에 도움이 되고, 이뇨작용에 좋다.
(6) 자궁이 한랭하여 불임이 되는 증세에도 효험이 있다.
(7) 사상자 다린 엑기스는 음낭의 습진, 부인 음부 가려움증, 습진에 효능이 있다.

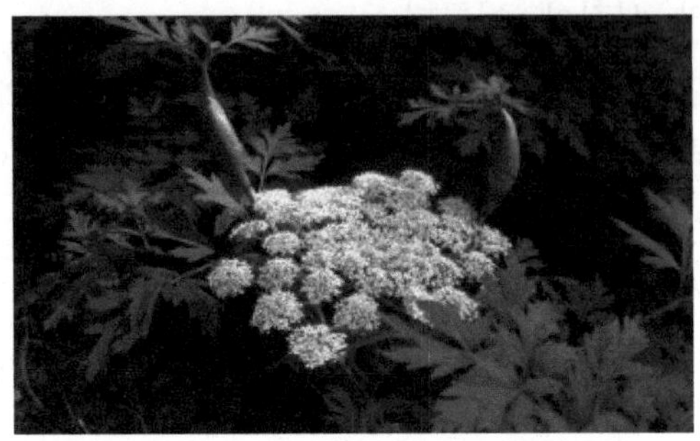

사상자

60. 삼지구엽초

(1) 사상자 1.5, 토사자 1, 음양각 1/2, 파극 1, 육종룡 1을 넣어 술을 담아 먹으면 피부가 재생되고, 남자의 정력이 좋아진다.
(2) 음양각은 삼지구엽초로 정력에 효과적이고, 원기 회복에 효과적이다.
(3) 삼지구엽초는 건조하여 말린 것을 다려서 사용한다.
(4) 삼지구엽초에 함유된 에피메딘, 이칼리인 성분이 성호르몬의 분비를 촉진한다.
(5) 정액의 생산을 증가시키며, 성욕을 향상시키고, 음위증, 조루증을 개선시킨다.
(6) 데소메틸 성분이 말초신경을 자극하여 혈관을 확장하고 발기력 향상에 도움을 준다. 간과 신장의 기능을 향상시킨다.
(7) 기억력 감퇴, 건망증, 신경 예민, 치매예방에 도움을 준다.
(8) 양기부족으로 인한 여성의 생리불순이나 냉증 증상을 완화시킨다.

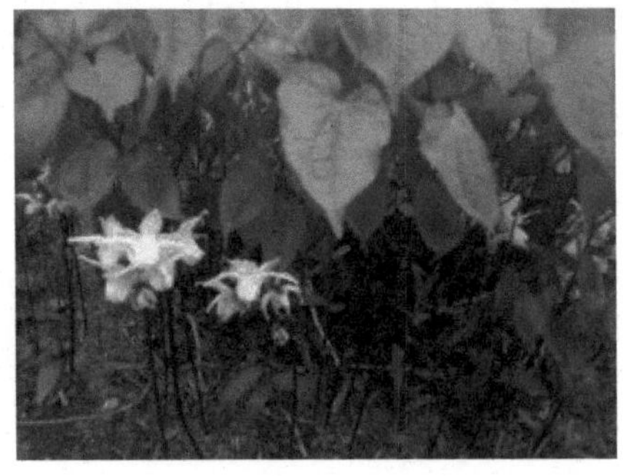

삼지구엽초(음양각)

61. 황토

(1) 황토 흙을 곱게 걸러서 물에 타서 끓여서 목욕하면 피로 회복에 좋다.
(2) 불 때는 집 아궁이 그름과 황토 흙을 섞어서 갠 것을 고름(종기)에 붙이면 종기가 줄어들거나 없어진다.
(3) 돼지나 가축사료에 황토를 섞어서 먹이면 면역력과 저항력이 강해진다.
(4) 돼지 축사에서는 가끔 황토를 먹이로 주는 것이 좋다.

62. 수중풀(굉이풀)

1) 굉이밥

(1) 오래된 연못에 고양이 발, 코, 양의 세 갈래 클로버 잎 같은 수초이다.
(2) 맛이 시큼털털해서 '괭이밥'이라 한다.
(3) 당뇨에 특효, 혈압에 도움을 준다.
(4) 신맛이 있어서 '시금초'라고 하며, 웰빙식품으로도 쓰인다.
(5) 황동그릇을 닦으면 녹이 잘 닦인다.
(6) 비슷한 환경에서 자란 물풀은 단백질을 분해하고 혈액을 맑게 한다.
(7) 꽃 모양이 비슷한 마름은 혈압, 당뇨에 좋으나 다량 섭취해서는 안 된다.

2) 물 풀

(1) 단백질을 분해한다.
(2) 혈액을 맑게 한다.

3) 마 름

(1) 혈압, 당뇨에 좋다.
(2) 다량 섭취하지 말 것(1일 2돈을 넘지 않을 것)

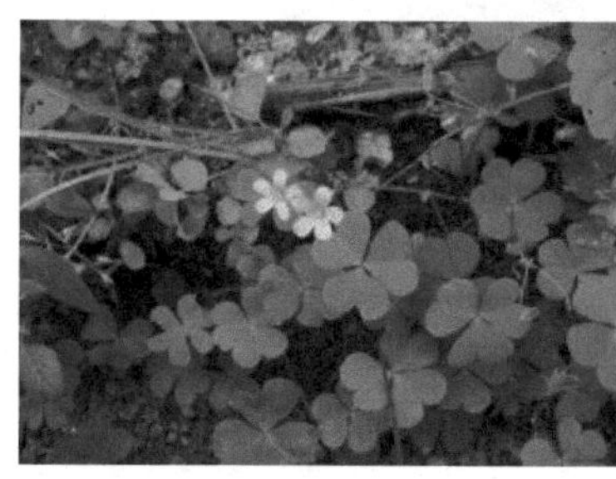
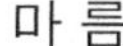
마 름

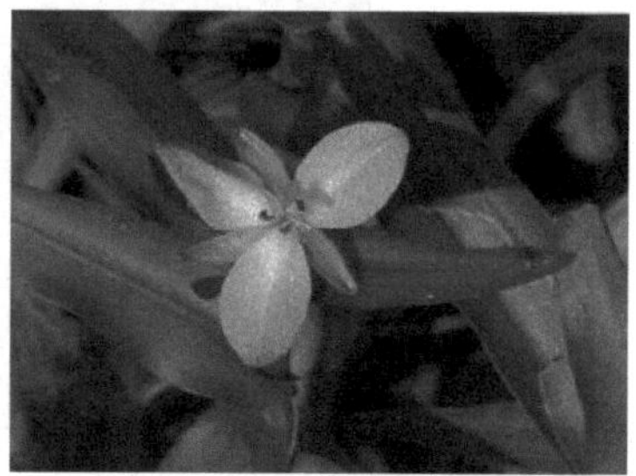
굉이밥

63. 어성초

(1) 어성초는 비린 냄새가 있어서 명명해진 이름으로, 울릉도에서 자생한다.

(2) 피로회복과 자연 항암효과가 있어서 자궁암, 피부병, 피부노화 방지와 단백질을 분해시켜서 살이 빠지고, 신장을 보강시켜 주고, 독충(모기) 해독, 담석, 결석이 풀리는 데 좋다.

(3) 다려서 여러 번 복용하고, 생즙을 내면 짜면서도 고소한 맛으로 30초 안에 먹는다. 항암효과가 강하다.

(4) 가루를 내서 피부에 바르면 굳은살이 풀린다.

(5) 담석에 걸리면 통증이 심하고, 소화불량에 걸리는 데 어성초가 그 작용을 완화시킨다. 가루를 내서 피부에 바르면 굳은살이 풀린다.

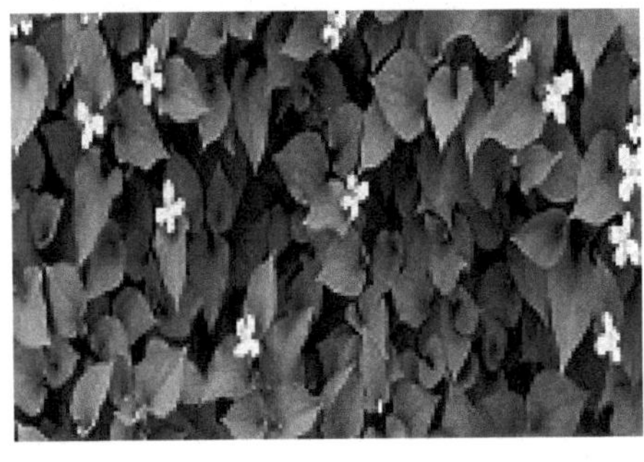

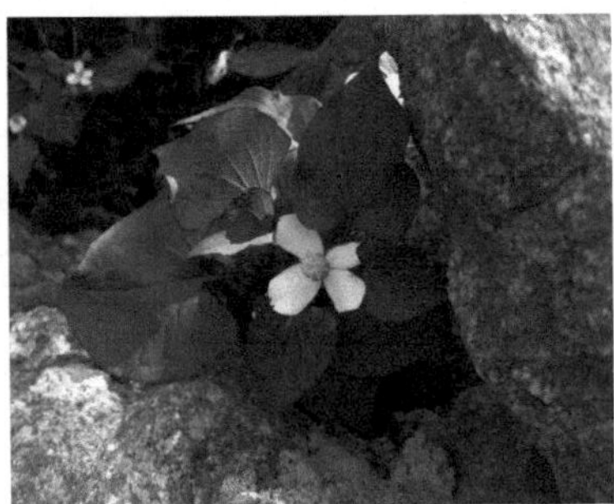

어성초

64. 목단뿌리

(1) 목단 뿌리는 잘 씻어 말린 후 다려서 사용한다.

(2) 관절, 신경통에 효과적이며, 토사, 광란에 좋다.

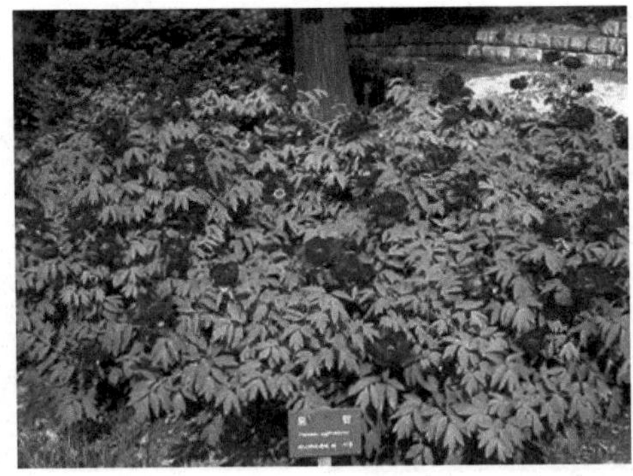

목단뿌리

65. 양귀비

(1) 양귀비꽃이 맺혔을 때 줄기를 흠집 내서 진을 모은 엑기스를 먹고 땀을 내면 중풍이 낫는다.

(2) 양귀비 대를 다려 먹으면 감기, 복통에 좋다.

(3) 양귀비 대를 술에 담그면(양귀비 1대에 술 1.8리터 1병) 항암효과가 탁월하고 당뇨가 낫는다.

(4) 재와 섞어서 씨를 심으면 양귀비는 무성하게 잘 자란다.

(5) 과다 섭취는 신경을 마비시키고 중독성이 강하다.

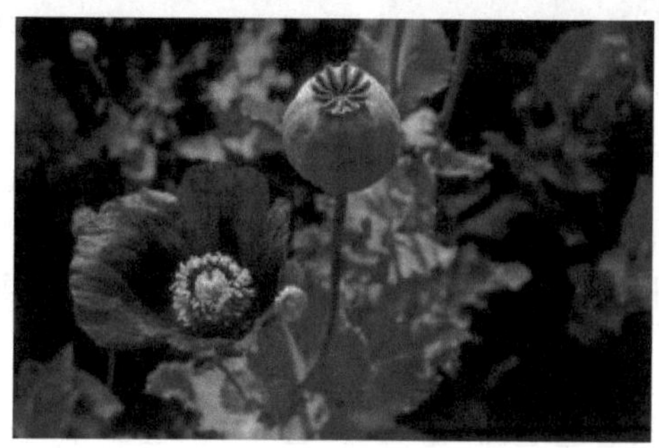

양귀비

66. 산작약

(1) 작약 뿌리는 건조하여 사용한다.

(2) 위 보호제 역할을 하며, 위산 분비 조절에도 효과적이다.

(3) 강심제로 심장 근육 강화에 도움이 된다.

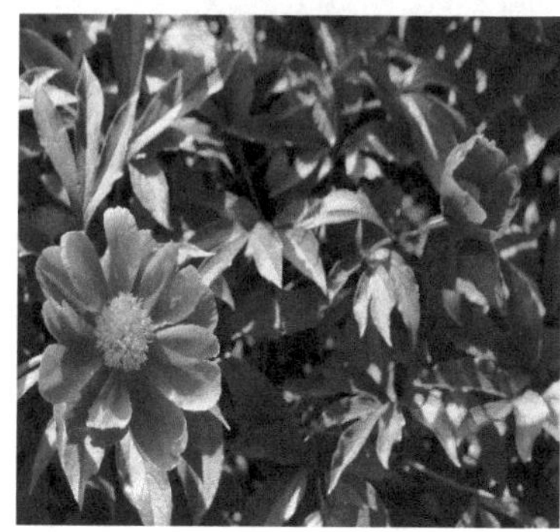

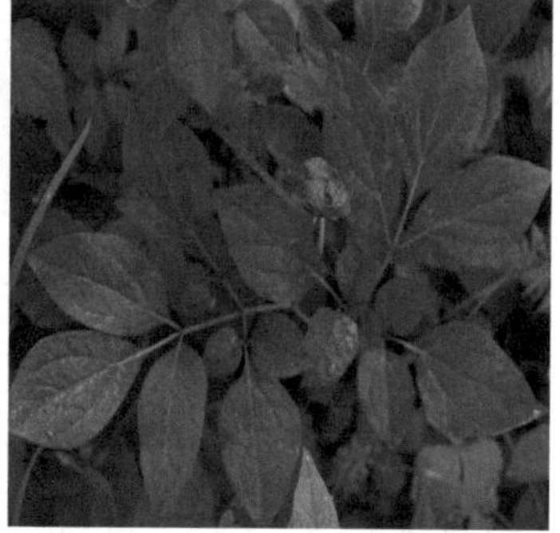

산작약

67. 벌나무

(1) 계룡산 쪽에서 주로 서식 분포하고, 항암효과가 있다.
(2) 관절, 류마티스에 효험이 있으며, 당뇨에 좋다.

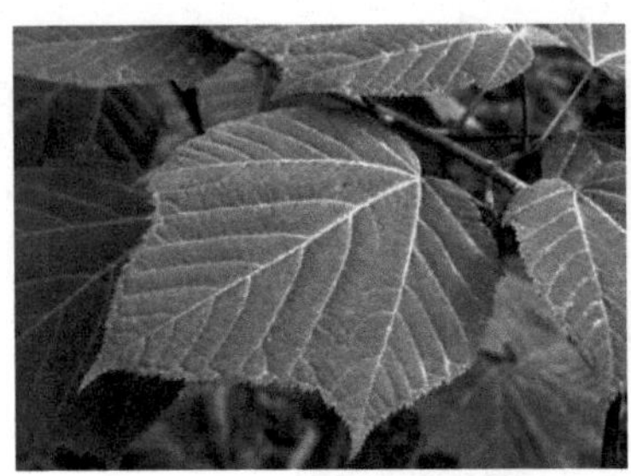
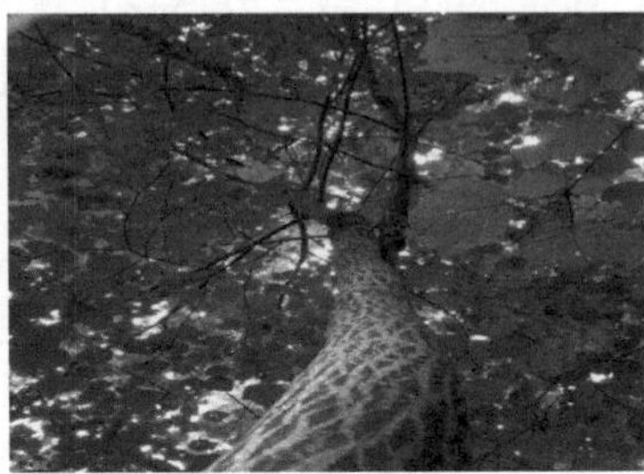

벌나무

68. 구상나무 껍질

(1) 한라산, 지리산, 덕유산 등의 높은 산에서 살아가는 상록교목으로 껍질을 잘 다려서 음용한다.
(2) 여성의 생리불순, 자궁출혈에 많이 쓰인다. 고혈압과 두통, 관절에 좋다.
(3) 성질은 따뜻하고 맛은 매콤하며, 기를 순환시키고, 맺힌 것을 풀어주는 효능이 있다. 아토피와 여드름에도 탁월한 효능이 있다.
(4) 정유가 항생제 내성세균의 생장을 억제하고, 염증질환 개선효과가 탁월하다.

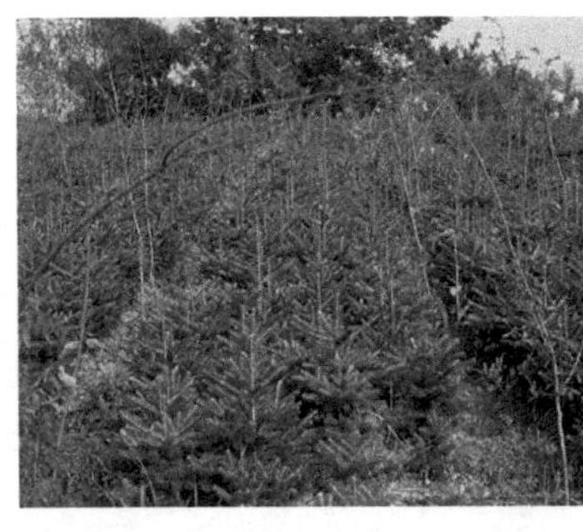
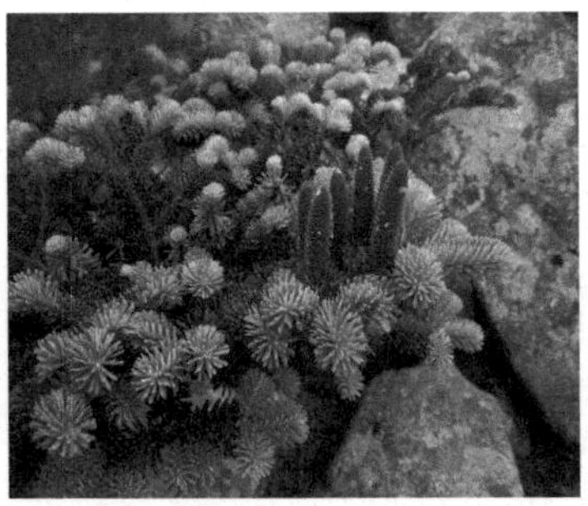

구상나무

69. 주 목

(1) 껍질은 관절에 좋고, 씨는 암에 좋다.
(2) 살아 천년, 죽어 천년 고목으로 전국 고산지대에 분포한다.
(3) 현재 택솔이란 암 억제제 물질 추출로 암에 특효는 있는 것으로 알려져 있다.

(4) 혈압을 내리고 심장의 운동을 느리게 하는 작용을 한다.
(5) 많은 양을 먹으면 심장마비와 위장염을 일으키는 등 독성이 있다.
(6) 잎도 혈압을 낮추고, 유행성 독감에 특효약이다.
(7) 주목을 달일 때 날달걀을 넣어 다려야 달걀이 주목의 독성을 모두 빨아들인다.
(8) 나무줄기 또는 껍질을 민간에서 기침약, 신경통 치료약으로 사용한다.
(9) 가지와 잎은 신우염으로 몸이 부었을 때 사용한다.
(10) 종자의 배와 수피는 항암제 택솔(유방암, 난소암 등에 효과)을 추출한다.
(11) 침엽에 toxin이 함유되어 있어 구토, 설사, 복통, 경련 소는 죽음에 이르게 한다(성분에 잎에 플라보노이드, 알칼로이드, 쿠마린 그리고 6월에 채취한 잎에 0.22%의 알칼로이드 탁신 $C_{37}H_{51}O_{10}N$이 있다. 이밖에 탁시닌 $C_{30}H_{31}O_{8}$, 계피산, 플라보노이드인 스찌아도피티신 $C_{34}H_{24}O_{10}$, 쿠에프쩨틴, 0.14%의 랍모양 물질, 43mg%의 찌아노겐 배당체가 있다).

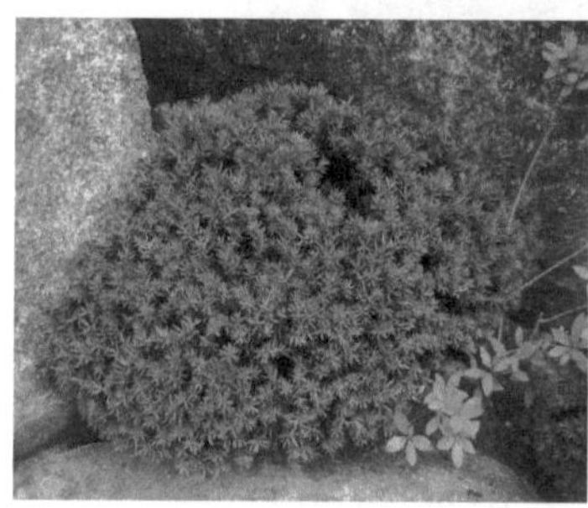
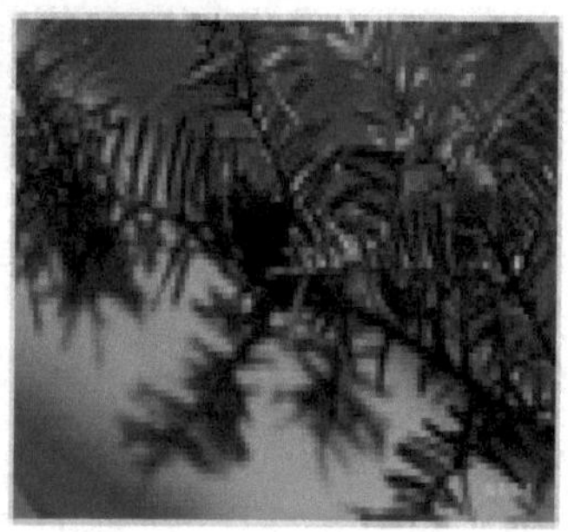

주 목

70. 산깨꽃

(1) 설사에 그냥 먹거나 다려 먹으면 좋다. 그냥 뜯어 먹어도 좋다.
(2) 타 지역에서 물 갈아 먹어 설사를 하는 현상을 완화시킨다.
(3) 반대로 바랭이 풀은 설사가 만들어져서 변비와 비만에 좋다.

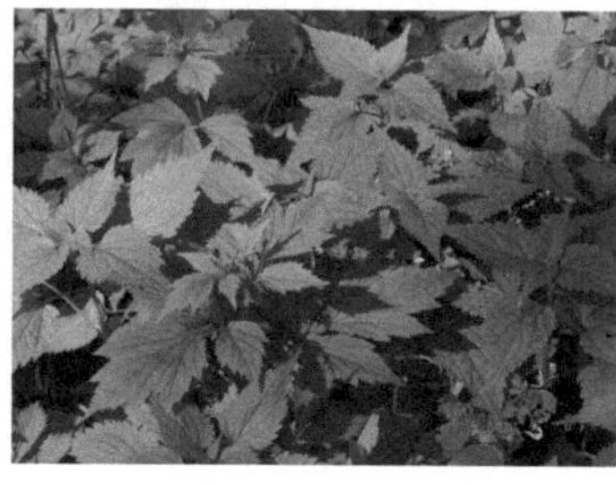
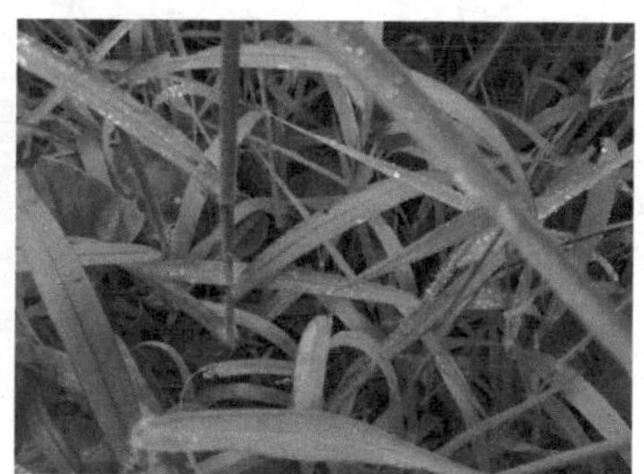

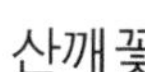
산깨꽃 바랭이

71. 개복숭아 나무

(1) 봄에 흠집을 내면 진이 나온다. 가을에 채취해서 콩알만 하게 두고 공복에 먹으면 잔병 치레가 없어지고 무병장수한다.

(2) 개복숭아의 씨(도인)를 소주에 넣어 3개월 후에 먹고, 바르면 피부가 부드러워진다.

(3) 초겨울에 다려서 썩은 열매를 따서 볶아서 다려 먹으면 정신착란, 광견병에 효과가 있다.

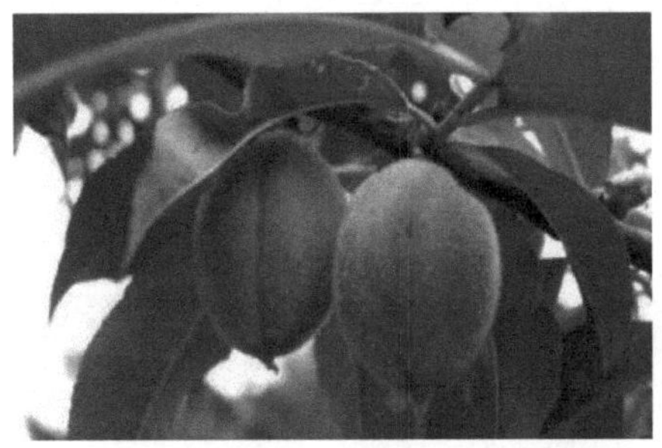

개복숭아

72. 산 초

(1) 산초 열매는 항암효과가 있으며, 피를 맑게 해준다.

(2) 산초 열매에 돼지 뼈나 돼지기름을 넣고 다려 먹으면 관절에 좋다.

(3) 산초 간장

① 익지 않은 산초 열매에 재피열매를 첨가해서 간장+물을 끓여서 식힌 후에 붓기를 3번 하면 된다. 맛이 상큼하고 산초의 향이 은은하게 풍겨서 좋다.

② 항암효과와 구충효과가 있다.

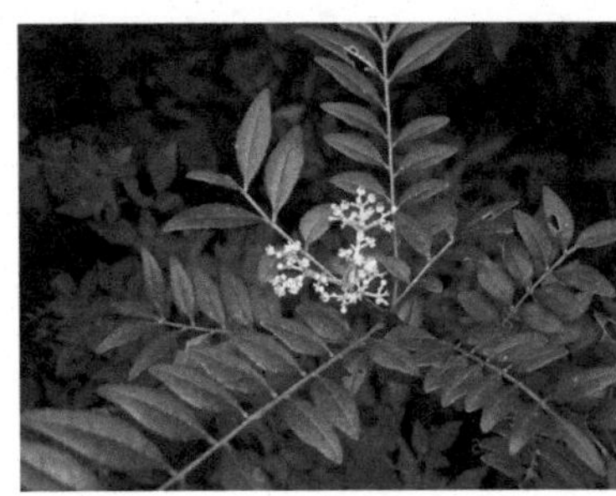
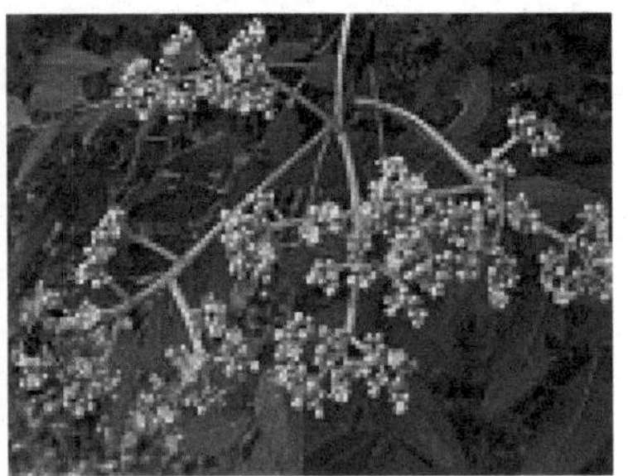

산초나무

(4) 산초 기름

① 해소, 천식, 기관지, 불에 대인 데 좋다(와송만 못하다).

② 빻은 다음 쪄서 기름을 내야 많이 나온다.

③ 곤충, 파충류에 치명적이다. 재피와 함께 사용하면 더욱 좋다.

73. 지렁이

(1) 몸 해독에 아주 좋다.

(2) 이물질을 제거한 후에 지렁이를 잘게 썰어서 다려 복용한다.

(3) 소주에 담아 두면 녹아 버린다. 몸에 바이러스, 인플루엔자가 있으면 한잔 먹으면 풀리고, 조류독감에 효과가 좋다.

(4) 적당히 흙을 덮으면 토해낸다. 뜨거운 여름날 장독 뚜껑에 지렁이를 올려놓으면 몸속에 들어있는 이물질이 다 배설된다.

74. 산수유

(1) 술 담글 때, 통째로 25도 정도 술에 담근다.

(2) 차로 마실 때에는 산수유 씨를 제거하고 말렸다 끓여 마신다.

(3) 씨가 있으면 심장에 무리를 준다.

(4) 피로회복, 이명 현상을 없앤다. 이뇨작용과 변비에도 좋다.

(5) 변 비

① 산수유 5~7알에 물 1되를 넣고 물 한 대접이 되도록 다려서 아기에게는 차스푼 2개 정도 먹인다.

② 산수유 유근피를 물 1되 정도를 넣고 물 한 대접 되도록 다려서 어른은 1대접 먹는다.

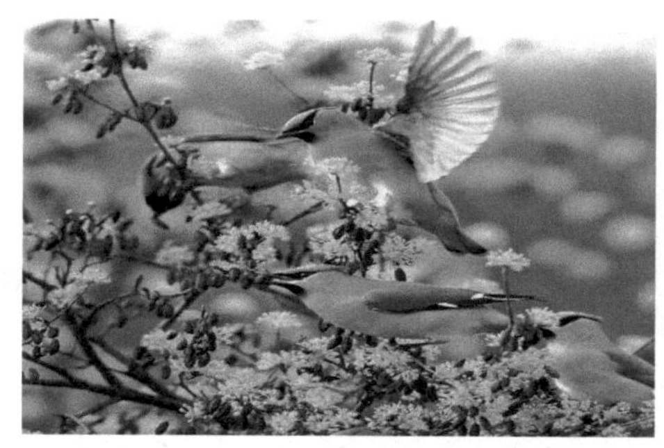

산수유

75. 독각련

(1) 입 돌아간 지 얼마 되지 않았을 때 땅강아지를 산채로 상추에 싸서 먹고 땀나는 곳에서 한숨 자고 일어나면 서서히 복귀된다.

(2) 독각련(쌀뜨물에 24시간 담갔다가 1되씩 복용)
삼릉 1냥, 목단피 2냥, 전충 2냥, 잇꽃 1냥, 생강 1냥, 보골지 2냥, 감초 1냥, 마전자 2냥, 강향 2냥, 신근초 2냥, 말오줌(딱총)나무 2냥, 희첨 1냥, 오가피 2냥, 해동피 2냥, 두충 볶아서 2냥을 1재(20첩) 분량으로 하여 1일 3회 복용한다. 풍은 서서히 오고, 바이러스는 급하게 온다. 통풍이나 구안와사는 바이러스에 의한 것으로 호전되다가 기름진 것을 먹으면 다시 도진다.

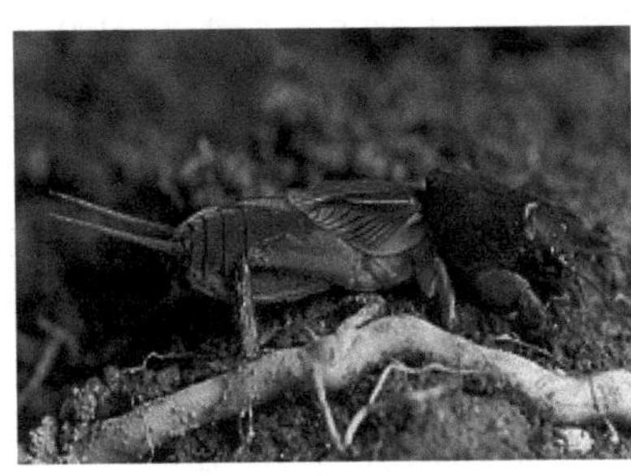
땅강아지

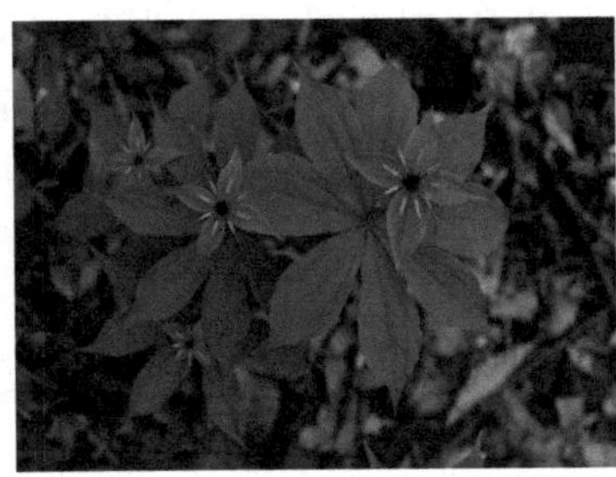
독각련

76. 굼벵이

(1) 정력제로 아주 좋으며, 간경화에도 좋다.

(2) 나무나 콘크리트 통에 구멍을 낸 다음 물을 흠뻑 주어 볏짚을 넣어두면 굼벵이가 생긴다. 이곳에서 굼벵이를 채취한 후 굼벵이들끼리 모아두면 몸속의 이물질이 제거된다.

(3) 잘 씻어서 굽거나 볶아서 먹는다. 특히 오래된 초가지붕 굼벵이가 특효가 있다.

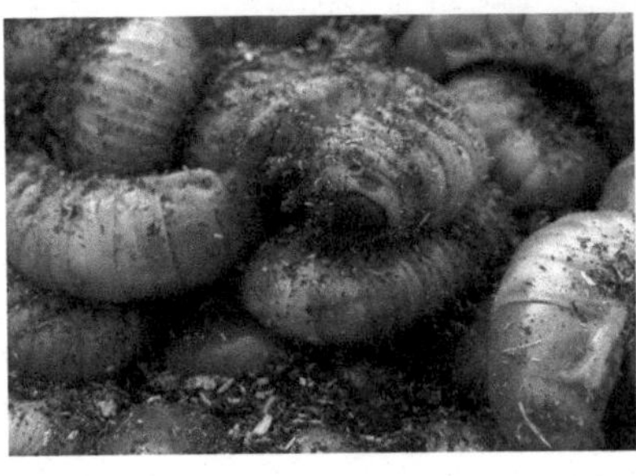
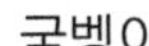
굼벵이

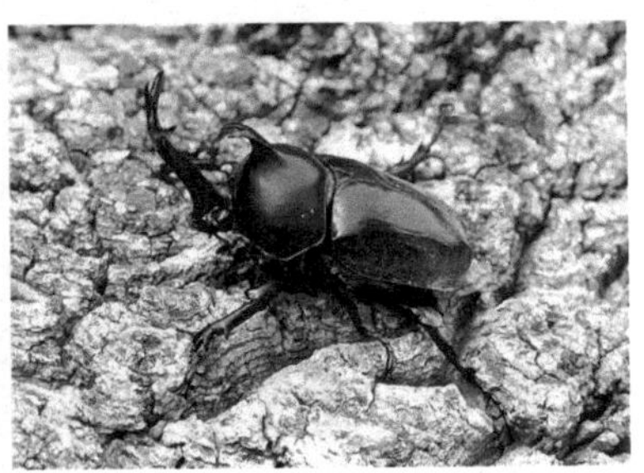
장수풍뎅이

77. 잉 어

(1) 잉어 등을 상처 내고 백지(구릿대) 7～8뿌리 썬 것을 넣고 파두 45～50알을 살 속에 골고루 넣는다. 이것을 볏집에 잘 싸서 푹 쪄낸 후에 2～3번에 걸쳐서 고기만 먹는다. 기력 회복에 좋다.

(2) 잉어 비늘을 벗길 때 무를 잘라서 절단면으로 긁으면 비늘이 잘 떨어진다.

(3) 처녀새조박 1조각, 모과 2조각, 칡뿌리 2조각을 지력이 쇠한 사람에게 다려 먹이면 효과가 매우 좋다.

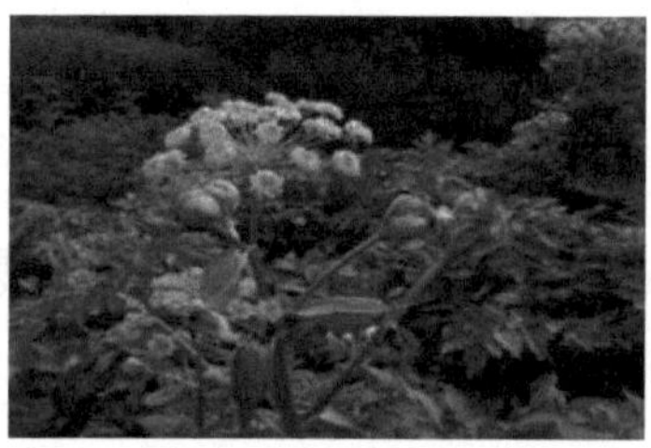

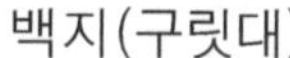

백지(구릿대)

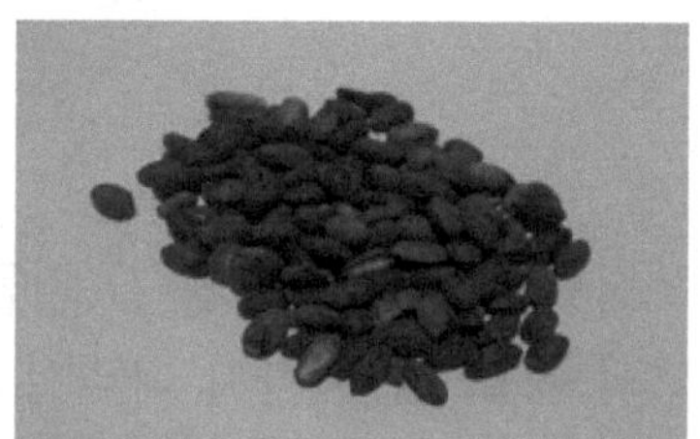

파 두

78. 붕 어

(1) 한 뼘이 넘는 붕어 10마리 이상을 통제로 생강, 마늘, 황기, 인삼, 대추, 산수유를 한주먹씩 넣어서 삶아 먹는다.

(2) 붕어는 3～4일 정도 해감 시켜야 붕어 속 이물질이 제거된다.

(3) 처녀새조박 1조각, 모과 2조각, 칡뿌리 2조각을 지력이 쇠한 사람에게 다려 먹이면 매우 효과가 좋다.

(4) 기력 회복에 좋다.

79. 오동나무

(1) 박하, 치자를 밀가루에 반죽해서 붙이고 자면 접질린 곳의 부기가 빠진다.

(2) 접질린(삔 것) 데에는 오동나무 껍데기를 찧어서 붙인다.

(3) 오동나무 껍질은 치질에도 효과가 있다.

(4) 피부에 여드름이나 염증을 예방하고 피부를 맑게 한다.

(5) 타박상에 얇게 빻아 냉찜질을 한다.

(6) 다린 물은 스트레스로 인한 두통에 탁월하다.

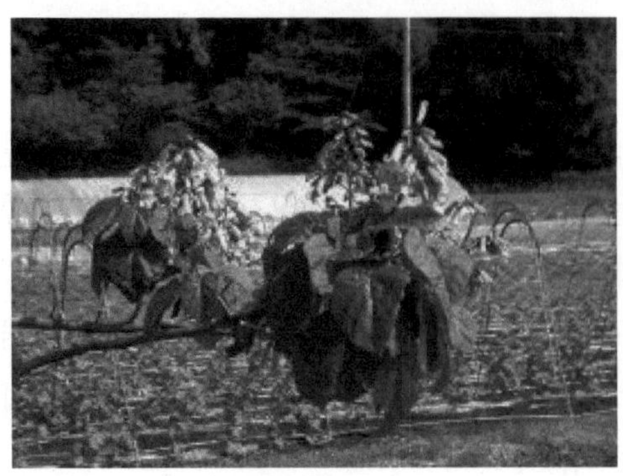

오동나무

80. 유근피

(1) 유근피(느릅나무) 껍질 5근을 잘 다듬은 다음(겉껍질 제거) 큰 들통에 넣고 약한 불로 2되 정도 될 때까지 다려서 하루에 2되씩 2일 복용한다. 때로는 장복해야 한다.

(2) 신장과 방광을 튼튼하게 하고, 전립선에 효과가 있다.

81. 싸리나무

(1) 싸리나무 속대를 다려 먹으면 신장, 혈압에 좋고, 씨는 이뇨작용에 좋다.

(2) 싸리나무 씨는 신장과 전립선 이뇨작용에 좋다.

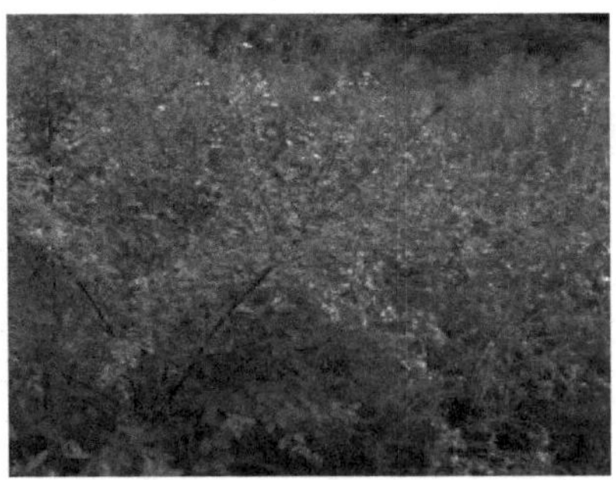

싸리나무

82. 쇠뜨기

(1) 항암효과가 좋으며, 신장을 튼튼하게 하고 이뇨작용에 효과적이다.

(2) 농약 안한 곳에서 뜯어서 다려 먹으면 좋다.

(3) 쇠뜨기 1냥에 물 1되 정도를 넣고 1/3 정도로 다려서 마신다.

(4) 일반적으로 생명력이 강한 풀로 항암효과가 있다.

83. 무화과나무

(1) 무화과나무의 하얀 진과 꿀을 섞어서 치질부위에 바르면 치질에 효과가 있다.
(2) 무화과나무의 열매는 변비에 아주 좋다(그냥 먹든가, 다려 먹는다). 아기들의 변비에 산수유와 느릅나무 껍질을 넣고 진하게 끓인 물을 2숟가락씩 먹인다.
(3) 무화과는 피부개선 및 노화방지(폴리페놀 성분) 효과가 있다.
(4) 변비 예방에 탁월한 효과가 있다(펙틴 성분).
(5) 암 예방에 탁월한 효과가 있다(벤즈알데하이드 성분).
(6) 칼륨, 칼슘이 풍부하다. 칼슘은 뼈를 튼튼하게 하고, 칼륨 또한 풍부하여 혈압을 조절한다. 소화를 돕는 역할(피신 성분이 소화작용)을 한다.

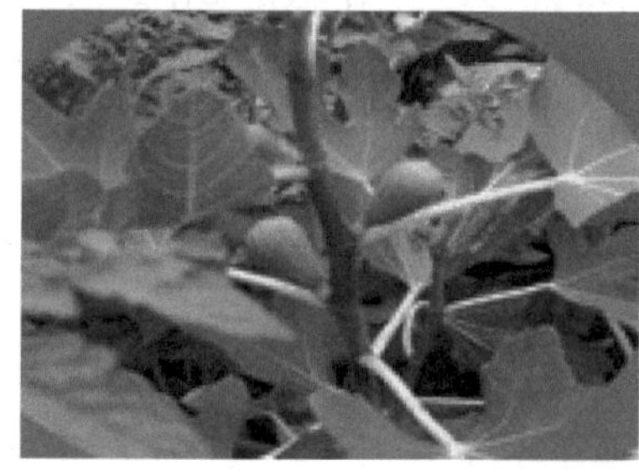
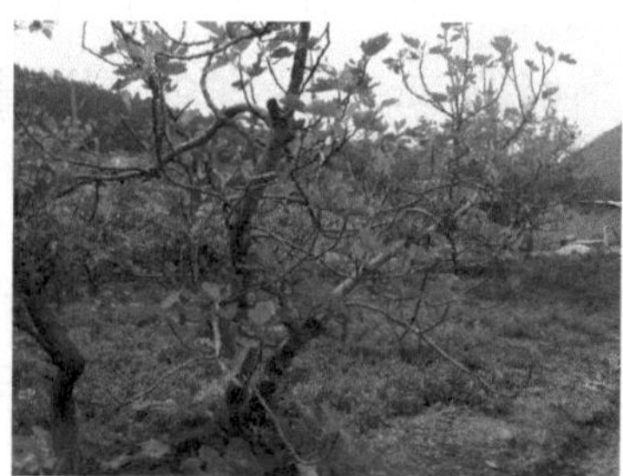

무화과나무

84. 콩

(1) 여자는 콩, 두부를 많이 먹는 것이 좋다. 콩에는 여성 호르몬 성분이 많다.
(2) 피부가 좋아지고, 골다공증이 예방된다.

85. 산동백 잎

(1) 말렸다가 차 끓여 먹으면 감기에 좋다.
(2) 돼지고기 삼겹살에 싸서 먹으면 맛이 좋다.
(3) 산동백 꽃은 어혈을 없애고, 혈액순환을 좋게 한다.
(4) 부기를 가라앉히는 효능이 있다. 감기, 산후통에 좋다.
(5) 근육의 긴장을 풀어주는 효능이 있다.
(6) 출산 후 붓기를 풀고, 혈액순환을 좋게 하며, 손발이 찬(수족냉증) 데 효과가 있다. 생리통, 불임 시 임신이 잘 되게 한다.

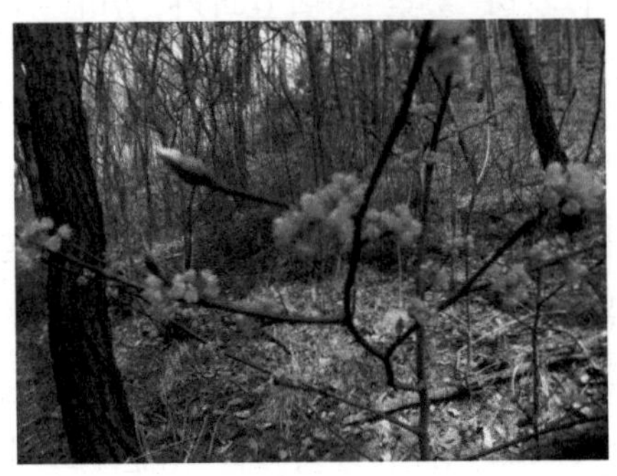

산동백

86. 솔 잎

(1) 솔잎을 요구르트에 넣고 믹서로 갈아서 1잔 정도씩 먹으면 혈압이 떨어진다.
(2) 단백질이 쌀의 120배, 콩의 15배, 인삼과 같은 성분이 있다.
(3) 몸이 가벼워지고, 향이 좋아 머리를 맑게 한다.

87. 소다(한약 명칭)

(1) 칼슘 덩어리로 단백질을 분해시키므로 살이 빠진다.
(2) 다량 섭취하면 좋지 않다.
(3) 다이어트에 효과적이다.
(4) 각종 고약한 냄새 제거에도 효과적이다.
(5) 물질에 공간 능력을 부여하여 소화에도 도움을 준다.

88. 시금치와 근대

(1) 시금치와 근대를 함께 먹으면 담석에 걸린다.
(2) 시금치의 빨간 부분이 철분이다.
(3) 시금치 삶은 물로 세수하면 피부가 좋아지고 기미, 주근깨가 없어진다.

89. 도둑놈 바늘

(1) 7월 초에 채취한다.
(2) 고혈압, 저혈압, 중풍, 당뇨에 좋다.
(3) 음건해서 끓여 먹으면 아주 좋다.

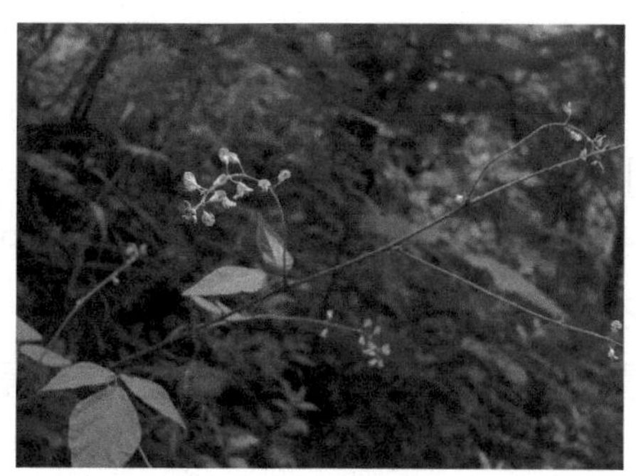

도둑놈바늘

90. 대왕버섯

(1) 말려서 빻은 후에 상처에 바르면 효험이 있다.
(2) 음건해서 가루 내어 바르면 상처의 진물을 낳게 한다.
(3) 고혈압에 효능이 있으며, 항산화 물질의 대표라고 할 수 있는 비타민 C가 풍부하여 노화방지에 효과가 있다.
(4) 항산화 항암효과가 있다.

91. 산골(조개)

(1) 관절, 심장병이 잘 낫는다.
(2) 산속 옹달쪽 찬물이 솟아나는 곳을 1자로 파내면 나온다.
(3) 산속 맑은 샘물 바닥에 모래 등의 파낸 것을 그릇에 담아서 돌을 건져내면 별, 네모 등의 조그만 것이 움직이지 않는 것이 보인다. 수수크기 만한 일종의 조개로서 6~7마리만 먹어도 잘 낫는다.
(4) 산골이 섞인 얇은 바위를 불에 달구면 기름기가 흐르는데, 고기를 구워먹으면 맛과 영양이 풍부하고, 맛이 좋다.

92. 진득찰

(1) 한해살이풀로 우리나라 각처의 들과 길가에서 자라는 일년생 초본이다.
(2) 진득찰속은 국화과의 한 속이다.
(3) 한해살이풀로 온몸에 짤막한 털이 산재해 있다.
(4) 특히 향이 좋아 심신 안정에 좋다.
(5) 다려서 마시면 혈액 순환과 정혈에 효과적이다.

93. 엘레지

(1) 빈혈은 몸의 철분이 녹지 못해서 찾아오고, 철분이 과해도 빈혈이 생긴다.
(2) 산 노루 뼈는 산후풍도 떨어뜨린다. 산 노루 뼈를 끓여 먹어도 좋다. 산포도 넝쿨을 음건하여 생것을 삶아 먹어도 빈혈을 없앤다.
(3) 민물고동과 엘레지를 함께 끓여 먹어도 좋다. 빈혈, 두통, 편두통(쪽풍)에 좋다.
(4) 엘레지(나리꽃처럼 5~6월에 핀다) 꽃과 잎(뿌리)를 다려 먹으면 좋다.
(5) 엘레지 나물은 30분 이상 끓여야 법제가 된다.

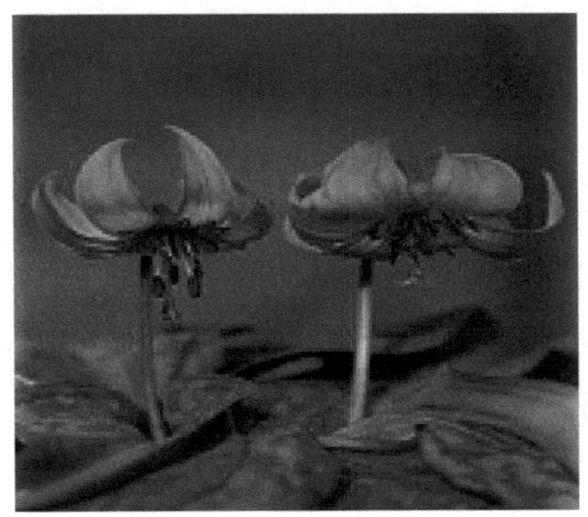

엘레지

94. 감

(1) 감잎은 감기, 당뇨, 위가 안 좋은 사람에게 좋고, 혈압을 떨어뜨린다. 오래된 위장병, 주독, 간을 풀고 기관지에 효능이 있으며, 혈액을 맑게 한다.
(2) 감꼭지는 딸꾹질과 설사를 막는 데 효과가 있고, 감 껍질은 마음을 가라앉힌다.
(3) 약으로 쓰이는 것은 잎이 약간 쇠었을 때(7월경)가 좋다.

95. 물봉숭아

(1) 당뇨, 혈압에 아주 좋으며, 독도 없다.
(2) 물봉숭아 즙을 내어 마시면 피를 맑게 한다.

96. 산 사

(1) 토하는데, 생선 먹고 체했을 때 먹으면 잘 뚫린다.

(2) 독이 없으며 혈압, 당뇨, 관절에 다려 먹으면 좋다.
(3) 산사나무 열매는 항암(위암과 난소암) 효과가 있다.
(4) 신경계통의 흥분작용 억제와 진정작용이 있고, 심장기능을 강화시킨다.
(5) 혈액순환과 혈전 용해, 혈중 콜레스테롤 저하시킨다.
(6) 지혈, 진통, 자궁 수축작용을 하고, 협심증, 비만에 유효하다.

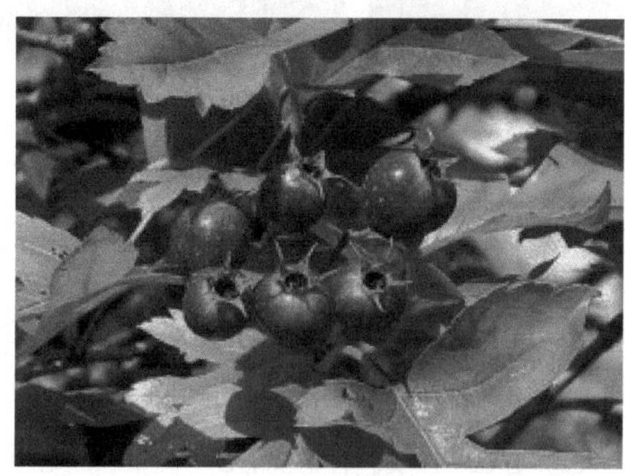

산사나무

97. 도토리 가루

(1) 수은, 납 중독 등을 제거해 준다.
(2) 도토리를 햇볕에 말려 빻아서 한 숟가락씩 먹으면 좋다.
(3) 병이 있는 사람은 미네랄을 빼앗길 수 있어 좋지 않다.

98. 수리취

(1) 주마담(근육암)에 수리취를 찧어서 붙이면 염증은 사라지고 새살이 솟아난다.
(2) 피부 재생 효과가 있으며, 염증 질환에 효과적이다.
(3) 수리취를 부들과 함께 다려 마시면 항암효과가 있다.

1) 주마담

① 몸에 심한 종기가 생기고, 염증이 생기는 것이다.
② 주마담은 일종의 근육암이다. 페니실린이 보급되면서 사라진 병이다.
③ 부들 씨를 이명래 고약에 넣고 붙인다. 수리취 뿌리를 감주를 내려서 먹으면 좋고, 뿌리를 찧어서 환부에 붙여도 좋다

2) 부 들

① 피부병, 폐에 좋고, 항균효과가 뛰어나다.

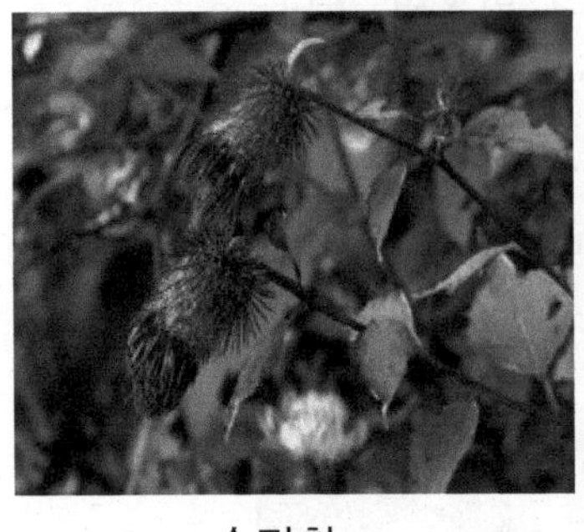
수리취

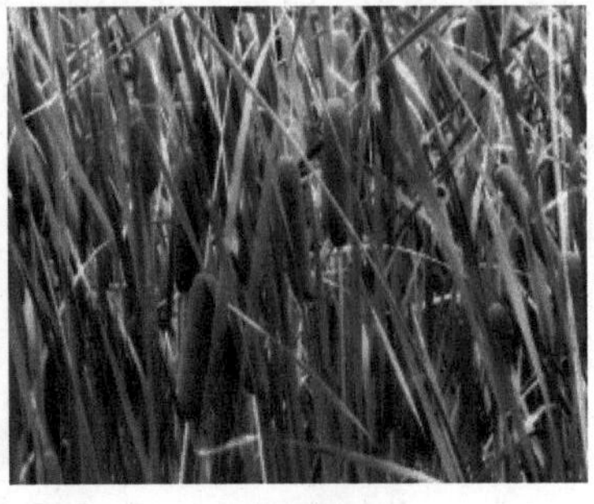
부 들

99. 연 근

(1) 연근은 항암 성분이 많고 비염, 기관지, 코 질환, 뼈 관절, 빈혈, 코피 나는 것을 멈추게 하고, 폐에 좋다.
(2) 연근 씨는 여성 호르몬 성분이 있어서 여성 피부에 좋고, 골다공증에 좋다.

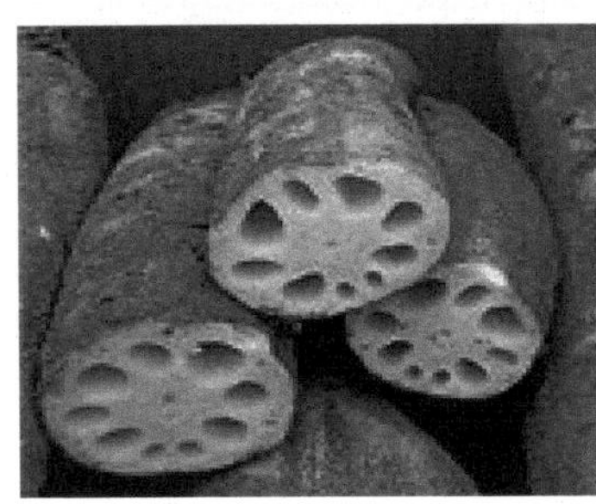
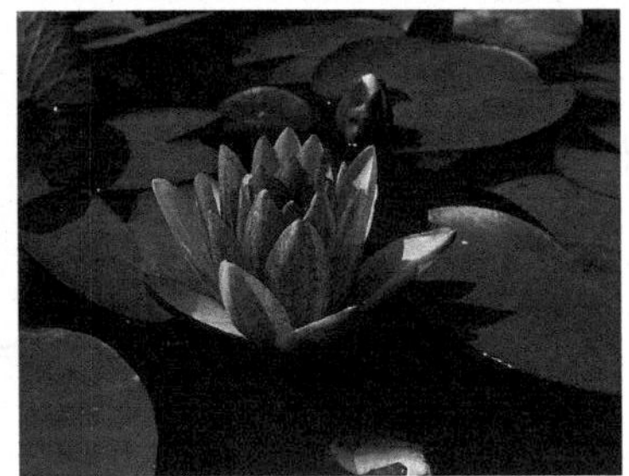
연 근

100. 우 엉

(1) 쌍떡잎식물로서 초롱꽃목 국화과의 두해살이풀이다.
(2) 당질의 일종인 이눌린이 풍부해 신장 기능을 높여 준다.
(3) 풍부한 섬유소질이 배변을 촉진하고, 다이어트에 효과적이다.
(4) 항암 및 항균작용이 있다.

101. 더 덕

(1) 모양이 감자처럼 생겼으며, 둥그런 것은 몸통에 털이 많이 나 있는데 효능이 아주 좋다. 둥그런 더덕은 찾기 어렵다.
(2) 다려 먹는 것이 좋으며, 심장을 강화시킨다.

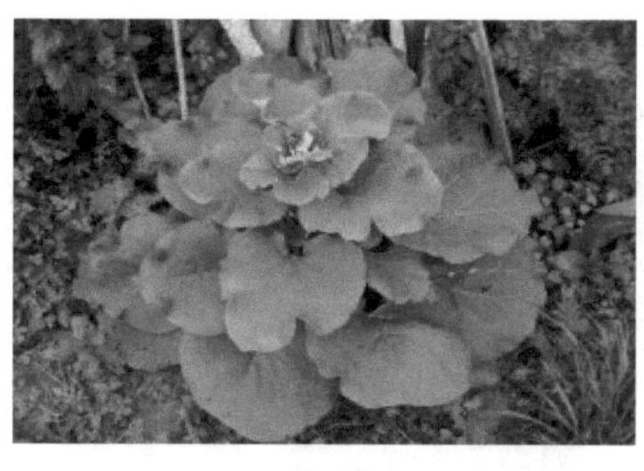
우 엉

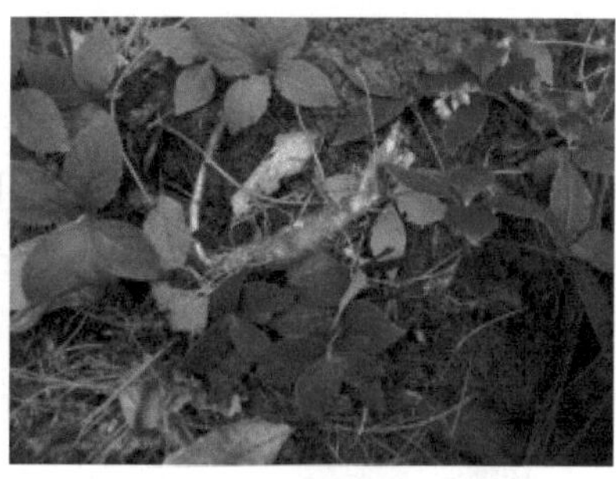
더 덕

(3) 구워 먹으면 향이 좋다. 항균작용이 있으며, 피를 맑게 한다.

102. 천문동

(1) 감기, 가래를 삭여주고 해소, 천식, 당뇨에도 좋다. 신장, 몸이 찬 것을 덥혀주고, 몸의 평형을 유지해 준다.
(2) 잎이 솔잎처럼 생겼으며, 살짝 쪄서 말린다.
(3) 폐 질환에 효과적이다.

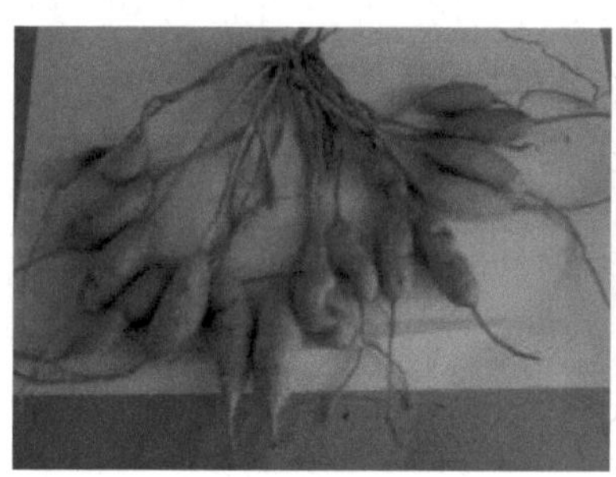
천문동

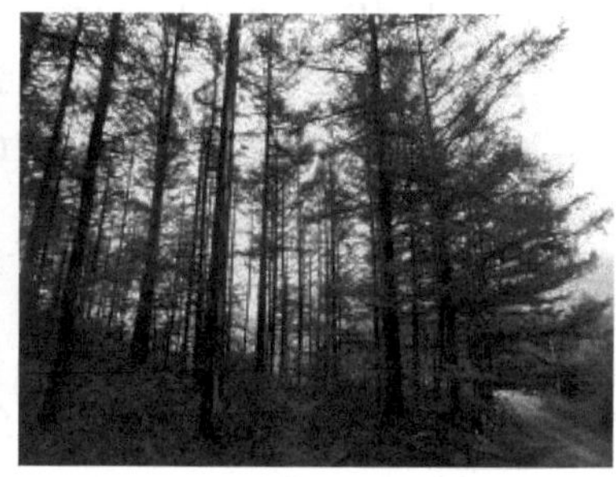
낙엽송

103. 속다른나무

(1) 독성이 엄청나다. 세제로 닦고 말린 후 신문지 연기로 냄새를 제거해야 한다.
(2) 속다른나무를 물 많이 넣고 1달 동안 끓여 먹어도 당이 낫는다.
(3) 당뇨와 췌장에 좋다.

104. 회화나무

(1) 회화나무 꽃을 차로 마시면 고혈압을 예방하고, 뇌가 좋아지고 눈이 밝아진다.

(2) 회화나무 꽃차 만드는 방법은 여름철 꽃이 피기 전에 봉우리째 따서 꽃술(암술, 수술)을 버리고 그늘에 말린다. 이것을 약한 불에서 살짝 볶아 물 500mL에 말린 꽃 10g 정도를 넣고 양이 반쯤 줄어들 때까지 은근한 불에 달인다.

(3) 이것을 하루에 3번 나누어 마신다. 꿀이나 설탕을 타서 마셔도 좋고, 감초나 결명자를 함께 넣고 달여도 좋다.

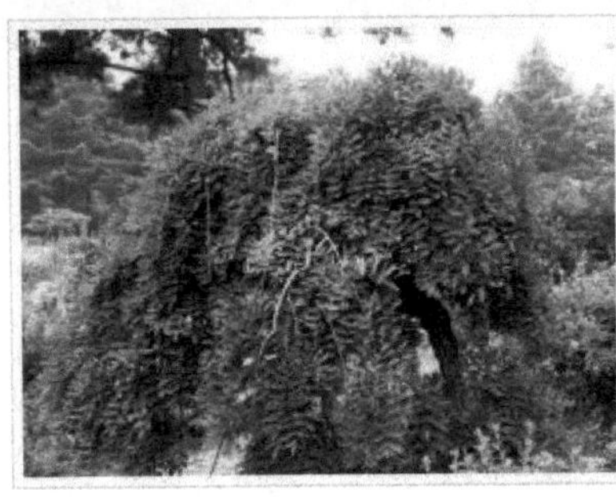
회화나무

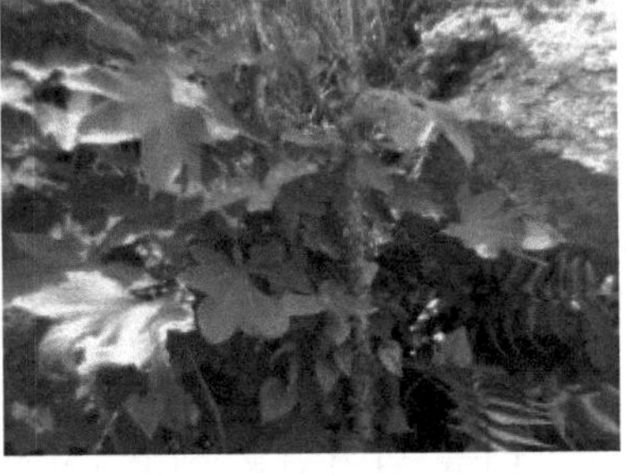
엄나무

105. 엄나무

(1) 엄나무 가시를 닭과 끓이면 닭고기 맛이 한층 부드럽고 맛이 좋아진다.

(2) 보통 속껍질이나 뿌리를 이용하여 술을 담그거나 약재료로 쓰인다. 관절염 등에 효과가 탁월하고, 항암효과가 있다.

106. 노박나무

(1) 노박나무 씨를 따서 차로 끓여 먹으면 산후풍도 잘 낫는다.

(2) 쌍떡잎식물로서 낙엽활엽 덩굴나무이며, 산과 들의 숲속에서 자란다.

(3) 피를 맑게 하고 부기를 완화시킨다. 뿌리를 다려 마시면 폐질환에 효험이 있다.

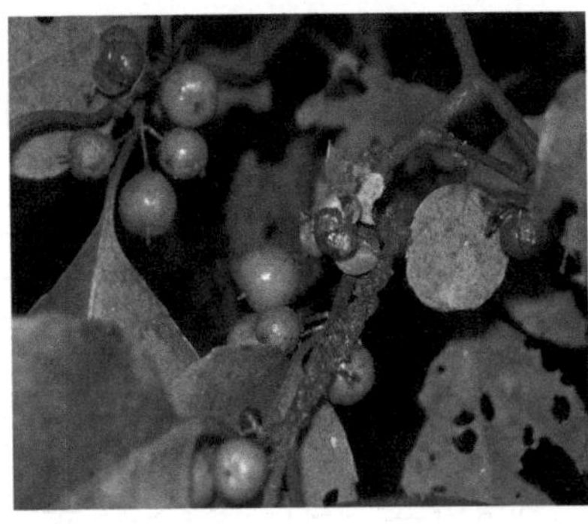
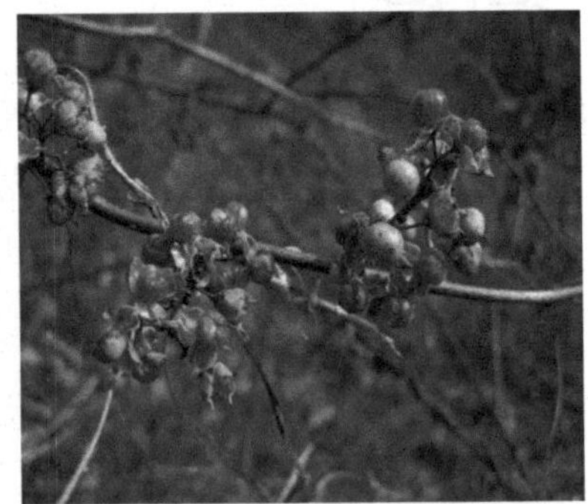
노박나무

107. 탱 자

(1) 탱자를 술에 담아서 1년 반 정도 두었다가 건져낸 다음 20일 정도 2차 숙성시켜 음용한다. 간경화, 피를 맑게 하는 정혈작용이 있다.
(2) 식중독, 두드러기에 좋으며, 애를 못 낳는 여자를 돕는다.

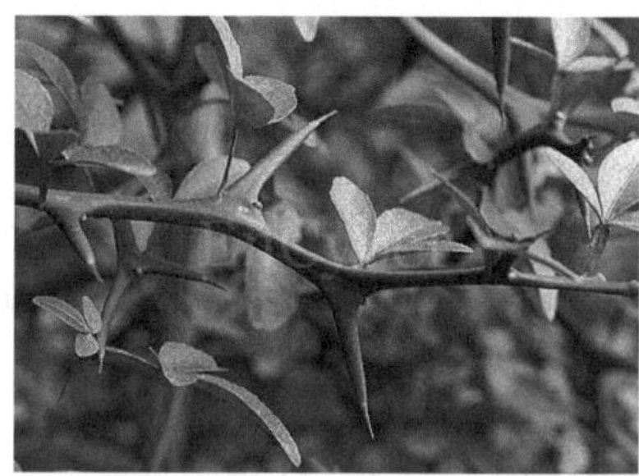
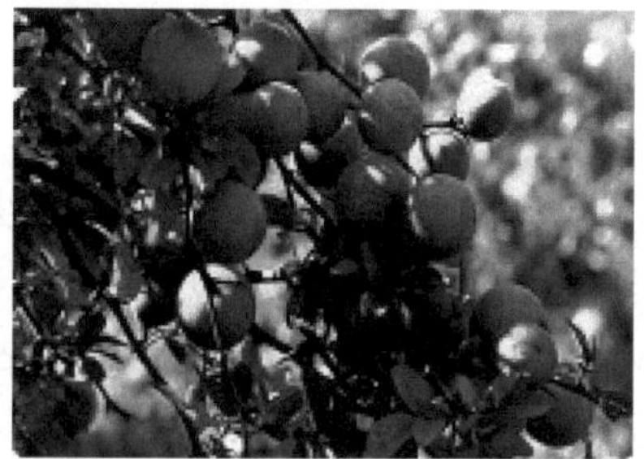

탱자나무

108. 대나무 숯

(1) 숯 중에서 가장 좋다. 한 번에 한 스푼씩 복용한다.
(2) 숙변을 제거하고, 간에 좋다. 위장 질환에도 효과적이다.
(3) 죽력을 이용하여 술을 만들어 먹으면 천년 장수한다.
(4) 죽초액으로 무좀을 예방하고, 피부질환에 효과가 있다.

109. 보리순

(1) 혈압 당뇨에 좋고, 비타민이 많다.
(2) 된장국이나 나물로 무쳐 먹는다.
(3) 비타민이 풍부하여 각종 바이러스 질환에 효과적이다.
(4) 고혈압을 낮추고, 당 수치를 떨어뜨린다.

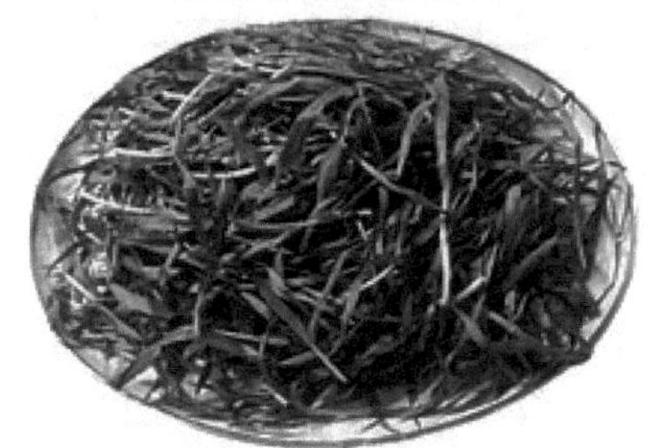

보리순

110. 찰벼 순

(1) 모판을 설치해서 찰벼를 싹을 틔워서 순을 끓여 먹으면 당뇨에 아주 좋다.
(2) 따뜻한 방안에 놓으면 순이 잘 자란다.
(3) 찰벼순은 당 수치를 떨어뜨리고, 신장질환에도 효험이 있다.

111. 동치미 국물

(1) 연탄가스 중독 환자가 숨만 붙어 있으면 공기 좋은 곳에 눕히고 코 밑에 치약을 칠해 놓으면 깨어난다. 깨어나면 동치미나 김치 국물 먹이면 효과가 있다.
(2) 무에 들어 있는 톡 쏘는 성분이 바이러스성 질환에 효험이 있다. 독 해독 능력이 풍부하다. 피를 맑게 하고, 위장 질환에도 효과적이다.

112. 원추리 뿌리

(1) 백당뇨, 이뇨작용에 좋다. 백당뇨란 거품이 많고, 거품이 잘 터지지 않으며, 피곤하면 오줌색이 하얗다.
(2) 원추리 순은 된장국에 넣어 먹는데, 기억력이 일시적으로 떨어지므로 자주 먹지 않는 것이 좋다.
(3) 신장 질환에 효과적이며, 암 수치를 안정시키는 효과가 있다.

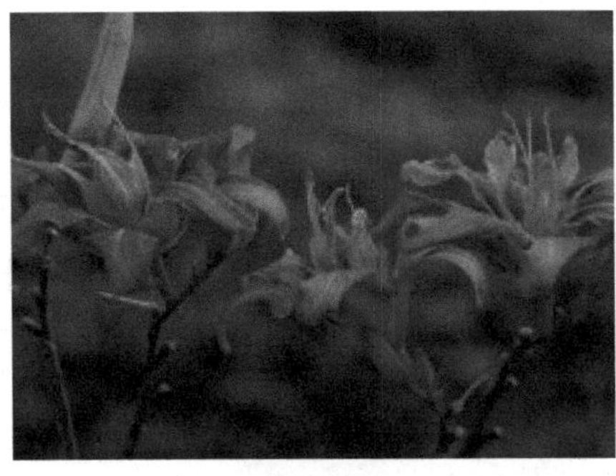

원추리

113. 백 합

(1) 백합뿌리를 3개 캐서 반을 쪼갠 다음 오른쪽 것은 버리고 왼쪽 것은 약으로 사용한다.
(2) 닭에 넣어서 뿌리는 버리고, 닭과 국물은 먹으며, 신장과 뼈에 좋다.

(3) 백합뿌리 3조각에 약병아리(닭발 포함)를 넣고 끓여 먹는다.
(4) 청미래 나무뿌리를 법제하여 함께 다려 먹이면 항암효과가 있으며, 방광염, 방광암 등에도 효험이 있다.

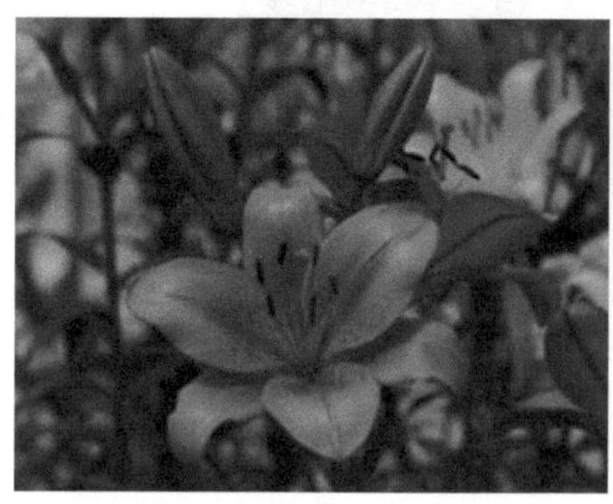
백 합

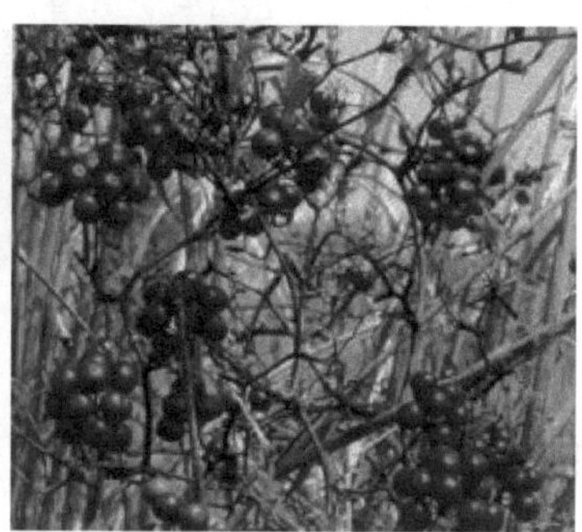
청미래

114. 벚꽃 꿀

(1) 동아시아의 벚나무 종의 나무에서 피는 벚꽃을 먹고 생산한 꿀을 말한다.
(2) 몸의 독소를 제거하고, 해독작용과 몸 안의 세균을 박멸시키기도 한다.
(3) 바이러스성 질환에 효과적이다.

115. 키토산

(1) 게는 껍질 안과 특히 다리껍질 내부의 살과 피막에 키토산이 많다. 껍질 자체에는 많지 않다.
(2) 게를 800℃로 구워서 다시 600℃로 구워서 가루를 낸다.
(3) 항암효과가 있으며, 콜레스테롤 조절작용이 있다.
(4) 다이어트에도 효과적이며, 면역력 증가에 좋다.
(5) 접착력이 강해 몸 안의 독소를 배출한다.

116. 환 삼

(1) 환삼의 법제는 말려서 찐 다음 말린다.
(2) 급성 신우염과 신장에 좋다.
(3) 오줌을 잘 걸러내는 효과가 있으며, 방광염에도 좋다.
(4) 당뇨에도 효험이 있다.

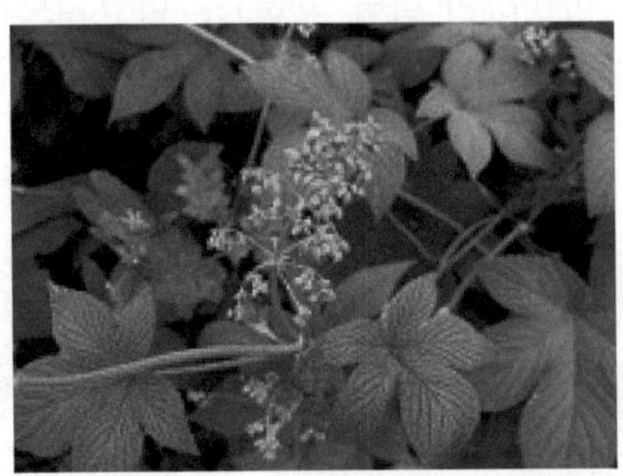

환 삼

117. 산두근

(1) 산두근(중국 원산지) 2냥 정도 다려서 1냥씩 2번 진하게 다려 먹으면(독이 없다) 속이 깨끗해진다.
(2) 항암이 강하고 속이 아픈 것, 중풍, 당뇨, 관절, 위암, 구토, 설사 등에 효과적이다. 꾸준히 먹으면 젊어지고, 위암에는 상당히 효과가 있다.
(3) 머리 아픈 것, 속이 아픈 것이 편안해진다.

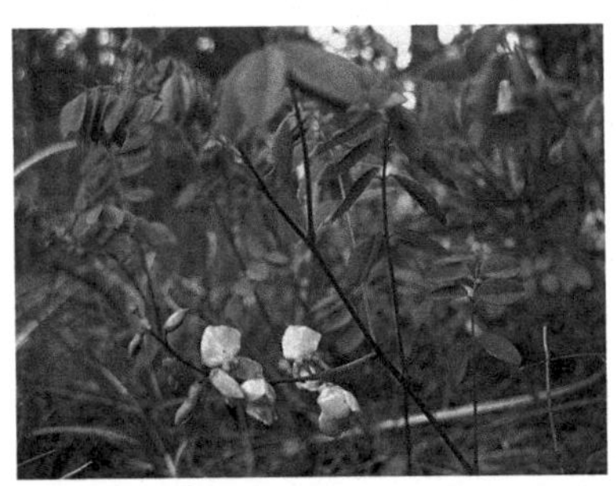

산두근

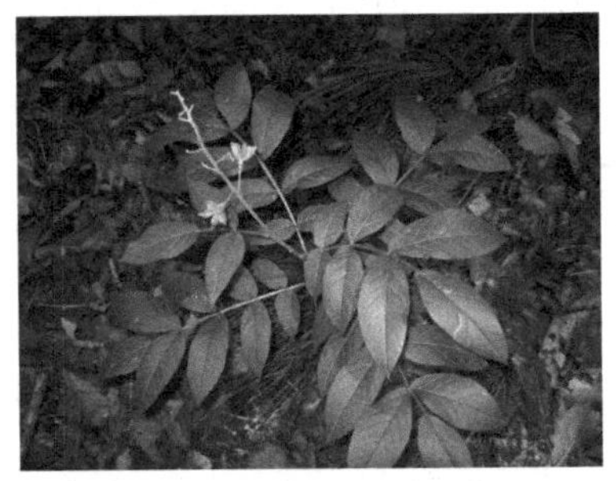

봉 삼

118. 봉 삼

(1) 봉삼은 25℃ 소주에 담아서 8개월 이상 두어야 약효가 있다. 오래 묵을수록 좋다. 기력 회복에 산삼보다 효력이 있다.
(2) 마실 때 취하도록 마셔야 효과가 좋다.
(3) 항암이 강하고 간, 폐, 위, 신장, 심장, 췌장, 피부병 등에 좋다.
(4) 각성제로 잠이 안 오고, 정신이 맑아진다.
(5) 중국에서는 황실의 약제로 산삼보다 좋다고 사용하였다.
(6) 바이러스성 질환의 면역력 증강에 좋다.

119. 웅 어

(1) 끓여 먹으면 중풍, 결핵 등에 좋고 피를 맑게 해준다.

(2) 입 돌아간 부위에 웅어의 피를 바르면 좋다.

(3) 웅어는 세균성 질환에 효험이 있다.

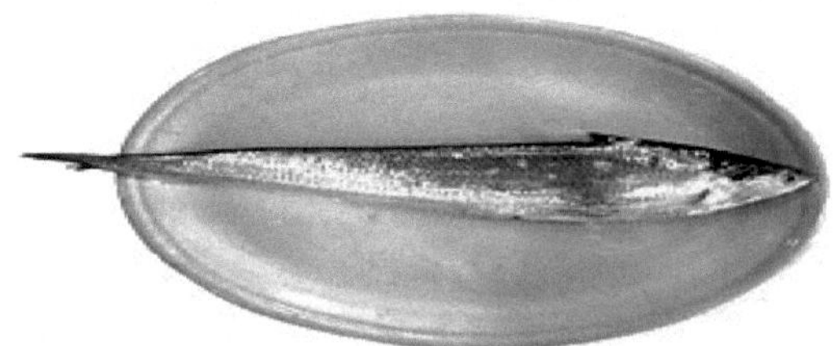

웅 어

제 4 장

천연 민간치료 약제

〈전래 단방 풍습법〉

1. 관절이 아플 때(단순 처치법)

(1) 무릎 안쪽을 엄지와 검지 손으로 쥐어뜯는다.

(2) 무릎관절이 있으면 무릎을 구부려서 각진 부분의 살을 꼭꼭 잡아주면 효과가 있다.

2. 어깨가 결리고 아플 때(단순 처치법)

(1) 아픈 쪽 어깨 부근의 가슴을 누르면 유달리 아픈 부위가 있다. 그곳을 아프지 않을 때까지 시계방향으로 눌러서 문질러 주면 효과가 있다.

(2) 귀를 잡고 중간을 안쪽으로 접어서 중앙을 잡고 양쪽을 당긴다. 이를 계속해서 반복하면 머리 아픈 것도 낫는다.

3. 허리가 아플 때(단순 처치법)

(1) 엄지발가락 둘째 마디의 윗부분 양쪽 측면을 꽉 잡았다 놓기를 반복하면 효과가 있다.

(2) 손바닥(손목 바로 아래 : 손목에서 1～2cm 부분) 손금 갈라지는 부분을 위 아래로 문질러 준다.

4. 위 단순처치와 증상

(1) 위가 아프면 명치 바로 윗부분의 갈비가 갈라지는 부분의 배를 위 아래로 마사지하면 풀린다(스며들듯이 아프다). 화병에도 좋다.

(2) 위를 건강하게 하려면 하수오, 마, 봉용, 산두근을 말려서 분말을 내고 한 수저씩 먹으면 효과가 있다.

(3) 위가 좋지 않으면 손바닥에 흰 반점이 많이 보인다.

5. 차멀미 처치법

(1) 요지나 성냥개비, 솔잎, 마른 오징어 등을 씹으면서 가면 괜찮다.
(2) 10원짜리 동전을 입에 물고 있어도 괜찮다.

6. 팔목이 시리고 비오는 날 관절이 아플 때

(1) 손목을 뒤로 재껴서 튀어나오는 두 개의 뼈를 눌러주면 좋다.

7. 머리 아플 때(단순 처치법)

(1) 두 손을 머리 바로 밑(목 끝부분)을 양손으로 손가락을 깍지 껴서 모은 상태에서 중지로 꽉 누르고 머리를 최대한 뒤로 젖힌다.
(2) 오른손으로 머리 왼쪽 측면, 왼손으로 오른쪽 측면을 잡고 번갈아 당겨 젖힌다.
(3) 머리가 아픈 것은 위가 나쁘거나 신장이 나쁜 것이다. 만약 눈이 아프다면 열이 치받아서 그러한 것이니 열을 내려주면 된다.

8. 척추(단순 처치법)

(1) 대추혈로부터 감기는 3번, 소화기는 5번, 신장부분은 7번을 지압한다.
(2) 배를 바닥에 대고 발을 뒤로 젖힌다.

9. 독을 없애는 법

(1) 옹기그릇을 처음 사서 쌀뜨물을 담아 두면 독을 없앤다.
(2) 식초 탄 뜨거운 물에 담근다.

10. 남자의 병은 췌장, 여자의 병은 신장에서 시작되는 경우가 많다

(1) 남자의 병은 외면에 나타나는 경우가 적다.
(2) 여자의 병은 대부분 외면에 나타난다.

11. 살 빼는 차

(1) 대청잎(차 잎의 종류) : 단백질을 녹여 준다.
(2) 녹 차 : 지방을 분해한다.
(3) 보이차 : 지방을 분해하고 다이어트에 효과적이다.
(4) 청양고추 : 지방을 분해 추울 때 먹으면 좋다.
(5) 겨자, 고추냉이 : 항암효과와 살 빼는 데 좋다.

12. 독사, 독충, 벌에 물렸을 때 해독법

(1) 콜라를 물린 곳에 부어준다. 콜라는 단백질을 공격적으로 분해시켜 주기 때문에 효과가 좋다.

(3) 돼지비개를 뱀에 물린 곳에 붙이는 것은 뱀독을 제거하는 것과는 전혀 관계가 없다.

(4) 오이풀(지유) 뿌리를 찧어서 환부에 붙여주고 다려 먹으면 효과가 좋다.

13. 위장병이 잘 낫지 않는 사람

(1) 오징어먹물, 문어먹물, 쭈꾸미 먹물 순으로 먹으면 매우 좋다.

(2) 오징어먹물은 위에 이롭고, 오징어 먹고 탈이 났을 때 이롭다.

(3) 마른 오징어에 함유된 카로필렌(흰가루)은 신장을 강화시킨다.

(4) 위 점액을 약화시켜서 신트림, 위산과다를 가라앉힌다.

(5) 신장이 나쁘면 갑오징어 뼈를 데워서 가루를 내서 먹인다.

(6) 소나무에 구멍을 파서 꿀을 넣어서 15일 이상 두었다가 먹으면 위장이 낫는다.

14. 약술이란?

(1) 술을 담아서 100일 이상 동안 숙성시킨 것

(2) 걸러서 1년 이상 숙성시키면 새로운 성분이 생긴다.

(3) 약성이 몇 배로 살아난다.

15. 체했을 때 – 기초 처치법

(1) 지장수(황토에 물을 6회 정도 걸러낸 물) 혹은 아궁이 흙(향토에 검은 재)을 물에 타서 마신다.

(2) 양 손바닥 중앙부분 움푹 들어간 곳을 20초 눌렀다가 5초 쉬었다를 3번 반복한다.

(3) 갑자기 체했을 때 약도 없고 침도 없으면 턱의 가운데 아랫입술 밑을 문질러 주면 단침이 생성되는데, 계속 위 아래로 누르면서 생성되는 단침을 삼키면 뚫린다.

(4) 척추 등뼈 5번을 시계방향으로 계속 문질러 준다.

(5) 등뼈를 타고 내려오면서 꼭꼭 눌러주면 유달리 아픈 곳이 있다. 이 부분을 시계방향으로 돌려주면서 눌러 준다.

(6) 기가 막혔을 때, 경기할 때, 나른할 때 손과 발의 합곡에 놓는다.

- 양 손 : 엄지와 검지를 벌려서 끝부분에 다른 엄지손의 첫째 마디를 대고 눌러 보면 손톱과 맞닿는 부분이 있다. 그 중앙에서 약간 검지 쪽에 침을 놓는다.
- 양 발 : 엄지발가락 둘째마디 약간 안에서 둘째 발가락 사이에 약간 왼쪽에 침을 놓는다.

(7) 체온보다 낮은 것을 먹으면 쉽게 풀린다. 소주나 맥주도 효과가 있으나 몸이 냉한 사람이 맥주를 먹으면 약 효과가 난다.

16. 단백질

(1) 식물성 비타민을 많이 먹으면 단백질로 바뀐다.
(2) 동물성을 단백질의 양을 줄여 가며 단백질을 흡수한다.

17. 소다(한약 명칭)

(1) 칼슘 덩어리로 단백질을 분해시키므로 살이 빠진다. 다량 섭취하면 좋지 않다.
(2) 다이어트에 효과적이다.

18. 술 먹고 속 쓰릴 때 – 단방법

(1) 낙엽송 속껍질을 끓여 먹는다.
(2) 소나무 속껍질을 씹어 먹는다.

19. 폐질환

(1) 정력자 2냥, 나한과 3냥, 하고초 2냥, 호장 3냥, 산약 3냥, 소근(페랭이) 2냥, 하목피 3냥을 혼합하여 다려서 마신다.
(2) 하루에 3번씩 6개월 이상 복용한다.

20. 손 톱

(1) 손톱에 복숭아 물을 들이면 마취가 안 된다.
(2) 손톱은 한쪽은 위장과 연결되고, 한쪽은 심장과 연결되므로 메니큐어나 봉숭아 물을 바르면 위와 심장이 답답해진다.

21. 집 주변에 봉숭아 심으면 뱀이 접근하지 못한다

(1) 쌍떡잎식물 이판화군 무환자나무목 봉선화과의 한해살이풀이다.
(2) 봉숭아꽃과 잎을 섞어 짓찧은 다음 백반과 소금 등을 넣어 빨갛게 물들인다.
(3) 원래 이 풍속은 오행설(五行說)에 빨강이 사귀(邪鬼)를 물리친다고 한다.

22. 입맛이 없을 때는 쓴 것이나 매운 것을 먹으면 입맛이 난다

(1) 쓴 것을 먹으면 한 끼 지난 다음에 입맛이 돈다.

(2) 매운 것을 먹으면 입맛이 난다.

23. 모든 것은 상극이 있다. 이를 이용할 줄 알아야 한다

(1) 새우는 껍질과 머리를 먹어야 콜레스테롤이 없어진다.

(2) 새우를 많이 먹으면 당뇨에 좋지 않으나 껍질에는 키토산이 있어 보완 효과가 있다.

24. 감기에 좋은 것

(1) 밤 속껍질을 말려서 생강과 같이 끓여 마시면 감기가 잘 낫는다.

(2) 감기, 천식, 폐 관련 질환(약초)

① 가 래 : 까마중, 천문동, 곰보배추, 참가시나무, 야생도라지

② 기침감기 : 곰보배추, 창이자, 인동덩굴, 생강나무, 돌복숭씨, 도라지

③ 독 감 : 주목

④ 천 식 : 창이자, 곰보배추, 작두콩뿌리, 야관문, 돌복숭씨, 잔대, 꾸지뽕나무

⑤ 백일해 : 작두콩, 싸리나무, 마가목

⑥ 편도선염 : 곰보배추, 마가목, 야생돌배

※ 증상에 따라서 구하기 쉬운 것 하나만이라도 잘 달여서 복용하면 효과를 볼 수 있다.

25. 중풍 - 기초 예방

(1) 침을 놓아서 산소가 지나는 통로를 뚫어 주어야 좋다.

(2) 3일 안에 고쳐야 좋으나, 3일이 지나면 고치는 데 3개월 걸리고, 3개월이 지나면 고치는 데 3년이 걸린다. 그렇지 않으면 고치지 못한다.

(3) 애벌레가 들어있는 왕벌 집을 푹 끓여서 먹으면 계속 잠을 자고, 사람이 한 꺼풀 벗는데 일어나면 거뜬히 낫는다.

(4) 중풍 예방/치료에 털 없는 쥐 6～7마리를 4홉 들이 소주에 넣고 100일 정도 두었다가 먹는다. 오래 두면 뼈까지 녹는다. 3～4잔 먹고 푹 자면서 땀을 내면 낫는다.

(5) 오래된 중풍의 치료는 황백나무를 진하게 다려서 먹는다.

(6) 달맞이꽃 뿌리를 다려 먹어도 좋다.

26. 천연 농약

(1) 채소의 뜨물, 백납에 좋다. 목초액을 뿌려도 좋고, 막걸리에 설탕을 넣어서 뿌려도 좋다.
(2) 과수나무에 유황을 물에 타서 뿌려주면 과일이 떨어지지 않는다.
(3) 탄저병 걸린 고추에 막걸리와 설탕을 섞어주면 바로 치료가 된다.

〈특수한 약초들〉

1. 노니(열대성 식물)

노니의 학명은 모린다 시트리 풀리아(Morinda Citrifolia)이며, 두서니과(Rubia Ceae)에 속하는 식물이다. 노니 열매는 관목류의 식물에서 열린다. 익은 열매는 녹색을 띠고 껍질은 투명하며 울퉁불퉁하고, 고약한 냄새를 풍긴다. 노니의 서식지로는 남태평양의 많은 섬(하와이, 타히티)과 말레이시아, 인도네시아, 대만, 필리핀, 베트남, 인도, 아프리카, 괌, 서인도제도 등에서 자생한다.

특히 노니는 특징적 형태와 뛰어난 자생력을 가지고 1년 내내 열매를 맺으며, 노니 씨에는 공기주머니가 있어 물에 뜨는 특성을 가지고 있고 번식력이 강하다. 노니가 재생하기 위한 적정 기온은 열대 온순 기후로 19℃～38℃ 정도이므로 기후조건이 맞아야 하며, 공해 없는 청정지역으로 화산성 토질이 가장 적합하다. 또한 수많은 꽃들이 모여 하나의 열매를 맺는 기이한 열대식물이 노니이다.

1) 노니의 각 부위별 쓰임새

역사적으로 보면 미국, 다른 여러 나라에서도 Morinda Citrifolia는 호흡기관, 소화기관, 신경계통, 면역계통 증상들을 치료하는 데 사용되어 왔다. 관절, 피부, 뼈의 손상을 치료하는 데도 쓰여 왔으며, 전통적인 치료제로서의 노니는 모든 부분(잎, 뿌리, 줄기, 씨, 꽃, 열매) 이 약용으로 쓰여 왔다. 즉 노니는 어느 한 부분도 버릴 곳 없이 쓸수 있는 약용 식물임에 틀림없다.

잎사귀는 피부의 염증에 효험을 주는 소염제로, 상처에는 통증을 완화시키는 데 사용하고, 뿌리에서 추출한 즙은 혈압을 낮추는 데 사용했으며, 줄기는 강력한 지혈제로서 말라리아 치료에 쓰였으며, 씨는 변비 치료제로, 꽃 추출물은 눈의 염증을 치료하는 데 쓰이고, 열매는 노니 식물에서도 모든 증상들에 널리 쓰이고 있다.

2) 노니의 부분별 건강 기강 체계

① 성인병 : 인슐린 분비의 조절과 산화방지, 혈액순환 원활, 내분비물 분비 촉진, 암 세포 억제작용을 한다.

② 면역체계 : 질병을 퇴치할 수 있는 자연 향상력과 NK세포, 대식세포의 활성화 촉진, 혈액 응고작용을 한다.

③ 소화계 : 각 내장의 내분비 호르몬의 윤활작용을 촉진하고, 소화흡수율 증강, 세포 활성화를 촉진한다.

④ 순환계 : 인체의 유해산소(free radicals)를 자체 제거하여 산화방지제 역할을 하고, 혈액의 청결화를 돕는다.

⑤ 노화방지 : 인체의 신진대사를 촉진함으로써 피부노화를 억제하고, 머리나 피부에 윤기를 더해 주며, 피부에 탄력성을 준다.

3) 노니의 주요 연구 관심사

① 세포기능 활성화(세포 재생능력) : 다른 세포의 파괴를 가져오는 프리라디칼(free radicals)로서 체내에서 세포사를 일으키는 항산화 효력과 프리라디칼 손상을 억제한다.

② 산화질소(NO) 생성(인체내 산화작용 억제) : 세포들 간에 소통을 원활케 한다.

③ 항암효과(임상실험, *in vivo*, *in vitro*) : 암세포의 번식을 차단하고, 암 종괴에 직접 간여한다.

④ 혈압 조절작용(혈액순환 원활) : 노니의 Scopoietine은 혈관을 확장시킨다.

⑤ 진통효과(마취제로서의 응용) : 통증이란 인체의 위험을 감지하는 신호등이다. 염증과 통증을 가라앉히는 항히스타민제가 작용한다.

4) 노니의 제로닌이란?

① 단백질 분자의 형태 유지한다. 세포의 벽을 유연성 있게 통과하여 단백질 분자와 부합하여 단백질을 활성화 시킨다.

② 인체의 대장에서 생성된다.

③ 카뷸딩 불록효소를 생성한다(프로제로닌 + 프로제로나아제 =프로제로니네이즈).

④ 비정상 세포를 정상세포로 바꾼다.

⑤ 효소 활성화를 촉진한다.

⑥ 세포의 입구 확대(장의 벽에 세포막 구멍을 크게 변화시켜 분자 크기의 대단한 아미노산도 쉽게 흡수한다)

5) 지금까지 알려진 노니의 주요 성분

성분명	성분명(한글)	성분명	성분명(한글)
Xeroninf	제로닌	Scopoletin	스코포레틴
Proxeronine	프로제로닌	Morindadiol	모린다디올
Proxeronase	프로제로나제	Rubiadin	루비아딘
Serotonin	세로토닌	Magnesium	마그네슘
Damnacanthal	담나칸탈	Carbonate	탄산염
Nordamnacanthal	노르담나칸탈	Protein	단백질
Anthraquinones	안트로키노즈	Sodium	나트륨
Caratenoidas	카라테노이드	Bioflavonoids	비오플라보노이드
Morindine	모르딘	Morindone	모린돈
Terpenes	테르펜	Soranjidiol	소란지돌
Plant Sterols	식물성 스테롤	Iron	철 분
Sitosterol	시토스테롤	Phospate	인
Glycosides	글리코사이드	Rubiadin MME	루바아딘 MME
Alizarin	알자린	Acetin Glucop	아세틴 글루콥
Ursolic acid	어솔릭 산	Valine	발 린
Caproic acid	카프로의 산	Caprlyic acid	카프리틱 산
Serine	세 린	Asperuloside	아스페루로시드
Serotonin	세로토닌	Vitamins	비타민
Trace elements	미량원소	Alkaloids	알카로이드
Enzymes	효 소	Cofactors	카팍토
Tyrosine	티로진	Chlororubin	키로루빈
Alanine	알라닌	Methionine	메티오닌
Arginie	아르기닌	lsoleucine	이소류신
Aspartate	아스파르테이트	Leucine	류 신
Cysteine	시스테인	Lysine	리진
Cystine	시스틴	Phenlyalanine	페닐알라닌
Glycine	글리신	Threonine	트레오닌
Glutamate	글루타메이트	Tryptophane	트립토판
Proiline	플로린	Histadine	히스타딘

※ 이외에도 노니는 비타민, 미네날, 17개의 아미노산, 카프로익산 등의 성분을 가지고, 여성에게는 다이어트, 피부미용, 남성에게는 정력 보강, 뛰어난 항암력과 피부재생 능력 등으로 구전된 말들에 더욱 깊이 있는 연구를 통해 항암과 기능성 화장품 개발에 이르기까지 명실상부한 노니의 역사 재창조를 할 것으로 기대하고 있다.

6) 노니의 면역증강 시스템

(1) 산화질소(Nitric oxide, NO) 생합성 증가 사이토카인(Cytokine)과 산화질소를 증가시켜 거대한 식세포를 활성화하여 증가된다. NK(Natural killer)세포와 대식세포, 산화질소 생산효소가 있다.

◉ 산화질소: 뇌 활동성을 촉진함으로써 혈압 및 콜레스테롤 정상 수준 유지, 인슐린 분비조절, 혈액응고 억제, 상장호르몬 분비조절, 신경세포와 뇌의 연락 전달물질, 음경의 혈류량 조절을 한다.

(2) 암세포 공격 : 산화질소를 증가시켜 바이러스와 박테리아를 파괴하는 항생작용을 하며, 병원균의 호흡작용에 필수적인 철(Fe)이 함유되어 분자를 공격한다.

① 대장균, 박테리아, 바이러스를 삼키는 대식세포, ② 노화세포를 삼키는 대식세포, ③ 암세포를 공격하여 분해, 파괴작용을 하는 NK세포 등이 있다.

(3) 노니의 항산화에 대한 실험 순서 : 정상 인체의 세뇨관 세포에 산화물질인 과산화수소(H_2O_2)를 처리한다. 죽어가는 세포에 노니 엑기스 첨가. 노니 엑기스를 넣은 세포가 재생능력 증가(*in vitro*상 한국 최초 소개임)

(4) 노니 엑기스를 이용한 세포 재생실험 : 정상 세뇨관 세포(MDCK) 이용(*in vitro*상 한국 최초 노니실험 공개 자료)

Control : 과산화수소(H_2O_2) + 노니 엑기스 과산화수소

◉ 결 과 : 노니 엑기스를 두 대조군(A, B)에 하나는 첨가, 또 하나는 첨가하지 않은 세포에 과산화수소로 산화 작용제를 첨가한 후에 세포의 죽어가는 이미지를 사진으로 측정한 결과 노니 엑기스를 첨가한 세포가 월등하게 상처를 입지 않고 재생할 수 있다는 사실을 발견하게 되었다.

(5) 암세포에 노니 엑기스의 작용 : DU145 신장암 세포 이용(*in vitro*상 한국 최초 노니실험 공개 자료)

Control : 과산화수소만 처리. 과산화수소 + 노니 엑기스

◉ 결 과 : 암세포에 과산화수소를 대조군에 처리한 후와 노니 엑기스를 첨가한 후의 암세포의 파괴 진행과정을 *in vitro* 상에서 측정 실험하였다. 노니 엑기스

를 첨가한 세포에서 거의 완전하게 세포사가 일어난 것으로 나타났다. 노니의 타깃인 암 세포에의 공격이 나타난 것이다. 암에는 담나칸탈(Damnacanthal) 성분이 주효하다고 추측한다. 노니의 주요 성분이며, 정상적인 세포로 인식하여 암세포 성장을 멈추게 한다(세포분열 속도 이완).

(6) 생쥐의 실험을 통한 노니의 암 억제 효과(누드 마우스를 이용한 임상실험 한국 최초 공개) C2H9암세포를 배양했다. 이 암세포를 처리한 후 생쥐의 상피세포에 주사하여 발암을 시켜 암 덩어리가 성장함. 암 덩어리에 노니 엑기스를 주사하여 암 덩어리의 크기를 측정하였다. 현저히 작아짐을 증명함.

◉ 실 험 : A군과 B군에 각각 암세포를 상피세포에 주사한 후 암 덩어리를 자라게 했다. 그 후 암 덩어리에 컨트롤로 PBS와 노니 엑기스를 각기 주사한 후 매일 암 덩어리의 크기를 측정하였다.

◉ 결 과 : 암 덩어리에 노니 엑기스를 주사한(B군) 군에서 현저하게 암괴가 적어짐을 알 수 있는 것으로 보아 노니의 암 억제 효과를 증명할 수 있었다.

(7) 암 억제 효과 실험(MTT ASSAY법) : 노니 엑기스를 이용한 암 척도로 사용되는 MTT ASSAY법에 위한 세포 실험을 하였다.

◉ 결 과 : 암세포 억제 실험 효과 측정법인 MTT ASSAY법에 의한 노니 엑기스의 효능을 측정한 결과로 암세포에 농도별로 노니 엑기스를 처리한 후 암 세포 죽은 것을 카운팅 하여 그 척도를 측정하였으며, 현저한 차이점이 발견되었다.

(8) 고혈압 치료에 탁월한 효과 : ① Dr. Isabell Abbott(1992년)는 고혈압 효과에서 노니가 함유하고 있는 식물성 영양소가 수축된 혈관을 확장시켜 혈액 순환이 원활하게 된다고 했으며, 심장의 과로를 완화하여 심장보호 기능 역한을 한다고 했다. ② 하와이대학 연구팀(1993년) 노니에서 스코포레틴(Scopoletin) 추출에 성공, 혈관확장 작용으로 세로토닌 악(惡)을 차단하였다.

※ 세로토닌(Serotonin) : 포유동물 혈청 혈소판, 뇌 등의 혈관을 수축시키는 물질이다. 혈압조절(임상적 역학) 노니를 음용함으로써 혈당수치가 낮아졌다. 혈당수치 조절, 여성생리통 완화, 남성 소변 횟수를 조절한다.

2. 함초와 복령

함초는 흙속에 스며든 바닷물을 빨아들인 다음 광합성을 통해 줄기와 가지로 물기만을 증발시키고, 우리 인체에 부족한 갖가지 미네랄 성분이나 효소를 영양분으로 남겨준다. 갯벌의 산삼 함초는 영양분에는 칼륨, 칼슘, 마그네슘, 요오드, 철, 미네랄, 각종 효소 등 우리 인체에 부족한 성분이나 효소를 포함하고 있다. 특히 혈액순환을 좋게 만들어 주고, 또한 노폐물 제거 및 항균작용의 효능이 있어 염증을 완화하며, 관절염이나 수종 등을 개선하는 데 효과적이다.

팜트리 광합성 세균은 항생제에 대한 내성력을 떨어뜨리고, 또한 광합성 세균은 토양이 받는 빛과 열을 에너지원으로 하여 뿌리에서 나오는 분비물, 유기물 혹은 유해가스(유화수소)를 기질로 해서 질소화합물의 아미노산, 핵산이나 생리활성물질, 당류 등 식물의 생육생장을 촉진시키는 다수의 유용물질을 생합성하는 독립 영양 미생물이다. 특히 항산화 효과 및 항암효과와 면역력 증강에 좋다는 데 착안하여 본 연구에서는 바다의 산삼인 함초와 팜츄리 광합성 세균 농축 엑기스를 혼합 배양하였다.

세포가 외부의 나쁜 인자에 인해 생존경쟁에서 살아남기 위해 세포는 아주 복잡하고 다양한 신호전달 체계를 통해서 세포를 조절하고 살아가는 것으로 알려져 있다. 지금까지 알려진 바로는 세포 외부로부터 ROS나 또는 cytokine에 의해서 활성화된다고 알려져 있는 신호전달 체계는 Ras-Raf-ERK로 이어지는 MAPKinase pathway와 MKK3를 통한 p38, JNK pathway 등이 원인인자로 알려져 있다.

최근에는 여러 가지 세포성장 요소에 의해서 활성화 되어지는 PI-3inase/Akt로 이어지는 pathway들도 세포의 외부 damage를 일으킬 수 있어 세포사를 유발하게 된다는 복잡한 과정이 포함되는 것으로 알려졌다. 특히 항산화작용과 세포사 등에 관심을 가지고 생체 광전자 양을 측정함으로써 항산화 현상의 생물 광학적 이해와 함초와 팜트리 광합성 세균 혼합 첨가 배양물질에서의 황산화 효과(ROS)와 면역체계는 물론 항암효과 측정이 가능하였고, 확실한 효험이 인정되었다.

3. 상황버섯(IPC)

1) 상황버섯

상황버섯[*Phellinus baumii*(L.ex Fr) Quel]은 소나무 비닐버섯과에 속하는 흰색 부후균이며, 주로 뽕나무와 활엽수의 줄기에 자생하고 보통명은 목질진흙버섯 또는 진흙버섯이라고 한다. 자라는 곳은 해발이 높은 활엽수 지대의 양지에서 자생하고, 땅의 그늘 쪽으로 성장되는 특징이 있다. 따라서 죽은 나무의 지상부 줄기에서 발견되고 있으며, 야생되는 상황버섯은 3～4년 동안에 다년생으로 생장하는 것이 일반적이다.

이 상황버섯은 맛과 향이 없다. 상황버섯은 중국과 일본에서 많은 연구가 이루어져 그 특징, 약효 분류, 형태 등이 보고되고 있으며, 『중약대사전』에는 나무줄기에 자생하는 버섯이라고 하여 상신, 상이, 상황고라는 별명을 갖고 있다. 일본 학자는 주로 뽕나무 줄기에 자생하며, 표면을 제외하고는 황색을 띠고 있으며 '상황'이라 칭하며, 특히 버섯을 물에 달였을 경우, 색깔은 노랗거나 단황색으로 나타나며, 맛과 향이 없는 것이 특징이다.

상황버섯은 그 자람이 희귀하여 자연산으로 자란 버섯은 이미 구하기가 매우 어려워졌으며, 인공재배법 또한 개발되지 않아 자실체의 항암성분을 의약품으로 개발하기가 불가능하였으나 충북대 약학대학, 서울대 약학대학 교수팀에 의하여 균사체를 액체 배양하고 그로부터 단백 다당체를 분리하여 항암효과의 월등함을 입증하였다.

상황버섯의 항암효과가 거론된 것은 지난 1995년부터이며, 면역 증강제로서 효과가 일찍이 드러났지만 다년생 자연산인 상황버섯이 워낙 희귀한데다 인공재배 또한 너무 어려워 소량 생산밖에 되지 않았기 때문에 kg당 4백만~5백만 원 이상의 고가에 거래가 이루어졌고, 그것도 포자층이 형성되지 않은 완전한 버섯이라고 말할 수 없는 균사체에 가까운 것이었다.

야생 상황버섯은 3~4년 동안 영년으로 생장되며, 갓의 두께가 두꺼운 것일수록 좋다. 그 모양은 초기에는 노란 진흙덩이가 뭉친 것 같은 형태로 유지되다가 다 자란 뒤에는 나무 그루터기에 혓바닥을 내밀고 있는 모습이어서 '수설'이라고도 한다. 혓바닥 같은 형태의 윗부분이 상황의 품종에 따라 약간의 차이는 있지만 진흙과 같은 색깔을 띠기도 하고, 감나무의 표피와 같이 검게 나타나기도 한다.

오래된 뽕나무 밑둥에서 노르스름한 빛깔을 띤 채 자라는 이 버섯의 항암효과에 관심이 모아지고 있으며, 몸에 좋은 버섯이라고 하면 우선 표고, 영지, 송이 같은 버섯을 떠올리는 사람들에겐 낯선 이름일 수도 있다. 1,000m 이상 고지대에서 동절기에는 일교차가 극심한 자연의 수맥과 모진 한파에서 견디며 자란 다년생으로, 명품인 자연 상황은 유명할 뿐만 아니라 각계 임상실험과 직접 본인의 인체에 투여한 결과 외부 종양은 30일 이내로 흔적조차 없이 치유가 되었으며, 그 효과는 참으로 감탄을 금할 길이 없다. 자연산 상황의 효능으로는 체내 외의 암 또는 종양, 주취, 위장장애로 고생하시는 분에게는 한번 권하고 싶다.

2) 상황버섯의 항암효과

상황(桑黃)은 담자균류(Basidiomycetes)의 잔나비걸상과(Polyporaceae, 다공균과)에 속하는 곰팡이(Fungi)로서 뽕나무(Morus alba, Moraceae)의 줄기에 기생하며, 약성은 감(甘), 평(平)하며 지혈약으로서 혈붕, 혈림, 탈항으로 인한 출혈, 대하, 월경불순 등에 응용되며, 민간에서는 늑막염, 폐렴, 감기 등의 열성병에 해열제로 민간약으로서 사용하여 왔다.

최근 담자균류의 버섯 종류가 항암제 및 면역증강제로서 각광을 받고 있고, 상황은 다른 여러 버섯과 비교하여 볼 때 항암제로서의 효과가 탁월하다 할 수 있다.

4. 천 마

1) 천 마

천마(Gastrodia elata Blume)는 뽕나무 버섯균과 공생하는 기생식물인 난초과 천마종에 속하는 여러해살이풀이다. 천마종은 전 세계에 약 25종이 있으며, 우리나라에는 천마, 한라천마, 애기천마가 자라고 있다. 땅속 덩이줄기는 두껍고 다육질이며, 타원형으로 길이는 약 10cm이고, 지름은 3~4.5cm이며, 그리 뚜렷하지 않은 환절이 있다. 줄기는 붉은 황적색 및 밤색으로 높이 60~100cm로 곧게 자라며, 엽록소를 함유하지 않는다.

잎은 비늘모양을 이루고 막질이며, 길이는 1~2cm이고, 가는 잎맥이 있으며, 아래부분은 짧은 칼집 모양이다. 화서는 수상화서 모양의 총상화서로 길이는 10~30cm이고, 꽃은 황적색이고 꽃자루는 짧고, 길이는 2~3mm이다. 꽃 떡잎은 막질이고 좁은 피침형이거나 선모양의 긴 타원형이다. 꽃 덮이관은 일그러진 단지 모양이고, 입구 부분은 사형(斜形)으로 길이는 7~8mm이고, 기부의 아래쪽은 약간 팽대해 있다. 열편은 작고 삼각형이다.

순판은 꽃 덮이관의 3분의 1 높이로 3개의 열편이 있고, 중앙의 열편은 비교적 크고 그 기부는 꽃부리 속에서 짧은 자루모양을 띠고 있다. 씨방은 밑에 있고, 길이는 5~6mm로 매끈하고 광택이 있으며, 몇 개의 모서리가 있다. 삭과는 타원형이거나 타원 모양의 도란형이며, 길이는 15mm이고 짧은 자루가 있다. 종자는 많으며 작고 가루모양으로 되어 있다. 꽃은 6~7월에 피고, 열매는 7~8월에 익는다.

늦가을에 땅 윗부분이 시들었을 때 땅속 덩이줄기는 가지고 있던 양분을 소비하여 속이 비게 된다. 이 때 가늘고 긴 땅 속 줄기를 뻗어서 뽕나무 버섯균으로부터 양분을 얻으며, 여러 해가 지나서 덩이줄기가 살찌면 줄기를 키운다. 옛부터 꽃줄기가 붉고 화살대처럼 닮았다하여 '적전(赤箭)'이라 하였으며, 스스로 움직인다고 하여 '자동초'라고 부르며, 바람이 불어도 움직이지 않는다고 하여 '정풍초'라고도 부른다. 또는 바람이 없어도 저절로 움직일 수 있다고 하여 '독요지'라고 부르며, 귀신을 닮은 풀이라는 뜻에서 '신초(神草)'라고도 불린다. 천마의 싹이 갑자기 땅에 솟아나기 때문에 어디에서 나올지 몰라 '도둑의 다리'라고 부르기도 한다.

수자해족은 한자로 수자(竪子), 즉 더벅머리 수, 아들자를 사용하여 즉 마치 우둔한 더벅머리 총각의 생식기를 닮았다는 뜻에서 유래되었다고 한다. 천마의 열매는 줄기 속에서 낙하하므로 흔히 통속으로 돌아오는 씨라는 뜻의 '환통자'라고 불리워 왔다. 이렇게 시대가 바뀌면서 식물을 부르는 이름도 가지각색인데, 요즘에는 골프가 전 세계적으로 유행하여 천마의 뿌리와 줄기를 전체적으로 관찰해 보면 골프채를 닮은 형상이라고 하여 골프채와 같이 생겼다고 말하는 사람도 있다.

천마는 난초과에 딸린 여러해살이풀이다. 키는 30～100cm쯤 외줄기로 곧게 자라고, 뿌리는 고구마처럼 덩이졌다. 줄기는 붉은 밤색에 조그마한 잎이 듬성듬성 난다. 5～6월에 싹이 나서 흰빛의 꽃이 피었다가 곧 시든다. 뿌리를 천마라고 하고, 줄기를 적전, 또는 정풍초라고 부른다. 참나무 뿌리 삭은 데서 다른 버섯과 공생하여 자라는 반기생식물이다. 분포는 습윤한 숲에서 비옥한 토양에까지 자란다. 중국의 서남 및 길림, 요녕, 하남, 안휘, 강서, 호북, 호남, 섬서, 감숙에 분포하고 재배도 한다.

2) 천마의 효능

천마는 뇌질환 계통의 질병에 최고의 신약이다. 두통, 중풍, 불면증, 고혈압, 우울증 같은 두뇌의 질환에 불가사의하다 할 만큼 효력을 발휘할 뿐만 아니라 위궤양, 간질, 간경화증, 당뇨병, 식중독, 디스크, 백혈병, 암에 이르기까지 광범위한 질병에 두루두루 뛰어난 효력을 발휘한다.

『동의보감』에는 「허로와 신을 보하고 오장을 튼튼하게 하며, 기력을 돋우고 근육과 뼈를 강하게 하며, 위장을 잘 다스려 설사를 멎게 하고 정신을 편안하게 한다」고 씌여져 있다. 오장의 기능을 충실하게 하기 때문에 마를 먹으면 몸의 근간이 되는 뼈와 근육이 튼튼해지고, 정신과 신경이 안정되고 의지가 강해진다는 것이다.

마의 주요 성분은 전분, 단백질, 사포닌, Mucilang, Arginine, Allantoin, Amylase, Choline 등의 주요 물질이 들어 있으며, 약리작용으로는 자양강장, 지갈, 진핵, 지석 등에 효과가 있다. 요통, 건위, 동상, 화상, 유종, 양모, 갑선선종, 심장염, 유정, 설사, 유뇨증에 대단히 유효한 생약이다.

(1) 자양강장

무친이라는 단백질의 흡수를 돕는 점액질이 풍부하고 Arginine 등의 각종 Amino acid와 각종 당질 등 풍부한 영양분이 함유되어 있어 자양작용을 하며, 비특이적 면역능력을 증강시키고 근육을 강화한다.

(2) 소화장애 개선

디아스타제 등의 소화효소가 들어 있는데, 이 효소는 음식을 3～4배 빨리 소화하게 한다.

(3) 당뇨의 혈당수치 저하작용

호흡기 점막에 자윤을 공급하여 노인성 해수를 경감시키고, 약한 거담작용이 있으며 경도, 중등도의 갈증이 있는 당뇨병에 혈당 강하작용이 있다.

(4) 동맥경화 예방

녹말과 당분, 단백질이 풍부하며 비타민 B_1, B_2, C, 등과 동맥경화 예방을 돕는 사포닌이 다량 함유되어 있다.

(5) 뛰어난 항암, 진통효과

천마는 항암작용이 매우 강하다. 날것을 잘게 썰어 그늘에서 말려 가루 내어 한 번에 한 숟가락을 먹거나 항암작용이 있는 다른 약초와 같이 먹는다. 특히 백혈병, 폐암, 위암, 직장암 환자가 천마 가루를 몇 달 복용하고 깨끗하게 나은 사례가 있다. 천마는 진통효과도 뛰어나서 말기 암으로 고통이 극심할 때 통증을 완화하는 데에도 좋다. 한때 천마를 이용하여 종교가 생긴 적도 있다. 중국 청나라 말기에 지금의 만주지방 일대에 「대도회」라는 비밀 종교단체가 있었다.

대도회는 낡고 부패한 정권을 쓰러뜨리고 깨끗하고 질병이 없는 이상사회를 건설한다는 것을 기치로 내세운 비밀결사단체로 교리의 많은 부분은 노자의 『도덕경』에서 따왔다. 대도회 교주는 신도들이 병이 나면 천마를 달여서 먹게 하였는데 어떤 병이든지 대개 잘 나았다. 관절염이나 신경통에는 천마와 원지를 같이 달여 먹게 하기도 했다. 대도회 교주가 병을 잘 고친다는 소문이 퍼져 수많은 신도가 몰려들어 한때는 신도수가 2백만 명이 넘었으며, 50년 동안 크게 번성했다. 천마는 다음의 질병을 치유하거나 호전시킨다.

고혈압, 저혈압, 중풍, 반신불수, 뇌일혈, 타박상, 뇌출혈, 뇌진탕, 당뇨병, 간경화증, 가스 중독, 농약 중독, 백혈병, 혈우병, 어지럼증, 두통, 귀울림, 차멀미와 배멀미, 혈액순환이 잘 안 될 때, 크게 잘 놀라는 병, 하반신 마비, 목덜미와 어깨, 잔등이 당기고 뻣뻣한 데, 지방간, 간염, 어깨가 차가운 증상, 팔다리에 열이 날 때, 손발이 뒤틀리는 데, 심장병, 신장병, 어린이 간질, 감기몸살, 관절통, 좌골신경통, 손발이 삔 데, 위장병, 장출혈, 어혈, 뱃속에 딱딱한 덩어리가 있는 데, 음부 가려움증, 습진, 무좀, 피오줌을 누는 데, 끓는 물이나 불에 덴 데, 쇠독, 갖가지 암, 동상, 다형성 홍반, 마른버짐, 변비, 설사, 곽란, 후두염, 몸이 붓는 데, 오로칠상 등이다.

이밖에도 근육과 뼈를 튼튼하게 하고 장부를 튼튼하게 하며, 오래 먹으면 기운을 돋우고 체력을 늘리는 등 그 효과를 일일이 말로 다할 수 없다.

5. 버섯과 천마의 만남(IPC)

1) 상황버섯 속의 베타-글루칸 성분이 암을 억제한다

베타-글루칸이란 아우레오바시즘(Aureobasidium)이란 미생물이 생산하는 다당류의 일종으로서 자일리톨 등과 같은 기능성 당 알코올과 플루란과 같은 가식성 다당류 생산 균주로 널리 알려져 있다.

면역기능 향상효과, 림프구의 활성을 강화시켜 암 예방을 하며, 암세포가 이미 발생하고 발병한 후에도 암세포를 공격하므로 생활 활성작용을 하며, 장내에 유해생물을 억제하고 유용미생물과 유해미생물의 균형을 조절한다.

베타-글루칸의 효과는 다음과 같다.

① 면역력 강화효과
② 혈압 및 혈당 강화제
③ 피부재생 보호효과
④ 인체에 유해활성 산소 제거
⑤ 콜레스테롤 수치 저하효과
⑥ 항암 활성효과
⑦ 기억력 회복효과
⑧ 항균효과

2) 암을 공격하는 IPC

상황버섯의 면역증강 및 항암효과와 천마의 다양한 생리활성 작용으로 생체 내 이용률을 최대한으로 높인 것이 IPC(Immuno Polysacc-haride Compound)이다. 현대 사회에서 약재로부터 성분을 얻는 방법은 열수추출법이 가장 일반화 되어 있다. 그러나 고대 문헌을 통하여 볼 때, 열수 추출 시 얻어지는 농축액뿐만 아니라 저분자 기능성분이 포함되어 있는 증류액의 효능도 매우 중요하다고 하였다.

그러나 현대 사회는 일반적인 열수 추출에 의한 농축 성분만을 이용하고 있을 뿐 저분자 기능 성분들은 모두 증발되어 소실되어 버린다. 하지만 IPC는 고대의 추출법을 현대적 방법으로 재현하여 저온추출법으로 제조되었다.

제 5 장

고대과학에서 의학발달까지

〈과학의 시작과 태동〉

1. 과학의 태동과 특징

인류 역사상 가장 위대한 사건 중의 하나는 불의 발견이다. 불의 사용은 인간을 동물과 차별화된 사회적 단계로 이끌어준 역사적 발걸음이 되었지만 누가 처음 불을 이용하기 시작했는지 알 수는 없다. 주신(主神) 제우스가 감추어둔 불을 훔쳐 인간에게 주었다는 '먼저 생각하는 사람'이란 뜻의 프로메테우스(Prometheus)의 전설처럼 신화와 전설 속에 어렴풋이 표현되어 있을 뿐이다.

그러기에 프로메테우스는 신도 인간도 아닌 중간적 존재다. 이와 비슷한 경우는 중국의 고대 문화 속에서도 찾아볼 수 있다. 전설적인 이름 없는 시대의 위대한 발명, 발견을 대표한다. 또한 팔괘(八卦)를 처음 만들어 점치는 법을 전했다는 복의팔괘(伏羲八卦), 농업과 의학을 시작했다는 신농(神農)은 모두 반인반수의 모습으로 알려지고 있다. 인간이 자연에 대해 어떤 체계적인 과학지식(자연과학)을 갖게 된 것도 이러한 전설과 신화에서 시작되었다. 따라서 과학의 발달은 문명의 시작과 때를 같이하여 시작되었다고 생각할 수 있기에 모든 옛 문명의 발상지에서 우리는 상당한 과학 발달의 정도를 찾아볼 수 있는 것은 당연한 일이다.

그렇다면 과학기술의 발달은 원시 문명의 발생지처럼 자연적 또는 사회경제적 조건이 좋은 시기에 부흥기를 맞게 되었을 것으로 추측한다. 먼저 자연적 조건으로는 너무 춥거나 덥지 않은 온대지방, 그 중에서도 강을 끼고 바다에 가까우며 농사에 적합한 비옥한 땅 등을 들 수 있다. 그렇다 하지만 자연적 조건과 부족을 이룬 집단, 즉 원시의 인간들이 정치적, 사회적, 경제적으로 일정 수준의 문명에 도달하지 않고서는 과학은 발달하기가 어려웠을 것이다.

경제적인 측면에서는 어느 정도의 농경사회를 구축할 수 있는 수준에 도달하여야 될 것이고, 정치적으로는 적어도 원시국가를 형성할 수 있는 정도의 사회가 조직화되어 있어야만 가능했을 것이다. 그리고 이처럼 조직화된 사회는 또한 권력과 기능에 따라 그 사회의 지배층이 분화되고, 이들에 의해 과학 지식이 독점적으로 전수되었을 것이다. 이외에도 과학이 시작되기 위해서는 수의 개념이 발전하여 크고 작고 많고 적음을 비교하고, 기본적인 계산을 할 수 있는 기초 능력이 발달되었어야 가능하며, 무엇보다도 학습된 과학적 지식이 후대에 전달되기 위한 글씨의 발명이 필요했던 것이다.

이와 같은 여러 조건을 충족하여야만 시작된 과학 지식은 이집트, 바빌로니아 또는 세계 어느 곳에서든 경험을 통해 이러한 과학적 지식의 기반을 토대로 관련된 범위 안에서 축적되었을 것이다. 즉 인류는 원시적 생활 속에서 과학이 생겨나고 그런 결과가 단편적인 기록으로 남게 되었다는 뜻이다. 그러나 이런 짤막짤막한 기록이 남는다고 해도 거기에는 아직 역사의식 같은 것은 없었을 것이고, 이렇게 기록된 것에는 이름 없는 주인공들의 참모습이 과학자라고 희미하게 보일 뿐이다.

그리스 문명 발생의 모체가 된 나일강의 문명이나 티그리스강, 유프라테스강의 문명은 주로 수학이나 천문학의 발달에서처럼 자연현상을 체계적으로 이해한 흔적을 보이고 있다. 그밖에도 인간의 질병을 이해하는 데에도 약간의 과학적 발달의 기초가 있어야 가능하였을 것이다. 기타 모든 부분에서도 아직 이들 고대문명의 성립과정에서 체계적 지식을 갖지는 못하였을 것이다. 이집트의 역사는 고대왕국, 중대왕국, 신왕국의 세 시대로 나눌 수 있고, 메소포타미아는 지배민족에 따라 역시 세 시대로 나눠지는데 모두 기원전 3,000년경에는 과학의 태동이 시작되었다고 말할 수가 있다.

1.1 고대 오리엔트의 과학

신화는 우주, 자연, 인간에서 태어난다. 이들은 태양의 신인 라(Ra), 대기와 빛의 신인 슈(Shu), 습기와 이슬의 여신인 테프누트(Tefnut)라는 신들을 탄생시켰다. 이집트 수학책 린드 파피루스(Rhind Papyrus)는 실용수학의 교재(산수, 기하학)로 오늘날까지 전해지고 있다.

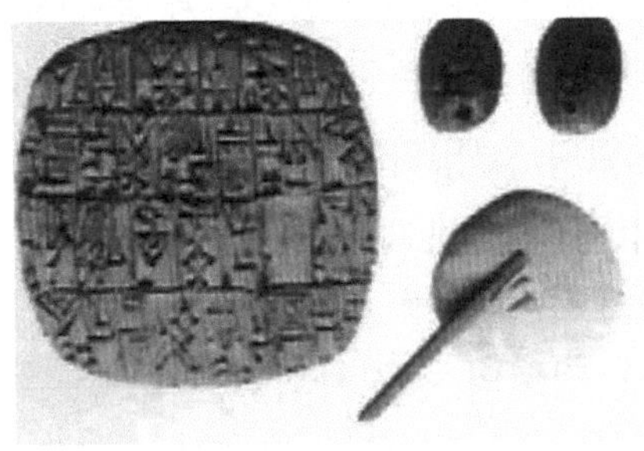

메소포타미아 설형문자 제작도구

고대 문명의 발달과 특징

지 역	시 기	특 징
이집트와 메소포타미아	BC 5000～3000년	• 가장 빠른 문명지이다.
청동기 문화	BC 4000～3000년	• 동・광석은 목탄으로 가열할 때 주석이 녹아들어 우연의 일치에 의해 만들어짐
소아시아와 동부지중해 연안	BC 2000년	• 에게해가 오리엔트 세계에 참여
철기시대 발전	BC 1000년	• 그리스, 로마문화에 큰 영향을 끼쳤음
에게문명		• 그리스 문화 형성의 토대를 이룬다. • 티그리스강, 유프라테스강, 나일강, 인더스강 유역 밭을 가는 쟁기 발명 • 가축화와 축력의 이용(마차, 배 발명)
가장 오래된 문명		• 페르시아만 근처 수메르인의 청동기시대 문명을 들 수 있음 • 기원전 3000년경 티그리스강, 유프라테스강 유역에서 범람 잦음. 점토판 찍은 삼각형의 쐐기 모양의 설형문자 체계가 발전

메소포타미아 수학으로는 사무관계의 계산, 토목건축 관계, 천문관측용 계산표 등을 수학적으로 계산이 가능했다. 토목건축의 계산을 위한 제곱 및 세제곱수표, 제곱근 계산표, 이차 방정식, 삼차 방정식을 다룰 수 있는 수준까지 발달하였던 것이다. 천문학의 발달로 이집트는 맑은 날씨로 인해 적도를 따라 별들을 36등분, 황도를 따라 별들을 12등분(태양이 뜨기 전 시리우스별이 나타나면 나일강이 범람한다)이 가능하였다.

메소포타미아 지방은 사방으로 다른 민족과 접촉할 수 있는 지형적인 여건을 갖추고 있었던 반면, 고대 이집트는 비교적 고립되어 폐쇄적인 경향이 짙은 사회였다. 그렇기 때문에 문명의 규모에 비해 고대 이집트가 남긴 과학적 유산은 그리 많지 못하였을 것이다. 예를 들어 고대 이집트의 기록에서 천문관측의 흔적을 찾기가 어려운 것도 이러한 문제가 있었기 때문이었을 것이다. 고대 이집트인들에게 가장 중요한 천체는 달과 시리우스(Sirius)였다.

초승달은 달과 시간의 시작이었고, 시리우스[천랑성(天狼星): 하늘에 가장 밝은 별]이 일출 직전에 뜰 때는 년의 시점이었다. 시리우스성의 위치를 기준으로 새해를 시작한 것은 이때가 나일강의 범람시기와 일치하여 농업에 매우 중요한 시기였기 때문이다. 다른 농경사회와는 달리 이집트에서는 별의 위치를 기준으로 한 역법으로 태양력(solar calendar)을 사용한 이유가 이 때문으로 보인다.

한편, 나일강 유역의 홍수는 토지 측량에 필요한 기하학을 발전시켰다. 이와 같이 수학과 기하학은 필요성에 의해 발전된 학문으로 인간의 지적 호기심에 의해 시작된 천문학과는 대조적인 기원을 가지고 있다.

1.2 수 학

이집트인은 상업이나 측량에 10진법을 사용하였으나 그들의 10진법은 오늘날 우리가 쓰는 것과는 조금 다른 방식이다. 왜냐하면 그들은 손가락이 10개이기 때문에 10진법을 쓴 것 같지만 아직 0(zero)을 위치에 따라 사용할 줄 몰랐기 때문이다. 따라서 이집트인들은 오늘날 로마 수에서처럼 10, 100, 1,000 등에 대해서는 별개의 기호를 만들어 쓸 수밖에 없었다.

이집트에서는 또한 분수도 사용되었으나 이것 역시 오늘날과는 좀 달라 분자가 1인 분수만을 쓸 줄 알았다. 따라서 3/4이란 분수는 1/2과 1/4을 보태서 표기해야 했다. 이처럼 단위 분수만을 써서 표시해야 되는 불편 때문에 이집트인들의 수학자들은 이 방법을 숙달시키기 위해 많은 공부를 했으리라 추측한다. BC 1660년에 쓰여진 린드 파피루스(Rhind papyrus)의 기록에는 이런 분수가 많은데,

예를 들면 2/97같은 분수는

$$\frac{1}{56} + \frac{1}{679} + \frac{1}{776}$$

이라고 표시되어 있다. 이런 계산 방식은 숱한 시행착오를 거듭해야만 답을 얻을 수 있었기 때문에 크게 발전할 수 없었다. 곱셈의 방식도 역시 오늘날과는 달라 7 × 5의 계산은 다음과 같은 생각의 전개과정을 거쳐 답을 얻었다.

$$\begin{array}{rr} {}^{o}1 & 7^{o} \\ 2 & 14 \\ +)\ {}^{o}4 & 28^{o} \\ \hline 5 & 35 \end{array}$$

우선 7을 한 번 취하여 놓고, 그 다음에 이를 두 배하여 놓는다. 그 다음(셋째 줄)에는 두 배한 값들을 또 두 배하면 4 × 7의 값이 얻어진다. 최후로 ^{0}로 표시된 첫 줄과 셋째 줄을 각기 더하면 (1 + 4), (7 + 28)이 된다. 이것은 (1 + 4) × 7 = (7 + 28)이란 뜻이다. 이처럼 곱셈은 두 배를 반복하고, 또 곱하는 수가 클 때는 10배를 하여 그것을 더하는 방식을 썼던 것으로 이집트의 계산방식은 결국 가법중심의 것이었고 크게 발달할 수는 없는 것이었다.

그 반면 기하학의 발달에 있어서는 이집트인들은 보다 훌륭한 솜씨를 발휘했다. 피라미드 같은 뛰어난 건축과 해마다 있는 나일강의 홍수 때마다 토지측량을 반복해 가는 동안 그들의 기하학은 발달해 갔다. 파피루스의 기록에는 여러 가지 계산문제 가운데 곡식창고의 용적, 경지의 면적, 피라미드의 기울기 등 여러 가지 기하학 문제가 포함되어 있다. 또 이집트인들은 원의 면적은 지름의 (8/9)2이라고 계산하고 있는데, 이는 원주율(π)의 값을 256/81 또는 3.1605라는 오늘날과 같은 숫자를 사용하였다는 계산식과 일치했던 것이다.

그들은 또한 피타고라스(Pythagoras)의 정리는 몰랐으나 12단위 길이를 가진 줄을 3 : 4 : 5 단위씩 나눠 3각형을 만들면 직각을 얻을 수 있음을 알았고, 이 방법을 측량이나 건축에 실제 사용하기도 했다. 지금부터 5천 년 전에 건축된 피라미드는 이집트 기하학의 놀라운 성과와 수학의 발달에 의한 진가를 표현한 것이라고 말할 수 있다. 그러나 불행히도 그것이 어떤 학문적 바탕 위에서 가능했는지를 우리는 아직도 알기가 어렵다.

피라미드의 외벽은 정확히 똑같은 51도 50분의 경사를 갖고 있고, 그 밖의 구조상의 특징으로 보아도 이집트인들은 상당한 건축 기하학의 수준에 도달하였음을 알 수 있다. 그것이 어떤 신비적 지식은 아니었을 것이 분명하지만 그 수학적 지식은 일반적 정리로 표현되어 남겨지지 못했기 때문에 우리는 수수께끼 같은 그들의 피라미드 앞에 그저 놀라움을 느끼게 되는 것이다.

한편, 메소포타미아 지방에서 바빌로니아인들은 이집트와는 거의 정반대의 특징을 가진 수학을 발달시켜 갔다. 그들은 기하보다는 대수 쪽에 더 앞서 있었던 것이다. 바빌로니아인들의 수학적 수준은 물론 오늘날까지 남아있는 쐐기모양의 문자로 쓰여진 점토판 덕분이다. 그들은 60진법을 수의 기본으로 썼다. 이것은 10진법과 12진법의 이점을 함께 가진 것으로 오늘날 우리가 60초를 1분, 60분을 1시간으로 한다거나, 원주는 360도라고 하는 따위는 모두 바빌로니아의 60진법이 우리에게 남겨준 유물이라 하겠다.

오늘날 우리가 1978이라고 쓰면 이때 1이란 숫자는 그 위치 때문에 그냥 1이 아니라 1 × 1,000 = 1,000을 뜻한다. 같은 방식으로 1978 = (1 × 1,000) + (9 × 100) +(7 × 10) + (8 × 1)을 의미한다.

이집트인은 숫자의 위치에 따라 같은 숫자가 10단위, 100단위 또는 1,000단위로 바뀔 수 있도록 쓰는 법은 알지 못했다. 그러나 바빌로니아인들은 60진법과 10진법을 결합하여 이런 방식으로 숫자를 표시할 줄 알았던 것이다. 예를 들어 보면 앞의 것과 뒤의 것은 위치가 다르기 때문에 서로 값이 다르다는 원리를 깨달았던 것이다. 즉 차례로 그 뜻을 살펴보면

상형문자 표기 = 3 × 602 = 3 × 3,600 = 10,800

10,822라는 우리의 숫자에 해당하는 것이다. 바빌로니아 수학은 이집트의 그것보다 진보적인 법칙을 추상적으로 표현하려 한 데에 그 장점이 있다. 예를 들면 이집트인들은 3 : 4 : 5의 구체적 예만을 들어 이해하고 있던 피타고라스의 정리를 바빌로니아인들은 일반적 법칙으로 알고 있었던 것 같다.

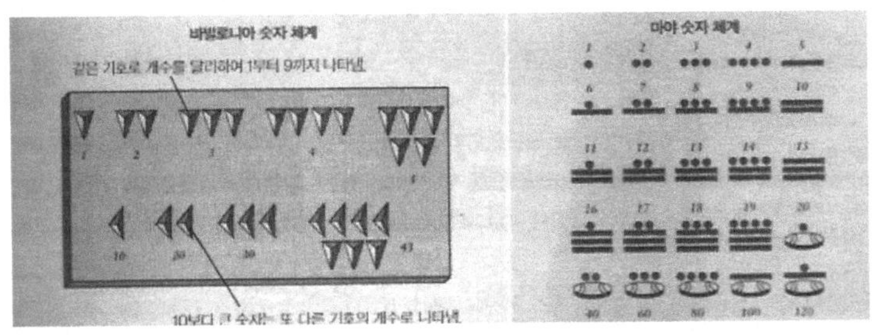

바빌로니아의 숫자체계

수메르인		우가리트인		페니키아인		수메르인		우가리트인		페니키아인	
	a		'a		'		ša		ḏ		
	bi		b		b		na		n		n
	gi		g		g		ṣu		ẓ		
	ha		b				sa		s		s
	da		d		d		ḫa		'		'
	he		h		h		pa		p		p
	wa		w		w		ṣa		ṣ		ṣ
	za		z		z		qa		q		q
	ḫa		ḫ		ḫ		ra		r		r
	ṭi		ṭ		ṭ		ša		š		š
	ya		y		y		ga		ġ		
	ka		k		k		tu		t		t
	ṯi		ṯ				e		'i;e		
	lu		l		l		u		'u;o		
	ma		m		m		se		ś		

수메르인, 페니키아인의 자음대조표

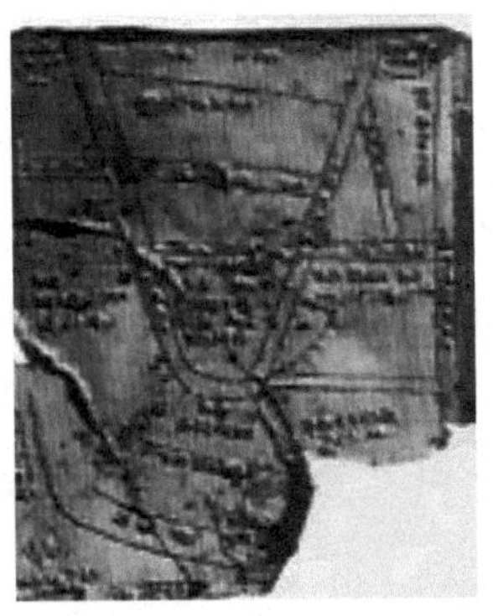

수메르인의 세계 최초 지도

1.3 천문학

현대는 모든 것이 인공에 의하여 조작되어 밤조차 낮과 큰 차이 없이 밝음 속에서 살고 있는 우리들은 하늘의 별에 대해 전공과 흥미로움으로 연구하지 않는 자 이외는 거의 아무것도 모른다 할 수 있다. 그러나 옛사람들에게는 달이나 별의 운동 그리고 변함없이 반복되는 4계절 등은 그들의 농경생활에도 반드시 필요한 지식이었고 또 그 법칙성은 놀라움을 일으키기에 충분한 것이었다. 그 반면 뜻밖에 일어나는 태풍이나 혜성, 일식 같은 것은 옛사람들의 공포 본능을 자극하기에 충분한 두려움의 공간 개념을 세워가게 되었고 불규칙한 천상의 이변으로부터는 미래를 짐작해 보려는 점성술이 발달하게 되었다.

우주상은 신화단계에 있어서 이집트인들은 우주란 하늘의 여신(Nut)과 땅의 신(Geb)이 상하에서 서로 마주잡고 있는 세계를 상상하고 있었다. 하늘의 별들은 여신의 가슴이 배에 달려 있고, 해와 달은 그 사이를 흐르는 강을 따라 찬란한 배를 타고 하루에 한 번씩 지나간다고 믿었다. 밤이면 태양은 죽어 땅속을 지나 다시 동쪽 하늘에서 재생한다. 태양신을 자처한 이집트의 파라오(왕)가 거창한 피라미드를 지어 평생에 쓰던 것들을 넣고 부리던 종까지를 숭상하던 풍습은 태양이 아침마다 재생하듯 태양신도 재생한다는 믿음에서 이루어졌을 것이다.

메소포타미아 지방에서는 이와는 좀 다른 세계를 상상하고 있었다. 바빌로니아인들에 의하면 세상은 물속에 있는 종 모양 또는 사발을 엎어놓은 모습이라고 믿었다. 하늘에는 별이 달려 있고 그것이 빙글빙글 돌면 거기 창문 같은 것이 달려 있어 그것이 열리면 큰 비가 내린다고 생각했다. 또 은하수는 끊임없이 하늘 밖의 물을 구름에 전해주고 있다고도 믿어왔다.

시간과 역(歷)으로는 시간에 대한 의식은 아마 하루, 한 달, 한 해에 대한 생각으로부터 시작되었을 것이다. 그리고 이것들은 물론 매일 아침 떠오르는 해를 보고 1일을 알고, 달의 모양이 월망을 반복하는 주기를 1개월로 잡았으며, 4계절이 바뀌어 다시 농사를 시작할 때가 돌아오는 것을 기준으로 1년을 알게 된 것이다. 그러면 이집트나 바빌로니아인들은 어떻게 이런 것들을 알아내고 있었을까?

하루 동안에 시간을 재는 방식으로는 어느 사회에서나 해시계와 물시계가 널리 쓰여졌다. 그러나 메소포타미아 지방에서 어떤 시계가 쓰여졌는지는 정확히 알려져 있지 않다. 다만 이집트의 시계는 그 모양이 잘 알려져 있다. 그런데 한 가지 우리들이 보기에 이상한 사실은 이집트의 시계는 단위가 똑같은 구조를 갖지 못하고 있었다는 것이다. 적도지방에서 사용된 것으로 보이는 수평형 해시계는 그림자의 길이를 보아 시간을 알게 되어 있다.

수직형 해시계는 우리나라에서도 조선왕조 시대까지 흔히 쓰였던 것으로 반원의 중심에 바늘을 수직으로 세워 그 바늘의 그림자의 방향에 따라 시각을 재는 방식이다. 그런데 이 해시계의 눈금은 등고선 간격에 의해 그려져 있다. 하지만 그림자의 방향이 바뀌는 것은 계절에 따라서 또 하루 중에도 아침, 저녁과 정오경에는 일정하지 않다. 말하자면 시간 단위가 틀리는 시계를 사용한 셈이다. 그리고 그들은 해시계를 표준하여 물시계도 사용한 것으로 보인다. 이러한 부정시법은 우리 눈에는 이상해 보이지만 그 당시로서는 아무런 불편도 없었으리라 생각된다.

매년 한 번씩 범람하는 나일강은 이집트인들의 가장 정확한 달력인 셈이었다. 따라서 이집트의 역(歷)은 그 홍수를 더 정확히 예보하려는 노력과 함께 발달했을 것이다. 그들은 1개월을 30일이라고 정하고 12개월이 모여 1년이 된다고 했다. 여기에 성일이라는 5일을 더하여 365일을 1년으로 삼았다. 그러나 잘 알려진 바와 같이 지구의 공전주기는 365일하고도 약 1/4이 더 있다. 때문에 시간이 지날수록 나일강의 홍수도, 그 밖의 모든 기념일도, 또는 모든 자연현상의 변화도 차츰 빨라져 가을에 일어나던 것이 여름으로, 그 다음엔 봄으로 자꾸 옮겨 갔다.

물론 이집트인들은 자기들의 역(歷)이 이런 불합리한 점이 있음을 잘 알고 있었다. 그들은 약 1,460년을 주기로 이렇게 어긋난 계절은 다시 제자리를 찾게 되는 것도 알고 있었다. 그러면서도 이집트인들은 1일의 윤일을 넣어 더 정확한 역을 만들 생각은 하지 않은 채 4천년 이상을 이 역법을 지켜갔던 모양이다. 전통의 힘이란 때로는 엄청난 것이다. 이렇게 계산해 낸 1년은 3계절로 나뉘었다. 인감과 번종과 수확의 계절로 나누었다.

이집트의 역이 달을 별로 중시하지 않은 채 태양 중심적인 경향을 보인데 반해 메소포타미아의 역은 철저한 태음력이었다. 달이 차고 기우는 주기는 약 29일 반이다. 이를 29일과 30일짜리를 적당히 한 달씩 섞어 12개월을 계속하면 354일쯤이 된다. 정확한 1년보다는 약 11일이 짧은 것이다. 그대로 이 역법을 계속 사용한다면 몇 년 안가서 계절의 어긋남이 심해질 것은 당연한 일이다. 이 문제를 해결하기 위해 메소포타미아에서는 윤월을 두는 법이 고안됐다. 8년을 주기로 하여 그 중 3년을 13개월로 만들면 된다는 것을 알아낸 것이다.

오늘날 우리가 사용하고 있는 7일을 1주 방식으로 사용하게 된 사실 또한 바빌로니아 역법에서 시작된 것이다. 그들은 매달 시작하는 날을 1주일의 첫날로 잡아 달마다 주간은 새로 시작되게 하는 방식을 썼다고 알려져 있고, 그들의 7일은 물론 뒤에 설명할 점성술과 밀접한 관계 속에 발달한 것이다. 그것이 오늘날처럼 월의 진행과는 상관없이 요일이 다음 달에도 계속되는 방식은 지금부터 약 2천 년 전쯤 나타난 것으로 보인다.

이집트에서는 일종의 태양력이 사용되었고, 메소포타미아에서는 태음력이 쓰여진 것을 알 수 있다. 그러나 이집트인이 반드시 매년 1/4일씩 모자라는 역법에 절대적 신용을 주고 있었던 것만은 아닌 것 같다. 공식적으로는 이 역(歷)이 쓰여졌으나 실제로는 태음력 방식도 함께 실용되었고, 1년이 약 365일 1/4일이란 것쯤은 잘 알고 있었다. 씨앗을 뿌리고 곡식을 거두는 등의 농민의 일상생활을 위해서는 해마다 조금씩 빨라지는 공식의 태양력보다는 오히려 비공식 역이 더 쓰여졌을 것으로 보인다. 다만 이집트 정부에서 행하는 세금을 거두어들이는 날짜나 제사 지내는 날, 그 중에도 특히 제사 같은 중요한 행사에 아마 공식 역(歷)이 사용되지 않았을까 생각한다.

점성술은 불규칙하게 일어나는 천상의 이변으로 옛사람들에게는 무한한 공포감을 일으켜 주었다. 천문의 관측은 규칙적인 천체운동을 관찰하여 보다 정확한 역(歷)을 만들려는 노력에서 진행되었지만 오히려 천상의 이변을 빨리 관찰하여 재앙을 피하려는 생각에 더 깊은 원인이 있었던 것 같다.

역술에 있어 바빌로니아인보다 보수적 경향을 보인 이집트인들은 적도 주변의 별(항성)을 36등분하여 각 부분이 10일마다 차례로 같은 자리에 떠오르도록 하여 하늘을 관찰했다. 이와는 별도로 황도대는 12궁으로 나눠 각각 30도씩을 차지하게 하기도 했다. 이것은 태양과 항성의 관계 위치를 알아 계절을 정확히 알기 위한 수단이었던 것으로 보인다. 물론 이들 천문의 관측으로 점성술의 발달도 이루었으나 그 내용은 잘 알려져 있지 않다.

이에 비해 바빌로니아 점성술은 그 후 서양사에 중요한 전통을 남길 만큼 크게 발달 되었고, 또 오늘날 발견 보관되어 있는 점토판 유물의 기록 속에서 얼마든지 점성의 모습을 엿볼 수 있었다. 바빌로니아인들에겐 별은 신이었다. 그들이 원시시대부터 갖고 있던 토속 신앙의 신들을 하늘에 올려 보내는 작업이 천문학의 발달과 더불어 일어났다. 그들의 믿음에 따르면 하늘을 지키는 세 별, 즉 해와 달과 금성은 땅의 신 벨(Bel)의 사자들이다. 거기에 행성이 네 개가 더 알려지자 그들에게도 각각 중요한 신격이 주어졌다. 바빌론의 신은 목성이 되었고, 죽음의 신은 화성이 되었다. 또 토성은 전쟁의 신으로, 수성은 지식의 신으로 믿어졌다.

기독교의 성경에 기록된 바벨탑(The Tower of Babel, 성경 창세기 11장)은 바로 바빌로니아에서 발달된 점성술을 상징하는 실제로 있던 건축물로 보인다. 그것은 하늘에 있는 신들의 뜻을 읽으려는 천문관측소이며 동시에 성역이기도 했던 것이다. 점성술의 발달은 그 전문가들을 더욱 정치적, 사회적으로 중요한 위치로 끌어올려 주었다. 우리가 바빌로니아의 점성술사들이 거침없이 왕에게 천변을 보고한 기록을 볼 때 그들이 얼마나 세력이 당당했었는지 짐작할 수 있다. 천문관은 그들만이 하늘에 있는 신의 계시를 읽어낼 수 있는 능력을 갖고 있다고 믿었기 때문이다.

천상이 땅 위의 인간세계에서 일어나는 일을 지배한다는 천인상감(天人相感)의 생각은 중국 고대에도 크게 발달했었다. 그런데 중국에서는 천변에 더욱 큰 관심이 있었던 것에 반해서 메소포타미아의 점성술은 정상적인 천체 운행에서도 깊은 뜻을 찾으려고 노력했다. 따라서 메소포타미아인들은 행성의 움직임을 크게 중시했다. 각기 다른 신이 지배하는 행성들은 그 빛이 땅을 비칠 때 각기 다른 신비스런 영향을 지상에 미친다는 것이었다.

이런 해석은 사람의 출산과 함께 그의 운명이 결정되어 있다는 생각으로 발전되었다. 예를 들어 달이 뜰 때 태어난 아이는 일생을 화려하고 행복하게 또 오래 살 수 있다는 것이다. 화성이 떠오를 때에 태어난 아이는 사신의 영향을 받기 때문에 곧 병들어 죽게 되어 있다. 만약 두 개의 행성이 함께 보일 때 태어났다면 새로 떠오른 쪽의 영향을 더 받는다고 점성술사들은 해석했다. 목성이 떠오르고 금성이 지고 있을 때 태어난 사람은 나이가 들면서 다복하지만 아내를 버리게 된다고 해석했고, 반대로 금성이 뜨고 목성이 질 때 태어난 사람은 공처가가 된다는 식이었다.

한 가지 사가(史家)들이 흥미를 끄는 사실은 메소포타미아 점성술의 예언들로 고대 중국 점성술의 예언과 비슷한 경우가 많다는 점이다. 게다가 때로는 별의 이름에도 공통되는 것들이 있다. 여기에 힌트를 얻어 여러 학자들은 고대 메소포타미아와 중국 사이에는 문화의 교류가 있었으리라고 주장했다. 고대 문화 교류설은 동과 서에서 제각기 발달했을 것으로 해석하는 것이 더 타당한 듯하다. 그렇다면 어떻게 서로 독자적으로 발달한 생각들이 그렇게 비슷한 부분이 있을까? 그것은 인간의 사고와 구조가 어느 정도는 서로 비슷하기 때문이 아닐까라고 생각된다.

1.4 의 학

인간이 늙고 병들고 죽는다는 문제는 인류사에 있어 가장 큰 문젯거리의 하나였다. 질병에 대한 관심이 역사 이전부터 계속된 한 부분의 과학을 이룬 것은 당연한 일이다. 세계의 어느 곳에서나 옛사람들은 질병이 자연적 원인으로 일어난다기 보다는 어떤 병마나 영(靈)에 의해 생기는 것이라 믿었다. 병은 자연현상으로 보다 초자연적 힘에 의해 좌우된다고 보는 태도였다.

이집트나 메소포타미아인들은 이런 태도에 바탕을 둔 질병관을 갖고 있었으나 그들은 여기서 한 걸음 나아가 합리적인 태도를 갖기 시작한 것도 사실이다. 주술적 의학의 단계에서 벗어나지 못하고 있으면서도 질병을 자연현상으로 보려는 과학적 태도가 시작됐다고 할 수 있다. 특히 의학은 이집트에서 발달했다. 기원전 1,700년 전의 것으로 알려진 에드윈 스미스 서지칼 파피루스(Edwin Smith Surgical Papyrus)에서는 주술적인 설명은 없이 외상의 관찰과 치료방법들이 질서 있게 정리되어 있다. 48가지의 외상 골격에 대한 설명은 머리에서 시작하여 온몸 각 부분에 미치고 있다고 제시되어 있다.

이 중 13가지에 대해서는 치료가 불가능하다는 판단을 내리고 있다. 이런 진단을 내린다는 그 자체가 이미 주술적이 아님을 뜻한다고 하겠다. 아마 인류사상 최초의 의사로 이름을 남긴 사람은 기원전 3천년의 임호텝(Imhotep)일 것이다. 제3 왕조의 시조인 조서(Zoser)왕의 주치의였던 그는 물론 의술이 전문은 아니고 천문학자, 건축가, 정치가를 겸한 사람이었고 막강한 영향력을 행사한 인물이었다.

그러나 이집트의 기록에는 안과, 치과, 소화, 두골 등을 전문으로 다루는 의사였던 것으로 기록되어 있기도 하다. 그는 뇌의 기능을 어렴풋이 알고 있었고, 맥을 짚어 보아 심장의 움직임을 알 수 있었다. 피의 순환을 안 것은 아니지만 혈액계통에 대해서도 기초적인 지식을 쌓아가고 있었기 때문에 얄팍한 지식이었지만 그 시대 의사로서의 역할을 했을 것으로 추측된다.

메소포타미아 의학에 관해서는 이집트의 경우처럼 풍부한 기록은 남아있지 않다. 그러나 기원전 7세기의 기록들이 점토판에 단편적으로 남겨진 자료에 의하면 메소포타미아에서는 이미 훨씬 전부터 일종의 의학 전문교육이 있었던 것으로 밝혀지고 있다. 또 의사들은 일반인이 쓰지 않은 특수 전문용어도 쓰고 있었던 것 같다. 또 그 시대 널리 알려진 함무라비(Hammurabi) 법전에서도 외과 치료에 관한 부분을 제시하고 있었다. 의사가 치료 중에 범하는 실수에 대해 어떻게 처리할 것인가 이미 이때부터 문젯거리였음을 알 수 있다.

어느 고대사회에서나 마찬가지로 메소포타미아에서는 의술의 기본을 의사의 치료보다는 오히려 주술적인 것에 치중하고 있었다, 그 중 흥미 있는 치료법으로 널리 보급된 것이 간(肝)의 치료 방법이다. 보통 쓰던 방법은 양이나 산양을 환자 곁에 데려다가 죽여 간을 꺼내어 그 모양을 보고 병세를 진단한다는 것이다. 한편, 점토로 만든 간의 모형에는 주문을 써두어서 그에 따라 점술가가 주문을 외어 병을 치료한다는 것이다. 이런 전통은 그 후 로마시대에서도 전파되었는데, 이때 간을 특별히 병세의 진단에 사용한 것은 그들에게는 생명은 간에서 시작된다는 믿음이 있었기 때문이다.

1.5 기 술

만드는 자로서의 인간(Homo faber)은 인간이 진화의 첫 단계에서 직립 보행하여 두 손을 자유롭게 쓰기 시작하면서부터 시작됐다. 불을 사용하고, 사냥에 필요한 돌을 다듬고, 그리고 농사에 필요한 도구나 음식의 저장, 요리에 필요한 도구들이 점점 투박한 것에서부터 매끈한 것으로 바뀌어 갔고, 집 짓고 옷 만드는 기술도 발달하였다.

인간이 도구를 만드는 데 사용한 재료는 인류의 역사에 커다란 전환기를 가져다준 계기가 되었다. 그래서 우리는 오늘날 플라스틱시대란 말을 쓰듯이 역사적으로는 석기, 청동기, 철기 시대를 선사시대로 구분하기도 한다. 특히 청동의 발견은 대규모의 국가형성과 때를 같이한 것으로 알려져 있다. 메소포타미아나 이집트에서도 금, 은, 구리와 함께 청동은 중요한 역할을 했고, 이 지역 문명의 발달은 후기에는 철을 발견하여 사용하였다.

금속과 더불어 유리는 BC 1,600년쯤부터 널리 사용되기 시작했다. 이와 같은 금속과 유리의 사용은 점차 전문 공구의 등장까지 불러왔다. 전문적인 공구는 그릇을 만드는 데에도 필요했다. 그릇 만드는 데 사용하는 물레는 BC 4,000년쯤에 만들어졌고, 그릇을 만들어 유약을 발라 구워 윤을 내는 방법은 그 후에 발달했음을 알 수 있다.

기제(Gizeh)에 있는 피라미드 가운데 제일 큰 것은 5천 년 전에 세워진 것으로 높이가 152 m이며, 여기에 사용된 돌만 해도 평균 2.5 t짜리 230만 개가 된다. 헤로도터스(Herodotus)의 설명에 따르면 이것을 만드는 데에는 10만 명의 일꾼이 1년에 3개월씩 일하여 20년이 걸렸다고 한다. 게다가 피라미드의 도로는 정확히 동서남북을 향해 있고, 각 변의 길이나 모서리의 경사, 각도 등이 상당히 정확하게 일치한다. 불행히 우리는 오늘날 이집트인들이 어떤 기구를 사용하여 그 무거운 돌들을 높은 곳에 올려 피라미드를 쌓았는지 알 길이 없다. 다만 그들이 상당한 기술을 습득하고 있었고, 초보적인 기구를 쓸 줄 알았음을 짐작할 수 있을 뿐이다.

흥미 있는 사실은 메소포타미아에도 피라미드에 필적할 만한 건축물이 있었다는 것이다. 거의 같은 크기로 세워진 것으로 추측되는 지구라트(Ziggurat)는 신전과 천문 관측대를 겸한 것으로 밝혀졌다. 그런데 지구라트는 피라미드와 달리 벽돌을 쌓아서 만들었고 오르내릴 수 있게 계단을 만들었던 것으로 보인다. 성경에 나오는 바벨탑의 전설과 지구라트와도 서로 관련된 것이 아닐까 생각된다. 피라미드와 달리 벽돌로 만든 지구라트는 오늘날 한 개도 남아있지 않아 그 이상은 알 길이 없다.

또 피라미드 속에 남겨진 미이라(mummy)를 보면 의학기술은 꽤 잘 발달돼 있었던 것 같다. 천국에서 부활을 위해 시체를 잘 보관하려는 노력에서 출발한 이 방식은 시체로부터 내장과 뇌수를 빼낸 다음 두 달 가량 소금물에 담갔다가 여러 가지 처리를 한 것으로 보이는데 그 과정이 극히 세련되어 있었던 것으로 보아 인체구조나 그 처리에 상당한 지식을 가지고 있음을 알 수 있다. 불행히 이것 역시 그 상세한 내용은 전해지지 않고 있다.

2. 고대과학의 특징

엄밀한 의미에서 메소포타미아와 이집트의 고대과학은 오늘날의 과학과는 거리가 먼 것이었다. 자연의 이해에 목표를 두었다기보다는 종교적인 또는 일상생활의 필요 때문에 얻어진 지혜라는 점에서 오늘날의 과학과는 그 목적을 달리한다. 따라서 고대 과학은 경험의 종합이었을 뿐 그 경험들 사이에 내재하는 어떤 법칙성 같은 것에는 관심을 갖지 않고 있었다. 그러나 바빌로니아의 수학과 천문학은 초보적인 이론화 과정에 들어가 있었던 것도 사실이다.

종교적이고 주술적인 원시상태에서 인간이 벗어나기 시작했다는 점에서 메소포타미아와 이집트의 자연관은 비로소 서양과학사에 첫발을 내디딘 것으로 인정된다. 그러나 이 시대는 과학자 없는 과학과 이름 없는 과학사 단계라고 말할 수 있다. 학자의 이름이 역사에 남는 지식을 위한 지식으로서의 서양과학은 그리스시대에서 시작되었다고 할 수 있다.

수십만 년에 걸친 인류의 역사에서 인간이 자연을 조직적으로 관찰하여 원시적인 방법으로나마 기록을 남기기 시작한 시기는 불과 약 1만 년 전의 일로서 구석기시대 말기에 해당한다. 이때의 인간은 자신들이 이해할 수 없는 것은 모두 초자연적인 존재의 섭리로 해석하였다. 이와 같이 자연현상에 대한 원시인의 인식은 비합리적이었고, 그들이 이해한 내용은 과학적 지식이라고 하기보다는 주술적, 종교적인 성격을 강하게 띠고 있었다.

메소포타미아의 과학은 인류의 과학지식을 신비의 대상으로 여겨진 천문현상의 관측으로부터 형성되기 시작하였다. 메소포타미아 지방에서 발견된 고대 바빌로니아의 기록에 의하면 처음에는 이러한 관측은 별자리의 발견과 같은 비교적 단순한 결과로 나타났지만 점차 천체의 이동이나 상태의 변화를 이용한 점성술로 발전하였다. 점성술(astrology)은 행성(planet)이 통치자와 국가의 운명에 영향을 미친다고 하는 BC 2,000년경에 바빌로니아인이 믿었던 미신에서 싹튼 것으로 그리스에 전해지면서 모든 인간의 운명이 별자리의 영향을 받는다는 믿음으로 발전하였다.

천문학자(astronomer)는 원래 점성술을 실행하는 사람이었다. 점성술은 아무런 과학적 근거가 없는 미신이었지만 천문관측을 통해 천문학을 발전시키는 계기를 마련하였다. 천문 관측으로부터 발견된 천체 운동의 규칙성은 시계의 역할을 하였다. 규칙적으로 되풀이되는 밤낮의 교대와 계절의 반복적인 출현은 년, 월, 일과 같이 인간에게 익숙한 시간의 단위가 되었을 것이다. 이러한 주기적 천문현상에 근거한 시간의 단위 이외에도 임의로 고안된 단위도 있었다.

예를 들면 바빌로니아인은 다섯 행성과 태양, 달의 이름을 사용하여 주일이라는 시간의 단위를 만들어 내었다. 바빌로니아인들이 사용하던 년, 월, 주, 일, 시, 분, 초와 같은 시간의 단위는 현재도 사용되고 있다. 또한 그들은 년, 월, 일의 시간을 사용하여 농경문화에 필요한 역법인 태음력(lunar calendar)을 만들었다. 천문 관측의 기준이 지구에 있었기 때문에 고대인들은 천체운동의 중심도 자연히 지구에 있다고 보았으며, 별들은 규칙적인 운동을 되풀이하고 있었기 때문에 하늘에 있는 큰 구에 고정되어 원운동을 하는 것으로 생각하였다.

〈그리스 과학의 발전〉

1. 그리스의 과학

고대 그리스의 자연철학자들은 자연현상에 대한 신화적인 설명으로부터 탈피하여 자연적인 설명을 시도하였다. 예를 들면 탈레스(Thales, BC 625~545년)는 지구가 물 위에 떠 있기 때문에 물이 흔들리면 지진이 발생한다고 하였다. 나아가 그는 만물의 근원이 물이라고 하였다. 생물학에서 아낙시만드로스(Anaximandros, BC 610~546년)는 최초로 화학적 생명의 기원을 주장한 사람이다. 즉 생물은 습기와 태양광에 의해 생성된다고 하여 생명의 기원을 물질의 결합에 의한 것으로 보았던 것이다. 그는 또한 인간은 일종의 물고기로부터 생겨났다고 보아 진화의 개념을 주장하기도 하였다.

엠페도클레스(Empedokles, BC 490~430년)는 우주는 물, 불, 흙, 공기의 4원소로 구성되어 있다는 4원소설(four-elements theory)을 주장하였으며, 이들 원소는 적당한 비율에 의해 모든 물질이 생성된다고 보았다. 그리고 물질에는 서로 대립되는 힘인 사랑과 투쟁(strife)이 존재하며, 이들의 혼합과 분리작용에 의해 물질의 변화가 생긴다고 하였다. 이러한 생각은 원소의 존재와 각 물질에 고유한 원소의 혼합 비율의 개념을 말하고 있다.

루키포스(Leukippos, BC 440년경)에 의해 시작된 고대의 원자론(atomic theory)에서는 물질을 구성하는 원초적인 구성 성분을 추구하였다. 데모크리토스(Demo-critos, BC 420년경)는 이러한 더 이상 나눌 수 없는 물질의 구성 요소를 원자(ato-mos)라고 불렀으며, 원자는 불연속적이고 영원불변하다고 하였다. 우주의 구조에 대한 이론은 대부분 동심천구설(theory of concentric spheres)이었다.

유독수스(Eudoxus, BC 408~355년)는 지구가 우주의 중심이라고 생각하여 지구를 중심으로 한 동심천구에 별들이 고정된 기하학적 배치되었다는 모형을 고안하였다. 모호하지만 천체의 주기적 운동을 설명하기 위한 최초의 역학적 모형이었다는데 의의가 있다고 할 수 있다. 고대 그리스 과학은 자연현상에 대해서 신화적, 주술적, 초자연적 설명을 배척하고 합리적인 설명을 제안하였으나 대부분이 과학적 근거가 결여된 사변적인 성격을 띠고 있었다고 할 수 있다. 특히 고대 그리스 과학은 아리스토텔레스(Aristoteles, BC 384～322년)에 의해 집대성되었다.

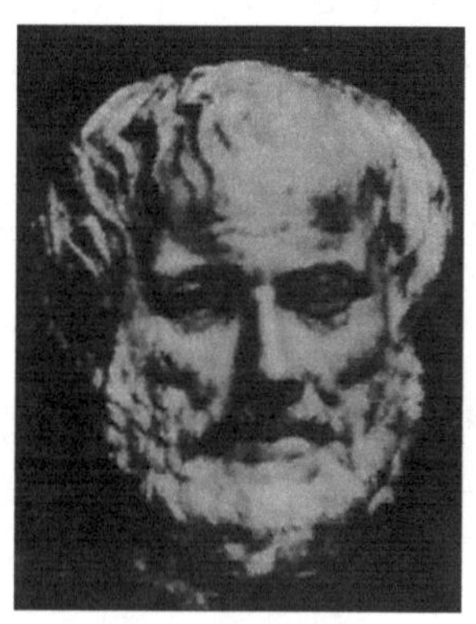

아리스토텔레스

1.1 여러 학자와 학설

천문학에서는 여러 개의 동심천구를 이용한 지구중심설(geocentric theory) 그리고 역학(mechanics)에서는 자연물의 존재와 변화하는 신의 목적을 실현하기 위한다고 하는 목적론(objectivism)을 주장하였다. 특히 물체의 운동 속도는 무게에 비례하므로 무거운 물체가 더 빨리 떨어진다고 생각하였다. 이러한 생각은 17세기에 갈릴레이(Galileo Galilei, 1564～1642년)의 반증이 있기까지 1000년 이상 비판 없이 수용되었다.

우주관으로는 고귀한 물질인 에테르(ether)로 구성된 천상계와 물, 불, 흙, 공기의 비천한 물질로 구성된 천하계의 서로 다른 두 세상이 존재한다는 이른바 위계론(hierarchism)을 주장하였다. 이 위계론은 중세 교회의 계급제도를 옹호하는 이념적 근거로 사용되었다. 아리스토텔레스는 단편적인 지식을 종합하여 정리하였고, 철학적 원리로부터 통일적 과학체계를 추구하는 자세를 취하였지만, 그의 목적론과 위계론은 중세 동안 기독교적 관념을 조장하여 우주관에서 유물론적 요소를 상실하게 함으로써 과학발전의 장애가 되고 말았다.

알렉산더 대왕(Alexander The Great, BC 356～323년)의 정복에 의해 만들어진

헬레니즘(Helenism) 세계의 과학은 이전의 고대 그리스 과학과는 대조적으로 현실적인 문제에 보다 많은 관심을 기울이게 된다. 예를 들어 아르키메데스(Archi-medes, BC 287~212년)는 부력현상을 이해하였으며 지렛대의 원리도 발견하였다.

에라토스테네스(Eratosthenes, BC 284~192년)는 탁월한 착상으로 지구의 둘레를 측정하여 현재의 값과 10% 범위 내에서 일치할 정도의 정확한 결과를 얻었다. 히파르코스(Hipparchos, BC 190~120년)는 천체의 운동을 관측하여 춘분점과 추분점이 이동한다는 사실을 발견하였고, 지구와 달 사이의 거리를 지구 지름의 30배라고 계산해 내기도 하였다. 또한 별을 밝기에 따라 6등급으로 나누는 분류법을 고안하였는데 그 분류법은 지금도 사용되고 있다.

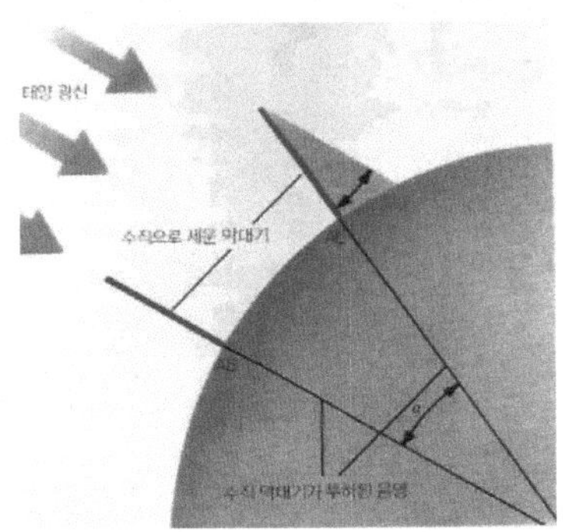

에라토스테네스 지구 재는 법

아리스토텔레스 과학으로부터 탈피하고자 한 고대 과학자

인 물	특 징 / 업 적
탈레스(BC 625~547년)	• 과학, 수학, 철학의 창시자. 만물의 근원은 물이라 함 • 창조적 혁명의 핵심, 태양의 일식도 예언함
아낙시만드로스(BC 610~545년)	• 우주 생성은 신이 아니고 물질 자신의 운동이라 함
아낙시메네스(BC 545년)	• 만물의 원질은 공기라고 함
헤라크레이토스(BC 588~540년)	• 만물의 원질은 불이라 함 • 불꽃은 자연적인 유동과 변화의 상징으로 봄
아낙사고라스(BC 500~428년)	• 우주의 근원은 매우 작은 모양의 종자와 같다고 함
데모크리토스(BC 470~380년)	• 고대 원자론 확립 • 원자는 모양, 위치, 크기로서 기하학적으로만 구별 가능하다고 함

프톨레마이오스(Ptolemaios, AD 85~165년)는 기존의 동심천구설로서 별의 운동을 설명하는 한편 천구 상에 지구를 중심으로 한 원인 이심원(epicyle) 외에 이심원 상에 중심을 둔 작은 원 주전원(deferent)을 도입하여 행성의 역행운동(retro-grade motion)까지도 설명하였다. 이와 같이 프톨레마이오스의 천문학은 당시로서는 상당히 효율적으로 모든 별의 운동을 설명하여 오랫동안 표준적인 이론으로 사용되었다. 아르키메데스는 황금 왕관 속에 포함된 구리의 비율이 얼마나 되는지를 알아내는 방법을 찾아낸 것으로 유명하며, 그것은 부력현상을 이해하였기 때문에 가능하였다.

물체의 부력은 자신이 밀어낸 물의 무게와 같고 물속의 물체는 이 부력만큼 가벼워진다. 동일한 부피를 가진다고 하더라도 물질마다 부력이 다르기 때문에 왕관 속의 황금과 구리의 양을 알아낼 수 있었던 것이다. 행성의 운동은 서에서 동으로가 표준이나 일부 행성은 1년에 몇 개월 동안 반대 방향으로 운동한다. 이를 역행운동이라고 하며, 지구와 행성의 공전 주기가 다르기 때문에 발생하는 겉보기 현상이다.

연금술(alchemistry)은 값싼 금속을 귀금속으로 변환시키려는 활동으로 기원전 3세기의 기록에 최초로 나타났으며, 헬레니즘 시대에 가장 활발하였다. 헬레니즘시대의 연금술사들은 고대 그리스의 물질 상호 전환 원리에 따라 천한 금속을 귀금속으로 변환시키고자 하였으며, 이 과정을 죽음과 부활로 보는 등 신비주의적인 경향을 띠게 되었다. 연금술은 화학실험에 필요한 여러 가지 기구들의 제작을 통해 화학의 발전으로 직접 연결될 수 있었으나 실제로 그렇게 되지는 못하였는데 그것은 실험이 마술적 성격을 띠었으며, 기술은 비밀로 전수되었기 때문이다.

고대 그리스의 과학이 사변적이었음에 비하면 헬레니즘 시대의 과학은 현실적 문제를 풀기 위한 응용과학의 측면이 강했다. 헬레니즘 시대의 과학자들은 고대 그리스의 자연철학자들의 주관심사였던 자연현상의 본질적인 탐구와 같은 사변적 문제보다는 기하학, 역학, 천문학, 화학과 같은 보다 현실적인 방향을 선택하였던 것이다. 17세기 과학 혁명은 아리스토텔레스의 과학으로부터 탈출을 시도했다 하여도 과언이 아니다. 플라톤, 아리스토텔레스의 과학 본질을 이해함으로써 수학적인 자연관과 유기체적, 목적론적인 자연관에 대해서 더욱 자세히 알 수 있을 것이다. 즉 그리스인들은 사물의 객관성과 논리 추구에 뛰어났다 말할 수 있다. 그들의 과학정신 일부는 생기론적이고 목적론적인 요소들이 존재하였다.

1) 플라톤, 아리스토탈레스의 자연철학

플라톤은 도덕철학(형상(form)과 이데아(idea) 이론), 4원소 기하학적 정다면체 설을 주장했다. 즉 불(정사면체), 흙(정육면체), 공기(정팔면체), 물(정이십면체) 등의 4

원소 설을 주장하였고, 5원소 에테르는 정12면체(둥근 형태의 하늘을 구성), 자연현상을 이해(수학응용)하는 데 중요하다고 하였다.

아리스토텔레스는 경험적인 연구와 실질적인 연구를 강조하였다. 에게해, 소아시아 해안 여행을 통해 생물학 분야 자료를 수집하였고, 우주는 천상계(달 위 세계 : superlunar)와 지상계(달 밑 세계 : sublunar)로 나뉜다고 하였다. 그릇을 구울 때 점토(질료인), 질그릇 만드는 사람(형상인), 굽는 사람(동력인)으로 나타냈다.

즉 물질은 온(뜨거움), 냉(차가움), 건(건조함), 습(습함)으로 구성되었으며 원소는 흙(차겁고 건조), 물(차가움과 습함), 공기(뜨거움과 습함)로 표현했다. 불은 뜨거움과 건조함으로 나타냈다. 과학체계(자연 그대로 묘사)의 자연은 쓸데없는 일을 전혀하지 않는다고 했다.

2) 그리스 의학

신전 의학은 고대 오리엔트 문명을 기원으로 시작되었다. 이 시대의 대표적 학파인 피타고라스 학파의 알크마이온(Alkmion)은 동물을 해부하여 뇌가 감각중추라고 말했다. 즉 질병은 온, 냉, 건, 굽의 불균형에 의해 만들어졌다고 역설하였다.

히포크라테스(의학의 아버지)는 의학의 기본 체계를 다방면으로 이해할 수 있는 이론을 체계화 시켰다.

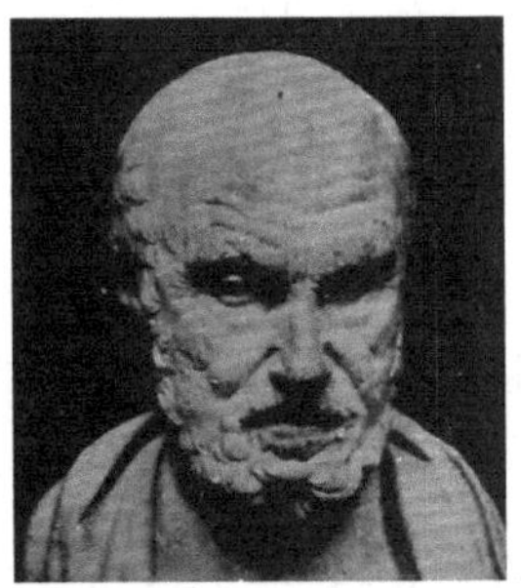

의학의 아버지 히포크라테스

① 기후와 풍토가 신체건강에 미치는 영향
② 유행병에서의 42가지를 예시
③ 식사론에서 음식의 영향, 체조요법
④ 질병의 진단과 증상 판명
⑤ 신성병 간질과 뇌질환의 관계
⑥ 의학에서 경구와 격언 모음
⑦ 의료의 기원, 음식물 조리법

계절의 조화는 실험의학, 자연요법, 전신요법, 인도주의적 의술의 토대가 된다고 주장하였다. 유클리드(BC 300년경)는 기하학 원론(Elements of Geometry)에서 토지 측량에 대한 다음과 같은 서적을 발표하였다.

제1권 : 평면 직선 도형(삼각형 면적론)
제2권 : 작도문제
제3, 4권 : 정다각형의 작도문제
제5권 : 실수론, 비례론
제6권 : 닮은꼴 이론
제7~9권 : 정수론
제11~13권 : 입체 기하학

또한 알렉산드라는 인체해부 생리기능 연구, 의생물학의 발전에 기여하였다. 갈렌과 헤로필로스(BC 300년경)는 뇌의 신경계통과 해부지식을 통해 내장기관, 심장계통, 동맥과 정맥 연구에 힘을 쏟았다.

에라시스트라토스(BC 300~260년)는 해부에 의해 동맥, 정맥, 신경관계를 감각신경, 운동신경으로 구분하여 발표하였다. 특히 갈렌(129~199년)은 해부학, 생리, 병리, 약학 등을 촉진 발달시켜 과학혁명의 기초를 만들었다. 갈렌은 동물을 해부하여 원숭이, 개, 산양, 돼지에 이르기까지 다방면으로 구조 변화에 대해서 연구하였다. 뇌는 동물정기(Animal Spirit)의 중추, 심장은 생명정기(Vital Spirit)의 중추, 간장은 자연정기(Natural Spirit)의 중추로 구성되었다고 연구 결과를 제시하기도 하였다.

1.2 그리스의 과학

영국의 철학자 버트란드 러셀(Bertrand Russell)은 그의 서양 철학사 서론에서 철학을 신학과 과학의 중간에 있다고 정의한 바 있다. 러셀의 이 말은 역사적 입장에서 한 말은 아니지만 그리스 과학과 과학사상의 위치를 한마디로 특징지을 수 있는 계기가 되었다 말할 수 있다. 그리스 이전의 과학이 종교적 또는 초자연적이었다면 그리스의 과학은 철학적이었다. 그래서 우리는 그리스 철학의 중심을 이루었던 과학을 자연철학이라 부른다.

바빌로니아와 이집트의 고대과학을 충분히 받아들인 가운데 일어난 그리스의 과학은 합리적이고 세속적이었다. 그러나 그리스의 자연철학은 오늘날의 실증적 과학과는 그 성격을 달리하는 것이었다. 그리스의 기적이라고 불리는 눈부신 철학의 발달은 BC 600년경부터 약 200년간에 그 토대를 굳혔다.

그 뒤 BC 4세기에는 플라톤(Platon)과 아리스토텔레스(Aristoteles)의 불멸의 자취가 역사에 기록된다. 그 후 BC 300년경부터 약 2세기 동안은 알렉산더 대왕의 정복과 함께 그리스 문명은 서아시아와 아프리카로 전파되고 그곳의 옛 전통과 섞여가는 문명의 시기였다. 이때까지 크게 왕성하던 그리스의 과학은 기원전 1세기쯤부터는 쇠퇴를 거듭하여 그 전통이 로마로 계승된다.

그리스인이 에게해를 비롯한 지중해의 지배자가 되기 이전 몇몇 민족들은 이 지역에서 흥망을 거듭해 왔다. 기원전 6세기까지는 지중해 동쪽의 주인으로 등장한 그리스인들은 야만인 상태에서 갑자기 철기시대로 뛰어든 중앙아시아 지방으로부터의 이주자들로 구성되었다. 평지도 적고 농사보다는 항해에 능한 그리스 민족은 소아시아와 그리스의 남쪽지방 그리고 그 부근의 수많은 섬들을 무대로 급격히 성장하였다.

농경민이 보다 보수적 태도를 갖고 있는데 반해 항해민들은 보다 진취성을 보여주었다. 정치적으로는 그리스인들은 보다 민주적이었고 경제적으로는 상업이 크게 중시되었다. 그들은 아직 나침반이 없어 주변 항해만을 주로 하는 것이었지만 바다는 그리스인들에게 모험심과 탐구심을 길러주었고 아울러 기하학적인 감각을 더욱 북돋게 해준 것 같다.

그리스 민족의 바다 진출은 처음은 아니었지만 역사적인 의미는 크다고 할 수 있다. 이집트, 바빌로니아의 문명이 강의 문명인 것에 비해 이제 문명의 무대는 바다로 바뀌었던 셈이다. 그리고 역사상 우리는 많은 예로 알 수 있듯이 신세계에 먼저 효과적으로 진출하는 민족이 보다 큰 문명의 발전을 이룩하였다는 사실은 얼마든지 볼 수 있다.

그리스 자연철학이 가능하게 된 배경은 새로운 문자의 발달을 들지 않을 수 없다. 자연철학이 고도의 조직적이고 역사적 배경에서 이루어진 결과라는 것을 생각할 때 문자의 발달이 절대적이었다는 것은 부인할 수 없다. 그리스인들은 기원전 1천 년 전쯤에 페니키아(Phoenicia) 민족으로부터 알파벳을 얻어 쓰기 시작한 것 같다. 복잡한 고대 글자 대신에 이들이 사용하기 시작한 간단한 표음문자는 의사의 정확한 전달을 보다 간편하게 할 수 있게 만들어 주었고 또한 보다 더 많은 사람이 문자를 익힐 수 있게 해 주었다.

그 결과 지식을 독점하던 계급 대신에 지식을 위한 지식을 추구하는 학자들이 비로소 나타났다고 볼 수 있다. 또 이들은 토론과 상업의 광장인 아고라(agora)에서 열띤 토론을 통해 스스로의 지식을 넓혀갈 수 있었다. 그리스의 과학은 이들 지식을 사랑하는 사람들(philosopher)에 의해 비롯한 것이다.

2. 물질의 문제

그리스의 과학은 탈레스(Thales, BC 600년경에 활약)에 의해 시작되었다고 할 수 있다. 소아시아의 밀레토스(Miletus)에서 상인 출신인 탈레스는 메소포타미아와 이집트지방을 널리 여행하여 많은 견문을 넓혔던 것 같다. 그는 일식을 예보한 최초의 그리스인으로 역사에 남아있고 또한 기하학 지식을 이집트에서 그리스에 수입해 온 학자로도 알려져 있다. 그의 일식예보는 아마 BC 585년의 것을 말한 것으로 보이는데, 이보다 훨씬 전부터 바빌로니아 천문학은 약 19년에 한 번씩 일식이 일어난다는 것을 알고 일식을 예보하고 있었다.

탈레스는 또한 바다 위에 떠 있는 배의 거리를 해변의 두 곳에서 관측하여 알아내는 방법 또한 피라미드의 높이를 그림자를 재어 측정하는 방법 등을 처음 발견했다고도 전해진다. 그러나 수많은 탈레스에 얽힌 전설 가운데 가장 흥미로운 것은 그가 하늘의 별을 관측하며 걷다가 웅덩이에 빠져 마을 사람의 웃음거리가 되었다는 대목이다. 이 에피소드가 오늘날 우리에게 주는 역사적 진실은 탈레스야말로 현실적인 눈앞의 유용한 지식(웅덩이)을 추구하는 것이 아니라 전혀 현실 생활에는 도움이 되지 않는 지식(하늘)에 눈을 돌렸음을 뜻하는 것이다.

즉 지식을 위한 지식을 추구하고, 학문으로서의 자연철학을 도입하게 되었음을 알 수 있다. 자연에서 일어나는 모든 생성 변화를 인간의 이성으로 생각하여 설명할 수 있다는 태도가 탈레스가 세운 그리스 자연철학의 전통이었다. 이런 입장에서 탈레스는 자연현상의 온갖 변화에도 불구하고 그것들을 만들어 주는 근본적인 물질이 있다고 믿고 그것은 물(水)이라고 주장했다. 자연현상의 바탕이 되는 근본 물질, 즉 아르케(arche)에 대한 관심은 그 후 그 제자들에 의해 계승되었다.

같은 밀레토스 사람인 아낙시만더(Anaximander, BC 611~BC 546년)는 그의 스승의 주장에 반대한다. 근본 물질은 물이 아니라 그보다 더 근원적인 것이어야 한다는 것이 그의 주장이었다. 아낙시만더는 물이나 불이나 공기 등 어느 것이 아닌 그것이 되기 이전의 어떤 비확정적 상태의 것만이 현상세계를 만드는 근본이 될 수 있다고 생각한 것이다. 그 후 아페이론(apeiron)이라고 부른 그의 근본 요소를 통해 진화적 변화를 통해서만이 이 세상의 모든 물질이 구성된다는 이론이다. 그는 이 세상 모든 물질은 진화에 의해 구성되었고, 인간 또한 물고기가 점차 진화되어 나온 것이라고 믿었다.

아낙시만더의 생각은 다시 그의 제자인 아낙시메네스(Anaximenes, BC 585~528년)에 의해 부정된다. 그는 만물의 기본 요소는 공기라고 주장하고 인간의 정신도 공기이며, 불은 공기가 더 희박해져서 생긴 것이라고 풀이했다. 물론 물은 공기가 더 응축해서 생기고, 돌 같은 것은 극도로 응축되어 태어난다고 믿었다. 이 이론이 가진 한 가지 장점은 모든 현상을 응축이란 정도의 차이에서 온다고 일관된 설명을 할 수 있었다는 점이다.

아낙시메네스와 같은 시대의 사람인 헤라클리토스(Heraclitus, BC 550～475년)는 탈레스의 전통을 직접 이어받은 학자는 아니었다. 좀 특이한 생각을 많이 가졌던 그는 만물의 근원은 불이라고 주장했다. 그의 이론은 세상의 만물은 불로부터 생겨났다고 주장하였다. 선과 악, 여름과 겨울, 낮과 밤, 전쟁과 평화가 모두 불에서 나온다는 것이다. 이런 생각은 노자의 말에서도 발견되는데 헤라클리토스나 노자의 불이란 모두가 자연천 또는 자연신과 같은 생각을 바탕으로 이루어졌다고 말하고 있는 것이다.

이와 같이 불을 만물의 근원으로 보는 까닭은 이 세상은 변화하는 가운데 성립된다는 사고가 깔려 있기 때문이다. 파르메니데스(Parmenides), 제노(Zeno) 등의 엘리아(Elea) 학파가 이 세상에서 변화하는 것에는 불이 아니라고 주장하고 나선 것은 바로 헤라클리토스에 대한 반대운동 때문이었을 것으로 추측한다. 이 세상의 만물을 만들어 주는 근본은 한 가지라는 생각은 곧 수정되어 갔다. 헤라클리토스보다 조금 먼저 활약한 제노파네스(Xenophanes)는 흙과 물 두 가지가 만물을 만들어 준다고 주장했다.

이처럼 일원론의 고집에서 다원론의 입장으로 바뀌면서 나온 것이 엠페도클레스(Empedocles, BC 500～430년)의 4원소 설이다. 시실리(Sicily) 남쪽 사람인 그는 이상한 전설 속에 싸인 인물이다. 바람을 마음대로 부르고 한 달 동안이나 죽어있던 여자를 환생시켜냈는가 하면 스스로를 신이라고 주장하다가 자기가 신임을 증명하기 위해 에트나(Etna) 화산에 몸을 던져 죽었다는 등의 전설이 그것이다.

엠페도클레스는 다른 사람들의 생각을 종합하여 만물은 네 가지 서로 다른 원소로서 이루어졌다고 결론지었던 것이다. 흙, 물, 공기, 불의 네 가지 원소가 서로 비율이 다르게 섞여서 온갖 것들이 만들어진다는 생각은 보다 합리적으로 자연현상을 설명해 주면서 또 간결한 까닭에 곧 널리 인정되기 시작했고, 드디어 그리스 이후 중세까지 서양 사람들은 이 학설을 굳게 믿을 수밖에 없었다.

그러면 이 네 가지 원소는 왜 서로 모였다 흩어졌다 하여 모든 변화를 가능하게 해 주었을까? 엠페도클레스는 사랑과 미움이 자연에 내재하는 힘이라고 믿었다. 그래서 이 힘이 4원소로 흩어지고 모아짐을 좌우한다고 믿었던 것이다. 사랑은 원소들을 결합시키고, 미움은 원소들을 흩어지게 해준다. 그러나 이 사랑과 미움은 어떤 목표를 가지고 4원소에 작용하는 것이 아니라 자연의 우연 속에서만이 작용한다고 믿었다.

이러한 사랑과 미움의 사상은 동양에서 음양사상과 비슷한 것으로 두 가지 서로 대립되는 힘이 변화를 일으킨다는 공통점을 갖고 있다.

4원소에 비추어 원자설은 만물의 근본을 원소보다 더 근본적인 단계로 끌어낼 수가 있었던 계기가 되었다. 사람은 류키포스(Leucippus)와 그의 제자 데모크리토스(Democritus, BC 470~400년)였다. 그들은 이 세상의 모든 것은 더 이상 나눌 수 없는 알맹이(atom)로서 이루어진 것이라고 생각했다. 그러나 이 원자는 크기와 모양이 다른 것으로 되어 있어 일원적 또는 다원적인 원소설을 근본적으로 부정하는 것은 아니었다고 생각된다. 그러면 이런 원자는 어떻게 서로 만나고 헤어져 만물을 형성하는가? 데모크리토스에 의하면 이 세상의 근원인 바탕을 캐내려가 보면 원자와 원소가 움직일 수 있는 공간, 즉 진공(void) 상태로 되어 있다는 것이었다.

원자가 진공 속에서 움직이는 데에는 사랑과 미움 따위의 힘은 필요가 없다. 원자는 처음부터 어떤 움직임을 받아 생겨났고, 그것은 마치 당구공이 처음의 충격에 따라 영원히 움직이는 것처럼 미리 정해진 운명의 길을 달리게 된다. 이처럼 그리스의 원자설은 극도로 추물론, 기계론적이고 또 그 결정론적인 세계관을 후세에 남겼다고 할 수 있다. 이들의 생각에 따른다면 인간 정신이나 사고 등도 모두 원자의 움직임으로만 설명될 수 있었다. 이와 같은 생각은 그 후 에피쿠로스(Epicurus)와 루크레티우스(Lucretius)에 의해 계승되었으나 큰 빛을 보지 못하다가 돌턴(John Dalton)의 재발견에 의해 근대의 원자론을 계승했던 학자로 후세에 그 이름을 남기게 된 것이다. 돌턴 이후 오늘날까지도 물질을 보는 원자론의 근원과 기본 틀을 만들었던 과학사적 사건으로 기록되게 되었다.

또한 원기설에서 이 세상은 원자와 진공으로 되어 있다는 데모크리토스 등의 주장은 당시 그다지 환영받을 수 있는 생각이 못되었다. 원자설은 플라톤(Platon, BC 427~347년), 아리스토텔레스(Aristotle, BC 384~322년) 등의 대표적 철학자들에 의해 부인되었을 뿐만 아니라 제노(Zeno, BC 332~262년), 포세이도니우스(Poseidonius, BC 135~50년) 등 스토아학파(the Stoics) 등도 이를 배척했기 때문이다.

진공 속에서 원자의 움직임을 설명하려는 원자설 대신 이들이 믿고 있던 물질이란 이 세상 전체가 물질적인 어떤 것으로 꽉 채워져 있다고 믿었기 때문이다. 우주에는 아무 곳에도 텅 빈 곳은 없다. 우주는 프노이마(Pneuma)라는 것으로 충만해 있고, 프노이마는 해와 지구 사이와 같이 텅 빈 것처럼 보이는 곳에만 있는 것이 아니라 인체 속이나 돌 속에도 들어있다. 4원소 또는 일상적인 어떤 물질보다 더 근본적이라는 뜻에서 프노이마는 물질적인 것 또는 원시적 물질이라 부를 수 있겠고, 그것은 동양사상에서의 기(氣)의 관념과 근사한 것으로 프노이마를 원기(源氣)라 표현했다. 또한 프노이마는 본래 공기, 호흡, 정신 같은 뜻을 갖고 있었다.

아리스토텔레스가 원자설을 배척한 것은 그의 운동이론에 의하면 진공에서는 무한대의 속도가 가능해진다. 즉 무한속도라는 논리적 모순을 극복하기 위해서라도 아리스토텔레스는 진공을 인정할 수 없었기 때문에 원자설을 배격한 것이다. 그런데 스토아학파의 학자들은 그보다 한걸음 더 나아가 우주 전체는 하나의 생명을 가진 유기체라고 생각했다.

예를 들면 포세이도니우스가 발견한 조수간만의 법칙은 원자설 아니면 설명하기 어려운 것처럼 보였다. 여러 나라를 여행하며 포세이도니우스는 조석은 매일 두 번씩 달의 운동에 의해 일어나며, 또한 그것은 해의 방향에 따라 한 달 주기로 변화를 보인다는 사실을 발견해 냈기 때문이다. 그는 이처럼 달이 지구 위에 미치는 힘이 어떤 동조현상이라고 믿었고, 그렇다면 그 동조가 가능하기 위해서는 달과 지구 사이는 텅 비어 있을 수는 없다고 주장한 것이다,

우주를 프노이마에 담겨진 유기체로 보는 이 생각은 그리스시대 이래 지배적인 물질론적 사고이었고, 그 후 이를 바탕으로 뉴턴(Newton)은 우주에는 에테르(ether)가 가득 차 있어 그것이 광의 매질노릇을 한다고 믿었던 것이다. 근대과학의 발달과 함께 중세까지 지배적이던 원기설은 점차 빛을 잃어가고 그 대신 원자설이 부활해 오늘에 이르렀다 말할 수 있다. 그러나 물질과 에너지가 서로 바뀌고 있는 소립자의 세계를 볼 때 우리는 오늘날 과연 어느 쪽이 더 정확히 물질의 본질을 설명하고 있는지에 대해서는 아직 알 수가 없다. 원자설과 원기설의 대립은 과학상의 문제뿐만 아니라 소립자를 보는 눈을 크게 좌우해왔다는 점에서 우리가 주목할 가치가 있다. 원자론이 기계론적인 세계관을 뒷받침해 준데 반해 원기설은 유기체론적인 사상의 근거가 되어 왔기 때문이다.

3. 수와 기하학의 세계

사모스(Samos)섬에서 태어난 피타고라스(Pythagoras, BC 582~500년)는 만물을 구성하는 요소는 수(數)라고 주장했다. 다른 자연철학자들이 질적인 요소를 바탕으로 본 것에 반하여 피타고라스는 양적인 것을 근본으로 보았다고도 할 수 있다. 그가 왜 이런 생각을 갖게 되었는지는 분명치 않지만 당시 사용되던 현악기에서 음정은 현의 길이에 따라 일정한 비례를 이룬다는 것에서 그런 착상을 했을 것이라고 학자들은 믿고 있다.

피타고라스 이전에도 이집트인들은 상당한 기하학적 지식을 갖고 있었고, 탈레스 또한 원이나 삼각형의 성질에 대해 꽤 여러 가지를 알고 있었다. 그가 왜 이러한 영향을 받았는지는 확실치 않지만 그의 신비주의적 경향은 다분히 동방으로부터의 영

향을 받았는지도 모른다고 추측할 수 있다. 피타고라스는 서양에서 처음으로 학문을 위한 단체를 만들어낸 사람으로 알려져 있다. 여기서 그는 제자들과 더불어 기하학, 음악, 천문학을 가르치며 연구했다. 그러나 이 단체는 학문만을 위한다기 보다는 다분히 종교적인 모임이었을 것으로 추측된다.

불교의 가르침에 의하여 사람의 영혼은 윤회한다라고 믿는 그의 사상을 학문으로 가르쳤을 것이다. 따라서 피타고라스학파에게는 지켜야 할 계율이 많이 있었고, 그것은 콩을 먹으면 안 된다거나 흰빛 수탉을 만지지 말라는 따위의 이상한 것들이 대부분이다. 가장 정신적인 타부(taboo)사상과 기하학이 같은 학파에 의해 발전하고 있었다는 사실은 당시의 사상적 풍토를 잘 보여주고 있다.

즉, 2는 여성을, 3은 남성을 상징하며 따라서 2와 3을 합한 5는 결혼을 뜻한다는 식의 수의 사상이 있는가 하면, 3각수, 정방수 등의 급수를 연구한 것도 이 학파가 처음 해 낸 일이었다. 물론 피타고라스가 수학사에 남긴 가장 위대한 업적은 그의 이름이 붙어있는 피타고라스의 정리 때문이다. 직각삼각형의 3변 사이의 관계를 처음으로 보편적 정리($a^2 + b^2 = c^2$)로 나타낸 이 정리는 실제로는 바빌로니아시대부터 알려져 있던 것이었다.

그런데 피타고라스의 정리의 발견은 피타고라스학파의 존재 이유를 빼앗아 버리는 이상한 결말을 가져오고 만다. 왜냐하면 피타고라스학파가 딛고 서있던 만물의 근본은 수(數)라는 사상은 유리수 세계만을 생각한 것인데, 이후 무리수가 발견되었기 때문이다. 피타고라스가 생각한 수의 세계는 원자적인 것이었다. 무리수의 발견은 수가 원자적이 아님을 들어낸 셈이 되었고 따라서 피타고라스학파에게는 결코 반가운 결과는 못 되었다. 이러한 이유에서 피타고라스학파는 무리수의 발견을 절대로 남에게 알리지 않으려고 노력했으나 어느 배반자가 밖에 누설하게 됐고 그 때문에 피타고라스학파는 명맥이 끊기게 되었다고 한다.

피타고라스

숫자 6은 건강
숫자 10은 모든 것을
포용하는 어머니

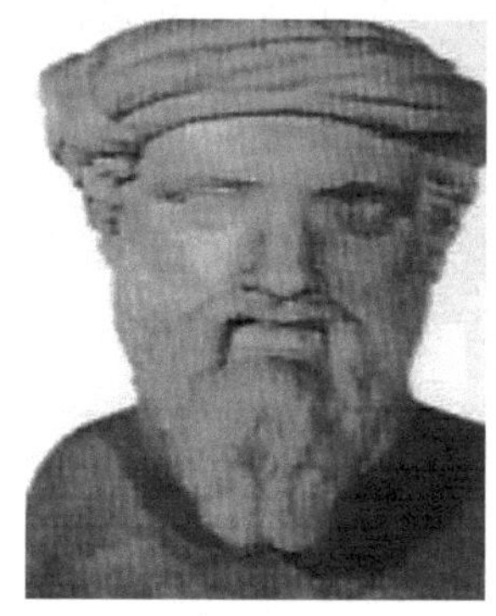

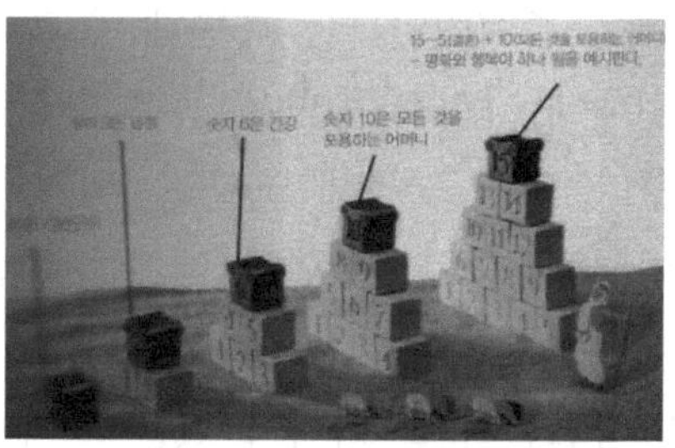

피타고라스의 수학

피타고라스가 세워놓은 지적 전통은 그 후 서양사에 깊은 영향을 주었다. 감각을 통한 관찰보다는 직관적 사고를 더 중시하려는 경향은 바로 플라톤(Platon)에 의해 계승되었다. 인간의 오관이 느낄 수 있는 현상보다는 그 뒤에 숨어있는 영원한 이데아(idea)의 세계를 추구하였던 플라톤의 사상을 피타고라스학파는 전통을 계승한 것이었고, 그런 생각은 칸트(Kant)를 거쳐 오늘에 이르기까지 연면히 계승된 것이기도 하다. 또한 피타고라스의 무리수 발견은 그리스인들의 수학적 관심이 계산보다는 기하 쪽에 집중케 하여 자와 컴퍼스를 이용한 작도(作圖)로서만 수학을 연구하는 경향을 낳게 되었다.

그 결과 산술에 있어서는 동양의 전통수학보다 퇴보한 결과를 초래했고, 서양은 기하학에서만 월등한 발전을 이룩할 수 있었던 계기가 되어 동양은 셈적 계산의 우수성을 나타낼 수 있었고, 서양은 건축양식에 뛰어난 산술적 계산법을 도출할 수 있었다. 이것은 근대 과학발달의 하나의 주춧돌이 되었던 것이다.

3.1 플라톤과 수학

수학적인 관점에서 피타고라스의 학설을 가장 잘 계승한 사람은 플라톤(Platon, BC 467～347년)이었다. 아테네의 부유한 귀족의 아들로 태어난 그는 소크라테스의 제자로서 유명하다. 그러나 소크라테스의 글이 남아있지 않은 지금 그에 관한 모든 지식은 거의 다 플라톤의 글을 통해서 전해지고 있기 때문에 어느 의미에서 소크라테스는 플라톤의 작품을 산출하는 계기가 되었다. 플라톤이 얼마나 그의 스승 소크라테스의 영향을 받았는지는 분명하지 않으나 피타고라스의 영향은 절대적이었을 것이다.

영혼은 불멸한다는 그의 생각과 그 영혼은 다른 탈을 쓰고 남자에서 여자로 또는 동물로 윤회한다는 사상 등 종교적 경향이 모두 피타고라스를 닮았는가 하면 수학이 없이는 진정한 지식은 있을 수 없다는 믿음은 바로 피타고라스의 영향을 받았을 것이다. 그가 아테네 교외에 세운 아카데미라는 학원의 출입구에 기하학을 모르는 자는 들어오지 마라는 글이 적혀 있었다고 한다. 이 전설은 그가 얼마나 수학 그 중에도 특히 기하학을 중시했던가를 대변해 주고 있다.

플라톤 시대에 그리스 수학은 높은 추상성, 논리성 및 엄밀성을 가진 학문으로 발달하고 있었다. 감각을 통해 느낄 수 있는 세계를 부정하고 그 뒤에 숨어있는 영혼불변의 이데아 세계를 추구했던 그에게 수학은 바로 이데아의 세계로 들어가는 입장권과 같이 보였던 것이다.

플라톤의 자연관이 잘 나타나 있는 그의 대화편 티마이오스(Timaeus)에 의하면 세계란 기하학적 모형의 표현이다. 우주는 신의 유일한 창조물이며 따라서 가장 완전하고 아름답게 만들어졌다고 생각했는데, 이것은 완전한 구형일 수밖에 없다. 왜냐하면 구형만이 어느 방향에서 보아도 같은 모양이기 때문이다. 또 이러한 구형체를 움직일 경우에는 원운동을 해야 하는데, 원운동만이 영원히 반복할 수 있는 완전한 운동이었을 것이다. 플라톤의 우주는 구형과 원만으로 설명되는 기하학적 세계였다.

플라톤의 기하학적 충동은 4원소 설에서도 시작된다. 그는 당시 널리 받아들여지고 있던 4원소 설을 그대로 인정했지만 자기 나름의 새로운 해석을 첨가하고 있다. 플라톤에 의하면 원래 이 세상의 원소들은 그보다 더 근본적인 3각형에서 만들어졌다고 했다. 그 원리로서 3각형은 두 가지가 있는데, 하나는 정4각형을 대각선에서 잘라낸 이등변 직각삼각형이고, 다른 하나는 정3각형을 둘로 잘라 만든 직각 3각형이다.

그가 왜 두 가지 직각 3각형을 물질의 근본으로 보았는지는 분명치 않지만 4원소란 이들 3각형의 입방체 표현이라고 그는 설명했다. 즉 플라톤에 의해 불은 정4면체, 흙은 정6면체, 공기는 정8면체, 물은 정20면체로 되어 있다고 주장한 것이다. 여기서 각 원소에 해당하는 정다면체를 보면 정6면체만이 한 면은 정4각형으로 되어 있을 뿐 나머지는 모두 한 면이 정3각형임을 알 수 있다. 그리고 정4각형과 정3각형은 바로 플라톤이 물질의 근본모형으로 생각한 두 가지 직각 3각형을 두 개씩 모아 만들어진 것임은 알 수 있기 때문이다.

그런데 사실은 정다면체는 네 개가 아니라 다섯 개이며, 이런 사실은 바로 플라톤의 제자에 의해 플라톤 생존 시에 처음 알려진 지식이었다. 이 세상에 존재할 수 있는 정다면체란 다섯뿐인데 그 중 네 가지에만 4원소의 모형이라고 설명을 해주고, 나머지 정12면체를 저버린다는 것은 플라톤의 기하학적 감각으로서는 있을 수 없는 일이었다. 아닌 게 아니라 그는 정12면체에도 한자리를 주고 있었다. 그러나 플라톤은 정12면체는 우주를 상징한다고만 말하고 있지 그 이상의 설명은 없었다.

다른 정다면체와는 달리 정12면체는 각 면이 정5각형으로 되어 있다. 정5각형 또는 그것을 바탕으로 한 다섯모서리를 가진 별모양은 피타고라스학파가 자기들의 벗지(badge)로 쓰던 것임을 상기해 볼 때 플라톤은 피타고라스의 신비사상에 영향을 받아 정12면체를 우주의 상징으로 돌린 것이 아닐까 생각한다. 하지만 분명히 플라톤은 우주가 구형이라고 생각했던 만큼 정12면체를 우주를 상징한다라고 말한 것은 더욱 이상한 일로 좀 이상한 사상이라는 아이러니를 해석할 수가 없었다.

3.2 유클리드의 대성

유클리드(Euklid)를 배운다는 말은 기하학을 배운다는 것을 의미할 정도로 서양에서의 유클리드(BC 330～260년) 이름은 기하학의 대명사로 쓰여져 왔다. 그는 유명한 사람이었지만 그의 생애에 대해서는 알려진 것이 거의 없다. 짧기는 했지만 후세에 깊은 영향을 남긴 알렉산더 대왕 재위기간(BC 336～323년)의 대제국은 그리스의 문화를 동 지중해 일대에까지 널리 전파하였는데 역사가들은 그 이후의 시기를 헬레니즘시대라 부른다.

유클리드는 헬레니즘 문화의 중심지였던 알렉산드리아 박물관의 수학교수였다. 대학, 도서관 및 연구소를 겸비한 기능을 갖고 있던 이 박물관은 그 후 그리스 과학 전통을 계승 발전시켜 중세까지도 문화의 중심지가 되었었다. 전설에 의하면 그는 기하학을 쉽게 배울 수 있는 길이 없겠느냐는 이집트왕의 물음에 기하학에는 왕도가 없다고 잘라 말했다고 한다. 또 그는 기하학을 배우면 무슨 이득이 있느냐는 어느 청년의 질문에 그의 하인을 돌아보며 동전 몇 닢이나 주어 보내라고 말했다는 기록도 전한다.

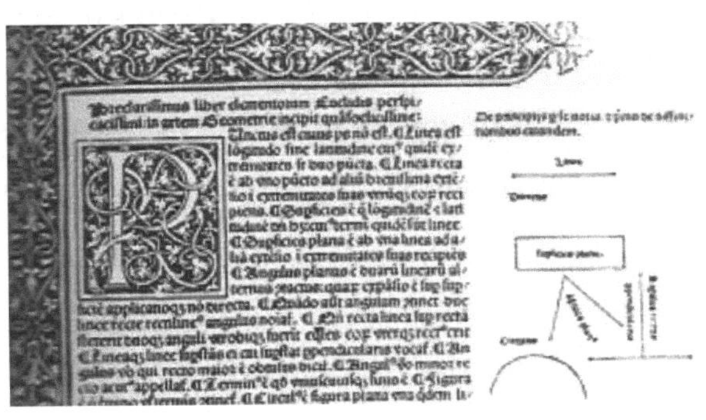

기하학 원본의 인쇄본

이처럼 학문을 위한 학문을 내세운 유클리드가 후세에 남긴 것이 기하 원본이다. 전 13장으로 구성된 이 책은 당시까지 특히 그리스 시대에 발달된 기하학 지식을 모두 정리해 놓은 것으로 정확히 어느 부분이 유클리드 자신의 공헌인지는 분명치 않다. 유클리드 기하학은 정의(definition), 공준(postulate), 공리(axion)를 바탕으로 시작한다. 점이란 부분이 없는 것이고, 선은 폭이 없는 것이고, 선의 끝은 점이다. 정의와 전체는 부분보다 크다는 공리는 증명할 필요 없이 인정할 수 있는 타당한 것이다라는 독선적 기하학 이론을 구축하게 된다. 이를 바탕으로 더 복잡한 지식을 논리적으로 이끌어 내는 연역적 사고가 바로 유클리드 기하학의 방법이라고 역설했다.

같은 방법으로 원뿔이 만드는 여러 가지 곡선, 타원, 포물선, 쌍곡선 등을 연구한 사람이 아폴로니우스(Apollonius)였다. 그의 연구는 17세기 이후 케플러, 뉴톤 등의 천체운동설의 설명에서 타원이나 포물선을 사용하기까지는 전혀 관심을 끌지 못했다. 이런 관점에서 볼 때 유클리드의 기하학은 근대과학이 발달하기 이전까지는 거의 실용성을 나타내지 못한 것이었다.

3.3 아르키메데스의 역학

순수학문으로만 치닫던 수학, 특히 기하학을 실용적인 측면에서 응용한 헬레니즘시대 최고의 과학자가 아르키메데스(Archimedes, BC 287~212년)였다. 고대의 레오나르도 다빈치라고도 불리우는 그는 알렉산드리아에서 공부한 뒤 고향인 이태리 남쪽의 시라쿠스(Syracuse)란 도시국가에 돌아가 정부의 고위 관료가 되었다. 그런 점으로 미루어 볼 때 어떤 학자들은 그가 히에론왕의 4촌일 것이라는 추측을 하고 있기도 하다.

아르키메데스에 얽힌 설화는 여러 가지가 있다. 나에게 지렛대와 설 자리만 마련해 달라. 그러면 지구라도 움직여 보이겠다라는 그의 말이 뜻하는 것처럼 그는 지렛대의 원리를 비롯하여 도르래, 나사 등을 과학적으로 이해하고 있었음을 보여준다. 그는 기하학적인 방법으로 원주율의 값을 구해내기도 했다. 우선 지름이 2r인 원을 그리고 그에 내접하는 정사각형과 외접하는 정사각형을 그리면 원의 넓이는 외접한 정4각형의 넓이($4r^2$)보다는 작고 내접한 정4각형의 넓이($2r^2$)보다는 클 것이다라고 발표한다. 이런 관점에서 내접, 외접하는 다각형을 6각형, 8각형으로 늘려 96각형까지 만들어 아르키메데스는 원주의 값이 3.1407~3.1429의 범위 안에 있음을 알아냈다.

물리학과 특히 역학의 문제를 수학적으로 처리하여 자연의 법칙을 수학적으로 이해하려던 아르키메데스의 노력은 고대과학에서는 거의 독보적인 것이었다. 자연현상의 수학적 이해가 근대과학의 성립에 있어서 중요한 과제였던 만큼 아르키메데스의 이러한 업적은 높이 평가해도 좋을 듯이 보인다. 그러나 사실인즉 그의 업적은 제대로 계승되지 못했기 때문에 중세를 통해 완전히 잊혀져있었고 따라서 17세기 이후 근대과학의 성립에 있어서도 큰 영향을 미치지 못한 것으로 보인다.

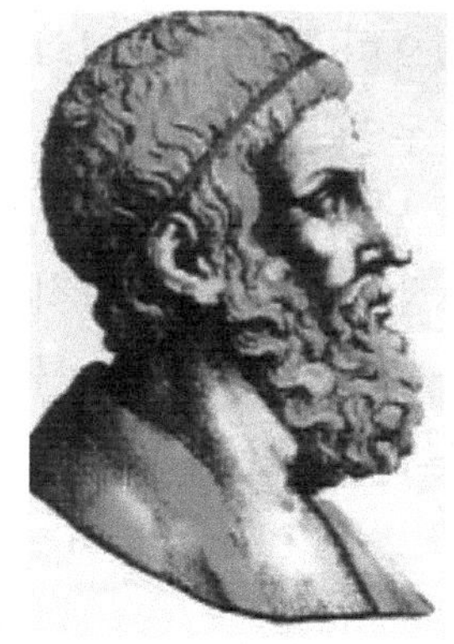

아르키메데스

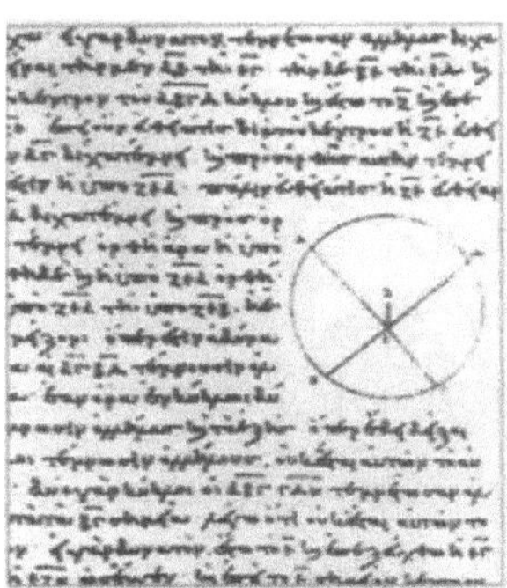

기하학 원본

그의 업적이 제대로 계승되지 못함은 그의 죽음에 얽힌 설화에도 잘 나타나 있다. 플루타크가 전하는 바에 의하면 아르키메데스는 자기 나라가 로마군에게 함락되어 로마병사의 약탈이 진행되는 동안 모래판 위에 어떤 원형을 그리면서 한창 무슨 문제를 생각하고 있었다고 한다. 그때 나타난 로마병사는 같이 가기를 명령했으나 아르키메데스는 못들은 채 자기 생각을 계속하다가 목숨을 잃었다는 것이다. 헬레니즘 속에 살아남아 있던 그리스의 사변적 정신은 로마의 상무정신 아래 피를 흘리고 만 것이다. 이렇게 아르키메데스의 이론은 갑작스런 죽음으로 막을 내리게 되었던 것이다.

원과 구 천문학의 세계는 인간은 자기를 의식하기 시작하면서부터 언제나 자기를 세계의 중심에 놓았다. 이러한 태도는 땅은 둥그스름한 평지이고 그 위에 둥그런 하늘이 덮고 있다는 호머(Homer, BC 8세기)의 시 속에도 나타난다. 땅 중심의 사상은 인간의 자기중심적 사상과 일치하며, 근대과학의 성립 과정에서 이를 부분적으로 수정하기까지는 이러한 지배적인 태도를 변화시키기에는 역부족이었다. 또 한 가지 그리스인들이 발전시킨 우주관의 기본 요소로 원과 구형에 대한 믿음이었다. 그리스인들은 기하학적으로 가장 완전한 원이나 구야말로 완전한 조화와 질서를 상징하는 우주의 모습이라 믿었고, 이 사상은 중세를 통해서도 계속 굳게 신봉되어 왔기 때문에 훗날 우주를 이해하는 데 큰 도움이 되었다고 말할 수 있다.

3.4 피타고라스학파

대지는 평평한 것이 아니라는 생각은 이오니아학파가 먼저였는지 피타고라스학파였는지에 대해서는 분명치 않지만 우주상에 대한 이론을 꽤 높은 단계에까지 체계화해 놓은 것은 피타고라스학파에 의해서였을 것이다.

피타고라스학파에 의하면 세계는 세 부분으로 구성되어 있다라고 제시한다. 제일 불완전하고 변화가 많은 부분은 지상으로부터 달까지의 공간 즉 우라노스(Uranos)였고, 그 밖으로는 별들의 세계 즉 우주(cosmos)가 있으며, 그 위에 신의 세계인 올림포스(olympos)가 있다. 인간은 신의 세계를 제외한 우라노스와 코스모스만을 관찰하고도 알 수 있다. 변화를 생명으로 하는 우라노스와 달리 코스모스는 질서와 조화의 완전한 세계다. 따라서 달을 포함한 모든 천체는 가장 완전한 기하학적 도형인 구에 의해 생겼고, 또 이 천구는 모두 완전한 등속원운동을 한다. 코스모스를 이루는 천구들은 서로 떨어진 거리가 음정을 결정해주듯 배치되어 있고 실제로 이 천구(heavenly spheres)들은 각기 다른 음을 내며 하늘을 돈다고 믿었다.

우주의 하모니를 천체의 음악 혹은 천구의 음악(the music of the spheres)이라 부르게 된 것은 이때부터 시작된 것이었다. 애초에 피타고라스학파는 우라노스와 코스모스의 중심은 지구가 아니라 중심화(中心火)라고 주장했다. 중심화는 태양이 아니고 지상에서 보이지도 않는 미지의 물질이다. 왜냐하면 그리스는 중심화로부터는 정 반대쪽의 지구상에 위치하고 있고, 지구는 하루 한 번씩 같은 면을 중심화에 향한 채 일주 한다고 믿었기 때문이다.

이러한 피타고라스학파의 지전설은 그 뒤에는 수정되어 중심화를 없애고 그냥 지구 자체가 하루 한 번씩 자전한다고 바뀌게 된다. 그러나 피타고라스학파의 지동설은 어느 쪽도 크게 환영받지는 못한 것이 분명하다. 다만 피타고라스학파가 생각한 천구의 회전이 완전한 원운동을 한다는 생각은 그 뒤 주심원적 우주관을 그리스에 확립해준 중요한 생각의 씨앗이 되었다고 말할 수 있었다.

4. 아리스토텔레스의 우주관

소크라테스(Socrates, BC 470~399년)는 천문학이 시간낭비일 따름이라고 생각했을 만큼 자연현상에는 무관심했다고 전해지고 있다. 그러나 그의 제자인 플라톤에게는 우주의 움직임은 완전한 이상세계의 불완전한 표현쯤으로 보였던 것 같다. 그래서 그는 스승과 마찬가지로 천문의 관찰은 중요시하지 않으면서도 천체의 움직임은 이상적인 기하학적 형태를 그린다고 굳게 믿었다. 지구 중심의 동심원적 우주관은 피타고라스 이후 플라톤에 의해 계승된 셈이다.

플라톤이 아무런 우주관의 발전을 이룩하지 못한데 반해 그의 제자이며 친구인 유독서스(Eudoxus, BC 409~356년)는 플라톤이 지나치게 이상적으로 생각한 우주관에 대해서 수정하려 노력했던 것이다. 그는 지구를 중심으로 여러 개의 동심원 궤도상을 행성이 움직이고 있다고 생각했다. 특히 유독소스의 특징은 각 행성이 소속하고 있는 하늘은 서로 방향이 다른 축으로 서로 연결되어 있어 중심인 지구 위에서 볼 때 행성은 순, 유, 역행 등 불규칙한 모양을 보일 수 있다고 제시한다. 실제로 눈에 보이는 행성의 역행현상 등을 무시한 채 완전한 원운동을 고집한 플라톤에 비하면 유독소스는 한층 과학적인 태도를 보인 셈이다.

또 유독소스 학설을 계승 발전시킨 사람이 아리스토텔레스(Aristoteles, BC 384~322년)이다. 그는 에게해 북단 칼키디케반도의 스타기라에서 출생하였고, 의사인 아버지는 마케도니아 왕가와 친교가 깊었다. 그는 17세에 아테네로 옮겨 플라톤의 아카데미에 들어가 공부하기 시작했다. 플라톤이 죽을 때까지 거의 20년이나 아카데미에 머물던 아리스토텔레스는 BC 343년에 당시 13살이던 알렉산더의 스승이 되었다. 이 두 유명한 사람 사이에 대해서는 그 이상 더 알려져 있지 않아 잘 알 수 없지만 3년 동안 위대한 철학자 밑에서 공부한 알렉산더대왕이 탄생하였으나 그 또한 이렇다 할 영향을 받은 것 같지는 않다.

기원전 335년부터 323년까지 12년간 아리스토텔레스는 아테네에서 살았고, 이 기간 동안 그는 리케이온(Lyceum)이란 자기 학원을 만들어 연구도 하고 제자도 가르쳤다. 그가 논리학, 철학, 정치학, 윤리학, 천문학, 물리학, 동물학에 걸친 방대한 저술을 완성하여 후세에 최초의 위대한 학자로서 이름을 남기게 된 것은 바로 이 기간 동안에 이룩한 업적 때문이다. 그의 스승인 플라톤이나 그에 앞선 소크라테스가 보다 적극적인 사회개혁에 뜻을 두고 있었다면 아리스토텔레스는 상아탑 속의 학자라고 할 만큼 실생활로부터 한걸음 높이 올라간 자세에서 모든 학문을 연구했던 것이다.

아리스토텔레스의 자연관을 설명하는 데는 천문학 사상만으로 얘기하기 보다는 그것을 그의 물질관 및 운동의 이론 등과 아울러 다루는 것이 이해하기 편하다. 그만큼 그의 자연관 혹은 과학사상은 방대하면서도 서로 잘 연관되게 짜여져 있다. 우선 그는 사람이 느끼고 알 수 있는 세계를 완전한 하늘과 불완전한 땅으로 양분한다. 하늘의 세계는 변화가 없고, 모든 천체(heavenly bodies)는 완전한 원운동만을 하는데 반해 땅의 세계는 변화의 세계라 규정한다. 그리고 이 두 개의 세계를 구분 짓는 것이 달이라고 말한다.

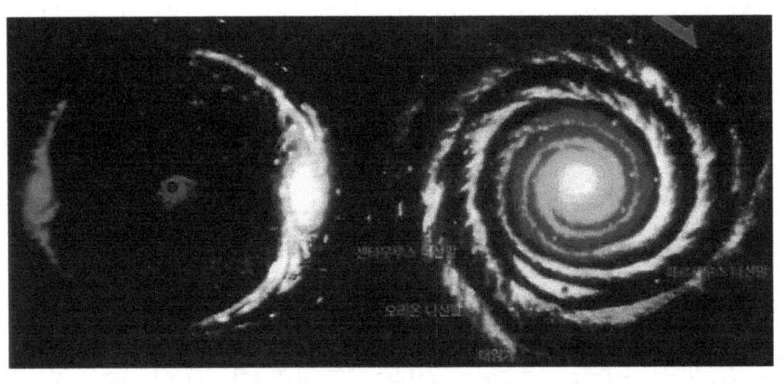

시공 굴곡과 은하계

달 표면이 완전 투명하지 못하고 상처 같은 것을 우리 눈에 보여주는 것은 그것이 불완전한 세계와 완전한 세계의 경계에 있기 때문이다. 이와 같이 하늘과 땅을 둘로 나눠 보는 생각은 앞서 말한 피타고라스나 플라톤의 전통이 그대로 계승된 것이며, 완전한 원운동의 생각도 계속되는 전통이었다.

아리스토텔레스는 동심원적인 우주관이 지구 중심이라는 생각도 그대로 물려받았고 유독소스의 동심 천구설도 계승했다. 그러나 그는 유독소스가 설명을 위해 기하학적 모델만을 생각하고 있던 천구설을 그대로 실재로 천구로 고정시켜 갔다. 지구를 중심에 두고 55개의 천구(heavenly spheres)가 겹겹이 싸여있고 그 천체에 수성, 금성, 태양, 화성과 주위의 붙박이별(항성)들도 붙어 지구 둘레를 돈다는 것이다. 그에 의하면 천체(heavenly bodies)는 우리 눈에 보이지만 그 천체들이 달려있는 천구는 유리 또는 수정같이 투명한 물질로 되어 있어 우리 눈으로 볼 수가 없다. 이 천구들은 빛의 통과는 허락하지만 물체의 통과는 불가능한 그런 것이라고 믿어 왔다.

우주의 제일 밖에는 모든 천구의 움직임을 하루 한 번씩 제자리로 돌려주는 우주운동이 있다고 생각했다. 이처럼 유한한 우주의 운동은 누가 가능하게 해 주는가? 모든 별은 회전에 말미암은 것이라면 그것은 누가 움직이는가? 여기서 아리스토텔레스는 자기 스스로는 움직이지 않고 다른 것을 움직여 줄 수 있는 어떤 신(God)의 존재를 생각하지 않을 수 없었다. 신은 즉 절대자가 되는 것이다. 그러면 이처럼 완전한 하늘을 만들고 있다는 수정과도 같은 물질이란 어떤 것일까라는 의구심에서 그는 천구사상의 이론을 물질론적 사고에 의한다고 생각한다.

아리스토텔레스에 의하면 하늘을 만들고 있는 물질은 땅위에 있는 4원소와는 전혀 다른 제5의 원소(Quintessence)라야만 한다. 그것은 투명하고 무게가 전혀 없는 완전한 물질로 우리의 물질개념으로는 상상할 수 없는 그런 것이었다. 그와는 정반대로 땅위의 물질은 탁하고 무게가 있는 것들이다. 그는 그리스 전래의 4원소설을 받아들였지만 위계성 또는 층급성(hierarchy)을 주려했다. 4원소는 그 완전성에서 서로 다른 것으로 예측하고 4원소 중 가장 완전한 원소는 불이며 그래서 불은 가장 높은 곳, 즉 하늘을 향에 솟아오르려 한다고 말한다. 그 다음 공기, 물, 흙의 차례가 된다. 즉 가벼운 것일수록 더 고귀한 원소가 될 수 있다는 이론이다.

4원소는 각각 물질이 갖고 있는 4가지 기본적인 성질(4원성)과 관련되어 있다고 아리스토텔레스는 믿었다. 따뜻함, 차가움, 건조함과 축축함의 네 가지 성질은 각각의 원소에 각각 두 가지씩 관계된다. 불은 따뜻하고 건조하며, 물은 정반대로 차고 축축하다는 식이다. 따라서 어느 원소의 성질을 한 가지만 바꾸면 다른 원소가 될 수도 있다는 생각이 가능해지고, 이 가능성은 뒤에 연금술의 발달과 연관 지어지는 그런 사고방식이었다. 아리스토텔레스가 땅위의 원소들 사이에 계급성을 인정하는 태도는 그가 당시의 노예제도를 긍정적으로 받아들인 사회사상과도 서로 연관되는 것으로 보인다.

하늘의 제5원소가 완전한 원운동만을 끊임없이 거듭하는 것과는 달리 땅위의 운동은 시작과 끝이 있는 직선운동, 특히 지구중심을 향한 직선운동만이 자연적으로 일어난다고 믿었다. 공기속이나 물속에서 돌을 놓으면 돌은 지구 중심을 향해 떨어지고, 물속의 공기방울이나 공기 중의 불꽃은 지구 중심으로부터 반대 방향을 향한다. 이런 운동만이 지상에서의 자연운동이라는 것이다. 이 원리는 자연운동이 아닌 모든 지상의 운동은 강제운동에 의한다는 진리이다.

그리고 모든 강제운동은 동물의 운동과 그 밖의 물체의 운동으로 나눠 생각할 수 있다. 동물의 경우 정신이 육체를 계속 밀어주어 운동(강제운동)이 가능하듯 어느 물체라도 강제운동을 계속하기 위해서는 그 물체를 계속 움직여주는 힘이 필요하다. 물체를 강제운동하게 해주는 기동자의 힘은 물체와 직접 접촉해서만 전달될 수 있다는 생각이다. 오늘날 우리는 달과 지구가 그 사이에 아무런 연결 없이도 인력이라는 힘을 서로 작용하고 있다고 생각한다. 그러나 아리스토텔레스에게는 서로 접촉하지 않고 힘이 전달된다는 것은 마치 마차를 말에 매지 않고도 말이 마차를 끌고 갈 수 있다는 것만큼 그 시대 상황으로서는 허황된 생각으로 보였다.

강제운동의 구체적인 예를 들어 그의 생각을 좀 더 설명해 보면 예전 정월 대보름 빈 통조림통에 구멍을 군데군데 뚫고 땔감을 넣고 불을 지펴 끈에 매어 빙글빙글 돌리며 우리는 다른 동네 아이들과 불 싸움을 한 일이 있다. 이 경우 통이 그리는 거의 원모양의 궤도는 지상에서의 강제운동이다. 그리고 이 강제운동은 내가 손으로 계속 힘을 들여 끈을 돌려주고, 그 힘은 끈을 매개로 하여 통에 전달되기 때문에 가능한 것이라고 아리스토텔레스의 지견과 일치한다.

그러나 내가 끈을 놓아 버리면 그 통은 포물선을 둥그렇게 그리며 저쪽에 떨어진다. 내가 끈을 놓은 그 순간 그 통을 계속 움직여주던 힘은 사라진 셈이고, 따라서 그 통은 강제운동을 더 이상 계속할 수 없어 지구중심을 향한 자연운동을 했을 것으로 추측한다. 던져진 물체나 앞을 향해 쏜 대포알이 바로 손이나 대포를 떠나자마자 자연운동인 직선낙하를 하지 않고 포물선을 그리며 멀리 나가는 이유를 아리스토텔레스는 이렇게 설명한다. 계속 앞으로 나가는 것은 강제운동이며, 거기에는 계속되는 힘이 작용하고 있기 때문이라고 설명했다.

그 계속되는 힘은 대포알이 대포를 떠난 순간부터는 앞에서 밀려난 공기가 대포 뒤로 돌아오면서 대포에서 처음에 전달된 추진력을 계속 대포알 뒤에 작용한다는 것이다. 이 생각은 얼핏 보아 너무도 터무니없어 보이는 것이 사실이다. 그러나 자석의 두 극 사이에 힘의 전달이 있다고 생각하는 19세기 이후의 과학과 비교해 보면 오히려 그럴듯한 느낌을 가질 수도 있다.

이처럼 물리적인 힘이 멀리까지 전달되기 위해서는 텅 빈 공간(void)이란 있을 수가 없다. 예를 들어 그 당시에 이미 달과 지구의 바닷물 사이에는 어떤 힘의 작용이 있다고 믿었는데, 만약 달과 지구 사이가 텅 비어 있다면 달의 힘은 지구에 전달될 수가 없었을 것이다. 그래서 아리스토텔레스는 진공이란 있을 수 없다고 주장하기에 이르렀다. 그가 진공의 존재를 부인한 것은 그의 운동 이론과 다른 측면에서도 관련이 있다.

그에 의한 운동속도 이론은 저항에 반비례하고 힘에 비례한다는 원리이다. 이것을 자유낙하에 적용하면 무거운 물체일수록 그 무게에 비례하여 빨리 떨어진다는 말이 된다. 아무것도 없는 진공 속에서라면 저항은 거의 없다는 말이 되므로 운동속도는 무한대가 될 판이다. 속도가 무한하다면 한 가지 물체는 같은 순간에 여기와 저기에 함께 있을 수 있다는 논리적 모순을 낳는다. 따라서 그는 진공이란 있을 수 없다고 잘라 말할 수 있었던 것이다.

진공의 존재를 믿는 원자설을 그가 거부한 것은 당연한 일이었다. 진공은 없다는 생각은 17세기에 들어오기까지 결정적으로는 부정되지 않는다. 또 낙하물체의 속도는 무거운 것일수록 무게에 비례하여 빨리 떨어진다는 그의 법칙은 17세기 갈릴레오에 의해 결정적으로 부정된다. 그러나 아리스토텔레스의 운동이론이나 천문학 이론 등은 모두가 절대적인 권위를 가지고 중세의 사상계를 평정했었다. 실제로 근대과학의 시작은 아리스토텔레스의 권위에 도전함으로써 비롯되었다고 말할 수 있을 만큼 그의 과학사상은 오랜 기간 절대적 위치를 누려왔던 것이다.

5. 고대의 지동설

아리스토텔레스가 받아들인 지구중심의 천동설은 고대 그리스의 대표적인 우주관이었다. 그러나 반대로 지구가 움직인다고 믿었던 학자도 있었는데 그 중 후세에 잘 알려진 사람은 헤라클리데스와 아리스타쿠스였다. 헤라클리데스(Heraclides, 약 BC 370년경)는 그 전부터 있었던 생각을 체계화하여 지구는 둥글며 우주의 중심에 있지만 정지하고 있지 않고 하루 한 번씩 자전을 하여 낮과 밤이 생기는 것이라고 주장했다. 그는 지구를 중심으로 도는 것은 달과 태양이며 다른 혹성들은 태양 둘레를 돈다고도 주장했다.

18세기 우리나라 홍대용이 생각했던 지동설(지구자전설)과 아주 비슷한 것이었다고 하겠다. 이보다 한걸음 더 나아가 보다 대담한 주장은 아리스타쿠스(Aristarchus, 약 BC 310～230년)의 자전 공존론이다. 그에 의하면 지구는 하루에 한 번씩 자전을 하여 낮과 밤을 만들면서 동시에 태양을 중심으로 그 둘레에 원을 그리며 돌아 1년이 된다는 것이다. 지구가 아니라 태양이 우주의 중심을 차지하고 있고 태양 둘레를 지구와 다른 혹성들은 원궤도를 따라 각각 돈다고 아리스타쿠스는 주장한 것이다. 이 생각은 1800년경 코페르니쿠스(Copernicus)가 주장하여 역사에 그 이름을 남긴 지동설이다.

코페르니쿠스의 지동설이 서양의 역사 나아가 세계를 뒤바꿔 놓은 과학혁명의 전주곡이었음을 생각한다면 왜 아리스타쿠스의 똑같은 지동설은 이렇다 할 반응을 못 일으켰었는지 생각해 봄직한 일이다. 그 당시 이미 지배적인 생각은 하늘과 땅의 세계를 전혀 다른 두 개의 세계라는 것이 지배적이었고, 아리스타쿠스의 주장은 이런 선입견과는 서로 용납할 수 없는 것이었기 때문이 아니었을까? 말하자면 아리스타쿠스의 지동설은 하늘(cosmos)의 완전성을 무시하고 조물주의 신성함을 모독하는 것으로 받아들여진 것이다. 또 당시 사람들에게는 이렇다 할 증거도 없는 채 멀쩡한 지구가 한시도 쉼 없이 제자리에서 빙빙 돌고 또 태양 둘레를 돌아야 한다는 것은 상상하기도 어려웠을 것이다. 여하튼 아리스타쿠스의 지동설은 이렇다 할 인정을 받지 못한 채 코페르니쿠스 시대까지 미궁 속에 빠져 있어야만 했던 셈이다.

아리스타쿠스는 지구와 달과 태양을 서로 비교 연구하여 달보다 태양이 지구에서 19배 더 멀리 떨어져 있다고 계산해 냈다. 또 일식 때 달은 태양을 거의 정확히 가려주므로 태양의 지름은 달의 지름보다 약 19배일 것이라고도 산출해 보았다. 이런 방식을 좀 더 교묘하게 사용하여 지구의 크기를 상당히 정확히 알아냈던 사람이 에라토스테네스(Eratosthenes, BC 276～192년)였다.

알렉산드리아 박물관장이었던 그는 아르키메데스(Archimedes)의 친구로도 알려져 있는데 그는 남쪽과 북쪽에 따라 해가 내리비치는 각도가 다름에 착안했을 것이다. 그의 이론은 아프리카 내륙지방 시에느(Syene)에서는 하지 때 정오의 해가 머리 위에서 비치는데 알렉산드리아에서는 같은 시간인 경우 해가 약 7도쯤 비스듬히 비춰줌을 보고 그 사이의 거리를 참고하여 지구 둘레를 계산한 것이다.

6. 그리스 천문학의 대성

고대과학이 그리스시대에서 로마시대로 이어지면서 그리스의 천문학은 절정을 이루었다. 그 대표적인 사람이 관측천문학자인 히파르쿠스(Hipparchus, BC 190～120년), 이론 천문학자인 프톨레마이오스(Ptolemaeos) 또는 톨레미(Ptolemy, AD 83～168년)라 불리우는 학자를 들 수 있다. 히파르쿠스는 그전부터의 관심을 이어받아 지구, 태양, 달 사이의 거리나 크기 등을 보다 정확히 추산하는 노력을 하는 한편 오랜 기간 하늘 관측을 계속했다. 그 결과 그는 그전부터 알려져 있던 지식을 종합하여 1,080개의 별을 관측하고 그 위치를 정확히 표시할 수 있었다.

중국이나 우리나라의 옛 기록을 참고해 보아도 인간이 맨눈으로 볼 수 있는 별은 대략 1,500개를 넘지 못하는 듯하며, 이런 점에서 그의 관측이 지금부터 2천 년 전에 이미 상당히 정밀하게 관측되었다는 것을 짐작하고도 남음이 있다. 그는 또한 이 관찰을 편리하게 하기 위해 별들을 밝기에 따라 6등급으로 나누었는데 이는 원칙적으로 오늘날까지 쓰여지고 있는 방식과 일치한다고 말할 수 있다. 그는 당대의 다른 학자들과 마찬가지로 지구중심의 천동설을 믿었으나 혹성의 운동에 대해서는 화성, 수성 같은 것들이 지구를 중심으로 돈다고 하지는 않았다. 대신 혹성 운동의 중심은 지구 밖의 허공에 있다는 식의 이심원설을 갖고 있었다.

이런 방식의 우주관을 교묘하게 발전시켜 그 후 1,400년간을 아무 의심 없이 서양 사람들의 마음을 사로잡은 사람이 톨레미였다. 그는 AD 127년부터 20여 년간 알렉산드리아에서 천문관측을 한 것으로 알려져 있으나 그의 관측기술은 히파르쿠스보다 못했던 것 같다. 그리고 최근 어느 물리학자는 톨레미가 자기 이론을 확립시키기 위해 일부러 정확치 않은 관측 자료를 사용하기도 했다는 주장을 들고 나온 일도 있었다. 그러나 그가 이루어놓은 이론 천문학의 업적, 즉 그가 만든 우주 모델은 혹성들이 보여주는 복잡한 운동을 교묘하게 설명한 점에서 천년 이상 틀림없는 사실이라고 믿어져 왔었다. 여기에 톨레미 우주관의 역사적 중요성이 있는 것이다.

흔히 알마게스트(Almagest)라고 알려진 책을 지은 톨레미는 당시로서는 가장 복잡한 우주구조를 생각해냈다. 우선 화성 등의 혹성은 지구 자체를 중심으로 도는 것이 아니라 지구 밖의 허공 어느 점을 중심으로 원운동을 한다는 이심원설을 주장했다. 그 혹성은 자기의 원궤도 위에서 다시 작은 원을 그리며 돈다(주전도)는 것이다. 순행, 유행, 역행을 거듭하는 혹성들을 제대로 설명하기 위해서 톨레미의 우주모델은 80개 이상의 원궤도를 복잡하게 얽어놓아야 했다.

톨레미 스스로가 이런 생각을 해내면서 그 원궤도가 실제로 존재하는 것이라고 믿고 있었는지는 의문이다. 그는 오히려 복잡한 우주를 설명하려는 기하학적 가설로서만 이것을 제안했던 것 같다. 그러나 근대 천문학의 발전에 우주의 모델을 제시하고 물리적 실체를 신뢰할 수 있는 이론이었다는 사실은 훌륭한 업적의 일환이 되었다 말할 수 있다.

7. 목적을 향한 생명(생물학)의 발달

탈레스(Thales)를 계승한 아낙시만드로스(Anaximandros)는 생명은 습기를 가진 원소가 태양열로 증발되는 과정에서 생기는 것이라고 믿었다. 생명이란 자연 속에서 일정한 조건만 맞으면 저절로 생겨나는 것이라는 생각이다. 그는 사람을 포함한 고등생물은 보다 하등한 생물이 진화한 것이라는 주장도 했다. 예를 들면 사람은 물고기에서 진화했다는 것이다. 또한 생명의 발생과 진화에 대한 비슷한 생각을 엠페도클레스(Empedokles)도 가지고 있었다.

그러나 생명의 문제에 상당히 체계적인 연구를 한 사람은 아리스토텔레스를 대표로 들어야 마땅하다. 사실 그의 이 분야 연구는 방대한 그의 학문세계 중에서도 가장 중심이 될 만큼 크고 중요한 것이기 때문이다. 후세에 동물학의 아버지라고 불리울 만큼 동물 분류에 큰 발자취를 남겼고, 그가 이처럼 생명현상에 관심을 갖게 된 것은 그의 아버지가 마케도니아왕의 주치의였었다는 것과 무관하지 않을 것이다.

8. 생기론적 생물학자 아리스토텔레스

생명현상을 보는 관점은 크게 두 가지로 나눠 볼 수 있다. 생명체에서 일어나고 있는 모든 현상, 사고, 생식, 성장 등은 무생물에서 일어나는 현상과는 전혀 다르다는 주장과 그 반대로 이들 생명현상과 무생물의 현상 사이에는 별다른 근본적 차이가 없다는 주장이 그것이다. 앞의 입장을 생기론(Vitalism)이라 하고, 뒤의 것을 기계론(Mechanism)이라 부른다.

아리스토텔레스는 이 중 생기론자였다. 생기론이란 생명현상의 발현이 비물질적인 생명령이라든지 자연법칙으로는 파악할 수 없는 원리에 지배된다는 이론이다. 그러면 생명의 오묘한 현상은 무생물의 세계와 어떻게 다른가? 그에 의하면 생물은 그 본질인 아니마(anima)가 있어서 무생물과는 다르다고 한다. 이 말은 그 후 영어로는 혼(psyche)으로 번역되었고, 이것을 중국에 소개하면서 17세기의 서양 선교사들은 혼이라고 번역했다. 원래 이 말은 숨 쉬는 현상에서 생긴 숨 쉼을 뜻하다가 점차 생명의 바탕을 의미하는 것으로 바뀌어 간 것 같다.

구약성서 창세기에 나오는 것처럼 인간은 그 모양이 하나님처럼 만들어진 다음 그 물질의 덩어리에 하나님이 생명의 입김을 불어 넣음으로써 생명을 얻은 것으로 되어 있다. 원시적 사고에 있어서 생명의 본질이 숨 쉼에 있다고 보는 것은 당연했고, 그로부터 아니마 또는 혼이란 생각이 발전돼 나온 것은 당연한 일이었다. 혼에 대해서 아리스토텔레스는 생명체에는 세 가지의 종류가 서로 다른 혼이 존재한다고 주장했다.

첫째로 든 것은 식물혼(vegetative psyshe, 또는 vegetative soul)으로서 이것은 식물에서 볼 수 있듯이 생식, 성장만을 가능하게 해주는 가장 낮은 단계의 혼이라는 것이다. 둘째로 동물은 운동하는 능력을 더 갖추고 있다. 그리고 그 운동은 동물이 감각을 갖고 있어 무엇을 느낄 수 있기 때문에 가능하다고 아리스토텔레스는 판단했다. 그래서 그는 이를 동물혼(animal soul) 또는 감각(sensitive soul)이라 불렀다. 세 번째로 우리 인간이 식물과 동물보다 뛰어난 점이 있다면 생각할 수 있는 능력과 창조성을 갖고 있다고 판단하고 이를 이성혼(rational soul)이라 불렀다. 뒤에 중국의 과학사상을 소개할 때 나오지만 거의 같은 때에 중국에서는 성악설로 유명한 순자가 아리스토텔레스의 삼혼설에 근사한 생각을 가지고 있었다.

9. 인과와 목적

플라톤이 영원히 변하지 않는 것에 눈을 돌리고 있었던데 반해 아리스토텔레스는 변화에 보다 깊은 관심을 보였다. 왜 세상에는 그리도 많은 생물들이 조금씩이나마 다른 모습을 하고 존재하는 것일까?

아리스토텔레스는 세상의 모든 존재물은 무생물에서부터 인간에 이르기까지 조금씩만 다른 것들이 차례로 이어져 있다고 생각했다. 그 뒤 자연의 사다리(ladder of nature, scala naturae)라고 불리워진 이 생각은 진화론과 같은 뜻으로 서로 조금씩만 다른 두 가지 생물이 원래는 같은 조상에서 발달된 것이라는 식의 생각에서 근원을 가진 것은 아니었다. 자연의 사다리에서 바로 아래에 위치한 동물이 그 위의 동물로 변한다는 생각은 없고, 자연은 원래 그렇게 만들어져 변하지 않는다는 불변의 생각이었던 것이다.

자연의 사다리를 구성하는 무생물, 식물, 동물의 세계 중 아리스토텔레스가 가장 관심을 가지고 연구를 한 분야가 동물학이었다. 어쩌면 그는 식물학에도 많은 관심을 가졌을 법하건만 오늘날 그의 생각은 짐작하기가 어렵다. 그는 동물을 붉은 피를 가진 것과 그렇지 않은 것의 두 가지로 나눈다. 오늘날 우리가 척추동물과 무척추동물로 나누는 것과 똑같은 방식인 셈이다. 그는 540종의 동물을 다음과 같이 12가지로 분류했다.

유혈동물		무혈동물
새끼 낳는 것	알 낳는 것	• 두족류(오징어, 문어) • 갑각류 • 곤충 • 연체류(다족류 제외) • 공장류, 해면 등
• 사람 • 고래류 • 사족류	• 새 • 사족류 • 뱀 • 물고기	

그는 실험을 행할 만큼 근대적인 동물학자는 아니었지만 당시로서는 최고의 관찰자였다. 그는 관찰을 위해 50종의 동물을 해부하기까지 했고 수많은 관찰기록이 전해지고 있다. 아리스토텔레스는 고래가 물고기와 다름을 처음으로 기록한 관찰자였다. 그는 또 반추동물에는 이빨이 나쁜 대신에 위가 여러 개 있어 소화의 목적을 달성할 수 있다고 관찰 결과를 기록하고 있다.

그에 의하면 모든 동물은 그들이 생존할 수 있는 궁극적 목적에 가장 알맞게 만들어졌다는 것이다. 그는 동물의 특징 하나를 보더라도 항상 그 목적이 무엇일까 하는 시각으로 관찰했고, 그의 목적론적 태도는 그의 동물학 체계와 함께 거의 19세기에까지 계승되었던 것이다.

그의 궁극적 목적에 대한 관심은 자연 속 변화의 관찰이었는데, 변화의 원인을 물인(material cause), 형인(formal cause), 효인(efficient cause), 결인(final cause)의 네 가지로 보았으며, 마지막을 목적인이라고 말했다. 예를 들면 동물의 생식작용에 있어 아리스토텔레스는 암놈은 질료(matter)만을 제공할 뿐이고, 그 물질에 어떤 모습을 주는 것은 숫놈이라고 생각했다. 물인을 제공하는 암놈보다 형인을 제공하는 숫놈이 더 중요하다고 여긴 것이다. 우리는 여기서 아리스토텔레스의 자연관의 한 가지 특징이 모든 것을 상하관계로 파악하고 있음을 알 수 있다.

원소설에서나 동물 분류에서 혹은 남녀 사이에서도 모든 것을 계급관계로 보려는 그의 태도는 당시 그리스의 사회구조가 계급사회였다는 점과 서로 일맥상통한다고 할 수 있다. 아리스토텔레스가 동물학에서 이룬 것과 같은 업적을 식물학 연구에 남긴 사람이 그의 친구이며 제자인 디오프라스투스(Thephrastus, BC 372~287년)였다. 떡잎이 한 개냐 두 개냐로 식물을 분류한 최초의 학자인 그는 그의 스승만큼 방대한 체계를 가진 이론가라기보다는 세밀한 관찰만을 즐길 수 있었던 사람이었다.

10. 신과 의학

고대 그리스에서의 에스클레피오스(Aesculapius)는 건강과 질병을 관할하는 신으로 처음에는 실제 의사였던 것이 점차 신의 존재로 옮겨졌을 것이다. 고고학자들의 발굴에 의하면 고대 그리스인들은 이 신을 믿어 많은 에스클레피오스 신전을 지어놓고 병든 사람은 거기서 치료받고 기도에 의존했던 것 같다.

이 신전은 주로 온천 곁에 지었고, 거기에는 신관이 있어서 음식조절, 목욕, 심리욕법, 약품치료 등 오늘날에도 사용될 방법을 쓰고 또한 닭, 돼지, 양, 염소 같은 동물을 재물로 바치고 기도를 하는 방식 등을 사용했다. 이 신은 뱀이 신성한 것으로 여겨졌고, 신전에는 뱀이 칭칭 감고 있는 지팡이를 든 에스클레피오스의 상이 모셔져 있었다. 지팡이와 뱀은 그 후 오늘날까지도 의사의 상징으로 쓰여지고 있다.

11. 의학의 아버지인 히포크라테스

전설속의 에스클레피오스 이후 역사에 의학의 아버지로 이름을 남긴 사람은 히포크라테스(Hippocrates, BC 460~377년)이다. 플라톤의 기록에 의하면 그는 직업적인 의사를 훈련시키는 교육자였다고 하니 어쩌면 그는 에스클레피오스 신전의 신궁으로 세속적인 의사를 길러낸 사람이었을지도 모른다. 말하자면 그는 의학을 신의 손에서 의사에게 넘겨준 첫 의사라고도 말할 수 있을 것이다.

오늘날 히포크라테스의 글이라고 알려진 의학 논문은 70여 편이나 된다. 학자들의 연구에 의하면 이들은 그 필치로 보나 내용상으로 보아 여러 사람의 글이 확실하다고 한다. 후세에도 의사들이 히포크라테스의 이름을 빌려 썼다는 얘기가 된다. 여하튼 히포크라테스 의학의 특징은 정신의학을 바탕으로 하고 있었던 데 반하여 실증적인 의학을 시작했다는 점을 들 수가 있다. 미신에 싸였던 의술을 보다 합리적인 차원으로 끌어올린 셈이다.

예를 들면 그 당시 간질병은 원인을 모른 채 성스러운 병으로 알려져 있었다. 이에 대해 히포크라테스는 이렇게 말하고 있다. 내 생각으로는 성스러운 병이란 것은 다른 병에 비해 조금도 더 신성한 것이 없다. 즉 다른 질병이나 똑같이 그것은 자연적 원인에 의해 일어난다. 다만 사람들이 그 이유를 모르기 때문에 성스럽다고 하는 것이다. 자연에서의 질병은 모두 발병 전의 어떤 원인 때문에 일어나는 것이다라고 말했다. 의학의 위치를 합리적 단계로 높여놓은 그는 또한 의사의 사회적 지위를 높여놓은 것으로도 보인다.

신을 버린 세속적인 의사에게 새로운 사회적 위치를 찾아준 것이 히포크라테스 선언이다. 오늘날까지 의과대학에서 쓰여지고 있는 의사가 되기 위한 선서는 원래 오늘날에는 이해하기 어려운 부분이 있었다. 환자의 치료에 온갖 노력을 기울이고 환자의 비밀을 보장한다는 등의 약속은 오늘날에도 그대로 적용되고 있다. 그러나 원래의 선서에는 의사는 자기 스승과 수입을 나누고 스승의 가족을 자기 가족처럼 생각하며, 원한다면 스승의 아들이나 자기 아들은 즉 직계인에게는 의술을 가르치지 않는다는 서약이 들어있다.

이 내용으로 보아 그 당시의 의술이란 사제제도에 의해 거의 비밀로서 계승되던 직업이었던 것 같다. 그리스 초기의 의술은 귀족이나 혜택을 입을 수 있는 것으로서 의사들이 귀족 다음 가는 일종의 중인계급을 만들고 있었던 것을 짐작할 수 있다. 히포크라테스 이래 엠페도클레스는 전통을 이어받아 자연철학적인 4체액설을 발전시켰다. 4원소가 물질세계를 만들어 주는(사람의 몸) 4가지 체액으로 되어 있어 이들이 서로 조화를 이룰 때만 건강할 수 있다는 생각이었다. 혈액(blood), 점액(phlegm), 황담즙(yellow bile), 흑담즙(black bile)의 네 가지 체액에 대한 생각은 그 후 더욱 발전하여 생리학의 기초학설이 된다.

12. 헤로필로스와 에라시스트라토스

인체를 처음 해부한 것으로 전해지는 사람이 해부학의 아버지라고도 불리우는 헤로필로스(Herophilus, BC 300)이다. 그는 사람을 비롯한 동물의 몸속에 네 가지 기본 과정을 구별하여 간을 중심으로 하는 영양, 심장을 중심한 온도 유지, 신경을 이용한 지각, 머리를 사용한 사고작용 등으로 구별했다. 흥미있는 것은 아리스토텔레스가 심장을 인간의 정신작용의 중추라고 잘못 이해했던 것을 비로소 바로 잡았다는 사실이다. 그러나 간이 영양의 중심기관이라는 그릇된 생각은 그 후 갈레를 통해 바로 잡았다.

그는 동맥과 정맥을 구분할 줄 알았으나 피의 순환은 생각지 못했다. 그러나 맥을 짚어 환자의 진단에 참고하는 방법은 그가 시작한 것으로 전해지고 있다. 그보다 1세대쯤 뒤의 유명한 의사인 에라시스트라토스(Erasistratus, BC 280 활약)는 처음으로 운동신경과 감각신경을 구별해낸 사람이다. 그는 동맥과 정맥을 구별할 줄 알았으나 동맥에는 피가 흐르는 것이 아니라 공기로 가득 차 있다는 결론을 얻었다.

13. 중세의학의 창시자 – 갈렌

히포크라테스와 어깨를 겨눌 수 있는 의사는 그리스시대에는 나오지 않았다. 로마 황제이며 대표적인 스토아 철학자였고 또한 명상록의 저자로 유명한 마르쿠스 아우렐리우스(Marcus Aurelius, 121～180년)와 궁전에서 대의(大醫)로 일했던 갈렌(Galen, 130～200년)은 엄밀히 말하자면 그리스 사람은 아니었다.

그러나 소아시아의 페르가몬에서 출생한 그는 당시 그리스 문화를 계승하고 있던 알렉산드리아에 가서 의학을 배웠고, 실제로 그의 의학은 그리스 의학을 계승, 발전시킨 대표적 인물이다. 다른 대부분의 그리스 과학이 로마에 의해 계승되지 못한데 비해 의학만이 그 전통을 넘겨주게 된 것은 주목할 만한 일이다. 그러나 의학이란 다른 어느 분야보다 실용적이었다면 로마사람들이 극히 실용적인 민족성에 부합한 생각이었다는 것이 오히려 당연한 일인지도 모른다.

갈렌은 의학 전반에 걸쳐 많은 글을 남겼다. 그는 인체 해부는 하지 않았지만 원숭이의 해부를 통해 상세한 해부학적 체계를 세워갔다. 해부학, 생리학, 병리학, 약학 등 그의 업적은 중세를 통해 절대적 권위를 갖는 이론이라고 믿어져 왔다. 틀림없이 그의 글들은 후세 의사들의 지침서가 되어 큰 도움을 준 것이 확실하다. 그러나 갈렌이 유명한 것은 이런 긍정적 측면에서만이 아니라 부정적 이유 때문에 유명하기도 하다.

그에 따르면 인체에 생명력을 주는 피는 동맥이나 정맥 속에 바닷물이 밀물, 썰물을 일으키듯이 흘러 다닌다고 생각했다. 피가 인체를 순환한다는 생각에는 미치지 못한 것이다. 그는 피가 끊임없이 만들어져 정맥과 동맥을 통해 전신으로 퍼진다고 생각했다.

창자에서 흡수된 영양분은 간에서 피로 변하여 그로부터 심장으로 보내진다. 폐에서 받아들이는 공기는 생명의 프노이마를 공급하는 원천이 되며, 심장에서 피는 생명의 입김을 받아들여 비로소 생명의 샘이 되었다라고 제시한다. 즉 동맥과 정맥의 구별을 하지 못한 갈렌은 심장의 좌심실과 우심실 사이에는 눈에는 보이지 않을 정도의 작은 구멍이 뚫려 있어 피가 서로 통한다는 잘못된 판단을 내리기도 하였다. 마치 아리스토텔레스의 잘못된 우주론이나 물리법칙이 그의 권위라는 무게 때문에 중세를 지배해 온 것처럼 갈렌의 무게는 그의 잘못된 이론까지도 부정할 수 없는 사실인 것처럼 절대적인 존재로 만들어 버렸다.

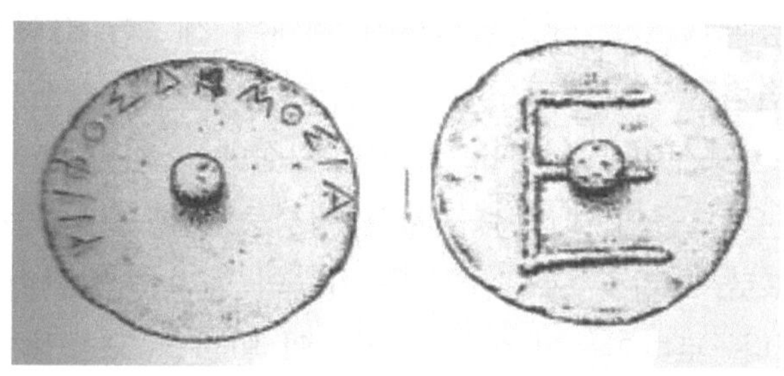

투표용 구리조각

17세기에 윌리엄 하비(William Harvey)가 혈액순환을 주장할 때까지 갈렌의 잘못은 그대로 사실인양 믿어져 왔었다. 그리고 의사에 대한 권위는 그리스 문화에서 의사에 대한 존경의 표시로 정치에 참여 할 수 있는 참정권의 표시로 투표용 구리조각을 부여하게 되었다.

〈로마의 발달과 과학〉

1. 로마의 과학

율리우스 시저(BC 101～44년)는 율리우스력을 사용하여 계절의 변화와 1년을 365일로 정하고 4년에 한 번씩 윤년이 있어 366일을 취하였다. 비트루비우스(BC 77～26년경)는 건축(De architectura libridecem)공학에 기초 체계를 확립한 총 10권의 저서를 남겼다. 주로 로마의 건축양식은 신전의 조형적 구성, 극장, 욕탕을 주로 건축하여 실용적인 측면을 강조하였다.

즉, 건물의 내구성과 같은 공학적인 문제, 석재 및 목재의 성질 연구, 채취방법, 연와나 콘크리트 만드는 방법 등의 공법을 체계적으로 확립하였다. 비트루비우스는 건축의 3원칙으로 강도(firmitas), 편리성(utilitas), 아름다움(venustas)을 미학의 조형술로 웅장함의 표현으로 나타낼 수 있었다. 즉 건축의 미학적 요소로는 기술론적으로 웅대하고 거창한 양식 건축이 만들어졌다.

2. 로마의 실용과학

로마는 지중해 연안의 지배권을 장악했지만 문화적으로는 그리스 문화에 오히려 정복당할 운명에 있었다. 즉 정치적으로는 정복자였지만 문화적으로는 식민지였던 셈이다. 로마인의 특징은 사상가나 이론가가 아닌 행동가였다. 그들은 역사상 전에 없었던 거대한 도로망과 법률을 구성함으로써 최대의 제국을 건설하고 지배하기 위한 체계를 세우는데 전력을 기울였다.

오늘날처럼 교통・통신이 발달하지 않았던 시절에 그처럼 큰 나라를 만들어 지배할 수 있었다는 것은 그들의 놀라운 정치와 행정능력을 보여주는 것이다. 그리고 그 제국의 바탕에는 도로, 교량, 수로, 건축 등 기술의 놀라운 발달이 큰 몫을 했다는 것을 잊어서는 안 된다. 로마인들이 이룩한 기술의 발달은 오늘날까지도 많은 유물 속에 남아 있다.

대형 경기장, 다리와 길, 항구 건설, 로마인들을 대표하는 글로는 비트루비우스(Vitruvius, BC 10년)의 수도를 들 수 있다. 또한 로마 시가는 잘 발달된 하수도와 상수도를 갖고 있어 시민들에게 깨끗한 물을 마음껏 공급했다. 후론티누스(Frontinus, AD 30~104년)의 『로마의 수도에 대하여』라는 책에서는 수도관의 종류, 물 유출량 검사법, 수도관의 물(수질) 계산법, 시간에 따라 달라지는 물의 사용량을 조절하는 문제 등을 다각적으로 취급하고 있다.

로마인들은 천문학 발달에는 공을 세우지 못했지만 천문지식의 이용에는 큰 공헌을 남겼다. 그것이 즉 율리우스 시저(Julius Caesar)에 의해 단행된 율리우스력(Julian calendar)이다. 그때까지 각 지방에서는 서로 다른 갖가지 달력을 사용하고 있었고, 대제국의 전설에 이처럼 역법이 통일되지 않고 있다는 사실은 불편하기 짝이 없는 일이었다. 또한 낡은 역법은 계절의 변화와 서로 어긋나 계절감각을 무디게 해주어 농사에도 불편했다.

이런 불편을 제거하기 위해 단행한 개력은 4년에 한 번을 윤년으로 하여 평년은 365일, 윤년은 366일로 하는 방식이었다. 율리우스력은 간단해서 좋기는 했으나 정확한 1년보다는 조금 긴 편이어서 400년 동안에 사흘이 더 길어지게 된다. 이 부정확에도 불구하고 율리우스력은 계속 사용되었으나 1년의 길이가 10일이나 달라지자 드디어 1582년 교황 그레고리 13세는 다시 개력을 결정하여 춘분일을 3월 21일에 맞추었다. 이 역법 그레고리력(Gregorian calendar)이 오늘날까지 우리가 사용하고 있는 달력이다.

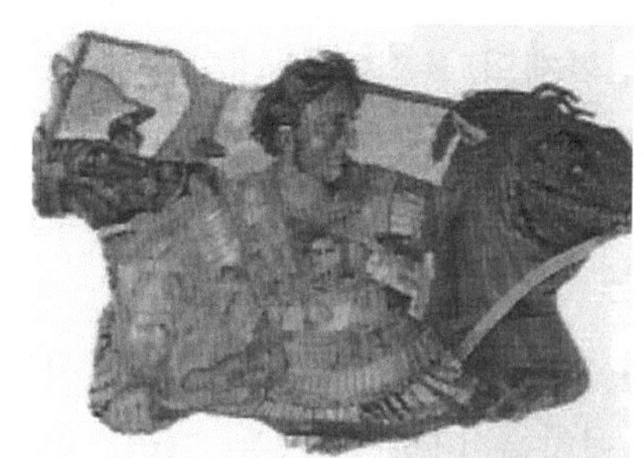

알렉산더 대제

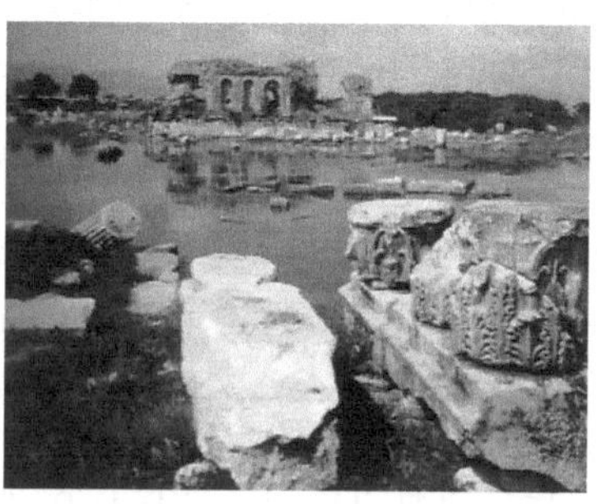

사상 탄생지 밀레투스

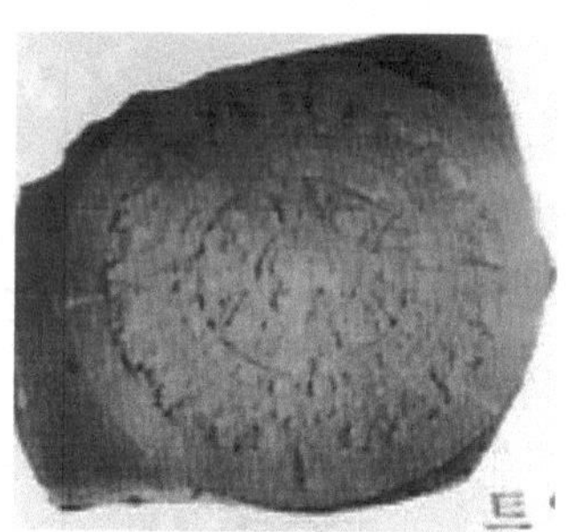

이즈택력(고대 멕시코)

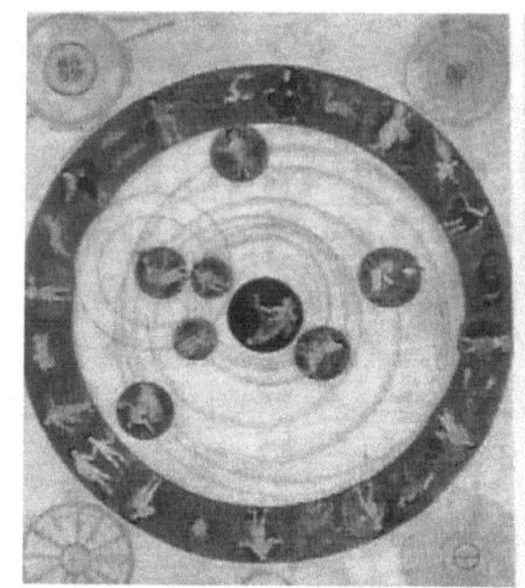

로마의 우주체계

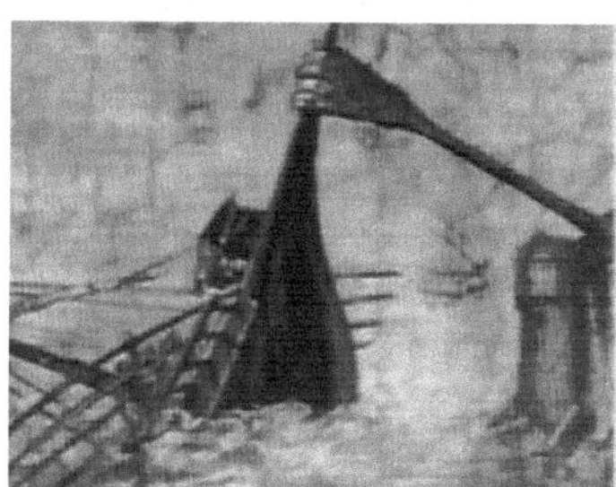

거대 기계손

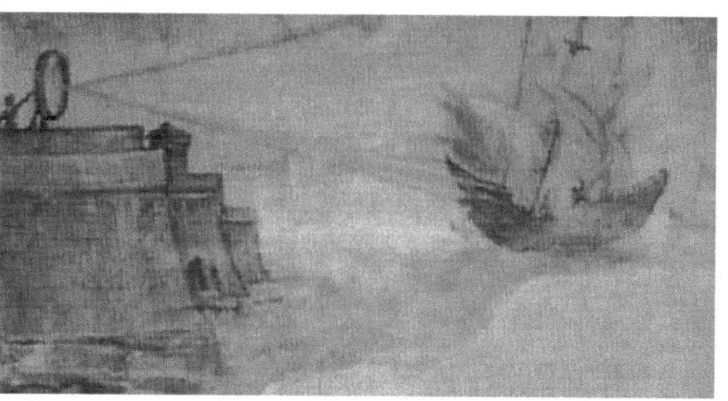

포물경의 직광

3. 로마의 백과사전들

로마인의 실제적 성격을 잘 보여주는 또 하나는 백과사전격인 책들 속에서도 간파할 수 있다. 독창적 사고보다는 포괄적 지식이 더 바람직하게 여겨지던 사회에서는 당연한 일이었다. 또 어느 의미에서는 고도로 발달한 그리스 문화를 급히 받아들이는 과정 속에서 이와 같은 거의 맹목적인 지식의 축적은 불가피하게 일어난 경향이라고도 생각된다.

세네카(Seneca, BC 3～AD 65)의 수많은 작품 가운데 자연현상에 대한 백과사전적 지식을 모아놓은 책은 자연의 문제이다. 네로황제의 폭정에 반대하다가 자살을 강요당한 그는 죽기 직전에 이 책을 완성한 모양이다. 아리스토텔레스와 데오프라스토스를 비롯한 여러 그리스 과학자들의 글을 참고하여 세네카는 천문, 기상, 물리, 지리 등에 관한 여러 가지 지식을 모아 놓았다.

세네카와 같은 시대의 플리니(Pliny the Elder, AD 23～79)는 그의 저서 박물지에서 총 37권의 지침서를 발간하여 중세에 큰 영향을 미쳤다. 그는 그리스와 로마시대의 거의 모든 책을 뒤져 주의할 가치가 있는 2만 건의 항목에 대해 상세한 해설을 하였다. 그의 학문하는 태도는 아주 철저하여 모든 설명에 대해 그 설명이 누구의 글에서 나왔는가를 오히려 오늘날 밝히려 하고 있다.

이 책에 포함된 자연현상의 설명은 천문, 지리, 발명, 동물, 식물, 약초, 동물에서 추출한 약품, 물속의 동물, 보석류 등의 차례로 되어 있다. 그의 철저한 학문 태도에는 한 가지 큰 결함이 있었다. 그가 사용한 책의 신빙성을 무비판적으로 받아들였다는 점이 그것이다. 게다가 그는 신기한 내용이라면 더욱 좋아해서 원전에 잘못 기록된 이상한 기록이 있으면 즐겨 이런 것들은 자기 책속에 포함시켰다.

사자와 호랑이와 코끼리를 포함시키는 것과 똑같이 실제로는 존재하지 않는 상상 속의 동물, 불사조나 일각수 같은 것도 그림까지 곁들여 설명했던 것이다. 방대한 그의 작품 속에는 이런 잘못도 많지만 그렇다고 그가 관찰에는 무관심했던 것은 아니다. 그는 베스비우스 화산이 폭발하자 그 모양을 좀 더 잘 살펴보려고 분화구에 너무 접근하다가 그 속에 빠져 희생된 사람이었으니까 말이다.

4. 원자론의 부활

로마시대 최고의 자연철학자라 할 수 있는 루크레티우스(Lucretius, BC 95～55년)는 시의 형식을 빌어 자연현상에 대해 노래했다. 『사물의 본성에 대하여』라는 그의 책은 유물적이고 원자론적인 그의 물질관과 일체의 미신적 행동에 대한 강한 반감을 잘 보여준다.

루크레티우스에 의하면 무(無)로부터는 아무것도 생기지 않는다. 따라서 원래 존재하는 것, 즉 물질은 영원히 존재하는 것이다. 그리고 그 물질은 원자로 되어 있다. 더 이상 쪼갤 수 없는 알맹이로서의 원자는 움직일 빈 공간이 필요하며 따라서 진공은 존재한다. 원자는 서로 결합 또는 분리하는 과정을 통해 우리가 알 수 있는 여러 가지 물체를 만들어 준다. 진공 속에서 모든 물체는 똑같은 속도로 낙하한다는 말을 한 것으로 널리 알려져 있다.

그는 이 세계가 어떤 조물주의 뜻에 따라 만들어진 것이 아니라 원자들의 우연한 모임에서 생긴 것이라고 풀이하고, 우주는 항상 변화하고 있다고 믿었다. 즉 세계는 유일한 것도 최종적인 것도 아니다. 그는 다윈의 진화론과는 좀 거리가 있지만 생물체에 관해 이 세상의 적자생존의 아이디어를 가지고 있기도 했다.

그러나 루크레티우스의 시는 이미 그리스의 전통에 깊이 뿌리를 내린 아리스토텔레스의 사상을 뒤엎을 수는 없었다. 또한 학자들의 연구에 의하면 루크레티우스의 목표는 자연철학에 있었다기 보다는 당시 크게 성행하고 있던 술신에 대한 비판이 그의 주목적이었다는 것이다. 여하튼 그의 과학적이랄 수 있는 생각은 그 뒤 크게 떨치지는 못한 채 지하에 숨은 전통이 되었을 뿐이었다.

5. 천인상응과 점성술

그리스 자연관을 특징짓는 합리적 사고방식은 로마 이래 내리막길을 가고 있었다. 기독교의 등장 이전부터 여러 이교(異敎)들은 주로 이집트와 동방으로부터 지중해 일대에 퍼져 있었다. 이 모든 사상들이 그리스의 대표적 사상보다는 모두 미신적인 측면을 강하게 갖고 있었음은 물론이다. 일상적인 경험보다는 신의 계시 같은 것이 더 존중되는 시대 풍조는 그리스시대의 오랜 합리주의에 지쳐 생겨난 것이라는 해석이 있다. 19세기까지의 근대적 합리주의가 20세기에 들어와 점점 궁지에 몰리고 있는 것과 좋은 대조가 된다. 신비주의적 경향이 나타남과 함께 크게 발달하는 것이 점성술과 연금술 등이다.

메소포타미아에서 원시적 점성술이 시작할 때부터 그 바탕에는 하늘의 모든 현상은 땅에서 일어나는 일들과 관련되어 있다는 사상이 흐르고 있었다. 이런 천인상응 또는 천인합일의 사고방식은 동양에서도 발견되는 것이고, 아리스토텔레스도 똑같이 갖고 있었던 것이다. 그러나 아리스토텔레스의 그것은 아주 미미한 정도에 지나지 않았었다. 그에 비하면 포세이도니우스(Poseidonius, BC 135～50년)는 하늘의 자연현상이 인간에게 영향을 준다는 사고를 깊게 믿었고, 그가 발견한 것으로 전해지는 달과 조수와의 관계는 달이 인간에게 미치는 영향의 한 가지로 파악했다.

이와 같은 천인상응의 아이디어는 스토아 철학의 큰 특징을 이루게 되었다. 그리하여 인간은 소우주이며, 소우주는 대우주(자연)의 축소판으로서 그 영향을 받는다는 생각이 점성술의 발달을 자극했던 것이다. 해와 달, 혹성과 별의 움직임이 인간의 운명을 좌우한다는 점성술의 숙명론적 성격은 기독교가 그대로 받아들일 수 있는 것은 아니었다.

반면에 기독교는 하늘에 있는 모든 천체는 완전한 것이어서 지상의 것과는 다르다는 그리스 사상을 받아들여 바로 그 완전한 세계의 주인을 하나님이라 파악했다. 그리하여 하늘의 천체는 어떤 물리적인 힘을 땅 위에 작용할 수도 있다는 가능성을 부정하지 않았다. 지나친 숙명론만 아니라면 중세의 기독교는 점성술을 반대하지 않았다. 무슨 별이 어떻게 움직여 무슨 병이 유행한다거나 좋은 날을 골라 여행을 떠나거나 사업상의 거래를 할 때 쓰는 방법은 널리 쓰이던 점성술의 측면이었다.

토마스 아퀴나스(Thomas Apuinas, 1225~1274년) 같은 대표적 철학자도 프톨레미와 마찬가지로 별이 인간의 미래를 계시해 준다는 믿음을 갖고 있었다. 물론 기독교인의 경우 점성술은 숙명론적으로만 해석되지는 않고 인간의 노력으로 극복될 수 있다는 설명을 갖고는 있었다.

아라비아 점성술의 영향을 받은 로저 베이컨(Roger Bacon, 1210~1293년)은 종교란 혹성들이 서로 접촉할 때 일어난다고 믿어 기독교는 수성과 목성이 서로 만났을 때 생겨났고, 이슬람교는 금성과 목성이 서로 만났을 때 발생했다고 주장했다. 점성술을 위해서는 별들의 움직임을 잘 관측할 필요가 있었고, 이 필요성 때문에 천문학은 중세를 통해 그 명맥을 이어갈 수 있었다. 그러나 그런 여건들은 오히려 천문학의 발달에 저해 요인이 되었다는 사실이 지배적일 수도 있었을 것이다.

6. 연금술의 시작

점성술을 가능하게 하는 지적 분위기는 연금술도 발달하게 할 수 있었다. 실제로 연금술에는 혹성 하나하나가 땅위의 금속 한 가지 한 가지와 서로 연관된다는 그런 생각이 깊이 깔려 있었던 것이 사실이다. 그러나 연금술을 가능하게 한 사상적 배경으로는 아무래도 플라톤과 아리스토텔레스 등의 생각이 연금술의 가능성을 간접적으로 시사하고 있었다는 점을 들어야 할 것 같다.

그리스의 자연철학에서는 물질을 그 본체와 특성의 두 가지 측면에서 파악하려는 경향이 강했다. 물질은 그 특성을 본체로부터 분리하여 다른 특성을 옮겨 결합시키면 다른 물질로 바뀐다는 아이디어였다. 즉 4원소의 경우 각각의 원소는 두 가지 특성을 갖고 있다고 아리스토텔레스는 생각했다.

그에 의하면 물은 습하고 찬 특성을 갖고 있는데, 이 중 한 가지 특성만을 바꾸면 공기나 흙으로 바뀔 수가 있다는 것이다. 습한 특성을 그 반대인 건조한 특성과 바꿔주면 흙이 되고, 찬 특성을 그 반대인 따뜻한 특성으로 바꿔주면 공기가 된다 하여 플라톤의 생각 또한 이와 다르지 않았다. 그에 의하면 4원소는 완전 다면체로 되어 있는 원소들이지만 조건에 따라 원소는 서로 다른 것으로 바뀔 수도 있다.

아리스토텔레스에서 스토아 철학으로 연결되는 또 하나의 생각의 흐름에는 자연은 살아있다는 믿음도 있었다. 자연은 생명체와 같으며 그 속에 있는 원소들이나 금속들은 마치 생물이 자라나듯이 성장을 거듭한다고 생각되었다. 그리고 그 성장은 좀 더 완전한 물질인 금으로 바뀌어 가는 과정이라는 것이 그 근본 태도였다. 그렇다면 이미 자연 속에서 천천히 진행되고 있는 원소의 변화를 어떻게 가속하여 순식간에 금을 만들어 내느냐 이것이 연금술의 과제였던 셈이다.

중세의 연금술은 그 기술적 발달이 고대로부터 어느 정도 진행된 까닭에 가능한 것이었다. 특히 이집트 지방에서는 가짜 보석이나 가짜 귀금속을 만드는 방법이 제법 발달되었다. 그러나 이들 기술은 금이나 은을 정말로 만든다기 보다는 금이나 은과 같은 모양의 금속을 색깔을 입혀 만든 정도에 머무는 것이었다.

이런 이집트의 전통 속에 후세에 이름을 남긴 초기의 연금술사가 알렉산드리아에서 3세기에 활약한 조시모스(Zosimus)이다. 그는 그때까지 알려진 연금술 지식을 종합해 연금술 백과전서 같은 것을 만들었으나 전부는 오늘날 전하지 않는다. 다만 중세를 통해 많은 연금술사들이 그의 글에 대해 주석을 붙이고 있음으로 보아 그의 작품의 중요성을 짐작할 뿐이다. 이러한 서구의 연금술은 후에 아라비아에 넘어가 찬란한 발전을 보았으며, 중세 후기에 다시 유럽에 전파되었다.

7. 교부(教父)와 과학

그리스도교는 4세기까지 완전히 로마를 지배하는 종교가 되었다. 기독교가 가장 중요한 사회적 요소로 등장한 것은 그리스적인 합리주의의 쇠퇴를 뜻할 뿐만 아니라 자연철학에 들어올지도 모르는 많은 인재를 종교계로 쏠리게 함으로 과학은 쇠퇴를 면할 수가 없게 되었다. 기독교 성직자들에게 자연현상이란 교리를 설명하는 데 필요한 신학의 시녀로서만 필요한 것이었다. 과학에 대한 이런 태도는 중세를 통해 기독교의 지배와 함께 계속될 수밖에 없었다.

처음에는 그리스 철학과 기독교가 크게 다르지 않음을 강조하던 기독교측은 점점 그 세력이 강해지면서 보다 투쟁적인 태도를 보이기 시작했다. 그리스 철학을 맹렬히 비판하기 시작한 것이다. 그들이 즐겨 공격한 점은 그리스 철학은 잡다한 주장 속에 진실은 적다는 것이었다. 터틀리언(Turtullia, 3세기 초)같은 교부(教父, Father of the Church)는 논쟁의 홍수 속에 있는 한두 방울의 진리라도 철학자들의 이견이 많음을 평했다.

물론 교부들의 입장에서 볼 때 철학자의 가장 큰 결점은 궁극적인 진리인 하나님의 존재를 찾지 못했다는 것이었다. 성 오가스틴(St. Augustine, AD 354~430년)은 철학자란 두 사람만 모이면 벌써 의견이 같지 않다고 비판하면서도 일식, 월식 같은 것을 몇 년 앞서 예측할 수 있는 자연철학의 성과에 찬사를 보내면서도 보다 중요한 것이 무엇인지 모른다고 자연철학자들은 비판한다.

우리가 무엇을 믿어야 하는가라는 의문에 접할 때 그리스 자연철학자들이 한 것 같은 사물의 이치를 연구하는 따위의 일은 필요가 없는 것이다. 기독교인은 원소의 종류나 성질, 혹은 천체의 운동과 차례나 일식, 월식 등에 대해 지식이 없다고 큰일 날 것도 없다. 또한 하늘의 모양이나 동물, 식물, 돌, 샘, 강, 산의 종류와 성질을 몰라도 무관한 일이다.

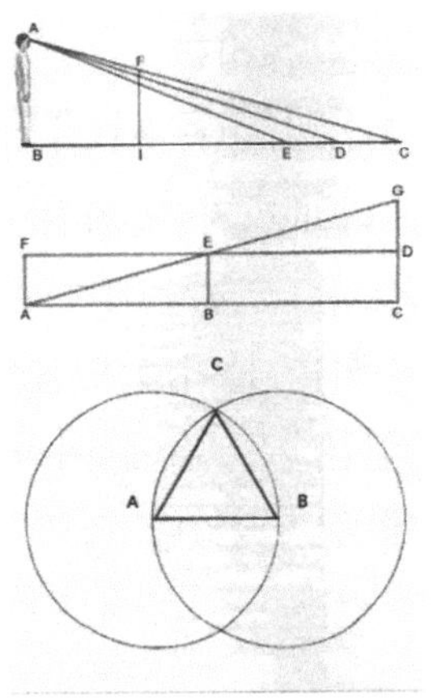

유클리드의 투시이론

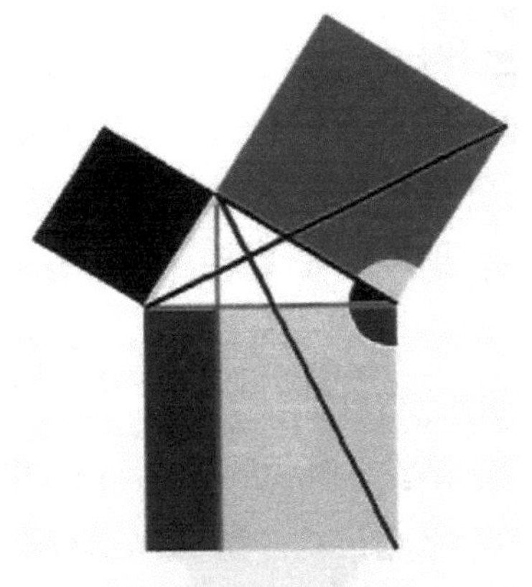

기하학 원본의 정의

그리스 자연철학자들이 발견했거나 혹은 발견했다고 믿었던 수많은 것들은 모두 몰라도 그만이다. 왜냐하면 비록 이들 자연철학자들이 천재적 재능은 갖고 있었지만 때로는 세간의 추리력을 이용하여 때로는 경험을 통하여 사물의 이치를 캐는데 노력한 것은 사실이지만 그들이 모든 것을 알아낸 것은 아니다. 그들이 발견했다고 자랑하는 것들도 따지고 보면 확실한 지식이기 보다는 그저 짐작일 뿐일 수가 많다.

기독교인들은 그것이 하늘에 있건 땅에 있건, 보이는 것이건 보이지 않는 것이건, 모든 피조물의 유일한 원인은 조물주가 유일하고 진실한 하나님만이 그것임을 믿기만 하면 충분하다고 여겼기 때문이다.

8. 창세기의 과학

합리적 사고에 의한 진리보다 하나님의 계시가 큰 진리라는 기독교의 태도는 당연히 그 계시를 담은 기독교 성서를 최고로 존중하게 만들었다. 그래서 그리스 시대와는 달리 세상은 6일 동안 하나님이 창조한 것이라는 창세기 기록이 그대로 받아들여졌다. 자연철학자의 생각과 기독교 사상의 가장 큰 쟁점이 바로 천지창조에 관한 부분이었기 때문에 초기의 교부들은 창세기 설명에 많은 노력을 기울였다.

창세기에 관한 많은 주석은 오늘날 헥사메론(Hexameron) 문서라고 알려져 있는데, 여기 헥사메론이란 6일을 뜻하며, 그것은 신이 천지를 창조하는데 걸렸다는 6일을 의미한다. 그 대표적인 것을 예로 든다면 성 바질(St. Basil AD 329～379년)의 6일 창조에 관한 설교를 들 수 있다.

우선 이 세계는 신이 만들어 비로소 존재하기 시작한다고 믿은 그들은 물질과 시간이 모두 신의 천지창조 이후부터 존재한다고 주장한다. 그리스 철학자들이 생각하고 있던 자연법의 사상 즉 모든 자연 현상은 변화의 법칙을 따른다는 생각은 그대로 기독교에서도 계승된다. 그러나 여기에 한 가지 중대한 수정이 가해졌는데 자연은 법칙성을 갖지만 신의 뜻에 의해 얼마든지 침범당할 수도 있다는 것이다.

그리스 자연철학자들이 개념화한 자연계에 존재하는 법칙 또는 질서에 기독교의 기적이란 생각이 들어서게 되었다. 기적의 가능성은 신의 자유를 뜻하는 것이며, 보다 낮은 차원에서는 인간 개개인이 자유의지를 갖고 자기 행동을 결정할 수 있다는 해석을 낳게 했다. 별의 운동과 인간의 운명을 긴밀히 연결시켜 보려는 점성술이 기독교의 배척을 받은 것은 바로 이러한 기적의 가능성과 인간의 자유의지를 부정하기 때문이었다. 그러나 실제적으로는 점성술은 기적과 자유의지의 문제와 크게 어긋나지 않는 범위에서는 기독교 사회에서 널리 받아들여졌다.

9. 우주와 천사

중세를 통해 유럽 사람들이 갖고 있었던 우주관은 근본적으로 아리스토텔레스와 프톨레미의 우주관을 약간 수정한 것이었다. 그 중 제일 두드러진 수정 부분은 물론 신의 위치 문제였다. 신은 구체적으로 어느 곳에 자리 잡고 있으며, 우주의 운동에 신은 어떤 역할을 하느냐는 것이다.

교부과학은 구중천설(九重天說)을 그 대표적 우주관으로 갖고 있었다. 지구는 우주의 중심에 정지해 있으며, 그 둘레를 제일 안으로는 달에서부터 목성, 금성 등 차례로 모든 천체가 돌고 있다는 것이다. 오늘날과는 달리 이들 천체는 각각 자기 궤도를 홀로 돌고 있으며 투명한 껍질 같은 것이 있다고 믿었다. 그 껍질들은 하늘을 9개로 나눠주는 셈이어서 구중천(九重天)이 되는 것이다.

이들 구중천 가운데 여덟 번째의 하늘이 항성천으로 별들은 하루 한 번씩 지구둘레를 돌게 해주는 하늘이다. 그밖에 있는 아홉 번째의 천구는 종동천(宗動天, Primum Mobile)으로서 그 아래에 있는 모든 천구의 회적을 주재하는 하늘이며, 그 주체는 하나님이라고 기독교는 가르쳤다. 그러나 신이 다른 속도로 움직이는 모든 하늘을 직접 관리하지는 않았는데 각각의 천구를 맡고 있는 것은 9가지의 계급이 다른 천사들이라는 것이다.

신은 어디에 살고 있는가라고 묻는 소박한 기독교 신도가 있다면 구동천 밖에 살고 있다고 교부들은 대답했다. 땅에서 제일 높은 하늘에 하나님이 있고, 그 아래에 9개의 계급으로 나뉘어 천사가 있으며, 그 아래에 인간이 있고, 다시 그 밑에는 동물과 식물과 광물이 차례를 지어 배열되어 있다는 것이다. 여기서 우리는 아리스토텔레스가 보여준 계급적 자연관의 유신론적 변용을 볼 수 있다.

아리스토텔레스의 자연의 사다리는 이제 신과 인간과 생물, 무생물을 모두 포함하는 존재의 큰 사슬(great chain of beings)로 바뀌었다. 자연의 세계는 물론 신의 세계에까지 계급성을 인정하려는 이 사상은 계급사회라는 당시의 실정과 관계있는 것임이 틀림없다.

비록 위와 같은 우주관이 지배적이기는 했지만 모든 중세인이 이런 우주관을 가졌다고는 말할 수 없다. 예를 들면 존 필로포노스(John Philoponos, 6세기)와 같은 사람은 기독교의 우주관을 부인하여 기독교도로부터 이단자로 몰렸다. 그는 아리스토텔레스 이래 중세에서 받아들여졌던 제5원소를 인정하지 않았다. 그에 따르면 하늘과 땅은 두 개의 다른 세계가 아니며, 천체나 혹성을 운반하는 천구는 천사가 움직여 주는 것이 아니다.

애초에 하나님은 천체가 움직이도록 기동력(impetus)을 주었고, 그 힘이 마치 무거운 물체가 계속 지구로 떨어지게 해주듯이 계속 천체를 회전하게 해준다는 것이다. 이런 기동력의 개념을 가지고 운동을 설명하면 공기가 계속 밀어주어야 운동이 계속될 수 있다는 아리스토텔레스의 운동이론은 불필요하게 된다. 필로포노스는 아리스토텔레스가 배격한 진공도 있을 수 있다고 생각했는데, 중세 후기 그의 논리가 부활될 때까지 주목받지 못했다.

10. 도교적 교훈(박물학)

기독교의 교부(敎父)들이 관심을 가졌던 또 한 가지 분야는 박물학이었다. 동물과 식물의 특성에 대한 깊은 관심은 때로는 새로운 사실을 발견하는 경우도 있었다. 그러나 교부들이 갖고 있던 동물, 식물에 대한 관심은 그 궁극적 목적이 기독교의 교리 설명이나 도덕적 교훈을 가르치는 도구로서 이용되었다.

그 결과 교부들이 관심을 갖고 기록에 남긴 것들은 거의 모두 동물, 식물의 특징을 지나칠 정도로 강조하고 있다. 이 때문에 사실보다는 그 의미가 더 중시되어 불사조는 기독교의 상징으로 여겨져 그 존재 자체를 의심조차 하지 않았다. 중세 초기를 통해 기독교 사회 지식층, 특히 종교 지도자들이 갖고 있던 자연에 대한 관심은 자연 그 자체에 대한 관심이 아니라 도덕적, 종교적 진리를 설명하기 위한 증거와 실례를 자연 속에서 찾았던 것이다.

〈인도 과학의 발달〉

1. 인도의 과학

인더스강 유역에는 기원 3천 년 전부터 문명이 발달했고, 거의 같은 시대의 바빌로니아 문명과 비슷한 역사적 성과를 이루었다. 기원전 1500년 전쯤 아리안족이 서쪽에서 침입하면서 인더스강 문명은 주인이 바뀌게 되었다. 그 후 아리안족은 인도 내륙으로 이주하여 농경과 목축에 종사하며 사찰계급(Brahman)을 비롯한 4계급을 가진 계급사회를 건설했다.

기원전 5세기 전까지 인도에서는 수백 년간 사용된 여러 종교적 글을 찬양하고 복을 빌며 재앙을 물리치기 위한 노래나 시 등 베다문학으로 정착했다. 앎을 뜻하는 베다(veda)란 말이 붙는 작품으로는 릭 베다(Rig Veda)를 비롯한 4가지가 알려져 있고, 그것을 주석한 작품도 그 후 많이 쓰였다. 자연현상을 모두 신이라고 보는 다신교적 경향을 가진 이들 작품 속에서 우리는 달, 별, 태양 등의 숭배를 볼 수 있다.

기원전 6세기 석가모니에 의해 시작된 불교는 브라만교에 대한 여러 반대 운동중의 한 가지였다. 그러나 불교의 자연관이 인도 고대 자연관을 많이 계승한 것은 당연한 일이었다. 우리나라와 중국에 불교가 막대한 영향을 미친 것은 누구나 잘 알고 있는 사실이지만 불행히도 우리나라의 전통적인 자연관에 인도의 사상이 어떤 영향을 끼쳤는지는 거의 모르는 상태다. 그것은 불교의 자연관과 그것이 바탕을 두고 있었던 고대 인도의 자연관에 대해 아직 이렇다 할 이해가 없기 때문이다.

2. 인도의 원자설

그리스와 마찬가지로 인도에서도 물질은 더 이상 나눌 수 없는 원자로 이루어졌다는 생각이 발달되었다. 중국의 춘추전국 시대와 같은 시대에 인도에서는 여러 종파들이 나뉘어 서로 다른 자연관과 신학사상을 발전시켰다. 석가모니가 불교를 시작할 때쯤에는 인도에서 4원소가 널리 인정되었던 것 같다. 힌두교들은 지, 수, 화, 풍의 4원소에다가 아카사라는 다섯 번째의 원소를 추가했다. 아카사는 그리스에서 아리스토텔레스가 갖고 있던 제 5원소와 서로 통하는 아이디어였으나 그들이 서로 영향을 받은 것인지는 분명치 않다. 그러나 불교는 아카사를 인정하지 않고 4원소를 사대라는 이름아래 인정했다.

각각의 원소는 아누(anu) 혹은 파라마누(paramanu)라는 더 이상 나눌 수 없는 알맹이로 되어 있다고 믿었다. 이것을 중국 불교에서는 극철이라고 번역되었는데 그리스의 원자(atom)와 맞먹는 생각이라 하겠다. 원자는 영원히 변하지 않는 존재라는 것이 일반적인 의견이었으나, 불교도들은 여기에 시간적인 공감대를 보태어 원자는 최소의 공간을 차지하는 물질의 최소 단위일 뿐만 아니라 시간의 최소 단위로만 존재한다고 믿었다. 따라서 하나의 원자는 최소시간 동안 존재했다가 사라지고 그때의 여건에 따라 다른 원자가 나타난다는 것이다. 끊임없이 변화하는 현상의 덧없음에 착안한 불교다운 원자론이라 하겠다.

3. 우주관

인도인의 우주관은 바빌로니아로부터 그 위에는 그리스 천문학으로부터 영향을 받은 것이 분명하다. 그리스인들이 폐쇄된 영원한 우주를 생각한 것과는 달리 인도인들은 우주는 변하여 끊임없이 흥망을 반복하는 무한한 세계로 믿었고, 세계 밖에 더 많은 우주가 있다는 생각을 갖고 있었다.

우주는 21개 부분으로 나뉘어져 있는데 지상에는 일곱 개의 하늘이 있고, 지하에는 14단계의 세상이 존재한다. 고대 인도사람들은 위로 올라갈수록 더 아름다운 세계이며, 밑으로 갈수록 고통의 세계라고 생각했다.

땅이 둥글다는 것은 일찍부터 알려져 있었으나 보다 널리 받아들여진 생각은 땅은 무한히 넓은 평면이라는 것이었다. 그 중심에 메루산이 있고 그 산 둘레에 4개의 대륙이 있다고 믿어졌다. 메루산은 또한 수메루산으로도 알려져 있는데 실제로는 히말라야 산맥을 뜻한 것으로 보인다. 불교에 의해 이런 생각은 약간 수정되어 중국을 통해 우리나라에도 전파되었다.

고대로부터 인도사람들은 다른 고대인이나 마찬가지로 주로 정확한 제사 날짜를 알기 위해 달력을 발달시켜 왔다. 베다(Veda : 고대 인도의 종교 지식과 제례규정을 담고 있는 문헌) 속에는 고대 인도인이 1년에 12개월 또는 13개월을 섞어서 태음력을 쓰고 있었음을 보여주고 근본적으로 바빌로니아의 역법인 것을 알 수 있다. 고대 인도인의 한 해는 우리를 기준으로 치면 봄에 시작했고, 두 달을 한 계절로 나누어 1년을 6계절로 보았다. 기원 4세기쯤으로부터는 태양력도 수입했던 것 같다.

초기의 천문학자로 이름을 남긴 바라하미히라는 천문대를 만들고 하늘을 관측했으며, 5세기까지 나와 있던 5개의 천문관계 싯단타에 주석을 붙였다. 그 중 한 가지만이 베다의 전통에 의한 인도 전래의 천문학 논문이고, 나머지 4개는 모두 그리스 등 서방 천문학 논문이었다. 이것만으로도 서방 천문학의 영향이 컸었다는 것을 족히 짐작할 수 있다.

인도인들은 별들의 위치를 달이 적도상에서 하루에 움직이는 거리를 기준으로 하여 28월궁으로 나누었는데, 이것은 중국인들이 28숙이라 부르던 것과 같은 발상에서 나온 것이다. 또한 이들은 지중해나 중국에서와 마찬가지로 7개의 행성을 인정했는데, 태양과 달도 그 중에 포함되었음은 물론이다. 그런데 인도인들은 이들 7개 이외에 라후와 케투라는 두 개의 행성이 더 있다고 생각했다. 다른 행성들과는 달리 라후와 케투는 우리 눈에는 보이지 않는 별이어서 그것이 달을 가리면 월식이 된다고 설명했다. 불교가 중국에 전파되면서 이 상상의 행성은 라후, 계도라는 이름으로 중국에 전파되고 우리나라에도 수입되었다. 그러나 이것이 우리나라의 옛 우주관에 큰 자취를 남긴 것 같지는 않다.

또 한 가지 흥미 있는 사실은 인도의 우주관은 그리스의 그것처럼 주전원(epicycle)을 가상하여 행성의 불규칙 운동을 설명했으나 그리스인들처럼 완전 원운동만으로 모든 하늘의 운동을 설명하지는 않았다. 인도인들은 타원운동의 가능성도 인정했던 것이다. 마치 기원전 이미 아리스탈코스(Aristarchos)가 그리스에서 지구의 자전과 공전을 생각했듯이 5세기에 인도의 아리야바타는 지구는 자전하고 공전한다는 주장을 했지만 아리스탈코스와 마찬가지로 그의 주장은 주의를 끌지는 못했다.

4. 수학 0의 발견

그리스의 수학이 기하학 중심으로 발달했던데 반해 인도에서는 단연 대수학이 발달하였다. 천문학상 필요에 의해 삼각법을 발전시킨 것은 사실이지만 특히 인도인들은 복잡한 계산에 능했기 때문에 수학에서 더 없이 중요한 '0'을 발견하였으며, 무한대 수학의 개념을 알아낼 수 있었다.

6세기 인도인들은 로마, 그리스 등에서와 같이 10이나 100 또는 1,000 등의 수에 각각 다른 부호를 써서 숫자를 표시하였다. 그러다 595년부터는 0을 써서 큰 숫자를 간단히 표시할 수 있는 오늘날 우리가 흔히 쓰고 있는 방식의 수학개념을 인도에서는 이미 사용되었던 것을 알 수 있다. 물론 0의 사용법은 고대 마야문명에서 이미 발견하고 있었으나 그것은 외부에 전해지지 않았고, 오늘날 우리가 쓰는 0의 사용법은 인도에서부터 비롯된 것이다. 9세기까지도 인도의 수학자들은 어떤 수를 0으로 나누면 0이 된다는 생각을 갖고 있었다.

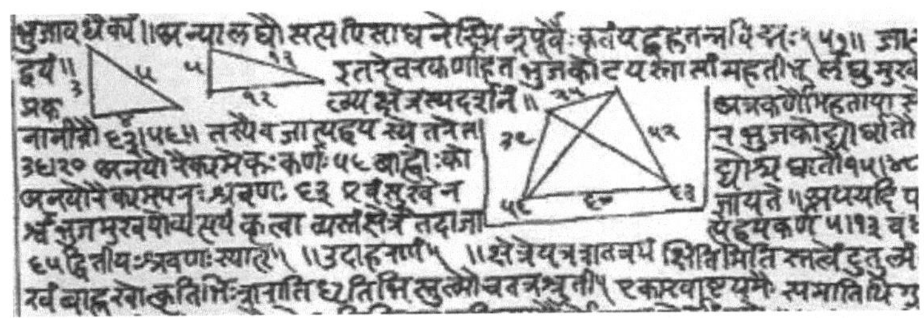

인도의 수학원고

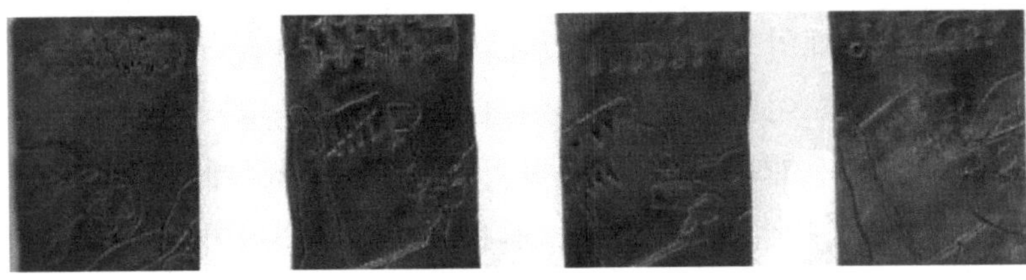

숫자 세기

여기에 더 날카로운 눈초리를 던진 사람이 12세기의 바스카라 2세이다. 그는 어떤 수를 0으로 나누면 무한대라는 값이 나온다는 사실을 수학적으로 증명했을 뿐만 아니라 무한대는 아무리 나눠보아도 무한대라는 사실을 밝혀주어 수학의 범위를 크게 넓혔다고는 말할 수 있다.

5. 의 학

고대 인도의학은 베다에 단편적으로 표현되어 있으며, 기원 후 부터는 히포크라테스나 갈렌의 의학과 비슷한 의학체계가 인도에도 세워지고 있었다. 요가와 같은 육체의 단련 방법은 물론 인체의 생리적 구조에 대한 관심을 높여 주었고, 인도의학은 서방과의 교류 속에 성장했던 것으로 보인다.

인도인들은 그리스인들과 마찬가지로 체액설을 주장하였다. 체액이 몸 안에서 균형을 이루면 건강하고, 그렇지 못할 때 병이 난다는 이론이다. 그리스 의학과는 달리 인도의학은 4체액이 아닌 3체액을 기본으로 했던 것 같다. 체액의 종류도 달라 바람 또는 공기 중 한 가지와 담즙, 점액을 인정했고, 사람에 따라서는 여기에 혈액을 더해 4체액을 주장하는 학자도 있었다.

인체는 다섯 가지 기능을 가지고 움직인다. 즉 말하는 기능(목구멍), 숨 쉬고 음식을 받아들이는 기능(심장), 음식을 소화하여 섭취하는 기능(위장), 배설과 생식의 기능(배), 그리고 피와 신체를 움직여 주는 기능(전신)이 그것이다. 소화된 음식은 간에서 피가 되고, 그 중 일부는 살, 뼈 등이 되고 일부는 힘으로 바뀐다. 이 과정이 완료되는데 걸리는 시간은 30일이라고 그들은 생각했다.

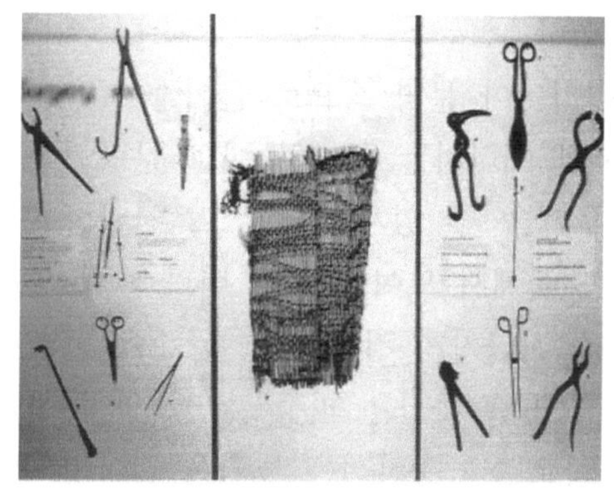

해부 도구들

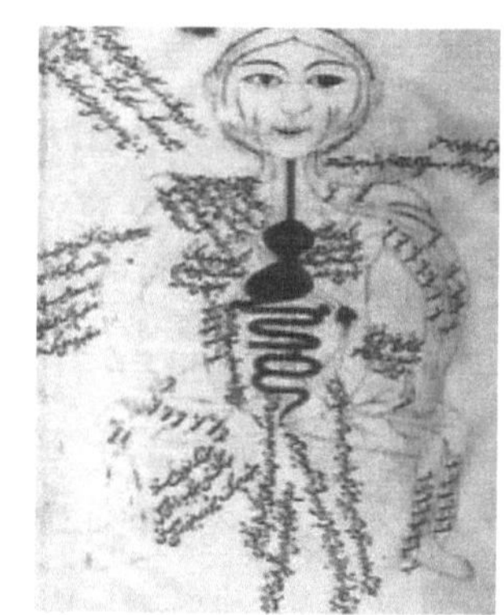

인간의 해부도

인도인들은 피부를 이식하는 수술을 어느 문명보다 먼저 발전시켰고, 꽤 많은 경험지식을 쌓아왔다. 그러나 뇌의 기능은 제대로 이해하지 못한 채 심장을 인간의 사고의 본부라고 잘못 판단한 것은 고대 그리스의 생각과 통하는 오류였다고 하겠다. 다른 사회에서와 마찬가지로 의사는 사회적으로 우대를 받았고, 의술 계승 또한 제한적이었던 것 같다.

인도에서는 연금술도 발달했지만 연금술이라기보다는 불로장생의 영약과 미약, 독약, 해독제들을 만드는 데에 더 널리 활용되었으며, 그 중에서도 특히 수은은 액체금속으로서 영원한 젊음의 원천으로 믿어져 많이 쓰여졌다. 한 가지 특이한 사실은 유황과 수은을 서로 대립되는 물체로 쓰인 서양이나 중국의 연금술에서는 수은을 여성의 상징으로 보았던데 반해 인도에서는 남성으로 보았다는 것이다. 그러나 연금술이건 연단술이건 인도에서는 아라비아나 중국의 발달에까지는 영향을 끼치지 못했던 것 같다.

〈아랍의 과학〉

1. 아랍과학(역사의 교두보)

회교도들은 모하메드, 즉 알라신의 예언자가 나타나기 전의 역사를 무지의 시대라고 부른다. 그만큼 사막의 유목민 사회였던 중동지방에 모하메드의 등장은 역사적으로 중요 사건이었다. 메카에서 상인의 아들로 태어난 그는 많은 여행을 통해 기독교(Christianity)와 유대교(Judaism)의 영향을 받아 기반을 얻어 스스로를 예언자라고 자각하기 시작했다. 그가 시작한 강력한 일신교는 오늘날까지 이 지역의 여러 국가를 지배하는 중요한 사상의 그릇이 되고 있다.

그러나 회교(Islam)의 등장이 바로 아라비아 문명 속으로 끌어들여준 것은 아니었다. 새로운 종교가 시작한 포교와 정복의 에너지는 급격히 회교 문명권을 동으로는 중앙아시아에서부터 서로는 스페인까지 뻗을 수 있게 해주었고, 찬란한 아랍문명은 바로 이런 큰 판도 속의 모든 전통이 한 곳에서 모여졌을 때 비로소 가능 해진 것이었다. 흔히 우리는 회교도들의 포교열을 지나치게 강조하여 한 손에는 코란, 또 한 손에는 칼을 든 종교전쟁을 생각한다. 그러나 사실은 피정복 민족의 문화와 종교는 상당히 존중되었고, 강제로 이 민족을 회교로 개종하려는 노력은 그다지 큰 것은 아니었다. 그러나 정치적 우세는 필연적으로 문화적 구심점을 제공하게 되었고 회교는 널리 퍼져가게 되었다.

이슬람에 독실했던 알 무타와킬(Al-Mutawahkill, 821～861년) 등 칼리프(Caliph : 이슬람제국의 주권자 칭호)들의 통치시대인 854～861년 사이의 짧은 시기에는 알렉산드리아 박물관의 초기시대 이래 유래 없는 규모로 과학이 장려되었다. 코르도바의 옴마야드 왕조 칼리프(928～1031년)들과 스페인과 모로코에서 그의 마무드, 그리고

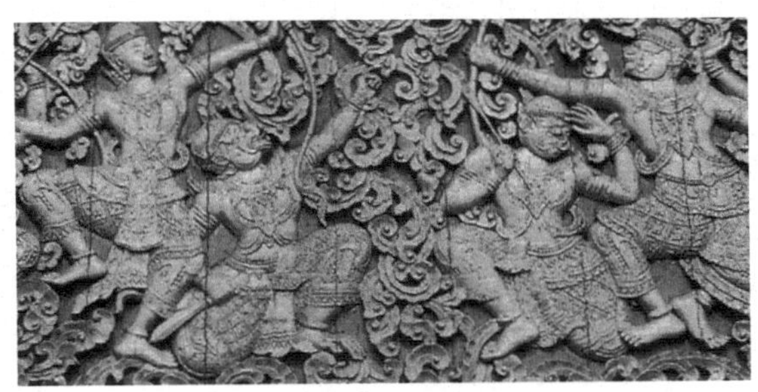

라마야나 이야기

사마르칸드의 울러 벡 등 야망에 찬 왕자들은 과학에 대한 지원에서 대단한 자부심을 느낄 정도였다. 뿐만 아니라 페르시아의 바르메시데스家(Barmecides, 750～803년)와 무사(Musa) 3형제와 같은 거상(巨商) 및 관리들도 과학자들을 지원하였으며, 그들 중에는 스스로 직접 과학에 관심을 가진 자도 있었다.

이슬람의 천문학자와 의사들이 많은 실험과 관찰을 할 수 있었던 것은 바로 지위 높고 부유한 인사들의 후원 덕분이었다. 과학과 왕, 부상(富商), 그리고 귀족들과의 결합은 과학의 강점이기도 하였지만 결국 약점이기도 하였다. 왜냐하면 시간이 지남에 따라 과학은 대중들로부터 완전히 유리되었고, 그 결과 대중들은 위대한 학자들의 말이 아무 쓸모가 없다고 여기게 되어 종교적 신비에 쉽게 빠져들었다.

도시들이 융성하고 무역이 활발할 때에는 과학에 흥미를 가지고 과학상에서의 토론과 진보를 보장하는 교양 있는 중간 계급이 굳건하였다. 그러나 이 중간계급이 소멸하면서 과학자들은 지역 왕조들의 불안한 미래에만 의존하는 방랑자가 되었다. 페르시아의 철학자이며 의사였던 이븐 시나(Ibn Sina, 980～1037년)와 같은 위대한 과학자마저도 어떠한 안전도 보장받지 못하였다. 그는 페르시아와 중앙아시아에서 의사로서 때로는 대신으로서 여러 술탄들을 섬겼다. 최후의 위대한 이슬람인 사상가였던 이븐 칼둔(Ibn Khaldun, 1332～1406년)도 어디든 갈 곳을 찾아야 하는 세빌레로 부터의 도망자였다는 사실로 보아도 알 수가 있다.

2. 유산의 흡수

회교사회에서 세습 군주제도가 시작된 것은 661년 우마야(Umayyad) 왕조가 다마스커스에서 시작된 후부터였다. 이때에는 과학적으로는 볼만한 업적을 남기지 않았으나, 749년 이를 대신한 압바스(Abbasid) 왕조가 시작되면서 학문은 크게 발달하기 시작했다. 그 후 10세기부터는 회교문명권이 셋으로 불열하여 카이로에 파티마(Fatimid 909～1171년) 왕조가, 스페인의 코르보다에는 우마야 왕조의 후손이 929년부터 1031년까지 지배한다. 그러나 아랍의 르네상스라고 불러도 좋은 학문의 부흥은 아바스 왕조시대 몇 백 년 동안에 일어났다.

우선 시작은 알 수 있는 모든 지식을 모으는 작업이었다. 아바스 왕조의 두 번째 칼리프 알 만수르(Al-Mansur, 751～775년)는 그리스 과학저술 수집을 명했고, 7대 알 마문(Al-Mamun, 813～833년 재위)때에 이르러 번역 사업은 크게 부흥기를 맞게 된다. 마문제왕이라고도 불리는 그의 재위기간은 역사상 가장 찬란히 문화를 꽃피었던 시절이라고 할 수 있을 것이다. 830년에 그는 지혜의 집 혹은 집현전으로 번역할 수 있는 기관을 만들어 그리스 학문의 번역에 전력했다. 대학, 도서관, 연구소, 번역

센터를 겸하는 이 기관은 플라톤의 아카데미, 아리스토텔리스의 리케이온(Lykeion), 그리고 알렉산드리아에 있었던 뮤제이온(Museion)을 이어 탄생한 학문 연구소로서 그 기능을 훌륭히 발휘했다. 그 이름만이 아니라 기능이 우리나라의 세종 때 집현전과 아주 비슷했다고도 생각할 수 있을 것이다.

이런 번역의 최고봉을 이루었던 이스하크 이븐 후나인(Ishaq Ibn Hunayn) 가문 이븐 이샤크라는 네스토리아파의 기독교도였다. 그는 플라톤, 아리스토텔리스 등의 많은 작품을 번역했을 뿐만 아니라 히포크라테스와 갈렌의 의학논문도 번역했다. 특히 갈렌의 해부학은 오늘날 아랍 번역본만이 남아 있고 그 원전은 전해지지 않고 있다. 번역 사업은 왕실에서 충분한 재정적 지원을 얻어 많은 조수의 도움으로 가능했으며, 그의 아들에 의해 계속 되었다. 그 후 아라비아에 독자적인 과학이 발달할 수 있었던 것은 이런 대규모의 번역 사업이 폭넓은 새로운 지식을 가져다주었기 때문이다.

3. 수 학

영어에서 대수학이라는 말인 algebra는 알코올(alcohol)과 마찬가지로 아랍 말에서 유래된 것이다. 이 용어는 아랍 최고의 수학자 알 콰리즈미(Al-Khwarizmi, 750~850년경)가 방정식을 설명한 『알제브르 왈무카 발라(Al-gebr wa-al-muqabala)』라는 책을 820년에 출판하였는데, 아랍어 제목 중 이항(복원)을 뜻하는 알제브르(Al-gebr)에서 유래한 단어이다. 또 산술, 기수법이란 뜻으로 널리 쓰이는 algorism 어원은 발로 알 콰리즈미란 이름에 두고 있다.

인도에서 발달한 0을 처음으로 아랍세계에 수입하고 그것을 유럽에 전함으로써 알 콰리즈미는 연산(演算) 방식에 혁명적 변화를 불러왔다. 예를 들면 로마사람들에게 MDCLX3에다가 알 콰리즈미(천문역법) XL1을 곱한다는 것은 아주 복잡한 계산이었지만 알 콰리즈미에 의해 1663×41이란 식으로 표현될 수 있게 되었다. 그 전까지 산술이란 많은 훈련이 필요한 기술이었지만 그 덕분에 연산은 이제 간단하고 쉽게 해낼 수 있게 되었다.

이러한 혁신적 발전이 자극 되었던 까닭도 있겠지만 아랍 지식인들은 수학, 천문학 등에 널리 관심을 가진 사람이 많았다. 예를 들면 아랍 최대의 시인으로 알려진 오마 카얌(Oma Khayyam)은 대수와 기하학 공부에 많은 시간을 보냈으며 훌륭한 수학책을 썼을 정도이다. 철학과 점성학을 근간으로 발전한 천문학은 수학과 깊은 연관이 있었는데, 천문학은 수학이 응용되는 유일한 분야이며 또 기하학과 계산학의 연구를 자극하기 때문이다. 이에 바빌로니아와 인도의 영향을 크게 받은 이슬람 수학자들은 위대한 진보를 이룩하였다.

디오판투스(Diophantus)의 산수론(算數論, Arithmetica)과 함께 후기 그리스 수학에 나타난 숫자들의 조작은 인도 숫자체계에 많이 사용되지는 않았지만, 시리아인들에게는 이미 사용되고 있었다는 전래와 그 일반화에 힘입어 더욱 발전하였다. 이것이 산술에 미친 영향은 알파벳의 발명이 기록에 미친 영향과 거의 같은 것이었다. 그 이전의 산술은 손가락이나 주판으로 할 수 있는 것이 아니라 가장 학식이 많은 사람들만이 이해할 수 있는 신비스러운 것이었다.

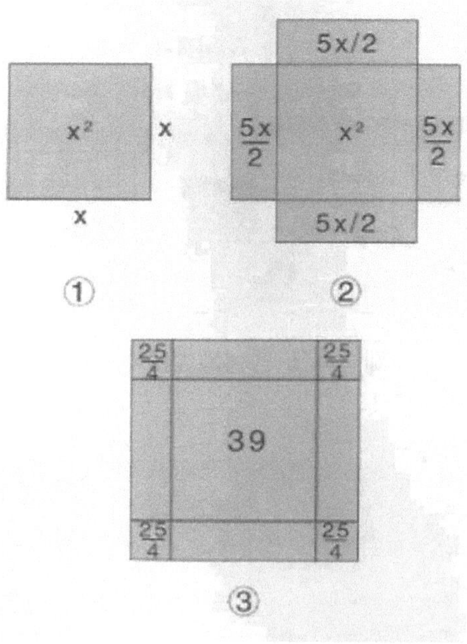

알 콰리즈미의 대수학

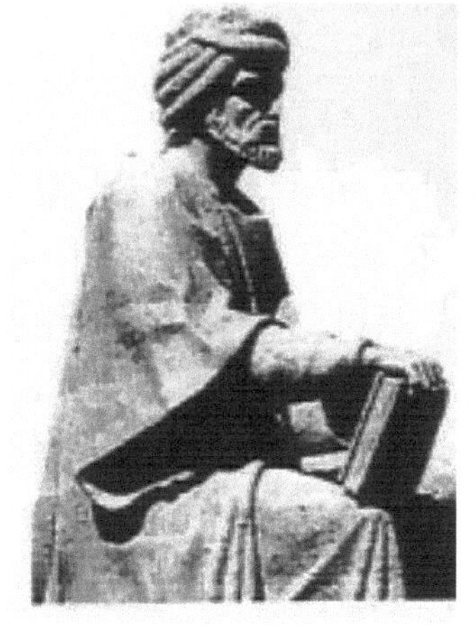

알 콰리즈미

아라비아 숫자

아라비아 숫자들의 통용과 더불어 산술은 상점의 점원들도 할 수 있는 것이 되었는데, 이는 아랍인들이 수학을 민주화한 셈이다. 또한 아랍인들은 소위 대수(algebra)라고 불리는 양을 다루는 방법에다 인도인들의 급수이론을 도입하였고, Algebra라는 말은 알 콰리즈미의 대 개요서의 제목과 방정식을 푸는 방법으로서의 복원과 환원(restoration and reduction)이라는 제목에서 유래되었다고 한다. 천문학과 측량에서 아주 중요한 분야인 삼각법을 상당히 발전시켰다.

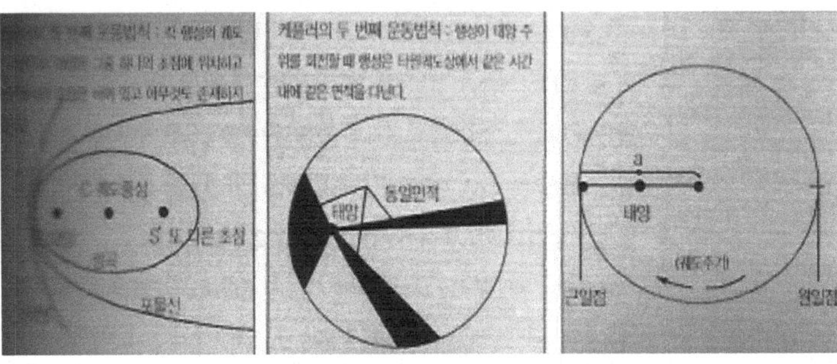

캐플러의 행성의 법칙

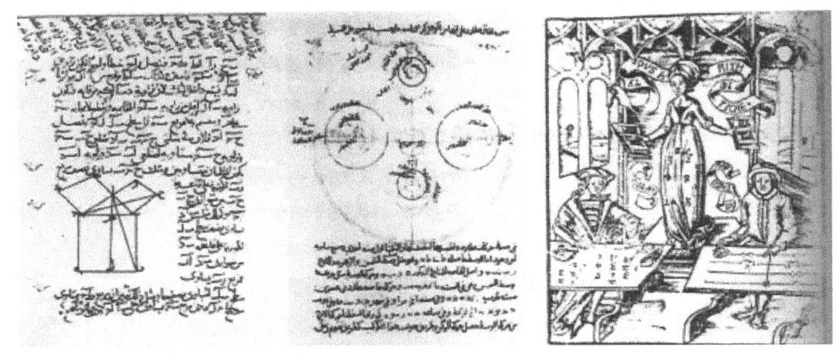

피타고라스의 정의

4. 천문학

아랍어로 번역된 인도 천문학과 그리스 천문학을 바탕으로 829년 칼리프 알 마문(Al-Mamun)은 바그다드에 천문대를 설치했다. 알 파르가미(Al-Farghami, 780～850년)를 비롯한 많은 사람들이 관측을 계속하였다. 특히 천문학자이며 수학자인 알 바타니는 천체 관측을 위한 온갖 기구를 마련하여 달의 궤도를 계산하고 경도가 프톨레미 시대보다 16°47′ 변한 것을 알아내 근일점(perihelion : 태양과 그 주변을 도는 천체간의 거리가 가장 가까운 지점)과 원일점(aphelion)의 이동 및 시차의 완만한 변화를 발견하였다. 그의 41년간의 관측은 아랍 천문학을 그리스시대보다 한걸음 앞서게 해준 셈이다.

이러한 관측결과를 토대로 만들어진 것이 천체 운동을 예측할 수 있는 천문 계산표였다. 카이로에서 활약한 이븐 유니스는 과거 200년의 관측결과를 바탕으로 하킴 천문표를 만들었고, 코르도바에서 활약한 알 자르칼리는 톨레도천문표를 만들었다. 알 자르칼리는 또한 역사상 처음으로 수성의 궤도에 대해 일종의 타원궤도를 가정한 천문학자였다.

프톨레미는 혹성이 가상의 중심을 두고 회전한다고 주장하고 있으나 아랍 천문학자들은 천체가 있지도 않는 가상의 점을 돌고 있다는 점이 불가능하다고 여겼기에 프톨레미의 우주관을 못마땅하게 여겼다. 그렇다고 아랍 천문학자들이 프톨레미의 우주관에 대신할 만한 그럴듯한 대안을 마련한 것은 아니었다.

천문학에 있어서 아랍인들은 그리스의 전통을 계승하여 비판이나 급진적 진보를 추구하지 않고 프톨레미의 노작들을 그대로 수용하였다. 프톨레미 Almagest(Megale Syntaxis)도 그들이 번역한 것이다. 비록 그들이 새로운 이론은 첨가하지 않았지만 그리스인들의 천문학 업적을 손상 없이 보존하였다. 특히 칼디아(Chaldea)족의 별 숭배자들의 도시 하란(Harran)에 있는 천문대는 압바시드 시대에도 그들이 코란의 민족 시바인(Sabean)들이라는 허구 때문에 이슬람의 방해를 받지 않고 온전히 보존되었다. 만약 그것이 파괴되었다면 르네상스의 천문학자들은 약 900년간의 관찰기록을 전수받지 못하였을 것이며, 근대 과학을 가능하게 한 중요한 발견들이 훨씬 더 늦게 이루어졌거나 아니면 불가능했을 것이다.

5. 지리학

지리학은 그리스인들에게 그러했듯이 이슬람인들에게도 역시 천문학의 한 특수 분야였다. 이 분야 역시 이론적인 진보는 거의 이룩하지 못했지만 실질적 측면에서는 그리스인들의 업적에 아시아와 북아프리카 지역에 대한 근대 지리학의 토대를 제공한 정도의 실적을 첨가하였다. 이는 이슬람세계의 광역화와 그 문화의 지방분권화라 볼 수 있으며, 상인들과 메카로 향하는 순례자들의 긴 여행 등에 의한 것이다.

상인은 이슬람 세계를 벗어나 멀리까지 여행하기도 하였다. 알 마수디(Al-Masudi, 900~957년)와 같은 학식 있는 여행자들이 러시아, 중앙아프리카를 여행하였으며, 인도와 중국 전역을 왕래하였는데 그들 중 대다수가 중세유럽 지리학자들의 신비로운 기록보다 훨씬 진보적으로 그들 여행에 대해 정연하고 합리적인 여행목록 저작기술을 하였다. 알 비루니는 인도 여행기에서 여정이나 눈에 보이는 면들만이 아니라 사회체제, 종교 그리고 인도인들의 과학적인 업적을 18세기까지 탁월한 기술방식으로 기록하였다.

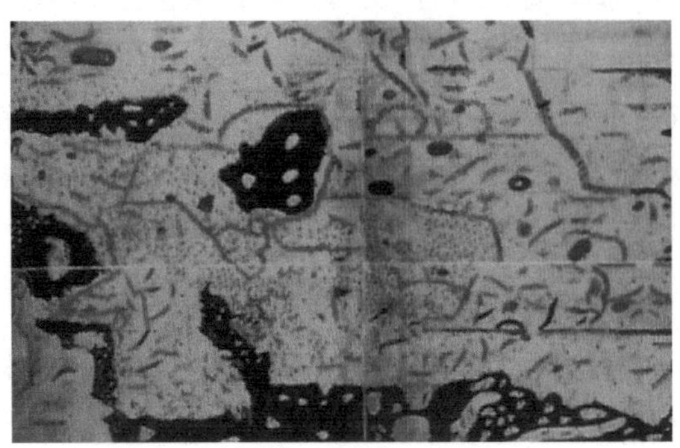

아라비아인의 지도

지도와 해도가 제작되고 천문관측 기구들이 항해에 사용되었다. 알 마문 칼리프는 두 번에 걸쳐 위도의 측정(degree of latitude)을 명령하였다. 이것은 중국의 허징보다 뒤진 것이지만, 유럽에서는 16세기에 이르러서야 페르넬(Fernel)에 의해 그의 업적이 진전되었다.

6. 광 학

카이로에서 활약한 알 하이삼(Al-Haitham 또는 Alhazen, 963～1039년)은 유클리드나 프톨레미가 갖고 있던 빛의 이론을 부정했다. 유클리드 등은 우리의 눈이 광선을 물체에 보내면 그 광선이 반사하여 우리 눈에 들어와서 우리가 그것을 볼 수 있다고 생각했다. 알 하이삼은 우리 눈에 들어오는 광선은 눈에서 나갔다가 되돌아오는 것이 아니라 제 3의 광원으로부터 받은 빛을 물체가 반사하여 우리 눈에 들어온다고 말했다.

그는 또 프톨레미가 이미 막연히 주장했던 빛의 굴절 법칙을 증명하였는데, 주어진 굴절면에서의 입사각은 크지 않은 한 입사각과 굴적각의 비는 일정함을 보여주었다. 렌즈나 오목거울에 대한 그의 연구는 실험을 통해 진행된 것으로 보여 더욱 그 중요성이 인정된다. 왜냐하면 훗날 근대 과학의 발달에는 이와 같은 실험정신이 큰 기둥이 되어 가능했었기 때문이다.

아랍지방은 덥고 건조한 사막 때문에 눈병이 특히 많았는데, 아마 알 하이삼 같은 학자들이 눈의 구조에 관심을 갖고 연구한 데는 이런 이유도 있었을 것이다. 여하튼 눈의 구조를 연구하여 렌즈의 이용에 이론적 근거를 마련한 것이 그의 업적이라 하겠다. 주요 저서인 『광학의 서(1572년)』는 R. 베이컨, J. 케플러 등 유럽 과학자들에게 큰 영향을 끼쳤다.

아리스토텔레스와 아르키메데스 이래 중세 유럽 후기까지 물리학의 발전은 거의 없었다. 의학의 여러 분야 중 눈병에 대한 연구는 상당히 발전하였는데, 눈에 대한 외과치료는 눈의 구조에 대한 관심을 불러일으켰다. 그 결과 아랍의사들은 빛이 투명체를 통과할 때 일어나는 굴절현상을 처음으로 이해하게 되어 근대광학의 기초를 제공하였다. 눈의 수정체에 대한 연구결과 물체의 확대관찰과 특히 노인들의 독서를 위해 크리스탈 혹은 유리렌즈를 사용하게 되는 길을 열었다.

7. 연금술

중세 연금술의 시조라고 불리우는 게베르(Geber, 721～776년경)는 아라비아 이름인 자비르(Jabir)의 라틴어 표기이다. 오늘날 그는 수백 가지의 논문을 쓴 것으로 알려지고 있으며, 그 중 다수가 후세에 그가 기탁한 작품들일 것으로 생각된다. 따라서 게베르의 생각이란 사실은 당시의 많은 지식층이 가지고 있던 그런 생각이었다고 볼 수 있겠다.

그는 인간이 영혼과 육체의 결합으로 되어 있듯이 자연물도 영혼과 육체가 섞여 되어 있다고 믿었다. 휘발성인 것이 자연물의 영혼에 해당하고, 휘발하지 않는 부분이 육체라는 것이다. 또 모든 금속은 수은과 유황의 증기가 배합되는 비율에 따라 생겨난다고도 생각했다. 물론 그리스의 4원소설과 4원성설은 그대로 계승되어 금속이란 이 4원소와 4원성이 서로 다른 비율로 섞여 있는 것이라고도 믿어졌다. 이런 전제조건 아래에서는 금이나 은 같은 비싼 금속을 만든다는 것은 금속의 원소 구성과 구성비율을 바꿔주기만 하면 될 것 같이 보였다.

그렇다면 제일 큰 과제는 한 가지 성질만을 가진 원소들을 만드는 일이었다. 즉 아리스토텔레스에 의하면 물은 차고 습하며, 흙은 차고 건조하며, 공기는 따뜻하고 습하며, 불은 따뜻하고 건조하다. 차기만하고 습하지 않은 물, 차지는 않고 습하기만 한 물 등을 만들면 그것은 나쁜 금속을 필요한 만큼 결합시키면 귀금속이 될 것이라는 생각이었다. 이렇게 아랍 연금술사들은 이 말이 뒤에 금을 만들어 주는 약 또는 불로장생의 약이라는 뜻의 elixir란 말로 오늘까지 남게 된 것이다.

전설에 의하면 게베르는 당시의 다른 연금술사나 마찬가지로 한밤중에 남몰래 연구를 계속했기 때문에 아무도 그의 연구실이 어디 있는지조차 몰랐다고 한다. 그가 죽은 지 2백년 후에 그의 집 근처 길을 고치다가 땅속에서 연구실이 발견되었는데 거기에 커다란 금덩이가 있었다고 한다. 그가 혼자서 그 금을 만들었는지 거짓말인지 간에 이런 전설은 그 후 아랍과 중세의 연금술사들을 자극해 준 것만은 사실인 것 같다.

허황된 전설에서도 틀림없이 우리는 정밀과학의 싹을 엿볼 수 있다. 아랍 연금술사들은 천평(balance)을 써서 정밀한 무게를 재어가며 실험을 계속했다. 그뿐 아니라 필요상 그들은 끊임없이 증류, 정제과정을 거듭하여 오늘날 화학실험과 같은 실험을 계속했고 그 기술과 도구를 크게 발전시킬 수 있었다.

8. 의 학

이슬람 사회에서 외과의사는 다른 사회에서 보다 높은 사회적 대우를 받았다. 의사가 되기 위해서는 일종의 국가 자격시험에 합격해야 한다는 점에서 오늘날의 의사 면허제도가 이미 시작되었다고 볼 수 있다.

정신병환자는 따로 수용하도록 되어 있었다. 900년까지 아랍의학은 번역을 통한 그리스와 인도의학의 수용을 끝냈고, 이러한 바탕 위에 처음 그 명성을 크게 남긴 아랍 의학자가 알 라지(Al-Razi 또는 Rhazes 865～923년)이었다. 지금의 테헤란 근처가 고향인 그는 미신적인 의료행위가 성행하던 당시에 그리스 의학을 흡수하여 치료에 좋은 결과를 얻어 이름을 떨쳤다. 하지만 그의 이름을 후세에 남긴 것은 의학을 비롯한 여러 분야에 관해 131권에 달하는 책을 남겼기 때문이다. 그 중 의학에 관한 대표적인 작품은『포괄적인 책(Comprehensive Book)』 20권이다.

그는 이 책에 그리스, 인도, 아랍 의학의 알맹이를 모아 놓았다. 일설에 의하면 중국학자가 알라지와 1년 동안 머물면서 갈렌의 의서를 중국어로 번역했다고 하는데, 과연 알라지가 중국의학의 영향을 받았는지는 분명치 않다. 그에 필적할 만한 아랍 의학자는 이븐 시나(Ibn. Sina, 혹은 Avicenna 980～1037년)이었다.

이슬람 세계의 아리스토텔레스라고 불리울 만큼 모든 학문에 관심을 갖고 연구를 했던 그는 의학서인『의학정전(Canon of Medicine)』을 남겼다. 이 책에는 맥을 짚어 환자를 진찰하는 방법이 소개되는데 이것이 중국의학의 영향인지는 분명치 않다. 엄밀히 따져본다면 알 라지나 이븐 시나의 의학은 갈렌의 업적보다 이론상으로는 진보한 것이 없었다. 그러나 책에 쓴 의학기구와 약품이 훨씬 많아진 것만은 틀림없는 사실이었다.

그러나 한 가지 특기할 만한 사실은 갈렌의 권위는 아랍 학자들에 의해 이미 도전받기 시작했다는 점이다. 이런 도전은 바그다드보다 이집트 쪽에서 나타난 것 같다. 예를 들면 술탄 살라딘의 시의였던 유태인 철학자 마이모니데스를 들 수 있다. 그 후 카이로에서 활약한 의사 이븐 알 나휘스는 심장에 좌우를 서로 통하는 작은 구멍이 있다는 갈렌의 주장에 반기를 들었다. 그에 의하면 우심실의 피는 허파를 거쳐 좌심실로 옮겨진다는 것이다. 그는 피의 소순환을 발견한 셈이다.

이슬람 세계의 마지막 대 사상가인 이븐 루시드는『일반의학』이라는 의학책을 지어 후세에 이름을 남겼는데, 이는 해부, 생리, 병리, 진단, 본초, 의생 등의 종합의학서였다. 그는 눈의 망막 기능을 제대로 이해한 첫 의학자로서 천연두는 한 번 앓은 사람은 다시 걸리지 않는다는 사실을 발견한 사람으로서 널리 알려지고 있다.

이슬람 의학은 천문학의 경우와 마찬가지로 그리스 의학을 직접 계승한 것이었다. 그러나 이슬람 세계의 지리학 확장에 의해서 그리스 의학에 새로운 질병들과 의학들에 관한 지식이 첨가되었다. 이슬람 의사들뿐만 아니라 유대인 의사들도 질병들에 대하여 광범위한 연구를 하였으며, 기후의 영향, 위생학, 식이요법, 실제적인 요리술 등에도 많은 관심을 가졌다.

의사들은 지배층과 부상(富商)들을 위해 일하였기 때문에 그들의 사회적 지위는 지적 지위만큼 대단히 높았다. 라제스, 이븐 시나와 같은 이슬람의 대의(大醫)들은 점성학을 위한 천문학에서부터 제약을 위한 식물학, 화학에 이르기까지 광범위한 분야에 대해 박학한 사람들이었다.

〈중국의 과학〉

1. 중국의 전통과학

중국은 그리스와 같은 수준의 고대문명을 발달시켰으나 17세기 서양에서 시작된 과학혁명과 같은 변화는 경험하지 못했다. 때문에 19세기 서양과 중국 문명이 직접 접하면서 가장 두드러졌던 것은 두 지역 사이에 존재하게 된 과학 기술력의 차이였다. 이 과학기술의 격차는 그 후 1세기 이상 세계사를 움직이는 가장 중요한 조건의 하나가 되었고, 오늘날까지도 중국이 해결해야 할 큰 문제로 남아 있다. 이 문제는 비단 중국만이 아니라 아시아 국가들이 극복해야 할 문제이며, 우리나라의 근대사 또한 이 문제와 불가분의 관계에 있다.

전통시대 중국의 과학은 서양과 비교해 조금도 손색이 없다고 많은 학자들이 평가하고 있다. 15세기경 서양에 근대과학이 일어나기 전까지는 중국의 전통과학이 서양을 앞서고 있었는데, 왜 서양처럼 혁명적 변화를 거쳐 근대과학으로 꽃피지 못 했는가를 정치, 경제, 문화, 사회, 사상(思想) 등과 연관하여 해석하는 것은 흥미로우며 필요한 일이라 생각된다.

동양과 서양은 2천년 동안 단편적인 접촉을 해오던 끝에 17세기부터 가속화 되었고, 19세기에 들어와서야 세계는 하나가 되어 동양사와 서양사는 그 의미를 잃고 세계사로 합쳐진 것이다. 세계사라는 흐름 속에 과학은 이제 인류 공동의 재산이 되었지만 얼핏 보면 서양 전통만을 반영하는 듯하다.

현대과학의 전통에서는 간혹 중국을 대표로 하는 동양의 자취도 있지만 앞으로 동양인이 갖고 있는 특이한 자연관이 세계 과학의 흐름과 인류 문화의 발전에 공헌할 가능성이 상당히 크다. 동양의 전통에 대한 바른 평가, 그리고 근대사의 올바른 이해를 위해서 뿐만 아니라 인류의 미래를 위한 어떤 지혜를 되찾기 위해서도 중국의 과학 전통은 되돌아볼 충분한 가치가 있다.

2. 세 가지의 자연관

3천 년 전 혹은 그 이전의 시기에 중국 문명은 자연의 질서에 대한 높은 이해를 이루고 있었다. 갑골문에서 발견되는 기록에 의하면 은나라 때 이미 중국인들은 바빌로니아와 비슷한 천문학과 역학(曆學)을 발달시키고 있었던 것 같다. 한 달을 29 혹은 30일로 학 평년은 12개월, 윤년은 13개월로 정해 사용하였으며, 우리가 지금 쓰고 있는 음력의 원형이 이미 시작되고 있었다 말할 수 있다. 또 일식이나 기타 큰 천변의 기록도 남아 있어 점성술이 발달하고 있었음을 알 수 있다.

그러나 단편적인 고대의 지식이 체계화 되어 후세에 남겨진 것은 춘추전국시대 특히 전국시대부터라 할 수 있다. 후세에 제자백가(諸子百家 : BC 8~3세기에 활약한 학자와 학파의 총칭)란 말을 남길 만큼 수많은 학자들이 각기 다른 생각을 가지고 혼란 속에 빠진 사회를 구제하겠노라고 장담했다. 그 많은 사상가들의 생각 속에 중국 그리고 동양의 자연을 보는 태도는 몇 가지 대표적 사상을 형성하고 있었다.

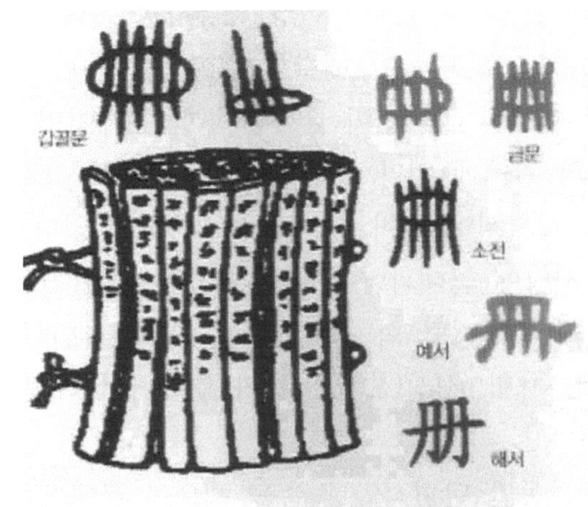

세계 최고의 갑골문자 서체

도가(道家)가 인간을 대자연의 일부분으로 보는데 반해 묵가(墨家)는 인간이 자연을 극복하여 거기서 힘을 얻을 수 있다는 태도를 보였다. 유가(儒家)의 가르침은 도가와 묵가의 중간쯤을 지켰다. 노자와 그 후의 장자를 대표로 하여 전개된 전국시대까지의 원시 도교는 인간의 바람직한 위치는 자연의 이치에서 성립한다고 가르쳤다. 자연은 아무것도 하려하지 않으면서도 못하는 일이 없는 것이니(무위자연, 無爲自然) 인간은 그저 자연의 품속에 안기면 그만이라는 생각이다. 이처럼 자연을 인간과 전혀 떼어보려 하지 않은 태도는 때로 자연변화에 대한 도가사상가들의 깊은 관심과 성찰로 나타나기도 했다.

장자(莊子, BC 369~286년)는 도가의 대표자로 도(道)를 천지만물의 근본 원리라 보았는데, 도는 어떤 대상을 욕구하거나 사유하지 않고(無爲), 자기 존재를 스스로 성립시키며 절로 움직인다(自然)고 보는 일종의 범신론이다. 장자는 과연 하늘이 움직이는지 땅이 움직이는지 분명치 않다는 회의적인 관찰이 보여 그가 지동설의 창시자인지도 모른다는 해석을 불러일으키기도 한다. 또 도가사상을 계승했다는 열자는 수많은 동물의 관찰이 기록되어 있기도 하다.

만약 도교가 가르친 자연에 대한 관심이 계승되고 발전됐더라면 관찰을 통한 과학 발달도 있었음직하다. 그러나 도교의 가르침은 인간을 너무 자연 속에 파묻혀 거리를 두고 자연을 관할할 여유를 가르치지 못한 것 같다. 그 결과 그것은 흔히 신비주의적인 태도로 변신을 하는 수가 많았다. 자연의 관찰에서는 어떤 지식을 얻는다는 생각보다는 그것을 두려워하고 신비화해버리는 단념의 철학이 생기게 되었다지만 도교의 전통은 중국의 전통과학에서 큰 비중을 차지할 만큼 의학, 연금술 등에 큰 영향을 남겼다.

도가가 자연을 중심으로 그 속의 인간을 본데 반해 묵가는 인간만을 보았을 뿐이다. 묵자(墨子, BC 376～268년)는 전국시대 초기 사상가로 중앙집권적 체계를 지향하여 실리적인 지역사회 단결을 주장하였는데 실용적인 가르침이란 명목아래 크게 성행했었다. 실용적이고 인간본위의 묵자는 자연현상에 대해서는 무관심했던데 반해 인간의 이성이 생각을 통해 얻을 수 있는 논리적 결과는 특히 중요시 했다. 그 결과 묵자의 정통 속에는 자연관찰에서 얻은 이렇다 할 공헌은 없는 대신 논리적 사고방식 특히 연역적 사고의 흔적이 돋보인다.

묵자는 묵가의 설(說)을 모은 "묵경"이란 부분에서 오늘날 논리학이라 불러도 좋은 학설을 모으기도 하였다. 즉 광학, 기하학, 역학에 관한 기초적인 관념(idea)들이 단편적으로 나열되어 있다. 오목거울의 반사원리를 설명했다든가, 원이란 그 중심에서 같은 거리에 있다고 하였으며, 공간이란 다른 곳을 지나는 것을 뜻하고, 시간이란 다른 때를 지나는 것을 말한다. 등의 관찰은 바로 자연현상에 대한 논리적 사고가 발달할 수 있었을 가능성을 보이고 있다.

공자(BC 522～479년)와 맹자(BC 372～289년)는 유가의 가르침은 자연현상에는 별다른 관심을 표시하지 않았다. 이런 점만을 따진다면 유가의 가르침은 도가의 그것과 멀고, 오히려 묵가의 그것에 가까워 보이기도 할 정도였다. 공자(孔子)는 초자연적인 힘을 가진 존재를 얘기하지 않았다고 논어에 쓰여 있지만 초자연적인 힘만 아니라 자연적인 모든 것에 이렇다 할 관심을 보이지 않았었다.

공자와 그의 제자들의 관심사는 혼란으로부터 인간사회를 구하는 일이었고, 이를 위해서는 사랑이 제일이라고 가르쳤다. 사랑을 가르친 점에서는 유가와 묵가가 같지만 묵자가 모든 사람을 차별 없이 사랑하라는 겸애(兼愛)를 설파한 것에 반해 공자는 최고의 덕(德)은 인(仁)이라 가르쳤다. 인에 대한 공자의 대표적인 정의는 극기복례(克己復禮)로 자기 자신을 이기고 예에 따르는 삶이 인(仁)이라 하였다. 이를 수양하려면 부모와 어른을 공경하는 효제를 실천하는 것이 인의 출발점이라 가르쳤다.

도교가 자연을 지나치게 이상화한데 반해 묵교는 인간을 너무 이상화시켰다. 결국 이것도 저것도 아닌 중도 노선을 걷는 유교가 궁극적인 승리를 거둔 셈이었다. 유교(儒敎)의 승리는 그 후의 중국 역사에 중대한 의미를 가지게 되었다. 유교는 겸애설을 가르친 묵교만은 철저히 배격하여 묵자의 가르침은 거의 뿌리가 뽑혀지고 말았다. 전국시대 묵자와 비슷한 생각을 가졌던 혜시의 대표자인 공손용 등은 그리스의 소피스트 못지않은 역설을 전개한 것으로 유명하다.

묵가(墨家)와 명가(名家) 모두가 유교의 승리 앞에 동양 역사에서는 매장당하게 됨으로 동양에서는 엄밀한 논리적 사고방식은 발달하지 못했던 것 같다. 그러나 유교의 승리는 도교의 가르침에 상당히 우호적이었다. 실제로 한(漢) 이후의 유교는 도교의 자연관으로부터 많은 것을 흡수하여 유교에 없던 자연철학을 유교사상에 확립시켜 나갔다.

3. 춘추전국시대 이후의 자연관

전국시대 이후 유교의 승리는 전한(前漢)의 사상가 동중서(董仲舒, BC 179～104년)로 대표될 수 있다. 춘추번로(春秋繁露)라는 대작을 남겨 후세에 절대적인 영향을 남긴 그는 전국시대에 폭넓은 지지를 받아 발달해온 음양오행 사상을 흡수하고 도교의 가르침을 소화하여 공자나 맹자에게서는 볼 수 없는 자연관을 발전시켰다. 특히 한(漢) 이후에 중국 문화의 영향을 받게 된 한국이나 또 그로부터 영향을 받은 일본에게는 오늘날 동중서에서 자연을 보는 태도는 절대적인 중요성을 갖고 있으며, 극동 지역의 고대 사상사에 깊은 발자취를 남겼다.

동중서(董仲舒)에 의하면 우주란 음양지기로 꽉 차 있는 하나의 유기체이다. 인간이 자연의 일부분이라는 이런 생각은 도교적인 발상인 듯도 하다. 그러나 인간은 모든 생물 가운데에서도 가장 귀한 것이라고 동중서는 유교적인 인간중심 사상을 덧붙이기를 잊지 않는다. 자연을 보지 못한 채 인간만을 본 공자나 맹자에 비해 동중서는 자연도 보았다는 점에서 도교의 영향을 받았다고 하겠다. 그러면 동중서의 생각에 의하면 인간은 자연과 어떤 관계에 있는 것일까? 인간은 모두 자연의 지(知)를 갖고 있어 인의(仁義)를 행할 수 있다고 제시한다.

맹자는 인간은 착하게 태어난다고 생각했지만, 동중서는 이를 약간 수정해서 인간은 착할 수 있는 소질을 타고 날 뿐이라고 말한다. 인간은 착한 일도 악한 일도 모두 할 수 있다는 것이다. 동중서는 선악을 찬성해주는 절대자로서 천(天)이라는 인격신 같은 존재를 인정하게 된다. 묵자는 겸애를 하지 않는 사람은 천이 멀리 한다고 하여 절대자로서의 천을 인정한 바 있었다. 동중서의 천(天)도 이런 경우에는 묵자의 그것과 다를 바가 없다.

왕이란 천(天)의 명을 받아서 천(天), 인(仁), 지(知)를 관통시켜 주는 책임을 지는 자로서, 왕이 정치를 잘못하여 세상이 어지러우면 천(天)은 자연 속에서 이상한 현상을 일으켜 잘못을 깨우쳐 주게 된다. 만약 인간사회가 평화롭게 지낼 때는 자연의 이변(異變)이 일어나지 않지만, 그렇지 않으면 재이명을 내리기도 한다는 것이 동중서의 재이설(災異說)이다. 그는 자연을 인간사회의 잘 잘못이 비춰지는 거울이라고 본 것이다. 중국, 일본 그리고 우리의 역사 속에서 수많은 자연 재이가 기록되고 있는 까닭이 바로 이와 같은 자연관 때문임을 제시했던 중요한 자료의 하나라 생각한다.

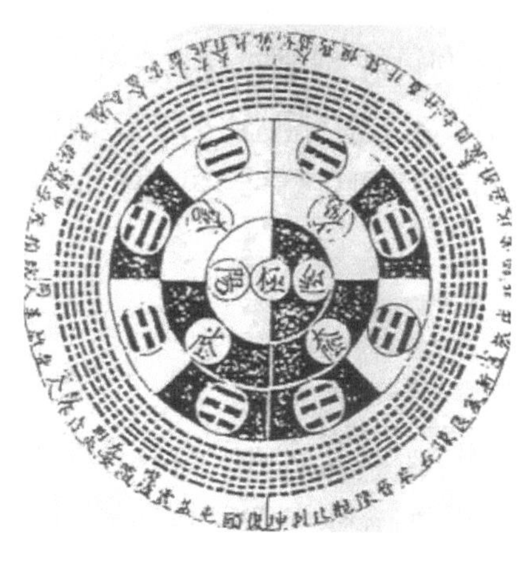

주역오행

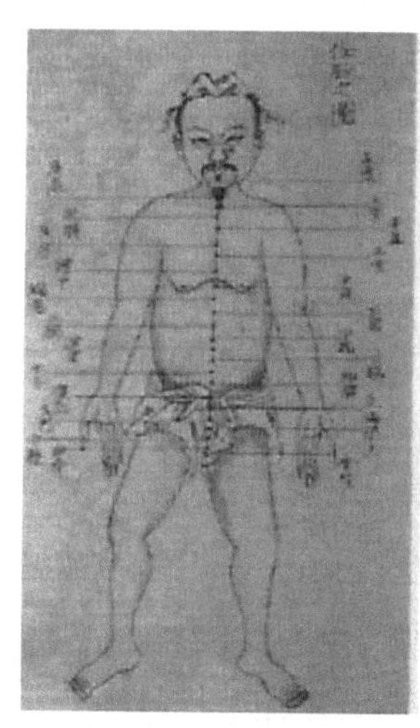

음양오행

동중서는 전국시대에 크게 성한 음양오행 사상을 계승하여 이것 역시 유교 전통 속에서 흡수했다. 이 중 오행사상은 무행(BC 350~270)이 크게 발전시킨 것으로 알려져 있다. 그 후 동양의 세 나라에서는 모든 자연현상을 다섯 가지 변화하는 모습으로 설명하려는 경향을 크게 발전시켰다. 색깔, 냄새, 방향, 계절, 동물 무엇이나 모두 5행으로 설명하려 했다. 이것은 동양에서 발달한 원소설이라고도 할 수 있겠다. 그러나 그리스의 원소설이 물질적인 성질을 규정하는데 그친 반면 동양의 5행은 변화의 과정을 설명하는데 더 널리 이용되었다. 그 때문에 그리스의 4원소는 서로 어떻게 바뀌는가를 설명하지 않고 있음에 반해 동양의 5행은 그들 사이의 변화가 차례로 표시되게 된 것이다.

대표적인 5행의 변화 순서는 상생과 상승의 두 가지 사이클이 있다. 목은 화에 영향을 주었던 목, 화, 토, 금, 수의 오행을 상생의 사이클로 보아 오늘날에도 우리 주변에서는 이름의 돌림자를 고를 때 이 원칙이 지켜지고 있는 것이다. 오행의 풀이로 화는 토를 낳고, 금은 목을 이기고, 수는 화를 이기고, 목은 토를 이기고(금승목, 수승화, 목승토, 화승금, 토승수) 하는 상승의 사이클을 기본으로 이름의 돌림을 이 원리에 의해서 정했다고 할 수 있다. 한의학의 기본 사상이 되고 있는 이런 생각은 옛날에는 역사의 변화까지 설명하는 법칙으로 받아들여진 일도 있다.

동중서에 의해 유교는 자연을 인식하기 시작했으나 그것은 종교적으로는 비합리적이었지만 흡수한 것이다. 이런 변화에 대해서는 반대의 소리도 높아서 후한의 사상가 왕충(王充, 27~97년) 같은 학자는 『논형(論衡)』이란 저서에서 잘못이 자연에 이변을 일으킬 까닭이 없다고 동중서의 재이설을 반박하고, 인간도 다른 동식물과 조금도 차이가 없는 존재라고 주장했다.

그러나 동중서가 받아들이기 시작한 비합리적인 요소, 즉 종교적 경향을 받아들임으로써 유교 전통 그 자체를 무색하게 만들어 당나라 때에는 종교로서의 도교의 발전과 불교가 발전하게 된 계기를 만들었다. 특히 자연현상을 비롯한 일체의 현상을 모두 헛된 꿈이라고 보는 불교의 자연관 색즉시공(色卽是空)은 자연에 대한 관찰을 무의미한 것으로 만들었다.

4. 신유학과 격물론

당나라(618~907년) 말기 이와 같은 종교적 경향에 반발하고 유교의 부흥을 꾀한 사람들이 나타나기 시작하였는데, 이들의 노력은 송나라(960~1279년) 초기까지 송학(宋學) 또는 신유학(新儒學)이라는 열매를 맺게 하였다. 주자(朱子, 1130~1200년)를 대표로 하는 신유학의 자연관은 도교와 불교를 배척하면서도 사실은 그 종교로부터 많은 것을 흡수하여 발전한 것이었다. 인간을 자연으로부터 분리하지 않고 자연의 일부로 보려는 도교의 태도는 동중서(董仲舒)를 거쳐 신유학을 계승시킬 수 있었다. 신유학은 불교로부터 현상을 초월하는 태도를 배웠다. 물론 불교가 현상을 모두 헛된 것으로 보는 것과는 달리 신유학은 자연현상을 있는 그대로 인정하였다. 그러면서 자연현상에 감추어진 법칙성 또는 이치(理致)에 깊은 관심을 보였다. 즉 자연현상의 모든 변화를 일으키는 것을 기(氣)라고 부르고 그러한 자연현상이 있는 이유를 리(理)라고 불렀다.

일부 철학자들은 신유학의 이기설(理氣設)을 아리스토텔레스의 자연철학과 비슷하다고 설명한다. 아리스토텔레스가 말하는 질료(hyle : matter)와 형상(eidos : form)이 각각 신유학의 기(氣)와 리(理)에 상응한다는 해석이 가능하기 때문이다. 신유학은 리(理)를 중시하였고, 사물의 이치를 구명하는 것이 학문의 근본 태도라고 가르쳤다.

사물의 이치를 연구한다는 말이 대학에는 격물(格物)이란 말로 표현되어 있다. 주자(朱子)가 가장 중요한 책으로 손꼽은 어떤 간계를 거쳐야 할 것이라는 저서에서 8조목이 있다고 설명하고 있다. 학문하는 사람은 우선 격물을 제대로 알아야 깨우칠 수 있고, 그래야만 이해할 수 있으며 정심(正心) 할 수 있다. 그래야 수신(修身)이 가능해진다. 수신을 한 자만이 제가(齊家)할 수 있고, 그 후에야 치국(治國)이 가능하고, 성공해야 평천(平天)도 꿈꿀 수 있다는 것이다.

이처럼 격물(格物), 치지(致知), 성의(誠意), 정심(正心), 수신(修身), 제가(齊家), 치국(治國), 평천하(平天下)의 8단계에서 가장 우선하는 것은 사물의 이치를 연수하는 것은 격물이라고 대학은 가르치고 있었던 것이다. 신 유학자들이 흔히 한 포기의 풀이나 한 그루의 나무까지 그 이치를 연구해야 한다고 말하는 이유가 여기에 있다. 이 점에서 현대 중국 지식인 가운데에는 중국의 전통사상에도 베이컨의 귀납적 방법에 맞설만한 과학적 자연연구 태도가 있었다고 주장하는 사람도 있다.

원칙적으로 격물에는 자연현상에 대한 귀납적 연구를 뒷받침해 줄 여지가 충분히 있었던 것이 사실이다. 그러나 실제로는 신유학에서 격물은 자연현상을 연구하는 데에 활용되지 않았고, 수신에 필요한 방향으로만 적용되었다. 인간의 도덕적 완성을 목표로 하고 거기에 필요한 격물만을 값지게 생각했던 것이다.

신유학에는 자연을 자연 그대로 보려는 태도가 부족했다. 불교와는 달리 자연현상에까지도 관심을 보이고 그 뒤에 숨어있는 이치를 발견하려고 노력을 했으나 그 궁극적인 목적은 자연의 이해가 아니라 자연의 이치를 사회에 이용하려는 데에 두었다. 이런 성향은 동중서의 재이설이 신유학에서 어떻게 변했는가를 이해하면 될 것이다.

당시대까지의 종교적 성향에 반발한 신유학은 동중서가 생각하듯 천(天), 인(仁), 지(知)를 한 덩어리의 유기체(有氣体)로 보려는 태도에도 반격을 가했다. 신유학은 동중서에서 가르친 것과 같은 유신론적 경향을 상당히 벗어나고 있었던 것이다. 그 결과 천이(天異)라는 인격신 대신 태극(太極)이라는 이중지리 또는 궁극적인 우주의 법칙을 논하면서도 인간과 자연을 맺어서 생각하려는 동중서의 사상이 그대로 계승되었다.

그 때문에 신유학에서도 재리사상은 그대로 유지되었다. 다만 동중서의 그것과 다른 점은 하늘이 벌을 내린다는 관점이 아주 약화되고, 대신 우주를 꽉 채우고 있는 물질적 요소인 기(氣)가 인간과 자연 사이를 매개해 준다는 설명이 대치되었다. 그러니까 신유학에서는 자연의 이상 현상을 하늘이 인간사에 잘 잘못을 판정하여 내보내 준다기 보다는 인간사에 잘못이 있으면 우주를 채운 기(氣)가 조화를 잃어 자연에 이상 현상을 일으킨다는 설명이다. 동중서는 인간과 자연의 관계는 그 사이에 신이 있어 연결되는 것으로 보았지만 신유학은 자연과 인간이 공통 물질인 기(氣)에 의해 상응한다고 보았다.

신유학은 동중서의 유학에 비해 합리적이고 보기에 따라 오늘날 인류가 지향하는 생태학적 자연관을 예견하고 있는 듯도 하다. 그러나 서양에서 근대과학을 크게 발전시켜 준 사상은 자연을 인간의 문제와 일단 분리시켜 그 속에서 어떤 법칙성을 찾아보려던 경향은 유교 전통 속에서 발달하지 않았던 것 같다.

5. 실용을 위한 수학

10진법이나 곱하기를 위해 구구를 외우는 것은 은나라 때에 이미 생겨 있었고, 기초적인 기하학적 사고방식은 묵자의 사고에서 엿볼 수 있다. 진시황은 도량형을 통일하려고 노력했고, 그 노력은 한대(漢代)에 들어와 실현되기도 했다. 현재 남아 있는 중국의 고대 수학서는 10종류로 산경십서(算經十書)가 있는데, 그 중 가장 오래 된 것이 『주비산경(周髀算經)』이고, 가장 큰 것이 『구장산술(九章算術)』이다.

주비산경은 천문학에 관한 수학책이다. 여기에서 땅위에 수직으로 세운 막대기를 뜻하는 것으로 해시계를 말하지 않았을까? 전설에 의하면 이 책은 주나라 때 의 것이라 하여 주골라라 되어 있지만 한나라 때까지는 널리 사용됐던 것이 틀림없다. 여기서 우리는 3, 4, 5의 직각 삼각형만이 아닌 일반적인 직각 3각형에 적용되는 피타고라스의 정리가 중국에서도 발견되어 있었음을 알 수 있다.

이에 비해 구장(九章)이라고 불리기도 하는 구장산술은 1천년 이상 중국과 동양 수학의 기본서로 사용된 진짜 수학책이었다. 이 책은 전9장으로 되어 있기 때문에 이러한 책이름을 얻게 된 것으로 추측되고 작자는 미상이다. 이 책의 각 장별 내용을 살펴보면 다음과 같다.

제1장, 방전 – 여러 모양의 땅 넓이 계산
제2장, 속미 – 곡물의 교환
제3장, 차분 – 차별 있게 나누는 방식(비례배분)
제4장, 소광 – 넓이에서 길이를 계산
제5장, 상공 – 토목공사에서 필요한 여러 모양의 부피계산
제6장, 균수 – 거리에 따른 조세액의 차이
제7장, 영부족 – 남고 모자라는 것
제8장, 방정 – 연립 1차 방정식
제9장, 구고 – 주로 직각 3각형 중심의 3각계산법

산술(제2, 3, 6장), 대수(제7, 8장), 기하(제1, 4, 5, 9장)로 나눠 볼 수 있는 이 책은 가로 15보, 세로 16보인 밭의 넓이는 얼마냐는 문제로 시작하는데 도합 246문제로 되어 있다. 공통되는 특징은 모두가 구체적인 실용의 예로 되어 있다는 점이다. 내용 가운데에는 꽤 어려운 것도 있어 당시의 서양 수학에 비교하여도 결코 떨어지지 않았지만 한 가지 전혀 추상화되지 않았던 현실수학으로, 바로 이 특성이 중국 수학의 발달을 제약했던 것 같다.

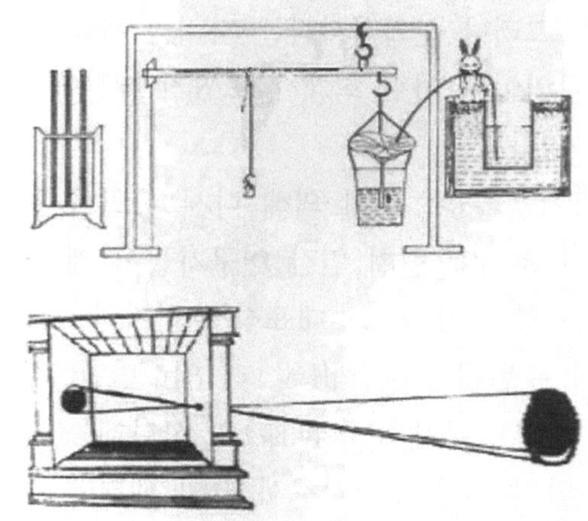

지렛대의 원리

한나라 이후 중국에서 처음 수학자로 이름을 남긴 사람은 3국 시대 위나라의 학자 유휘(劉徽)이다. 그는 구장산술의 부족한 부분에 대해 독자적으로 주석을 붙였는데, 그 책이 『구장산술주(九章算術柱)』로서 후세에 전해졌다. 또 삼각측량법을 중심으로 『해도산경』을 쓰기도 했다. 그는 원에 내접하는 5각형의 각 변을 거듭 제곱하여 정96각형의 둘레까지 계산해 냄으로써 원주율의 값은 3.1416이라는 수치를 처음으로 계산해냈다.

그의 뒤를 이은 대표적 수학자가 6조시대 남송의 조충지(祖沖之, 496~500년)이다. 그는 『철술(綴術)』이란 수학책을 써서 당시의 가장 고급수학을 소개했다. 그는 파이 값을 소수 이하 6자리까지 정확히 알고 계산하였고, 그 값은 약율(約率, 소수점 아래 둘째 자리까지 정확)인 경우 22/7, 밀율(密率, 소수점 아래 여섯째 자리까지 정확)일 경우에는 355/113을 썼다는 것을 알 수 있다. 유럽에서는 16세기에 가서야 이 정도의 값을 얻을 수 있었다. 그의 아들 조항지 역시 수학을 연구하여 구(球)의 부피 계산방법을 처음으로 알아낸 것으로 역사에 남아 있다.

그 후 중국의 수학은 별다른 발달을 이룩하지 못했다. 당나라 초기에 천문학자로도 유명한 이순풍(李淳風)이 어명을 받아 수학서 여러 가지에 주석을 붙였으나 별다른 자기의 공헌은 없었다. 그 이후에 활약한 왕효통(王孝通)의 저서에서 나타난 한 문제가 3차 방정식으로 다뤄지고 있었던 것으로 보아 당시에 이런 방정식을 풀 수 있었다는 것을 알게 해준다.

왕효통이 활약한 당(唐) 초기는 중국 역사상 정부의 통치기구, 제도가 아주 잘 발달했던 시기였다. 그와 같은 정부기구를 운영하기 위해서는 계산 전문가가 요구되는 시기였다. 당나라에서 처음으로 산학제도가 확립되었는데 2명의 산학박사(算學博士) 아래 30명의 훈련생을 두게 되어 있었을 뿐 아니라 과거제도에는 명산과(明算科)를 두어 수학자 양성을 도왔다. 그러나 산학박사라는 자리는 관리 가운데 최하위 자리였고, 명산출신의 합격자가 할 일이란 기껏 회계 정도였기 때문에 이와 같은 제도도 수학발달을 크게 돕지는 못하였다.

당(唐) 이후 중국은 혼란기를 거쳐 송에 의해 다시 통일을 하게 된다. 그리고 송(宋) 말에서부터 원(元)나라 초기에 걸쳐 민간 연구가들이 계속 좋은 수학책을 내고 한(漢) 이후의 수학의 번성기를 맞았다. 그 대표적 수학자와 그들의 저서를 보면, 이치(李治, 1192~1279년)의 측원해경(測圓海鏡)과 익고연단(益古演段), 그리고 양휘(楊輝)의 양휘산법(楊輝算法), 주세걸(朱世傑)의 산학계몽(算學啓蒙) 등이 있다.

양휘는 항주 근처에서 살았던 민간 수학자로서 그의 배경에 대해서는 잘 알려지지 않는다. 그는 자기 책속에서 방진 등을 처음으로 발전시켜 유명하다. 서양에서 마술의 사각형이라 부른 방진이나 마술의 원이라 부른 도찬은 모두 방진에서 볼 수 있는 것처럼 숫자를 4각형 또는 원에 배열하는 방식이다.

이치의 저서에서는 그전부터 싹트기 시작한 대수학이 큰 발달을 이루었는데 방정식 푸는 방식은 주세걸의 산학계몽에서 완성되었다. 그리고 그의 4원옥감의 사원이란 3개의 미지수를 포함하는 방정식(4차원방정식)을 일컫는 것으로 오늘날 우리가 미지수의 숫자에 따라 1원, 2원, 3원 방정식이라고 부르는 원은 바로 천원술에서 원을 미지수의 표시로 썼기 때문에 생긴 것이다. 양휘와 주세걸의 책은 우리나라에서도 널리 사용된 기본 수학서가 되었고, 세종은 정인지에게서 산학계몽을 강의 받았다고 기록되어 있다.

6. 천문과 역법

다른 고대 문명사회와 마찬가지로 중국에서도 하늘의 이상한 현상이나 천체의 운동에는 깊은 관심을 보였다. 원래 한자의 사(史)란 천문과 인사를 함께 기록하는 사람이었다고 알려지고 있고, 그 때문에 예로부터 동양의 모든 역사에는 사회에서 일어나는 일과 함께 천문관계의 기록이 적혀 있기 마련이었다.

고대 중국인들은 이 세상이 어떻게 태어났다고 생각하고, 지금은 어떤 모양을 하고 있으며 또 어떻게 움직이고 있다고 보았던 것일까? 우선 우주가 태어난 과정에 대해서는 재미있는 설명이 있다. 이 세상은 원래 이렇다 할 형체를 가지고 있는 것이 전혀 없던 시작단계, 즉 태시에서 비롯했다고 설명한다.

즉, 태시는 허공을 낳고 거기서 우주가 태어났다. 이때 우주란 오늘날과는 뜻이 조금 달라 시간(時間)과 공간(空間)을 뜻한다. 그리고 시간과 공간이 원기(源氣)를 낳았고, 그 중 맑고 밝은 것이 천(天)이 되고, 탁하고 무거운 것은 지(地)가 되었다. 천지(天地)는 음양을 가능케 하고 그로부터 이 세상에는 4시가 생기고 만물이 낳고 자란다는 것이다. 이러한 우주창조의 이야기는 그 후 유교 지식인들의 구미에 맞았는지 계속 유지될 수가 있었다.

다음은 우주의 모양이 어떤 것이라 생각했을까? 하늘과 땅의 모양에 대해서는 예로부터 여러 의견이 나와 있었지만 한대(漢代)에 이르면 개천설(蓋天說)과 혼천설(渾天設)의 두 가지로 대립되게 되었다. 개천설에 따르면 땅은 평평하고 하늘이 역시 평평하게 그 위를 덮고 있다는 학설로 뒤에 이러한 생각은 조금 수정되어 하늘은 마치 우산모양처럼 가운데가 높고 둘레는 낮으며, 땅은 그 아래에 평평하게 펼쳐져 있다는 생각이 되었다. 혼천설은 우주가 하늘의 땅을 둘러싼 모습으로 되어 있다는 설로, 우주는 계란처럼 생겼고 하늘은 그 껍질에 해당하며 노른자가 땅이라는 생각이다. 이 경우 땅이 꼭 둥글다고 생각한 것 같지는 않지만, 한국이나 중국, 일본 등에서 천문관측의 기본기구로 널리 사용된 온천의는 바로 이 생각에 바탕을 두고 제작되었다.

한대(漢代) 이후 이러한 우주관은 한 발짝도 발달되지 못하였다. 그리스 사람들이 동심원 모양의 우주모델을 끊임없이 개량해 갔던 것과는 달리 중국인들은 기하학적인 우주모델을 생각하지 않았던 것이다. 중국인들이 기하학적 모델을 사용하지 않은 것은 고대에서부터 중국인들이 발달시킨 실용적인 태도와 연결된다. 하늘이 동심원으로 생겼건 그렇지 않건 중국인들은 그에 상관하지 않고 각 천체의 운동을 정확히 관측하고 그 결과를 바탕으로 미래의 움직임을 계산해 낼 수 있었다.

주역에서 인간은 천문을 보아 시간의 변화를 알고, 천상을 예측할 수 있다는 말이 적혀 있다. 이것이 바로 고대 중국 천문학의 두 갈래 길을 예시해 주고 있는데, 하늘에서 일어나는 규칙적이고 예측할 수 있는 변화를 관측하여 시간을 재는 역법을 얻을 수 있고, 불규칙적이고 예측할 수 없는 변화에서 점성술을 발달시킬 수 있다는 뜻이다.

실제로 중국에서는 역산과 천문이라는 이름 아래 두 갈래의 발달이 이루어졌다. 우선 천문 또는 오늘날 우리가 흔히 아는 점성술을 논해 보면, 은나라의 유물인 갑골문 속에 이미 일식을 비롯한 많은 천문기록이 있는데 그것이 대부분 길흉을 점치기 위해 서였음을 알 수 있다. 바빌로니아와 비슷한 점성술의 발달이 시작된 것이다. 그런데 중국의 점성술은 처음부터 서양과는 다른 특징을 갖고 발달했는데 바로 천문현상의 정치적 해석이다.

우선 별들의 이름부터가 황제를 중심으로 신하와 환관과 여인들이 얽혀 있는 모습을 보여주는데, 별이름에 북극성을 중심으로 땅위의 벼슬 이름을 따서 붙였다. 또한 중국의 행정구역 9개에 해당하는 하늘이 있도록 하늘도 9부분으로 나누었다. 어느 분야에서 일어나는 이상한 천문현상은 그에 해당하는 땅위에 일어날 변화를 예시한다는 분야설(分野設)이 여기서 발달되었다.

이처럼 중국에서 점성술(astrology)은 정치 중심의 성격을 갖고 있어서 천문현상으로부터 예측하려는 것은 주로 국가나 왕실의 운명이었다. 서양의 점성술이 개인의 운명을 예측하려는 것이었던데 비해 동양은 전혀 다른 모습으로 발달했던 것이다.

이러한 중국의 고대 점성술은 동중서의 재이설의 중요 부분이 되었고, 유교 전통 속에 흡수되어 후세에 계승되었다. 그러나 불규칙적인 하늘의 변화를 제대로 파악하려면 규칙적인 변화를 우선 잘 알아둘 필요가 있었다. 천문지에는 283별자리에 모두 1,464개의 별이 알려져 있어 같은 시대 서양의 톨레미가 알고 있던 1,022개보다 많은 별을 알고 있었음을 볼 수 있다.

규칙적인 천체의 움직임은 특히 역산의 발달에 아주 중요한 것이었다. 중국에서 예로부터 역산이 크게 발달한 것은 보통 농경문화에서 오는 것으로 해석되고 있다. 씨를 뿌리고 수확하는 데에는 보다 정확한 달력이 필요했을 것이다. 그러나 정확한 시간에 대한 관심이 농업사회라는 이유만으로 동양 각국에서 높았다고 보기 어렵다.

예(禮)를 숭상하던 중국 문화권에서는 제사를 지낼 일이 아주 많았고, 제사를 제대로 지내기 위해서는 농사짓는 것보다 훨씬 정확한 시각을 알 필요가 있었다. 농경의 필요와 예의 숭상이 모두 시계나 달력의 발달에 자극을 주었던 셈이다. 춘추전국시대에 이미 중국에서는 어느 정도 발달한 달력을 이용했고, 간지를 60년 주기로 사용하였다.

역(曆)은 처음부터 태양과 달의 운동을 함께 참고하여 만들어졌는데 그 전통은 오늘날의 음력으로 남아 있다. 비록 지금 음력이라고는 하지만 사실은 태양 태음력이어서 태양의 운동과 달의 운동을 조화시키는 것은 항상 문제가 되었다. 황도 위에 24개의 점을 찍어 놓고 태양이 각점을 통과할 때를 입춘이니 하지니 하여 24절기라 불렀다. (동지)·(소한)·(대한)·(입춘)·(우수)·(경칩)·(춘분)·(청명)·(곡우)·(입하)·(소만)·(망종)·(하지)·(소서)·(대서)·(입추)·(처서)·(백로)·(추분)·(한로)·(설봉)·(입동)·(소설)·(대설) 등 지금도 농사짓는 데 쓰이는 절기는 태양의 운동에서 계절의 변화를 알기 위한 것이다.

그러나 1개월의 길이는 달의 운동을 기준으로 사용했는데 한 달은 29일 혹은 30일인 때도 있어 12개월이 354일이 되어 실제 1년보다 약 11일의 부족을 보였다. 한대(漢代)까지는 윤달을 정하는 방법이 확립되어 19년간에 7회의 윤달을 넣는 방식이 채택되기에 이르렀다. 그리스 시대에 메톤주기(Metonic cycle)라는 이론과 일치한 계산방식을 사용했던 것이다.

60년 주기를 사용하거나 왕의 재위 연수만을 쓰던 기년법도 한대(漢代)에는 재래사상과 관련되어 연호로 사용되기 시작했다. 또 역법도 자주 고쳤는데, 때로는 단지 왕조가 바뀌기만 해도 똑같은 역법에 이름을 바꿔주는 일이 많았다. 역사상 최초의 완벽한 역법으로는 기원전 104년 한(漢) 무제때 제정된 시작한 태초력(太初曆)이다.

왕조가 바뀌거나 새 시대를 시작한다는 뜻에서 역(曆)의 이름을 바꾸는 외에도 실질적으로 오랜 시간동안 관측결과와 예측된 천체 위치에서 차이가 나면 역법은 수정되기도 했다. 그 결과 수나라시대(隋代)에서는 19년에 7회의 윤달을 넣는 방식을 개

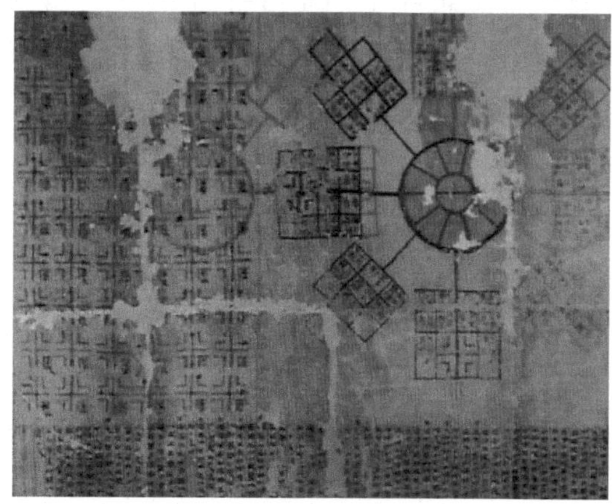

중국의 24절기

량하여 676년에 249회의 윤달을 넣게 되었다. 그 결과 당대(唐代)에 나온 이순풍의 인덕력과 일행의 대안력은 전보다 개량된 역법으로 이것이 백제나 신라에 의해 도입 사용되었던 것 같다.

당대에는 불교가 성했기에 인도와 왕래가 빈번했는데, 인도의 승려이며 천문학자인 구담실달(瞿曇悉達, Gautama Siddhanta)은 인도식 역법을 소개하여 구집력(九執曆, 718년)을 만들었다. 천문제도 또한 다른 관제와 함께 완비되어 국립천문대에 해당하는 당대의 관청에는 1천명 이상이 천문제도 연구에 종사하였다고 보고하고 있다. 이들은 천문을 보고 그 뜻을 해석하여 황제에게 보고하였으며, 정부와 황실의 행사일시를 선택하는 일, 해마다 역(曆)을 만들고 또 필요에 따라 역(曆)을 수정하는 작업, 그리고 시간을 측정하고 알리는 일 등을 맡았다.

송나라는 320년 동안 19번이나 역법이 바뀌었으나 실제로 무슨 기술적인 진보가 있었던 것은 아니다. 몽고족이 세운 원나라 때 역법은 크게 개량되었는데 그 주역을 맡은 천문학자가 곽수경(郭守敬, 1231～1316년)이다. 곽수경을 중심으로 하여 5년간의 연구 끝에 1280년 완성된 수시력(授時曆)은 그때까지의 어느 것보다 정확한 역법이었다. 그는 22가지의 관측기계를 만들었는데 그 중에는 아라비아 천문학의 영향을 받은 새로운 것들이 포함되고 있었다.

원대(元代)를 통해 계속 사용된 이 역법은 명나라가 들어서면서 이름을 대통력(大統曆)이라 하여 그대로 사용되었다. 이 역법은 1년의 길이를 365.2425일로 정하고 있어 오늘날 우리가 쓰고 있는 것과 거의 똑같다. 중국에서는 이 역법이 서양 선교사들에 의해 서양 근대 역법이 들어올 때까지 4백 년 동안 사용되었고, 우리나라에는 고려 말에 유입되었다. 그러나 이 역법을 제대로 이해하게 된 것은 조선 초기 세종대왕의 천문학 진흥에 의해 연구 발전시켜 사용할 수 있었다. 그때 완성된 칠정산(七政算)이란 저서에서 바로 원나라 천문학자 곽수경의 수시력과 아라비아 천문학을 우리나라에 맞게 수정 연구하여 발전시켰던 것으로 천문학 발전의 계기를 만들었다 말할 수 있는 것이다.

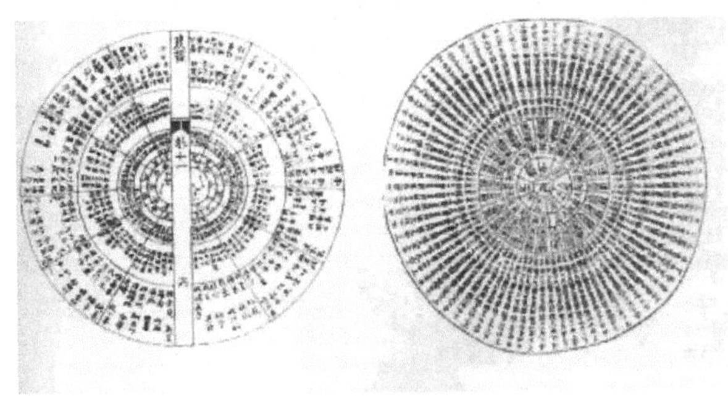

중국 수시지도 율법도

7. 의학과 본초

전통적으로 중국에서는 동물, 식물, 광물에 대한 연구를 본초(本草) 또는 초학(初學)이라 불러왔다. 이 방면에서도 실용적 목적 없이 자연을 연구하는 법은 없었다는 중국의 실용적 특성이 잘 나타나 있다. 본초는 서양의 아리스토텔레스 이후 발달한 박물학과 비슷하지만, 박물학이 구체적인 목적이 없는 학문적 태도였다면 본초는 의약의 연구서로서 존재했다.

사기에는 춘추전국시대의 대표적 명의로 편작(編鵲)이 들어 있다. 그리스의 대표적 명의 히포크라테스와 비슷한 시대에 살고 있던 편작은 히포크라테스와 마찬가지로 병에 걸리면 주술에 의지하지 말고 의사를 찾으라고 말한 것으로 전해지고 있다. 지금 남아 있는 가장 오래된 의학책은 황제내경(黃帝內經)이다.

이 책은 소문(素門)과 영추(靈樞)라는 2경을 모아 놓은 것으로 소문(素門)이 천인합일설・음양오행설 등 자연학에 입각한 병리학이라면, 영추(靈樞)는 침구와 도인(導引) 등 물리요법 등을 서술한 것이다. 근래에 새삼 연구의 대상이 되고 있는 침술은 편작이 처음 시작했다고 전해지는 한의학의 독특한 분야이다. 내경은 인간의 질병이란 음양이 조화를 잃는데서 생기는 것이라 설명한다. 인간은 하나의 소우주이며, 대우주가 음양지기의 조화로서 이루어지고 있는 것처럼 소우주도 마찬가지라는 지론이다.

이런 설명은 동중서의 자연관과 비슷한 것으로 실제로 내경은 전한시대 또는 그 직전에 이루어진 것으로 보인다. 이 책에는 5행설도 활용되어 5장이란 말이 여기서 나온다. 내장을 5장과 6부로 나누어 5장은 심・간・폐・비(지라)・신이고, 6부는 담(쓸개)・위・대장・소장・방광・삼초[三焦 : 모든 기(氣)를 주관하고 수도(水道)를 소통시키는 무형의 장부]라고 적고 있다. 또 질병의 직접적 원인으로는 풍, 한, 서, 습의 광기가 밖에서 들어가거나 혹은 몸 안의 기가 모자라거나 남거나 하는 변화에 있다고 설명한다. 그런데 이 책에는 질병의 치료에 대한 구체적 방법은 적혀 있지 않다.

이 내경에서의 치료방법을 명확히 밝혀주고 그 후 한의학의 기본서가 될 수 있도록 정립시킨 사람이 후한 때 장중경(張仲景, 150～219년)이 편찬한 『상한잡병론(傷寒雜病論)』에 의해 제시되었던 것이다. 장초 태수였던 그는 고향에 열병이 돌아 그의 일족 태반이 죽자 의학을 연구하기 시작하여 이 책을 남겼다고 한다. 그는 질병을 양의 질병 3가지, 음의 질병 3가지씩 모두 6종류로 나누어 열이 나는 모양이나 맥이 뛰는 정도에 의해 이를 진단하도록 가르쳤던 것으로 오늘날 한의학에서의 진맥에 의한 질환적 특성 연구의 기초를 이루게 되었다 말할 수 있다.

또 그 증세에 따라 땀을 내게 하거나 토하게 하거나 또는 설사를 하게 하는 등 다른 치료방식을 썼다. 이 책 역시 동양 3국에서 한의학의 기본서로 후세에 깊은 영향을 미쳤다. 또한 후한의 명의 화타는 마불산이란 마취제를 사용하여 통증을 완화시켜 어려운 수술을 했다고 기록이 남아 있으나 중국 의학이란 원래 종기를 째는 정도 수준으로 그 이상의 외과수술은 할 수 없었을 것으로 추측된다.

현재까지 남아 있는 가장 오래된 또 하나의 본초서는 남북조시대 양(梁)나라의 도홍경(陶弘景, 456~536년)이 지은 『신농본초경(神農本草經)』이다. 전설적인 신농시가 가르쳐준 것이라는 뜻에서 이런 제목이 붙었으나 실제로 저자는 당시 신비롭고 사상화되고 있던 도교사상에 심취했던 사람으로 이 책에 소개된 365종의 약물은 상, 중, 하의 3품으로 나누어 이들이 각각 양명, 양생, 치병의 기능을 갖고 있다고 되어 있다. 소개하는 약품을 1년의 날수와 같이 365가지로 나타낸 것이나, 상품의 약은 불로장생을 가능하게 해준다는 등의 표현에서 도교의 이념을 바탕으로 하는 문구를 많이 사용하였던 것으로 미루어 볼 때 훗날 오히려 도가의 신선술에 영향을 끼쳤다고 볼 수 있다.

후한 이후 거의 300년 동안을 남북조시대 또는 육조시대라 불렀는데, 이때에는 신비주의가 크게 일어나 신선술이 발달했고, 그 대표적 학자가 동진(東晉)의 갈홍(葛洪, 283~343년경)이다. 그가 남긴 『포박자』는 연단술의 기본서로 후세에 전해지고 있는데, 약품을 세 가지로 분류하는 방법에 대해서는 여기에서도 제시하고 있다. 당대에는 『천금방』을 쓴 의성 손사곽이 있었는데, 그는 질병의 이치를 연구하는 의학과 환자를 치료하는 의술을 구분하여 의사와 환자 사이의 윤리를 중요시했다. 그의 책에서는 진단과 치료를 중심으로 서술되었으며, 치료약품에 관해서는 그 성능이나 효력 그리고 분량과 용법을 정확하고 신빙성 있게 더욱 상세히 서술하고 있다.

인쇄술이 발달한 10세기경에는 그림까지 섞은 본초서가 여러 권 출판되었지만, 이것을 모두 종합하여 30년간의 연구를 거쳐 대작을 남긴 사람은 명나라 말기의 박물학자이며 약학자인 이시진(李時珍, 1518~1593년)에 의해서이다. 종래의 본초서가 대개 3품으로 밖에 분류할 수 없었고, 도교의 영향을 벗어나지 못하고 있었는데 반해 그는 광물, 동물, 식물로 분류하여 보다 자연분류법에 접근했음을 보여준다. 특히 1590년 이시진에 의해 간행된 『본초강목(本草綱目)』은 한국, 일본 등에서도 여러 차례 출간되었고, 오늘날까지도 이 방면 연구에 도움을 주고 있다. 이 책에 수록된 본초항목은 모두 1,892종이며, 이들 각각에 대해 작자는 다른 책의 글을 인용하고 또 자기 의견을 덧붙여 대작을 남기게 되었다. 이시진에 의해 약품이 중심이었던 중국의 본초학은 비로소 박물학과 비슷한 단계에까지 발전할 수가 있었다.

〈중세 과학의 발달〉

1. 중세의 과학

로마가 멸망한 5세기 중반부터 약 5백년 사이를 사람들은 암흑시대라고 불러왔다. 정치적으로 대제국이 몰락한 후의 혼란은 쉽사리 수습되지 않아 문명의 발달은 크게 제약을 받을 수밖에 없었다. 또 이 시대를 지배하던 스콜라철학(Scholasticism)의 태도도 과학의 발달에 유리한 조건은 되지 못했다.

신의 계시 속에 이미 주어져 있는 진리를 찾으면 되는 것이지 새삼 진리를 밖으로부터 찾을 필요가 없다는 입장에 선 스콜라 철학자들은 인간은 존재하는 자연 속에서 진리를 찾을 필요성을 느끼지 않았다. 대부분의 그리스 자연철학은 계승되지 못한 채 중세 초기의 유럽은 그런대로 변화를 거쳐 가고 있었다. 그 변화의 첫 사이클은 야만인 게르만족과 튜튼족(Teutons : 게르만의 한 민족)의 침입과 함께 문명세계에 소개한 여러 가지 기술과 더불어 시작했다.

2. 기술의 혁신

암흑시대라는 중세 초기는 보기에 따라서는 계속되는 기술의 혁신시대라 할 수도 있다. 북쪽으로부터 밀려온 야만인들은 버터를 만들고 가죽을 다루는 기술에서부터 새로운 쟁기와 말의 멍에까지를 문명세계에 전해 주었다. 우선 눈부신 변화를 가져온 것은 농업기술이었다. 민족의 이동으로 새로운 농작물이 전 유럽에 퍼지게 되었으며, 그 중 제일 중요한 농업기술은 새로운 쟁기의 도입이었을 것이다. 고대에는 주로 가벼운 쟁기를 한 사람이 끌고 한 사람이 뒤에서 누르며 따라가는 방식을 썼으나, 새로운 쟁기는 더 무겁고 바퀴를 달았으며 동물이 끌게 되어 있었다. 이런 쟁기는 밭을 보다 깊이 갈 수 있어 농작물의 수확을 늘려 주었다.

새 쟁기는 보다 큰 힘을 필요로 했고, 그 힘을 제공해 준 것은 주로 소였다. 그러나 10세기부터는 말을 쓰는 방법이 널리 퍼졌는데 그것은 그때까지 말의 목에다 걸었던 멍에를 가슴에 걸게 됨으로써 말이 목을 조이지 않고 일을 할 수 있게 되었기 때문이었다. 사실 이런 멍에방식의 개량은 로마시대보다 말의 끄는 힘을 세배이상 늘려주는 것이었다. 같은 양의 휘발유를 가지고 세배의 거리를 달리게 해주는 새로운 엔진이 나오는 것과 같은 놀라운 변화였음이 틀림없다.

말의 효율적 이용은 멍에방식의 개량 이외에 편자, 박차, 안장 등이 모두 중세 시대를 걸쳐 발달해 나온 것이었다. 그전까지는 황소가 더 널리 쓰였지만 중세 후기부터는 말이 농사에도 중심이 되는 동물이 된 것이다. 뿐만 아니라 말은 유효한 교통수단으로도 중요해졌는데 로마 이후 마비되다시피 했던 육상교통의 제일 중요한 수단이 되었다.

또한 풍차와 물레방아로 동력을 얻어 방아를 찧고, 기름을 짜고, 높은 곳에 물을 대거나 하는 등에 이용된 것도 중세에 크게 번창했다. 11세기 영국에만도 5,600개 이상의 물레방아가 있었다고 기록되어 있을 정도이다.

3. 12세기의 르네상스

농업혁신을 통한 잉여 생산, 도시의 발달과 봉건제도의 성장 등을 배경으로 오랫동안 암흑시대에 있던 유럽은 다시 서양문화의 주도권을 차지하기 시작했다. 그때까지 아라비아에 머물던 서양문화의 중심은 12세기 동안 서서히 유럽대륙으로 옮아갔고, 이 중대한 사태의 변화를 12세기의 르네상스라 부른다.

12세기에 학문의 발달을 자극한 것은 아랍과학이 대규모로 번창하여 유럽에 수입되면서 가능하게 된 것이다. 1085년 스페인의 톨레도(Toledo)가 십자군의 손에 넘어왔고, 1091년에는 이탈리아 남쪽의 시실리(Sicily)섬이 기독교도의 수중에 들어왔다. 이런 지역에는 아랍 말과 라틴어에 모두 능한 학자들이 있었고, 바로 이들이 아랍과학을 라틴어로 번역해낸 장본인이었다. 그러나 아랍과학은 사실은 아랍어로 씌어진 그리스 과학이 대부분이었다. 번역가들은 아랍사람들이 불려 놓은 아랍과학보다는 그들이 번역해 두었던 그리스 과학에 더 관심을 가졌었다.

12세기 르네상스를 가능하게 한 대표적인 번역자가 바스 아델라드(Adelard of Bath), 크레모나 제라드(Gerard of Cremona, BC 111～87년) 등이다. 12세기 초 유럽 여러 나라를 두루 여행한 아넬라드는 유클리드를 처음으로 아랍어에서 라틴어로 옮긴 것을 비롯하여 아랍 최고의 수학자인 알콰리즈미의 이론도 라틴어로 번역했다. 1175년 아랍인들에게 알마게스트(Almagest, Great System)라고 알려진 프톨레미의 천문학을 라틴어로 번역한 제라드는 아르키메데스와 아폴로니우스에 대해서도 번역하는 등 가장 폭넓은 활동을 벌여 92종의 번역서를 완성했다고 알려져 있다.

플라톤이나 아리스토텔레스의 자연관은 그 대강이 알려져 있었지만 그 모습 전체가 서양에 전해지기는 이들의 번역을 통해서였다. 예를 들면 아리스토텔레스의 물리학과 기상학은 12세기에 제라드에 의해, 동물학은 13세기 초에 마이클 스카트(Michael Scot,～1235년)에 의해 번역되어, 13세기 후반에는 아리스토텔레스의 거의 모든 이론서가 라틴어로 알려지게 되었다. 히포크라테스, 갈렌 등의 그리스, 로마 의학과 이븐, 시나 등의 아랍 의학서적들도 제라드를 비롯한 번역가들에 의해 13세기 후기까지에는 소개가 전부 끝났다.

그리스 이래 아랍시대까지의 과학 유산은 13세기에 그 대부분이 라틴어로 번역되어 대량 흡수가 가능한 단계에 이르게 되었다. 이후 서구의 과학은 그 토대 위에 독자적인 발달을 할 수가 있었던 것이다. 그러나 근대과학이 일어나기 전에 서구에서는 그밖에도 여러 가지 변화가 있어 왔다.

4. 대학의 등장

고대 교육기관으로는 플라톤의 아카데미(Academy), 아리스토텔레스의 리케이언(Lykeion)에 이어 알렉산드리아의 프톨레미 1세(Ptolemy 1 Soter)가 세운 뮤제이언(Musrion)이, 아랍세계에서는 집현전이 있어 연구와 교육을 담당했었다. 이후 12세기까지 이와 같은 기관이 발달하지 못하다가, 13세기부터 전문 교육기관으로서의 대학이 나타나기 시작했다.

대학에 따라서는 그 역사를 10세기 이전까지 끌어올리고 있지만 오늘날 우리가 아는 뜻에서 universitas(영어 표기 : university)가 처음으로 대학에 쓰여진 것은 13세기부터였다. 이탈리아의 볼로냐(Bologna), 프랑스의 파리(Paris), 영국의 옥스퍼드(Oxford)를 대표로 하는 수많은 대학이 13세기에 유럽의 방방곡곡에 생겨났다.

퍼듀(Padua), 나폴리(Naples)대학은 볼로냐와 함께 르네상스 이탈리아의 대표적인 대학으로 급성장했고, 옥스퍼드로부터 독립한 케임브리지(Cambridge)대학도 이 때 태어났다. 이보다 약간 뒤늦게 스페인, 독일, 폴란드에서도 대학이 생겨 비엔나대학(1365년)이나 하이델베르크(Heidelberg)대학 등이 그 대표적 예이다. 대학은 교회 안에서의 학문 활동이 세속화해가며 일어난 것이라고 할 수 있다.

그 결과 성직자만이 독점해오던 높은 수준의 학문이 대학교수에게로 전파되기 시작하면서 학문의 연구는 교회의 지배를 벗어나기 시작했다. 학문의 세속화는 과학 연구를 보다 전문화시켰으며 동시에 연구의 자유와 비판의 자유를 길러 주었다. 중세 말기에 새로운 연구방식이 나오면서 절대적 권위를 갖고 있던 아리스토텔레스의 과학체계가 논리적 비판을 받게 될 수 있었던 것은 이런 시대적 배경이 있었기에 가능했던 것이다.

5. 실험정신의 싹틈

중세시대에 자연을 바라보는 기본적 태도는 고대 그리스시대 플라톤과 아리스토텔레스의 논리적 관점 이후의 전통을 지속해 왔다. 그러나 이들이 사물을 바라보는 시각을 보면, 플라톤은 눈앞에 보이는 현상보다는 그 뒤에 있는 영원히 변하지 않는 이데아(eidos)의 세계에 깊은 관심을 가졌고, 아리스토텔레스는 실제 존재하는 현상(現象)을 중요시하고 그것을 과학의 대상으로 보는 상대적 차이점을 연구하는 데 중점을 두었다.

플라톤이 지나친 관념론에 치우친데 반해 아리스토텔레스는 경험론의 입장을 제법 대표한다고 하겠다. 이들을 대립시켜 볼 때 중세 전기는 단연 플라톤의 시대였으나 정리된 아랍어판 관련 서적들이 라틴어 등으로 번역되면서 재발견되었고, 아리스토텔레스의 사상체계는 특히 토마스 아퀴나스(Thomas Aquinas, 1245~1274년) 같은 사람들의 노력으로 아리스토텔레스의 중요성은 더욱더 높아져 갔다. 이런 실험정신을 대표하는 인물로는 로버트 그로스테스트(Robert Grosseteste, 1175~1253년)와 그의 제자 로저 베이컨(Rogr Bacon, 1210~1293년) 등이 있다.

옥스퍼드대학의 초대 학장이었던 그로스테스트는 자연에 대한 어떤 가설은 경험을 바탕으로 세워져야 한다는 새로운 과학방법론을 내세웠다고 하여 후세에 이름을 남겼다. 그 가설로부터 도출된 결론은 다시 경험을 통해 그 옳고 그름이 판정되어야 하며, 만약 하나의 가설에서 연역해낸 결론이 경험적 사실과 어긋났다면 그 가설 자체를 버려야 한다는 것이 그로스테스트의 주장이었다. 수학적 연역방법과 실험적 검증을 강조하는 그의 과학방법은 갈릴레오 이후 일어난 근대과학의 방법에 걸맞는 사건으로 인증되어 그로스테스트의 이름은 근대 과학 성립에 있어서 영원히 기억될 수 있었다.

그로스테스트는 빛의 형이상학이라 불리우는 독특한 생각을 갖고 있던 인물이었다. 이 생각이 완전한 그의 독창적 사고는 아니었지만 신플라톤주의(Neo-Platonism)가 갖고 있던 순수 형이상학적이던 빛의 관념에 물리학적 의미를 부여한 것은 그의 공로임이 틀림없다. 그에 의하면 하느님은 무에서 제일자료 또는 원초적인 물질(Primordial matter)과 빛을 만들어냈다. 원래 이 원초적인 물질은 공간성을 갖고 있지 않으나 여기에 빛이 보태질 때 비로소 공간을 채우는 구체적 물질로 바뀌고 그것이 비로소 인간의 오관을 통해 느껴지고 알게 된다는 것이다.

그렇게 볼 때 자연 속에서 일어나는 모든 운동이나 변화를 제대로 이해하기 위해서는 빛을 바르게 설명할 수가 있어야 타당성 있고 당연한 일이었다. 오늘날의 장(field) 개념을 생각하게 해주는 그의 빛의 형이상학은 당시 널리 인정된 생각이었음이 틀림없는데, 이는 13세기 크게 유행하였던 광학의 연구가 바로 그런 인식을 바탕으로 발전되었을 것으로 추측되기 때문이다.

그로스테스트는 광학에 깊은 관심을 갖고 무지개가 공기와 구름 사이의 햇빛을 뚫고 지나오면서 굴절하여 생긴다는 것을 알았으나 그 이상 상세한 설명은 하지 못했다. 그의 제자인 로저 베이컨은 스승과 거의 같은 사상을 갖고 있었다. 수학적 방법과 실험의 중요성을 강조한 베이컨은 권위와 관습의 노예로 머물고 있는 학문적 태도를 비난하고 자연에 대한 지식은 실험을 통해 얻어져야 한다고 강조했다.

로저 베이컨은 스승인 그로스테스트는 보지 못했던 아랍광학에 접할 수가 있었다. 특히 그의 스승의 광학에 대한 관심과 아랍의 알 하젠(Alhazen)의 광학연구에서 얻은 영향으로 자신 또한 빛의 연구에 몰두하게 되었다. 볼록렌즈의 확대현상을 연구한 베이컨은 역사상 처음으로 망원경의 가능성을 예언한 사람이었다. 빛의 반사가 운동으로 전달되면 따라서 빛을 전파시키는 데는 시간이 걸릴 것이라는 그의 생각은 그 후 근대과학이 이룩한 빛의 본질에 보다 가까운 의견이었던 셈이다. 망원경, 현미경 같은 것의 가능성을 예언한 베이컨은 또한 짐승의 힘을 빌지 않고 움직이는 수레(자동차), 하늘을 나는 기계(비행기), 물속에서 움직이는 기계(잠수함) 등을 예언하였다.

베이컨의 친구였던 피에르드 마리쿠르(Rierre de Maricourt 또는 Petrus Peregrinus)는 서양사에서 처음으로 자석에 관한 연구를 남긴 사람이다. 그는 체계적인 실험을 통해서 그는 자석의 서로 다른 극만이 서로 잡아끌고 같은 극은 서로 밀어낸다는 이론과 자석을 둘로 잘라도 양 두 쪽이 각각 자석이 된다는 것, 그리고 보통의 쇠를 자석으로 만들 수도 있다는 것 등을 알아내었다. 그러나 자석이 남북을 향하는 것은 지구의 북극이 아니라 북극성을 향하는 것으로 설명하기도 했다.

경험과 실험의 중요성을 강조하는 새로운 경향은 13세기에는 이렇다 할 성과를 못 내었으나 이런 정신은 계승되어 이탈리아로 건너가 갈릴레오에게까지 영향을 주었다고 학자들은 생각하고 있다.

6. 아리스토텔레스 권위에 도전

아리스토텔레스의 자연관에 영향 받은 스콜라 철학을 대표하는 이탈리아의 신학자 토마스 아퀴나스는 우주란 물질로 충만되어 있어 진공은 존재하지 않는다고 주장했다. 또한 질서정연하게 움직이는 천체의 모습을 보면 그 움직임을 가능하게 하는 절대자의 존재를 확신할 수밖에 없다고 말했다. 우주의 신비 그것이 신의 존재를 증명한다는 그의 주장은 중세 말기부터 의심을 받게 되었다.

예를 들면 오캄(William Ockham, 1295~1349년)은 토마스 아퀴나스식의 신의 존재 증명은 올바르지 않다고 판단했다. 그에 의하면 아리스토텔레스의 운동이론, 즉 운동하는 물체는 계속적인 힘의 작용을 받아야만 운동을 계속할 수 있고 또 힘의 매개를 위해서라도 진공은 존재할 수 없다는 이론을 반대하였다. 자석이 멀리 떨어진 쇠붙이에 힘을 작용하는 예를 들어 오캄은 수레와 말의 경우와는 달리 서로 직접 연결되지 않은 것도 힘을 작용할 수 있다고 주장한 것이다.

그렇다면 힘의 매개 때문에 진공이 있을 수 없다고 주장한 아리스토텔레스의 이론도 더 이상 타당하지 않다. 특히 오캄은 임피터스(Impetus · 추진력)를 주장하였으나 사실 그가 창안한 것은 아니었다. 6세기 알렉산드리아의 이단적 사상가였던 존 필로포노스(John Philoponos, 490～570년)는 각 천체마다 천사 한 명씩을 시켜 밀어주고 있다는 종래의 생각에 반대하고, 하느님은 애초에 모든 천체가 시간의 흐름에 관계없이 원운동을 계속하도록 추진력을 주었다고 주장했다. 즉 천체가 지구둘레를 원운동하는 이유는 마치 무거운 물체가 땅위에서 지구중심으로 떨어지듯이 하느님이 처음부터 그렇게 하도록 천체에 임피터스를 부여해 주었기 때문이라는 것이다. 회교도를 통해 유럽에 수입된 이 아이디어가 오캄에 의해 부활된 것이다.

하느님이 애초에 임피터스를 주면 될 일을 수많은 천사를 동원하여 복잡하게 했을 이치가 없다는 존 필로포너스의 생각은 오캄으로 하여금 '적은 것으로 할 수 있는 일을 많은 것으로 하지 않는다'라고 선언하게 했는데 이를 면도날 원칙(razor principle)이라 한다. 근대 과학자들의 자연관찰에 대한 기본 태도가 '자연은 복잡한 방법보다는 간단한 방법으로 움직인다'라는 입장임을 볼 때, 오캄이 이런 태도의 원천이었다고 말할 수 있다.

옥스퍼드의 오캄에 의해 부활된 임피터스설은 파리대학의 학장 진 뷰리단(Jean Buridan)과 그 후임자였던 알버트 삭소니(Albert Saxony) 등에 의해 계승되었다. 뷰리단은 아리스토텔레스의 운동이론이 틀리다는 것을 증명하기 위해 팽이 운동을 예로 들었다. 제자리에서 빙빙 도는 팽이의 경우에는 실린 공기가 뒤에서 다시 밀어주는 그런 작용이 없음에도 불구하고 팽이가 운동을 계속할 수 있음은 임피터스설이 올바름을 알 수 있다는 것이었다. 또한 그는 임피터스란 물질의 양과 그 속도에 비례하는 것임을 알고 있었다.

14세기 진 뷰리단은 무게가 다른 물건이라도 공중에서 동시에 떨어뜨리면 같은 속도로 낙하한다고 주장하였고, 뒤이어 니콜 오렘 역시 같은 견해를 내세웠다. 이는 아리스토텔레스의 주장과는 반한 것으로 17세기까지 받아들여지지 않았으나 갈릴레이가 피사의 사탑에서 아리스토텔레스의 이론이 허구임을 증명함으로써 세상에 다시 빛을 보게 되었다.

알버트 삭소니는 투사체의 운동이란 처음에는 임피터스가 무게를 이겨 직선운동을 하지만 임피터스가 저항 때문에 약해지면서 무게에 의한 낙하운동이 복합되어 곡선운동을 하다가 임피터스가 아주 약화되면 낙하운동만이 남게 된다고 설명했다. 그는 또한 운동을 등속도 운동, 등가속도 운동, 불규칙 운동의 세 가지로 나누어 설명하기도 했다.

그 뒤를 이은 파리의 니콜 오렘(Nicole Oresme, 1320~1382년)은 처음으로 위의 세 가지 운동을 그래프로 그려 등속운동은 직사각형으로, 변속운동은 삼각형으로, 불규칙운동은 불규칙하게 그릴 수 있음을 보여주었다. 또한 수학, 점성술, 천문학에 밝은 그는 당대의 일류 경제학자로서 화폐에 관한 중요한 책을 남긴 학자였다.

또한 그는 고대 그리스의 지구 자전설을 부활시킨 사람으로 알려져 있다. 모든 자연현상은 변화를 포함하고 있다. 그 변화를 기하학적 그림으로 표현할 수 있다는 인식은 17세기에 이르러 데카르트의 해석 기하학이 나옴으로써 더욱 발전한 것으로 근대과학의 기초가 되는 중요한 인식이었던 것이다.

7. 갈릴레오의 선구자들

중세과학과 근대과학을 구별해주는 한 가지 특성이 근대과학의 수학화라고 볼 때 니콜 오렘까지의 학자들은 이미 근대과학의 태도를 단편적으로나마 보여주고 있었던 셈이다. 이들 이외에도 여러 중세학자들이 자연현상의 수학적 이해를 위해 노력했고, 그 중 대표적인 사람들이 옥스퍼드의 머튼대학(Merton College)의 학자들이었다.

계량학파라 불러도 좋을 이들 중에는 토마스 브래드워딘(Thomas Bradwardine, 1295~1349년), 리차드 스와인스헤드(Richard Swineshead, fl. 1344~1355년), 윌리암 하이티스베리(William Heytesbury, 1313~1372년) 등이 포함되어 있다. 아리스토텔레스의 운동이론에서 물체의 운동속도는 그에 가해지는 힘에 비례하고 저항에 반비례한다[V = K(P / R)]는 이론에 반대하고 나선 브래드워딘은 그 대신 [V = KlogP / R]에 해당하는 식을 내세웠다. 힘(P)이 저항(R)보다 작거나 같은 정도라면 운동은 일어나지 않음을 보여주고 있는 이 주장은 옳은 것은 아니지만 아리스토텔레스의 이론을 다른 이론을 갖고 배격했다는 점에서 그 의미가 있었던 것이다.

이 학자들은 또한 등가속도 운동에 있어서의 통과거리는 초속도와 종속도의 평균속도를 가진 등속도 운동은 같은 시간 동안에 통과한 거리와 같다는 사실을 발견해냈다. 이것은 오늘날 머튼규칙(Mertonian Rule)으로 알려져 있지만 이것을 그래프로 설명한 니콜 오렘을 기념하여 오렘의 규칙(rule of Oresme)으로 알려져 있기도 하다. 같은 머튼대학의 덤블튼(John Dumbleton, fl. 1331~1349년)은 등가속도 운동에 있어서 통과거리는 시간의 제곱에 비례한다는 정확한 사실을 알아내었다. 그러나 그는 이와 같은 자연현상의 수학적 이해에도 불구하고 실험적 측면에서는 무관심하여 자유낙하의 문제에서는 적용하지 않았다.

14세기까지의 스콜라 학파들이 발전시킨 자연관은 운동을 수학적으로 이해하려 했다거나, 운동량 또는 운동의 합성 또는 질(quality)을 계량화(quantification) 하려는 노력 등에서 놀랄 만한 성공이었고 갈릴레오를 선구자로 불리울 만한 중요한 발전이 있었음이 사실이다. 그러나 그것은 단편적이었고 제한된 것이었다. 예를 들면 임피터스의 아이디어는 모체에서 추진력을 찾으려는 아리스토텔레스의 생각을 조금 바꿔 모체 대신 운동체에서 추진력을 찾은 것뿐이었다.

근대적인 관성(inertia)의 이론에 의하면 정지하고 있는 물체에도 관성은 존재하지만, 중세 학자들의 임피터스 이론은 아리스토텔레스의 운동이론을 근본적으로 뒤흔들면서도 오히려 근대과학 보다는 그리스과학에 더 가까웠다고도 말할 수 있는 것이다. 이런 한계성을 가진 발전 속에 중세의 종말을 고하는 일대 지적혁명이 일어날 수 있었던 바탕은 성숙되고 있었다고 하겠다. 실험정신의 등장, 자연현상의 수학적 이해 등 근대과학의 특성은 부분적으로 발달되고 있었으나, 문제는 그 부분들이 어떻게 한 곳에 모여 과학혁명을 낳았느냐 하는 것이었다.

제 6 장

생명공학을 지탱하는 전자공학

바이오센서는 생체물질(분자식별소자)과 전자장치(신호변환소자)의 조합으로 이루어진다는 것은 이미 설명하였다. 이 장에서는 바이오센서를 넓게 해석하여 전자공학 기술과 바이오테크놀로지의 이용에 대해서 소개한다.

1. 전기에 의한 세포융합과 유전자 도입

유전자 자체는 생명의 설계도라고도 말할 수 있다. 세포를 이용하여 유전자를 도입하고 그 유전자를 인체의 생화학적 반응에 정상적으로 기능시키지 않으면 안 된다. 종류가 다른 2개의 세포를 하나로 하는 세포융합이나 세포별로 유전자를 도입하는 기술은 현대 바이오테크놀로지 시대에 중요한 기초기술로 되어 있다. 여기에서 전자공학기술은 바이오테크놀로지 기술적 측면에서 기초적 기술로 이용되고 있다.

세포융합 또는 유전자 도입법은 폴리에틸렌 글루코오스 등의 약품처리, 바이러스 벡터에 의한 방법, 마이크로인젝션 등의 방법이 있지만, 전자기술에 의한 유전자 도입방법은 기기는 조금 비싸지만 간편하며, 무독성으로 재현성이 좋으므로 많이 보급되고 있다.

1.1 전기에 의한 세포융합

세포융합을 행하기 위해서는 우선 세포끼리 접합하지 않으면 안 된다. 세포는 1㎛ 정도의 크기이기 때문에 수작업은 힘들다. 이 세포조작도 전기에 의하여 행한다. 이 방법은 그림 6-1에 나타낸 것처럼 교류전장 중에서 세포를 들어 올림으로써 조작이 가능하게 될 것이다. 세포 자신은 거시적으로는 중성이지만 교류전장(1 MHz, 400 V/cm 정도) 중에서는 분극한다. 전장이 불균일질이라면 보다 강한 전장으로 이동한다. 이것은 유전영동이라 하여 전장의 제곱근에 비례하므로 전장이 극성에서는 일어나지 않는다.

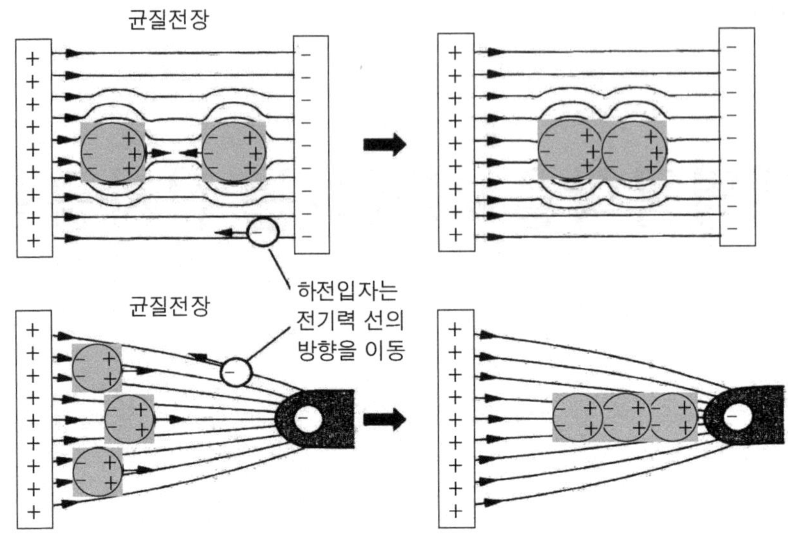

그림 6-1. 세포의 교류전장에 의한 유전영동

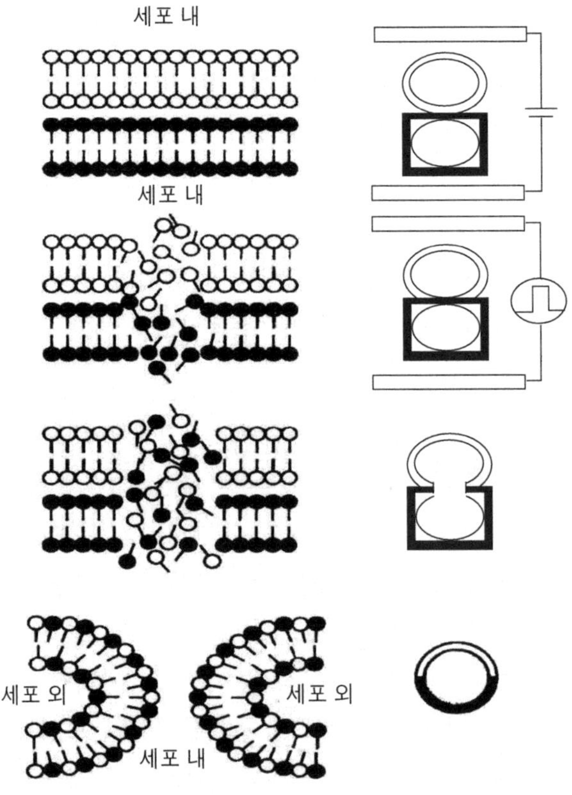

그림 6-2. 전기펄스에 의한 세포융합의 원리

2개 이상의 세포가 근방에 존재하면 그들은 전장방향에 따라 접착한다. 균일한 전장이라도 2개 이상의 세포가 주변에 존재한다면 세포 자신에 의하여 만들어진 전장의 약간의 비틀림현상에 의하여 상호 유전영동 되어 접착된다. 그 결과 세포가 몇 알씩 연결된 상태가 된다.

그림 6-2에 나타낸 바와 같이 세포끼리 접착한 후 몇 kV/cm, 50 μs 정도의 펄스 전압을 가하면 세포의 접촉점에서 세포막의 1차 파괴가 일어나 이것이 복원될 때 근접하는 세포 간에서 융합이 일어난다. 이 펄스에 의하여 세포막이 일시적으로 파괴되어 복원을 일으키는 현상은 막의 가역파괴라고 한다. 이것이 전기펄스에 의한 세포융합이다.

1.2 전기에 의한 유전자 도입

그림 6-3에서와 같이 고립된 세포에 펄스전압을 가하여 그것에 의하여 생긴 소공(小孔)이 복원할 때 주위에 액체가 소량 사용되는 것으로 알려져 있다. 따라서 세포는 도입하고 싶은 유전자의 현탁액과 함께 전기펄스를 가하는 것으로서 세포 내에 유전자를 도입할 수 있다. 이 방법은 일렉트로폴레이션(전기천공법)이라고 한다.

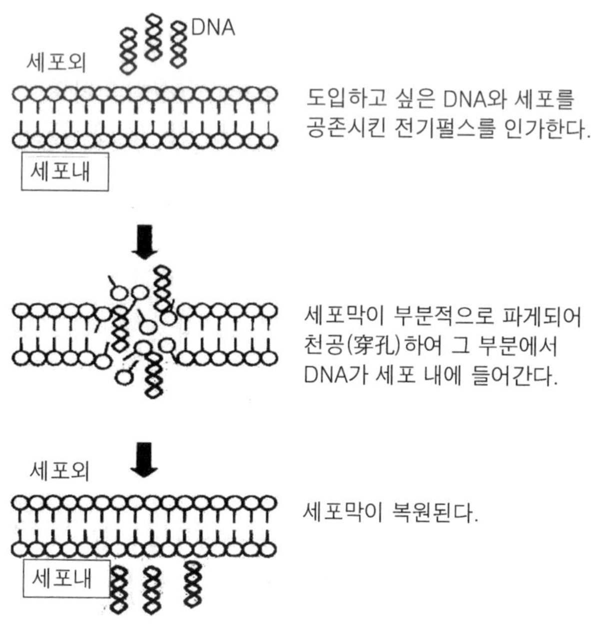

그림 6-3. 일렉트로폴레이션에 의한 세포내로 유전자 도입

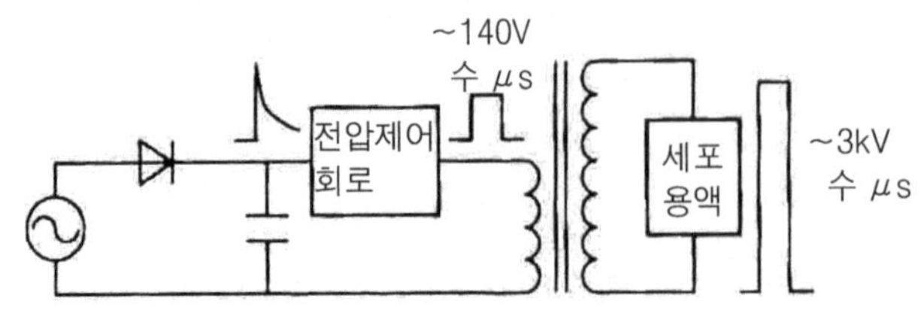

그림 6-4. 전기펄스 장치의 개략도

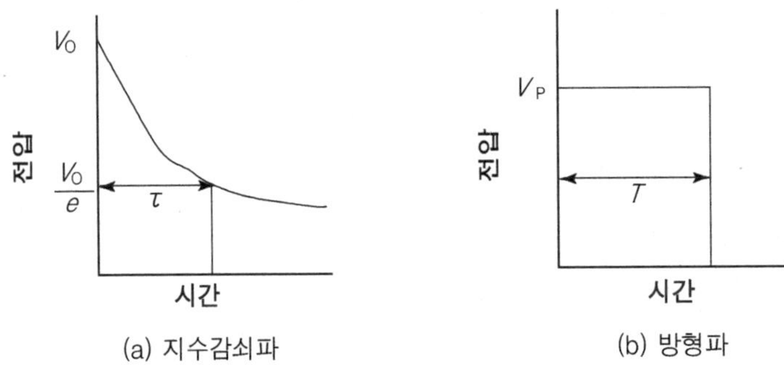

그림 6-5. 전기펄스의 파형

그림 6-4에 전기펄스장치의 개략도를 나타내었다. 전압제어회로에서 펄스형상을 제어하고 트랜스에 의하여 고전압을 발생한다. 전기펄스파형은 그림 6-5에서와 같이 지수감쇠파와 방형파가 이용된다. 전자는 초기전압 V_O와 감쇠시정수 τ 가, 후자는 펄스전압 V_P와 폭 T가 제어 파라미터로 된다.

감쇠펄스는 제어회로가 값싸지만 시정수가 현탁액의 종류, 용량, 온도, 세포밀도, DNA 농도 등에 의하여 변동하므로 감쇠파의 제어회로보다도 비싸지만 현탁액의 상태에 따라 펄스파형에 영향을 받지 않는다는 장점이 있다. 그럼에도 불구하고 정량적으로 전기량을 공급할 수 있어 재현성이 좋은 일련의 방법이라고 말할 수 있다.

1.3 체세포 복제생물

이와 같은 방법으로 식물의 형질전환에도 성공하고 있지만 무엇보다도 큰 것은 포유동물의 배양세포에 적용이 가능하다는 점이다. 특히 이 기술에 의하여 체세포 복제생물이 만들어지게 되었다. 복제생물과 똑같은 유전자를 갖는 생물로 매우 알기 쉬운 예로서는 일란성 쌍생아이다. 쌍생아(쌍둥이)의 경우 수정란 상태에서 같은 유전자를 가져 생물고체로서 성장했다. 그러나 이미 성장한 어른의 복제를 만들기에는 자신의 유전자를 수정란에 도입시켜 그것이 성장하지 않으면 안 된다.

인류 최초 복제생물은 영국의 J. B. 가아돈에 의하여 1960년에 보고된 아프리카 쯔메개구리이다. 그림 6-6과 같이 미수정란에 자외선을 투과시켜 핵을 파괴한다. 그리고 다른 올챙이의 장세포의 핵을 피펫으로 빼낸 다음 미수정란에 주입한다. 그러면 이 미수정란은 성공률이 약 2.5%로 낮지만 생물의 고체로 성장했다. 그러나 다른 세포의 핵을 이식해도 성장하지 않았다. 부화 직전의 미배아(尾胚芽)의 장벽핵을 이식하면 약 40%의 성공률이었다.

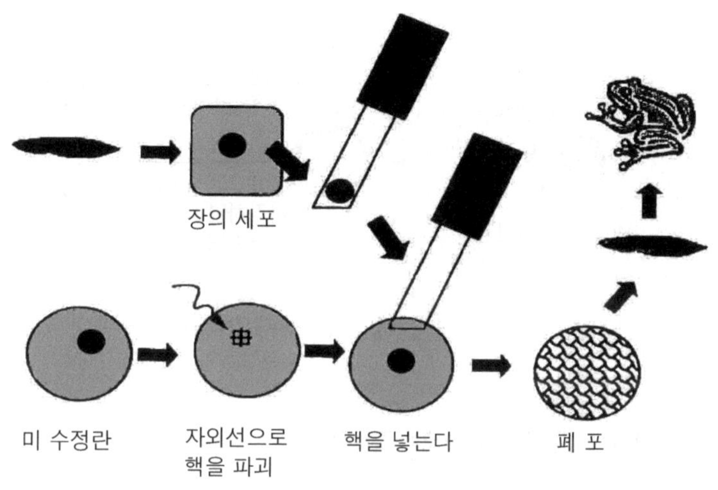

그림 6-6. 핵이식에 의한 크롬개구리

이 결과 분화가 진행되면 핵 자체에 변화가 일어나 최초부터 분화를 되풀이 할 수 없다는 것을 나타낸다. 이런 점에서 핵이식에 의한 체세포 크롬의 제작은 어려웠다. 최초 포유동물의 체세포 크롬생물은 1997년에 로스린 연구소의 I. Wilmut들에 의하여 실행된 양 둘리이다. 그림 6-7에서 나타낸 바와 같이 6세의 어미 양의 유선세포를 빼내고 낮은 농도의 혈청으로 처리하는 방법으로서 세포의 활동을 정지시킨다. 한편, 다른 양의 난자(미수정란)를 빼내고 난자의 밖에 있는 투명체로 마이크로 피펫을 꽂아 극체와 염색체를 제거한 다음 투명체의 열린 구멍에서 어미 양의 유선세포를 1개 넣는다. 이 상태에서는 난자와 유선세포는 접하고 있을 뿐이다.

여기서 전기펄스를 가하면 세포융합이 일어나 유선세포의 핵이 난자로 이동한다. 그리고 세포분열이 시작한다. 이 난자를 대리모의 자궁에 넣어 150일 지나면 6세 어미 양과 똑같은 유전자를 가진 둘리가 탄생했다. 이 성공을 계기로 여러 가지 포유류 동물의 체세포 크롬이 보고되고 있지만 그 중요한 과정인 핵이식에 전자공학기술이 이용되고 있다는 사실이다.

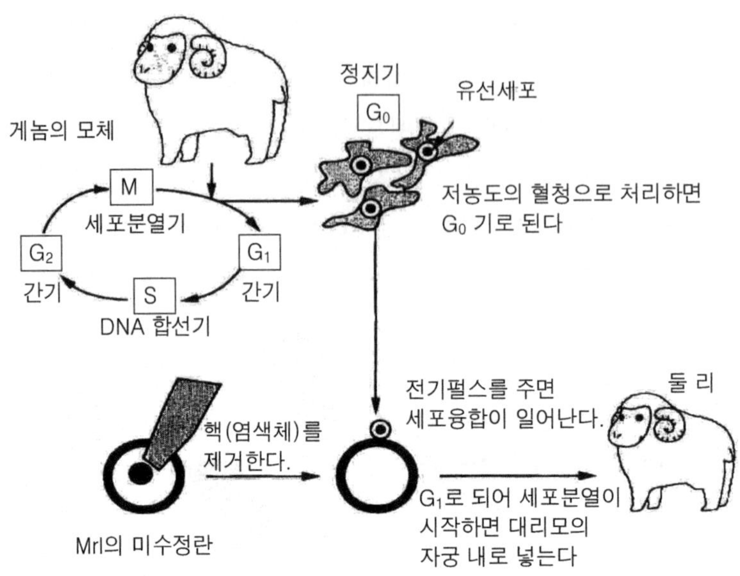

그림 6-7. 세포융합에 의한 복제양(둘리)의 탄생

2. 파티클건에 의한 유전자변환 작물

유전자변환 작물은 유전자변환 기술을 이용하여 인위적으로 조작 개량된 작물을 말한다. 유전자변환 작물의 배경에는 세계적인 식량문제 해결방법의 일환으로 이 기술의 도입에 대한 큰 의의가 있다고 볼 수 있다. 2003년 세계 인구는 약 60억이지만 인구가 계속 늘어나 2050년에는 90억이 된다고 예상하고 있다.

한편, 곡물의 총 생산량은 1년에 약 20억 톤이지만, 1980년 이후는 증가하지 않았다. 인간 한 사람이 1년에 필요한 곡물은 250 kg이므로 이대로 가면 지구가 인간의 식량을 지탱시킬 수 있는 인구는 약 80억이다. 따라서 수십 년 후에는 식량부족이 일어난다고 예상할 수 있다. 또한 식량의 증가 생산을 하기 위해서는 한랭지나 사막과 같은 어려운 환경에서도 생산이 가능하도록 할 수 있는 작물, 해충이나 잡초에 의한 피해를 최소한 억제할 수 있는 기술이 필요하다.

유전자변환 기술은 효율적인 새로운 품종개발 기술로 오늘날 가장 큰 관심사로 대두되고 있다. 유전자변환 작물의 예로서 제초제 내성 유전자를 도입한 대두(콩)를 들 수 있다. 글리호사이트라고 불리는 일반적인 제초제는 식물의 아미노산 합성에 관련되는 효소(5-에놀피루빌시키미산-3-인산합성효소 : EPSPS)의 움직임을 저해한다. 그 결과 식물에 필요한 아미노산(방향족 아미노산)이 결핍되어 식물들은 시들어간다. 이

글리호이사이트 내성 유전자를 대두에 넣어 제초제를 대량으로 살포하여도 시들지 않은 대두를 만들 수 있었다.

종래 대두재배에서는 년 2회 제초제를 살포했지만 유전자변환 대두에서는 고농도의 제초제를 년 1회 살포하면 된다. 이것에 의하여 작물의 생산단가를 낮출 수 있었다. 또한 사람은 원래 방향족 아미노산(필수 아미노산)을 체내에서 생산할 수 없기 때문에 유전자변환 작물은 인체에 안전하다. 또 하나는 해충에 내성을 갖는 유전자변환 옥수수이다. 아와노메이가라고 하는 나방은 옥수수의 해충으로 알려져 있다. 지금까지는 살충제를 살포하여 구제했지만 아와노메이가의 유충은 옥수수대와 열매의 사이에 들어가 숨으면 살충제로서는 구제가 쉽지 않았다.

그래서 토양에 사는 미생물 *Bacillus thuringensis*(Bt)가 만드는 살충성 단백질의 유전자를 옥수수로 도입한 Bt 옥수수가 탄생했다. 이 Bt 옥수수는 잎, 줄기 및 근 등 식물체의 모든 세포에서 살충성분을 내기 때문에 아와노메이가의 유충이 사이에 들어있어도 살충효과를 나타낼 수 있다. 또한 살충성 단백질은 인체에서는 무해하지만 체내로 들어가면 신속하게 분해되어 생체 내에서도 어느 정도 안전성도 확보되고 있는 실정이다.

그렇다면 유전자변환 작물은 어떻게 만드는가. 당초 널리 사용되었던 방법은 식물병원세균 아그로박테리움(*Agrobacterium tunefaciens*)을 벡터로 하여 이용하는 방법이다. 이 방법에 의하여 앞서 설명한 제초제 내성 대두는 만들어졌다. 그러나 대부분의 단자엽식물 예를 들어 벼, 옥수수, 밀과 같은 곡물은 아그로박테리움의 숙주식물이 아니기 때문에 사용하지 못한다. 그것을 대처하는 방법으로서 식물의 세포벽을 셀룰라아제로 제거하여 플로토플로스트로 한 다음 DNA를 도입시킨다.

플로토플로스트는 동물세포와 같으므로 앞에서 설명한 일렉트로폴레이션법에 의하여 세포막에 구멍을 뚫어 DNA을 세포 내로 주입시키는 방법이다. 그러나 단리한 플로토플로스트에서 식물체로 재생시키는 것은 일반적으로 그렇게 쉽지 않은데, 곡물은 특히 어려우며 재생을 해도 불염성으로 된다. 따라서 세포벽을 갖는 건전한 식물체에 DNA를 직접 도입시키는 방법을 생각할 필요가 있었다. 매우 단순한 방법은 세포벽에 직접 주사기를 찔러 주입시키는 마이크로인젝션법이다.

그러나 이것도 몇 가지 이유로 별로 유효하지 않다. 주입용 예리한 주사바늘은 부러지기 쉽고 막히기 쉽다. 1회의 조작으로 주입이 가능한 것은 1개의 세포밖에 안 되기 때문에 매우 시간이 걸린다고 할 수 있다. 숙련된 기술이 요구되므로 상업적으로는 성립되지 않는다. 한번 DNA가 세포 내로 도입된다 하여도 게놈에 그것이 직접 도입된다는 확실한 보장은 없다.

새로운 유전자를 확실하게 염색체로 도입하기 위해서는 적어도 1만 개의 세포에 DNA를 주입할 필요가 있다. 그래서 유전자의 도입 효과를 높이기 위해서 유전물질을 한번에 많은 세포에 도입시키는 새로운 파티클건법이라는 방법이 1987년 코넬대학의 J. C. Sanford들에 의하여 개발되었다.

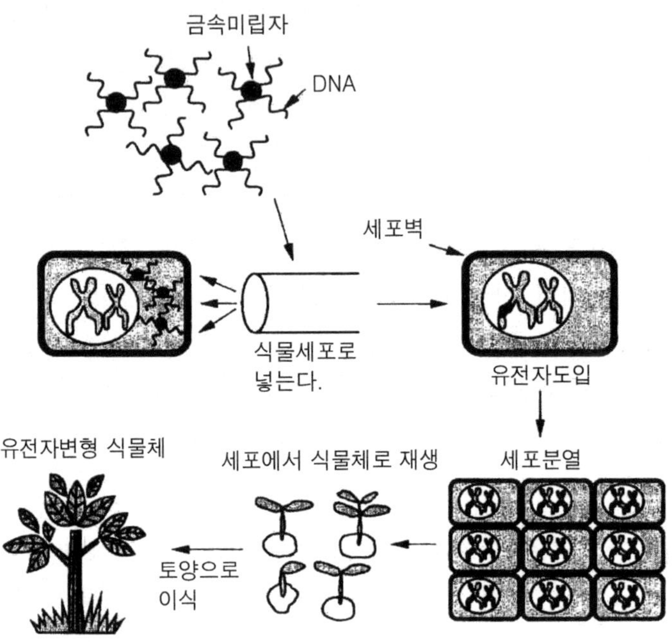

그림 6-8. 파티클건에 의한 유전자변형 작물제조법

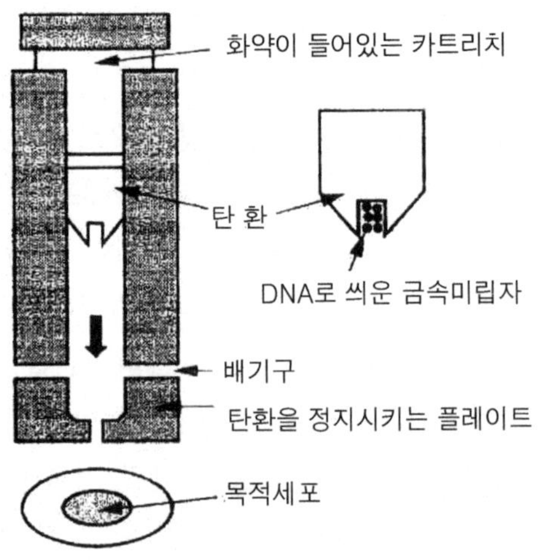

그림 6-9. 파티클건의 장치

이 방법은 그림 6-8에 나타낸 바와 같이 DNA로 씌운 직경 1~2 ㎛의 금속구를 충분히 가속시켜 세포벽에 통과시켜 DNA를 세포내로 주입하는 방법이다. 이때 세포벽과 세포막의 파손부분은 당장 복원된다. 금속구는 세포질에 남지만 충분히 작은 텅스텐입자를 탄환에 담아 탄환도 함께 화약으로 가속하여 식물세포나 잎에 쏜다. 탄도에는 탄환을 멈춰 속에 입자만을 쏘는 플레이트를 설치한다. 배기구는 화약의 폭발에 의한 폭풍을 해소시킨다. 현재로서는 장치 개량도 되어 많은 식물의 형질변환으로 이용되고 있다. 또한 장치의 조작이 간단한 점에서 보급효과가 매우 크다고 볼 수 있다.

3. 생체 전기현상의 계측

사람 체내에서의 정보전달은 정보처리와 전기신호에 의하여 이루어지고 있다. 이것을 맡아서 하는 것이 신경세포이며, 전기신호는 이 신경세포를 거치게 된다. 그러면 신경세포는 어떻게 하여 전기신호를 만들고 있는가, 그것은 이온의 농도분포에 의하여 만들어진다. 즉 세포 내부에서는 K^+의 농도가 높고, 외부에서는 Na^+의 농도가 높다. 이것은 세포막 내에 매몰되고 있는 이온펌프가 ATP라는 에너지를 사용하여 농도구배를 거역한 능동수송을 하고 있기 때문이다.

살아있는 세포에서는 막의 바깥쪽에 대해서 안쪽이 마이너스로 되어 있다. 이것을 정지막전위라 하며, 보통 50~100 mV 정도이다. 그렇다면 어떻게 하여 신경세포에 전기가 전달되는가. 그 개념을 그림 6-10에 나타내었다. 보통상태(흥분하지 않은)에서는 막의 안쪽 전위가 상승한다. 이것을 탈분극이라고 한다. 전위는 점점 높아지며 약 +40 mV로 되어 전위가 막 안쪽과 바깥쪽으로 역전한다.

이것이 신경의 흥분이다. 정지상태와 흥분상태의 전위차는 100 mV 이상 된다. 신경세포 막에 발생한 전위역전은 언제까지나 계속되지 않는다. 시간이 지나면서 막에 열려 있던 구멍은 닫히게 되고, 막 안쪽은 원래 마이너스로 되돌아간다. 이것이 탈분극이다.

표 6-1. 세포 내외의 이온농도

이 온	세포내 [mmol/ℓ]	세포외 [mmol/ℓ]
K^+	160	4.5
Na^+	7	144.0
Cl^-	7	114.0
HCO_3^-	10	28.0

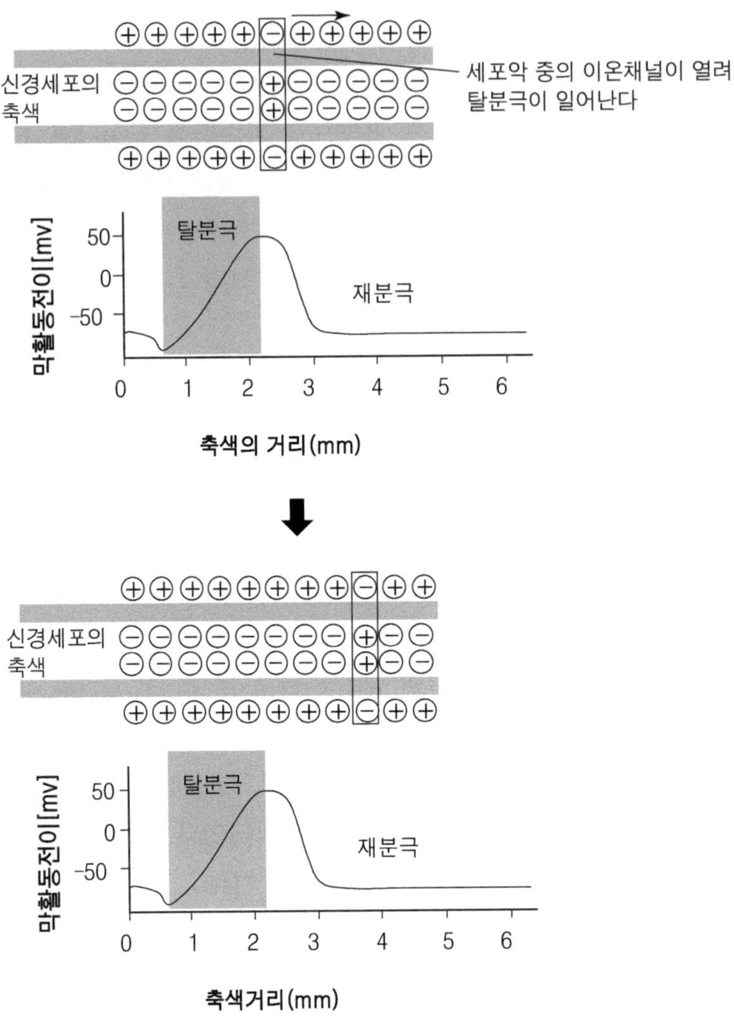

그림 6-10. 신경세포의 전기신호 전달모양

전기가 전달되기 위해서는 전기가 흘렀던 부분의 바로 옆 구멍을 열리게 된다. 그리고 열린 구멍이 닫힘으로써 막 안쪽은 원래 마이너스로 되돌아간다. 흥분이 일어나 바로 옆에 구멍이 열려 전기가 흐르는 사이클을 되풀이 하여 전기가 신경세포 중에 전달된다. 이 흥분상태에 의하여 생기는 전위는 일정하며, 그것보다 강약은 없다. 자극의 강약은 활동전위의 크기가 아니라 회수에 따라 결정된다. 이것은 디지털 통신과 마찬가지인 원리이다.

생물은 탄생할 때부터 그 체내에 디지털 통신을 행하고 있었다. 사람의 신경계는 신경세포가 그물코와 같이 구성되어 있다. 그림 6-11에서와 같이 신경세포와 신경세포 사이에 시냅스라는 틈(공간)이 있다. 그러나 전기신호는 이 틈 사이를 통과하지 못하며, 시냅스까지 전달된 전기신호는 화학물질로 모습을 바꾼다. 즉 신경전달물질이라고 불리는 화학물질이 시냅스에서 방출된 한쪽 세포의 표면에 있는 리셉터에 결합하여 다시 전기신호로 변환되어 전달된다. 이 신호는 역방향에는 전달되지 않기 때문에 잡음에 강한 통신시스템이라고 할 수 있다.

살아 있다는 것은 항상 생체가 전기를 발생하고 있다는 것이다. 생체의 심장, 근육, 뇌를 구성하는 세포집단에 발생하는 활동전위를 체내의 피부 표면에서 관측한 것이 각각 심전도, 근전도, 뇌파이다. 이런 전압의 크기는 주로 피부로 전달되기 때문에 작아진다. 표 6-2에는 여러 생체 전기신호의 크기, 주파수 범위, 도출전극과 유도부위를 표시한다.

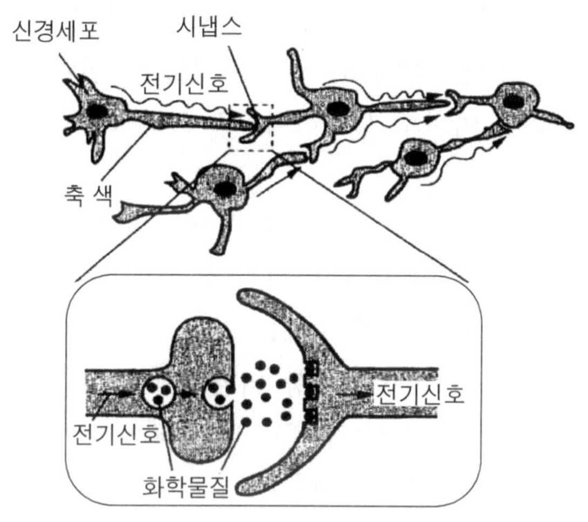

그림 6-11. 신경세포막과 시냅스

표 6-2. 생체 전기신호의 크기와 주파수 범위 및 도출전극과 측정부위

생체 전기량	전위의 크기 [mV]	주파수 범위 [Hz]	도출전극	유도부위
심전도	0.5～4	0.01～250	표면전극	사지・흉부
뇌 파	0.001～0.1	DC～150	표면전극	두피상
표면근전도	-	DC～10,000	표면전극	근육상
안구전도	0.005～0.2	DC～50	표면전극	내외양안각부
망막전도	～0.6	DC～50	표면전극	안구
근활동전위	0.01～10	5～5,000	피하전극	근육 내
피질・심부뇌파	0.1～5	DC～150	미소전극	뇌 내
신경세포막 전위	10～100	DC～10,000	미소전극	세포 내

3.1 뇌 파

뇌는 신경세포의 집단이며 100억 개 이상의 신경세포가 시냅스 결합에 의하여 복잡한 네트워크를 구축하고 있다. 뇌가 활동한다는 것은 이 신경세포가 흥분을 일으킨다는 것이며, 이때 활동에 관여하는 대부분의 신경세포의 하나하나가 활동전위를 나타내고 있다. 이 활동전위가 합쳐진 전기신호를 두개(頭蓋)의 피부 표면에서 전극으로 기록된 것이 뇌파이다.

뇌파계의 주로 되는 구성요소는 그림 6-12에서 표시하는 전압을 증폭시키는 증폭회로, 외부에서의 잡음혼입을 배제하여 목적으로 하는 주파수 성분을 추출해내는 필터, 기록한 뇌파를 출력하는 출력부분이다. 신호변환 방식은 디지털이다. 즉 연속된 전압신호를 시간적으로 이산적(離散的)인 수직신호로 변환하여 기록하고 있다. 일반적으로 증폭과 필터처리는 아날로그로 하며, 그 후 A-D로 변환하여 디스플레이 표시나 메모리로 기록된다.

뇌파는 사람의 활동상태(사고, 안정, 수면 등)에 의하여 그 주파수가 다르며, 주파수대에 따라 표 6-3과 같이 분류된다. 안정을 취하여 눈을 감은 상태에서는 α파, 일어나고 활동 중에는 β파, 또한 수면 시에는 θ파, 더욱 깊은 잠에 들었을 때는 δ파가 정상성인의 수면파로서 관측된다. 정상 뇌파에서 크게 달라지는 뇌파를 병적 뇌파로서 뇌 장해 등의 진단으로 이용할 수 있지만 뇌파의 메커니즘에 대해서는 아직 미지의 영역이 많아 절대적인 것은 아니다.

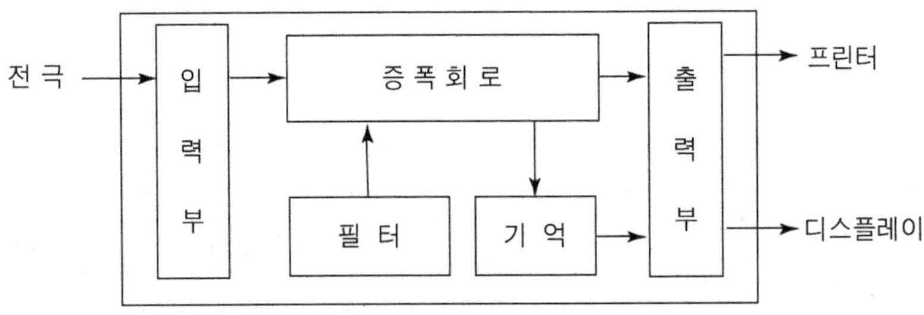

그림 6-12. 뇌파계의 구성요소

표 6-3. 뇌파의 분류

종 류	주파수 범위	종 류	주파수 범위
δ 파	0.5～4	β 파	14～30
θ 파	4～8	γ 파	30～
α 파	8～14		

3.2 심전도

심장세포는 고유심근과 특수심근의 두 가지로 나눌 수 있다. 고유심근은 흥분하면 수축하며, 이때 심방실은 수축하여 혈액을 방출한다. 심방과 심실을 형성하고 있는 고유심근이 흥분하면 각 고유심근은 하나의 세포처럼 동시에 흥분, 수축한다. 심전도는 심장의 활동에 의하여 발생하는 전위를 사지체간에 전극을 대어서 관측한다. 그림 6-13에 일반적인 심전도를 나타내었다.

심방은 고유심근이 흥분하는 것으로서 P파가 이어서 심실근의 흥분에 의하여 QRS 파가 나타난다. 또한 심실의 고유심근의 흥분이 끝날 때 T파가 관측된다. 심전계의 장치 구성은 뇌파계와 거의 같다. 심전도는 부정파, 협심증, 심근경색의 진단에는 없어서는 안 되는 검사법이다.

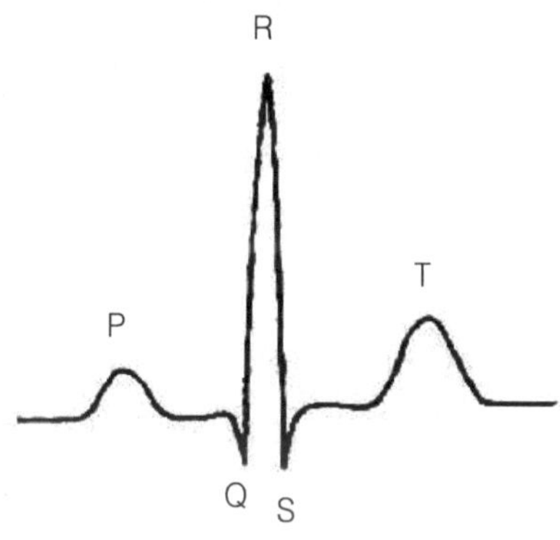

그림 6-13. 일반적인 심전도

3.3 근전도

근세포가 흥분하면 그 막 전위는 일관적으로 변화한다. 이 활동전위를 세포 외에서 측정한 것이 근전도이다. 근전도는 근세포에 전극을 꽂거나 근육 피부상에 붙인 전극을 증폭기나 필터에 접속하여 계측한다.

계측이 쉬운 이유는 후자이며, **표면 근전도**라고 부른다. 이 표면 근전도에 관에서는 많은 연구를 한 결과 정적인 운동 시에는 근전도 해석에서 얻어지는 종종의 평가 지표가 어떤 생리학적 요인과 관계가 있는가를 알게 되었다. 그러나 동적인 운동에서는 아직 충분한 생리학적인 요인과의 관련성이 해명되지 않고 있다. 한 가지 응용으로서 이것을 이용하여 의수, 의족의 제어에도 이용되고 있다.

3.4 패치크랜프법

뇌파나 심전도 등은 생체 외에서 측정하는데 비하여 신경세포에 직접 전극을 꽂아 세포의 활동을 측정하는 패치크랜프법은 세포 내외의 전위차나 이온채널을 검출하는 방법으로서 1976년에 E. Neher와 B. Sakmann에 의하여 개발되었으며, 그 공적에 의하여 1991년에 노벨 의학생리학상을 수상하였다.

우선 앞 끝부분이 1 ㎛ 각의 미세한 유리관을 제작한다. 그 다음에 이 유리관으로 세포막을 흡인하여 세포막 내외의 전위차나 유리관에 둘러싸인 부분의 세포막(팩치라고 부른다)에 존재하는 이온채널의 개폐를 관측한다(그림 6-14). 이 방법의 특징은 유리관 속을 조금 음압으로 설정하면 팩차가 생겨 반구상태로 유리관으로 흡인되어 유리관과 세포막 사이의 실이 좋아져 전류 누출이 크게 감소할 수 있다. 이 조건하에서 누출에 대한 저항은 10GΩ 이상으로 되어 잡음이 크게 감소하며, 전극전압을 자유롭게 설정할 수 있어 기계적인 측면에서도 좋아지고 보급이 쉬어지게 되었다. 그림 6-15에서와 같이 패치크랜프법은 여러 종류가 있다.

세포에 유리관 미소전극을 붙여 그대로 전류를 측정하는 방법으로 cell-attached 패치라고도 한다. 패치의 한쪽은 세포 내에 면하고 있으며, 생리적인 이온환경 및 채널 활성에 영향을 주는 세포인자도 유지되고 있다. 세포내의 종종의 변화에 따른 채널 활성의 변화를 보는데도 적합하다. Cell-attached 패치를 빼내고 세포를 분리하면 inside-out 패치로 되어 세포내를 향하고 있었던 쪽을 자유롭게 관류 할 수 있는 채널 활성에 필요한 세포인자를 잃게 되어 불활성화 할 경우도 있다. Cell-attached 패치에서 더욱 음압을 가하여 패치를 파괴시키면 whole-cell 크랜프로 된다.

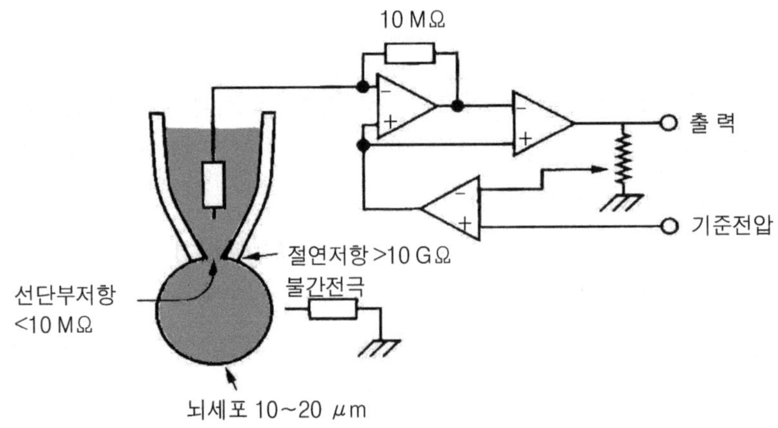

그림 6-14. 패치크랜프법이 원리도

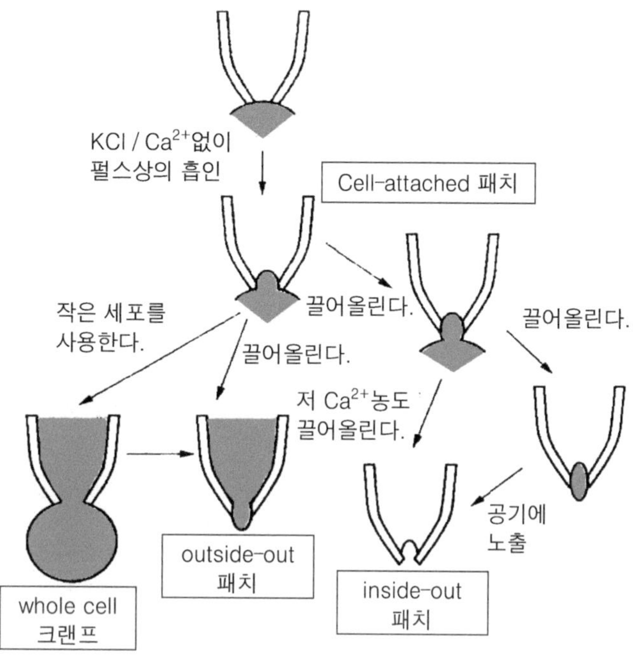

그림 6-15. 여러 가지 패치크랜프법

단일 채널의 활성을 볼 수는 없지만 이것에 의하여 지금까지 유리 모세관을 꽂을 수 없어 세포내로의 유도와 취급이 어려웠던 작은 세포도 쉽게 관찰할 수 있게 되었다. Whole-cell 크랜프의 상태에서 유리관 전극을 빼면 유리관에 부착된 세포막 단편이 재 실하여 outside-out 패치를 얻을 수 있다. 세포 외에 면하고 있는 쪽이 밖으로 노출하고 있어서 세포 외에서 효과를 보이는 리간도를 주는데 적합하다.

패치크랜프법에 의하여 1분자의 채널 단백질이 열린 상태와 닫힌 상태 사이를 왕복하는 모습을 실시간으로 관측할 수 있게 되어 어떤 이온에 대한 투과성이라는 하나의 파라미터로 나타난 것이 채널의 질(개당 크기)과 양(열리고 있는 수)으로 분해할 수 있게 되었다.

병원용어

병원의약 용어는 그리스어와 라틴어에 기원을 두고 있는데, 그 중 대부분의 의약용어가 그리스어보다 라틴어에 기원을 두고 있다. 많은 의약용어는 복합어로 이루어져 있으며, 의약용어의 기본 요소로 어근, 접두사, 접미사가 있다. 어근은 각 계통별 의약용어에서 살펴보기로 하고, 간단한 접두사와 접미사만을 알아보기로 하자.

〈병원용어의 구성〉

1. 접두사

접두사	의 미	예 문
a-, an-	부정, 반대	a/sthenia 무력 a/tresia 폐쇄 an/ensthesia 무감각, 마취 an/isocoria 동공부동증식전
bi-	둘	bi/lateral 양측 bi/ceps 이두근
cryo-	냉동	cryo/surgery 냉동외과(수술)
de-	분리, 탈	de/hydration 탈수 de/calcification 탈회
dys-	고통스러운, 힘든	dys/pepsia 소화불량 dys/phagia 연하곤란 dys/phasia 언어장애 dys/uria 배뇨장애
ec-, ect(o)-, ex-, extra-	~밖, 외	ec/tropion 안검외번, 안검외반 ec/topicpregnancy 자궁외임신 ecto/derm 외배엽(opp. ento/derm 내배엽) ex/ophthalmia 안구돌출증 extra/cellular 세포외의

접두사	의 미	예 문
en-, end(o)-, ent(o)-	~내, 속	endo/cardium 심내막 endo/metritis 자궁내막염 endo/scope 내시경 en/tropion 안검내번, 안검내반
hemi-, semi-	반	hemi/gasrectomy 반위절제술 hemi/plegia 반신불수 semi/coma 반혼수 semi/lunarvalve 반월판
hyper-	과다, 초과	hyper/acidity 위산과다 hyper/emia 충혈 hyper/glycemia 고혈당증 hyper/tension 고혈압 hyper/trophy 비대(cf : a/trophy 위축)
hypo-	저, 부족	hypo/glycemia 저혈당증 hypo/tension 저혈압
inter-	~사이	inter/costal 늑간의
intra-	~내의	intra/venous 정맥내의
macro-	큰, 거대, 긴	macro/scopic 육안(적)으로
micro-	작은	micro/surgery 현미외과(수술) micro/scope 현미경
multi-	다수	multi/para 경산부
par(a)-	부(副), 근사(近似)	para/thyroid 부갑상선 par/otitis 이하선염(耳下腺炎)
peri-	주위	peri/hepatic 간 주위의 peri/nephric 신장 주위의
poly-	다수, 다량	poly/dipsia 다음다갈증(多飮多渴症) poly/uria 다뇨
post-	~후	post/mortem 사후(死後)의 post/operative 수술 후 post/partum 분만 후

접두사	의 미	예 문
pre-	~전	pre/eclampsia 자간전증(子癎前症) pre/operative 수술전
quadri-	넷	quadri/ceps 사두근(四頭筋)
sub-, infra-	~하	sub/clavicular 쇄골하의 sub/costal 늑골하의 sub/cutaneous 피하의 infra/pubic 치골 하부의
supra-	~상	supra/occipital 후두 상부의 supra/pubic 치골 상부의
sym-, syn-	함께	sym/physis pubis 치골결합 syn/dactylism 합지증 spondylo/syn/desis 척추관절고정술
tri-	셋	tri/ceps 삼두근 tri/geminalneuralgia 삼차신경통
uni-	하나	uni/lateral 편측(성의), 일측성

2. 접미사

접미사	의 미	예 문
-algia	통	neur/algia 신경통 my/algia 근육통
-desis	고정술	arthro/desis 관절고정술 spondylosyn/desis 척수관절고정술 teno/desis 건고정술
-ectasis	확장증	angi/ectasis 혈관확장증 bronchi/ectais 기관지확장증
-ectomy	절제술	gastr/ectomy 위절제술 myom/ectomy 근종절제술 ovari/ectomy 난소절제술(= oophor/ectomy) tonsill/ectomy 편도절제술

접미사	의 미	예 문
-emia	혈액	an/emia 빈혈 leuk/emia 백혈병
-itis	염	gastr/itis 위염 pyel/itis 신우염
-lithiasis	결석증	chole/lithiasis 담석증 nephro/lithiasis 신결석증
-malacia	연화증	osteo/malacia 골연화증 encephalo/malacia 뇌연화증
-megaly	비대증	acro/megaly 말단비대증 cardio/megaly 심비대증
-oma	종양	aden/oma 선종 carcin/oma 암종 sarc/oma 육종 my/oma 근종
-osis	증	arterioscler/osis 동맥경화증 hydronephr/osis 수신증 neur/osis 신경증
-pathy	질환	encephalo/pathy 뇌질환 nephro/pathy 신질환 neuro/pathy 신경질환 psycho/pathy 정신질환, 정신병질, 정신병증
-phobia	공포증	hydro/phobia 공수증 claustro/phobia 밀폐(협소)공포증
-plegia	마비	hemi/plegia 편마비 para/plegia 하반신마비
-pnea	호흡	a/pnea 무호흡 dys/pnea 호흡곤란 hyper/pnea 과호흡
-ptosis	하수	blepharo/ptosis 안검하수 gastro/ptosis 위하수

접미사	의 미	예 문
-rrhaphy	봉합술	perineo/rrhaphy 회음봉합술, teno/rrhaphy 건봉합술
-rrhea	루	rhino/rrhea 비루 oto/rrhea 이루 leuko/rrhea 냉·대하증
-scopy	경검사	broncho/scopy 기관지경검사 cysto/scopy 방광경검사 endo/scopy 내시경검사 gastro/scopy 위내시경검사 procto/scopy 직장경검사
-spasm	경련	chiro/spasm 수경련 enero/spasm 장경련
-stomy	조루술, 문합술	colo/stomy 결장조루술 gastrojejuno/stomy 위공장문합술
-tomy	개-술, 절개술	cranio/tomy 개두술 laparo/tomy 개복술 cholelitho/tomy 담석절개술
-uria	뇨	glycos/uria 당뇨 protein/uria 단백뇨

〈신 경 계〉

1. 어 근

어 근	의 미	예 문
cerebr/o	뇌, 대뇌	cerebrospinal 뇌척수, 대뇌척수
cerebell/o	소뇌	cerebellar fit 소뇌발작
mening/o	수막	meningitis 수막염
myel/o	척수	myeloneuritis 척수신경염
neur/o	신경	neurofibroma 신경섬유종

2. 증상 용어

단 어	의 미
aphasia	실어증
ataxia	운동실조
aura	전조
coma	혼수
convulsion	경련
diplegia	양(측)마비
dyskinesia	운동이상증
hemiparesis	편측부전마비
hemiplegia	편마비
paraplegia	양측 하지마비
quadriplegia(tetraplegia)	사지마비
seizure	급발작
stroke	발작, 졸중(卒中 : apoplexy)
syncope	실신, 기절
tremor	진전(震顫)

3. 진단명

단 어	의 미
anencephaly	무뇌(증)
Bell's palsy, facial palsy	벨마비, 안면신경마비
cauda equina syndrome	마미증후군
cerebral concussion	뇌진탕(증)
cerebral contusion	뇌좌상
cerebral hemorrhage	뇌출혈
cerebral infarction	뇌경색(증)
cerebral palsy	뇌성마비
cerebrovascular accident(CVA)	뇌혈관발작, 뇌졸중

단 어	의 미
chorea	무도병
cysticercosis	낭미충증
encephalitis	뇌염
epilepsy	간질
(tension) headache	(긴장성) 두통
hydrocephalus	뇌수종, 수두(증)
meningitis	뇌막염
meningomyelocele	수막척수류
microcephaly	소두증
migraine	편두통
multiple sclerosis	다발성경화증
myasthenia gravis	중증근무력증
neuritis	신경염
Parkinson's disease	파킨슨병, 진전마비
polyneuritis	다발성신경염
porencephaly	공뇌증
post-laminectony syndrome	척추궁절제후증후군
sciatica	좌골신경통
subarachnoid hemorrhage(SAH)	거미막하출혈
subdural hematoma	경막하혈종
trigeminal neuralgia	삼차신경통
whiplash injury	편타성손상

4. 검사, 치료, 수술용어

단 어	의 미
cerebral angiography	뇌혈관조영(법)
craniectomy	두개골국부절제술
craniotomy	개두술
C.S.F.(cerebrospinal fluid)	뇌척수액

단 어	의 미
electroencephalography(EEG)	뇌파검사(법)
EMG(electromyography)	근전도검사(법)
lumbar puncture	요추천자
myelography	척추조영(법)
spinal tap(ST)	척추천자
vagotomy	미주신경절단술

<내분비계>

1. 어 근

어 근	의 미	예 문
adren/o, adrenal/o	부신	adrenalitis 부신염
glyc/o, gluc/o	당	glycemia 당혈증
lact/o, galact/o	우유	lacticacidemia 젖산혈증
parathyroid/o	부갑상선	parathyroidoma 부갑상샘종
thyroid/o, thyr/o	갑상선	thyroidism 갑상샘중독증

2. 증상 용어

단 어	의 미
exophthalmos	안구돌출
hirsutism	남성형다모
virilism	남성화
progeria	조로증
hyperglycemia	고혈당
hypoglycemia	저혈당

3. 진단명

단 어	의 미
diabetes mellitus	당뇨병
hyperthyroidism	갑상선기능항진증
hyperparathyroidism	부갑상선기능항진증
hypothyroidism	갑상선기능저하증
hypoparathyroidism	부갑상선기능저하증
thyroid carcinoma	갑상선암

4. 검사, 치료, 수술용어

단 어	의 미
adrenalectomy	부신적출술
hypophysectomy	하수체절제술
parathyroidectomy	부갑상선절제술
thymectomy	흉선적제술
thyroidectomy	갑상선절제술

〈소화기계〉

1. 어 근

어 근	의 미	예 문
abdomin/o	복부	abdominal distension 복부팽만
an/o	항문	anorectal canal 항문직장관
appendic/o	충수	appendicosis 충수증
chol/e	담즙	cholecystitis 담낭염
duoden/o	십이지장	duodenitis 십이지장염
esophag/o	식도	esophageal dysphagia 식도삼킴 곤란
gastr/o	위장	gastritis 위염

어 근	의 미	예 문
gingiv/o	잇몸	gingivitis 잇몸염
hepat/o	간	hepatitis 간염
jejun/o	공장	jejunectomy 공장절제술
lip/o	지방	lipoid 지질성
pancreat/o	췌장	pancreatectomy 췌장절제술
phag/o	먹다	phagocytosis 포식, 포식작용
rect/o	직장	rectalgia 직장통증
stomat/o	입	stomatitis 입안염, 구내염

2. 증상 용어

단 어	의 미
anorexia	식욕부진
ascites	복수
belching	트림
colic	산통
constipation	변비
cramping pain	경련통
diarrhea	설사
distention	팽만
epigastric pain	상복통
heartburn	작열통
hematemesis	토혈
hematochezia	혈변
incontinence	실금
indigestion	소화불량
jaundice	황달
melena	흑혈변

단 어	의 미
nausea	오심(惡心), 구역(嘔逆)
tenesm	후중기
vomiting	구토

3. 진단명

단 어	의 미
acute appendicitis	급성충수염
anal fissure	치열
anal fistula	치루
cholangitis	담도염
cholecystitis	담낭염
congenital megacolon	선천성거대결장증
diverticulum	게실
duodenal ulcer	십이지장궤양
dysentery	이질
enteritis	장염
(entero) colitis	(소장) 결장염
esophageal varix	식도정맥류
fatty liver	지방간
functional gastrointestinal disorder (FGID)	위기능장애
gallstone	담석
gastric ulcer	위궤양
gastritis	위염
hepatitis	간염
hepatoma	간암
hernia(inguinal, umbilical, incisional h.)	탈장(서혜부, 제대부, 반흔성탈장)

단 어	의 미
ileus	장폐쇄증
intussusception	장중첩증
irritable bowel syndrome	과민성대장증후군
liver cirrhosis	간경변증
pancreatitis	췌장염
peptic ulcer(perforation)	소화성궤양(천공)
peritonitis	복막염
pyloric stenosis	유문부협착
stomach cancer	위암
tonsillitis	편도염
volvulus	염전
diabetes mellitus	당뇨병
hyperthyroidism	갑상선기능항진증
hyperparathyroidism	부갑상선기능항진증
hypothyroidism	갑상선기능저하증
hypoparathyroidism	부갑상선기능저하증
thyroid carcinoma	갑상선암

4. 검사, 치료, 수술용어

단 어	의 미
anastomosis	문합술
appendectomy	충수절제술
barium enema(Ba-Enema)	바륨주장(注腸) 장(腸) 하부의 X-선 진단의 조영용
choledochoscopy	담도경검사
colectomy	대장절제술
colonoscopy	대장경검사
colostomy	대장루

단 어	의 미
endoscopic retrograde cholangiopancreaticography(ERCP)	내시경적역행성 췌담관조영법
endoscopy	내시경검사
esophagoscopy	식도경검사
(exploratory) laparotomy	(진단적) 개복술
gastectomy	위절제
gastroscopy	위내시경검사
hemorrhoidectomy	치핵절제술
hepatectomy	간절제술
(laparoscopic) cholecystectomy	(복강경) 담낭절제술
Levin tube	레빈관
nasogastric tube	경비위관
pancreatectomy	췌장절제술
transplantation	이식
liver transplantation	간이식
upper gastrointestinal series (UGIS)	상부소화관(위장관) 조영검사

〈호흡기계〉

1. 어 근

어 근	의 미	예 문
nas/o	코	nasopharyngitis 코인두염
pharyng/o	인두	pharyngalgia 인두통증
laryng/o	후두	laryngalgia 후두통증
trache/o	기관	tracheotomy 기관절개(술)
bronch/o	기관지	bronchitis 기관지염
pulmon/o	폐	pulmonary disease 폐병

어 근	의 미	예 문
phren/o	횡경막	phrenodynia 횡격막통
alveol/o	폐포	alveolitis 폐포염

2. 증상 용어

단 어	의 미
apnea	무호흡
asphyxia	질식
cough	기침
crackles	악설음
cyanosis	청색증
dyspnea	호흡곤란
hemoptysis	객혈
hoarseness	쉰목소리, 목 쉰것
hypercapnea	탄산과잉(증), 과탄산(증)
hypoxia	저산소증
orthopnea	기좌호흡
rales	수포음
sputum	담, 객담, 가래
stridor	천음
tachypnea	빈호흡
wheezing	천명

3. 진단명

단 어	의 미
ARDS(adult respiratory distress syndrome)	성인성 호흡곤란증후군
asbestosis	석면침착(증), 석면폐(증)
atelectasis(collapse)	무기폐(허탈)

단 어	의 미
bronchial asthma	기관지천식
bronchiectasis	기관지확장증
bronchiolitis	세기관지염
brochitis	기관지염
bronchogenic cancer	기관지원성암
bronchopneumonia	기관지폐렴
COPD(chronic obstructive pulmonary disease)	만성 폐쇄성 폐질환
DILD(diffuse interstitial lung disease)	미만성 간질성 폐질환
emphysema	기종
empyema(pyothorax)	농흉
endobronchial tuberculosis	기관지결핵
hemothorax	혈흉
hyaline membrane disease	유리막질병
IPF(idiopathic pulmonary fibrosis)	특발성 폐섬유화증
laryngitis	후두염
lung abscess	폐농양
lung cancer	폐암
mediastinitis	종격(동)염
paragonimiasis	폐흡충증
pharyngitis	인두염
pleural effusion	흉막삼출
pleurisy	흉막염, 늑막염
pneumoconiosis	진폐증, 폐진증
pneumonia	폐렴
pneumothorax	기흉
pulmonary edema	폐부종
pulmonary embolism	폐(동맥)색전증

단 어	의 미
pulmonary emphysema	폐기종
pulmonary tuberculosis	폐결핵
respiratory failure	호흡부전증
silicosis	규분증, 규폐증
tonsillitis	편도염
URI(upper respiratory infection)	상기도감염

4. 검사, 치료, 수술용어

단 어	의 미
anastomosis	문합술
appendectomy	충수절제술
barium enema(Ba-Enema)	바륨주장(注腸) 장(腸) 하부의 X-선 진단의 조영용
choledochoscopy	담도경검사
colectomy	대장절제술
colonoscopy	대장경검사
colostomy	대장루
endoscopic retrograde cholangiopancreaticography(ERCP)	내시경적 역행성 췌담관조영법
endoscopy	내시경검사
esophagoscopy	식도경검사
(exploratory) laparotomy	(진단적) 개복술
gastectomy	위절제
gastroscopy	위내시경검사
hemorrhoidectomy	치핵절제술
hepatectomy	간절제술
(laparoscopic) cholecystectomy	(복강경) 담낭절제술
Levin tube	레빈관

단 어	의 미
nasogastric tube	경비위관
pancreatectomy	췌장절제술
transplantation	이식
liver transplantation	간이식
upper gastrointestinal series(UGIS)	상부소화관(위장관) 조영검사

〈심혈관계〉

1. 어 근

어 근	의 미	예 문
cardi/o	심장	cardioangiography 심장혈관조영술
aort/o	대동맥	aortism 대동맥질환
angi/o	혈관	angiosclerosis 혈관경화
arteri/o	동맥	arterioectasis 동맥확장(증)
phleb/o	정맥	phlebalgia 정맥류성신경통
atri/o	방	atriostenosis 심방협착
ventricul/o	실	ventriculitis 뇌실염

2. 증상 용어

단 어	의 미
arrhythmia, dysrhythmia	부정맥
atresia	폐쇄(증)
bradycardia	서맥
cardiac arrest	심박동정지
cyanosis	청색증
(heart, cardiac) murmur	(심)잡음
heart block	심(장)블록

단 어	의 미
insufficiency	폐쇄부전, 부전(증)
precordial pain	흉통, 전흉부통증
regurgitation	역류
stenosis	협착
tachycardia	빈맥

3. 진단명

단 어	의 미
aneurysm	동맥류
angina pectoris	협심증
arteriosclerosis	동맥경화(증)
arteritis	동맥염
ASD(atrial septal defect)	심방중격결손
VSD(ventricular septal defect)	심실중격결손
atherosclerosis	아테롬성경화(증)
cardiac tamponade	심장탐폰, 심장압전
cardiomyopathy	심근증
cerebrovascular accident(CVA)	뇌혈관사고, 뇌졸중
congenital heart disease (CHD)	선천성 심장질환
congestive heart failure(CHF)	울혈성 심부전증
coronary artery disease	관상동맥질환
embolism	색전증
hypertension	고혈압
hypotension	저혈압
intracerebral hemorrhage(ICH)	뇌내출혈
ischemia	국소빈혈, 허혈
ischemic heart disease	허혈성 심질환

단 어	의 미
myocaditis	심근염
myocardial infarction(MI)	심근경색
paroxysmal atrial tachycardia(PAT)	발작성 상심실성빈맥
patent ductus arteriosus(PDA)	동맥관개존(증)
pericarditis	심낭염, 심막염
phlebitis	정맥염
Raynaud's disease	레이노병
rheumatic heart disease	류마티스(성) 심질환
subacute bacterial endocarditis (SBE)	아급성 세균성 심내막염
tetralogy of fallot(TOF)	팔로사(四)징후(증)
TGA(transposition of the great arteries)	완전대혈관전위증
thrombophlebitis	혈전(성)정맥염
thrombosis	혈전증
transient ischemic attack(TIA)	일과성 허혈성발작
varicose veina, varicosity	정맥류
ventricular tachycardia(VT)	심실성빈맥

4. 검사, 치료, 수술용어

단 어	의 미
24hours Holter monitoring (ambulatory electrocardiogram)	24시간 심전도
artificial heart	인공심장
artificial pacemaker	인공심박조율기
balloon angioplasty	풍선혈관성형술
balloon coronary angioplasty	풍선관상동맥성형술
balloon valvuloplasty	풍선판막성형술

단 어	의 미
CABG(coronary artery bypass graft)	관상동맥 우회로이식(술)
cardiac catheterization	심도자법, 심장카테터법
cardiac massage	심장마사지
cardiopulmonary resuscitation (CPR)	심폐소생술
cardioversion, defibrillation	전기적제(除)세동
echocardiogram(ECHO)	초음파심장동태도
echocardiography	심장초음파검사
electrophysiologic study(EPS, EP study)	전기생리검사
embolectomy	색전절제술
heart-lung machine	인공심폐장치, 심폐기
heart transplantation	심장이식
interventional catheterization	중재적심도자검사
(pericardio)centesis	심낭천자
thrombectomy	혈전절제술
CCU(coronary care unit)	관상동맥질환 집중치료병동
PTCA(percutaneous transluminal coronary angioplasty)	경피적 관상동맥성형술(확장술)

<혈액계>

1. 어 근

어 근	의 미	예 문
cyt/o	세포	cytoarchitecture 세포구축
hem/o	혈액	Hemoglobin 혈색소
leuk/o	백색	leukemia 백혈병

2. 증상 용어

단 어	의 미
eosinophilia	호산구증가증
erythrocytopenia	적혈구감소증
granulocytopenia	과립구감소증
hemoglobinopathy	혈색소병증
hypochromia	저색소증, 혈색소감소
leukocytopenia	백혈구감소
macrocytosis	대적혈구증
neutropenia	호중구감소증
sideropenia,	철분부족증
spherocytosis	구상적혈구증
thrombocytopenia	혈소판감소증
thrombosis	혈전증

3. 진단명

단 어	의 미
acute lymphocytic leukemia	급성림프성백혈병
acute myelogenous leukemia	급성골수성백혈병
aplastic anemia	재생불량성빈혈
chronic lymphocytic leukemia	만성림프성백혈병
chronic myelogenous leukemia	만성골수성백혈병
hemochromatosis	혈색소증
hemolytic anemia	용혈성빈혈
hemophilia	혈우병
multiple myeloma	다발성골수증
pernicious anemia	악성빈혈
poly cythemia vera	진성다혈구증
sickle cell anemia	겸상적혈구빈혈

4. 검사, 치료, 수술용어

단 어	의 미
autologous transfusion	자가수혈
blood transfusion	수혈
bone marrow transplant	골수이식

〈면역계〉

1. 어 근

어 근	의 미	예 문
lymph/o	임파	lymphadenitis 림프절염
myel/o	골수	myeloblast 골수모세포

2. 증상 용어

단 어	의 미
allergy	알레르기, 이상민감증
anaphylaxis	아나필락시, 과민증
Burkitt's lymphoma	버키트림프종
elephantiasis	상피증
hypersplenism	비기능항진증
lymphadenitis	림프절염, 림프염
lymphadenopathy	림프절증, 림프절장애
lymphedema	림프수종, 림프관부종
lymphocytosis	림프구증가증
lymphocytopenia	림프구감소증
opportunistic infections	기회감염

3. 진단명

단 어	의 미
acquired immunodeficiency syndrome	후천성 면역결핍성증후군(AIDS)
AIDS-related complex	AIDS관련 복합증후군
Hodgkin's disease	호지킨병
human immunodeficiency virus	사람 면역결핍바이러스(HIV)

4. 검사, 치료, 수술용어

단 어	의 미
thymectomy	흉선절제술

〈비뇨기계〉

1. 어 근

어 근	의 미	예 문
nephr/o	신장	nephroma 신장종
glomerul/o	사구체	glomerulitis 사구체염
medull/o	수질	medullization 수질화
cortic/o	피질	corticoid 부신피질호르몬
pyel/o	신우	pyelitis cystica 낭신우염
cyst/o	방광	cystectomy 방광절제(술), 낭종절제
urethr/o	요관	urethritis 요도염

2. 증상 용어

단 어	의 미
albuminuria	단백뇨(= proteinuria)
anuria	무뇨증
azotemia	질소혈증
diuresis	이뇨
dysuria	배뇨곤란
enuresis	유뇨증
frequency of urine	배뇨빈도
glycosuria	당뇨
hematuria	혈뇨
micturition	배뇨
nocturia	야뇨증
oliguria	핍뇨
polyuria	다뇨증
pyuria	농뇨
uremia	요독증
urinary incontinence	요실금
urinary retention	요폐
vesical tenesmus	방광이급후증

3. 진단명

단 어	의 미
cystitis	방광염
cystocele	방광낭류
glomerulonephritis(GN)	사구체신염
hydrocele	음낭수류
hydronephrosis	수신증
hypernephroma	부신종

단 어	의 미
nephrolithiasis	신결석증
nephrosis	신증
nephrotic syndrome	신증후군
pyelonephritis(PN)	신우신염
renal failure	신기능부전
acute renal failure(ARF)	급성신부전
chronic renal failure(CRF)	만성신부전
renal TB	신장결핵
ureterolithiasis	요관결석증
ureterostenosis	요관협착증
urethritis	요도염
urinary tract infection(UTI)	요로감염
Wilm's tumor	빌름스종(양)

4. 검사, 치료, 수술용어

단 어	의 미
blood urea nitrogen(BUN)	혈액요소질소
creatinine clearance test	크레아티닌 청소율검사
dialysis	투석
continual ambulatory peritoneal dialysis(CAPD)	지속적 복막투석
hemodialysis(HD)	혈액투석
peritoneal dialysis(PD)	복막투석
ESWL(extracorporeal shock wave lithotripsy)	체외충격 파쇄석술
kidney, ureter, bladder(K.U.B.)	신장, 요관, 방광
kidney transplantation(KT)	신장이식
nephrectomy	신절제술
nephrolithotomy	신절석술

단 어	의 미
PCN(percutaneous nephrostomy)	경피적 신절개술
pyelography	신우조영술
intravenous p.(IVP)	정맥성 신우조영술
retrograde p.(RP, RGP)	역행성 신우조영술
pyelolithotomy	신우결석술
renal biopsy	신생검
ureterectomy	요관절제술
urinalysis(U/A)	요(분석)검사
voiding cystourethrogram(VCU)	배뇨방광 요도촬영법

〈남성 생식기계〉

1. 어 근

어 근	의 미	예 문
balan/o	귀두	balanitis 귀두염
crypt/o	숨은, 잠복	cryptorchidism 잠복고환증
epididym/o	부고환	epididymectomy 부고환절제술
prostat/o	전립선	prostatitis 전립선염
sperm/o	정자	spermacrasia 정자결핍증
test/o	고환	testitis 고환염
vesicul/o	정낭	vesiculectomy 정낭절제술

2. 증상 용어

단 어	의 미
azoospermia	무정자
chancre	성기굳은궤양
chancroid	무른궤양
oligospermia	정충감소증

3. 진단명

단 어	의 미
adenocarcinoma of prostate	전립선암
benign prostatic hypertrophy(BPH)	양성 전립선비대증
cryptorchism	잠재고환, 잠복고환
epididymitis	부고환염
epispadias	요도상열
gonorrhea	임질
hydrocele	수류, 음낭수종
hypospadia	요도하열
phimosis	포경
prostatitis	전립선염
syphilis	매독
testicular carcinoma	고환암
trichomoniasis	트리코모나스증
varicocele	(정계)정맥류, 정삭정맥류

4 검사, 치료, 수술용어

단 어	의 미
circumcision	포경수술, 윤절술
epididymectomy	부고환절제술
hydrocelectomy	수류절제술
orchiectomy, orchidectomy	고환절제(적출)술
orchiopexy	고환고정술
prostatectomy	전립선절제술
vasectomy	정관절제술
vasoligation	정관결찰법
vasovasostomy	정관문합법
VDRL(venereal disease research laboratory)	매독검사

〈여성 생식기계〉

1. 어 근

어 근	의 미	예 문
cervic/o	경부	cervicitis 자궁경부염
colp/o, vagin/o	질	colpalgia 질통증
episi/o	외음	episiostenosis 외음협착증
hyster/o	자궁	hysteralgia 자궁통증
mamm/o	유방	mammectomy 유방절제
men/o	월경	menhidrosis 월경발한
ovari/o	난소	ovarian implantation 난소착상
salping/o	난관	salpingitis 자궁관염

2. 증상 용어

단 어	의 미
amenorrhea	무월경
apgar score	아프가채점법(신생아상태)
dysmenorrhea	월경곤란증
infertility	불임증
leukorrhea	백대하
lochia	오로
meconium	태변
menopause	폐경기
presentation	태위, 선진부
stillbirth(fetal death)	사산

3. 진단명

단 어	의 미
breast carcinoma	유방암
candidiasis	칸디다증
carcinoma of the cervix	자궁경부암
cervicitis	자궁경부염
dysfunctional uterine bleeding(DUB)	기능장애성 자궁출혈
dystocia	난산
eclampsia	자간(증)
ectopic pregnancy	자궁외 임신
endometriosis	자궁내막증식증
GTT(gestational trophoblastic tumor)	태반 악성종양
myoma of uterus(fibroids)	자궁근종
oligohydramnios	양소과소증
ovarian carcinoma	난소종양
ovarian cysts	난소낭종
pelvic inflammatory disease(PID)	골반 염증성질환
placenta abruptio	태반 조기박리증
placenta previa	전치태반
polyhydramnios	양수과다
preeclampsia	자간전증
puerperal infection	산욕기감염
trichomoniasis	트리코모나스증
vaginitis	질염
venereal wart	성병성 사마귀

4. 검사, 치료, 수술용어

단 어	의 미
amniocentesis	양막천자
cesarean section(C/S)	제왕절개
dilatation and curettage(D&C)	자궁경관 확장과 내막소파(술)
episiotomy	외음절개(술)
hysterectomy	자궁적출(술)
laparoscopy	복강경검사법
mastectomy	유방절제술
oophorectomy	난소적출(술)
Pap test(Papanicolaou test)	파파니콜로시험(자궁 및 질 분비물검사)
salpingectomy	난관절제술
salpingo-oophorectomy	난관난소절제술
tubal ligation	난관결찰
tuboplasty	난관성형(술)

〈피부과학〉

1. 어 근

어 근	의 미	예 문
derm/o	피부	dermabrasion 박피술
hidr/o	땀	hidradenoma 땀샘종
kerat/o	각질의	keratinase 각질분해효소
melan/o	검은	melanicterus 흑황증
onych/o	손톱, 발톱	onychauxis 손발톱비대
trich/o	털	trichilemmoma 털종
vesic/o	수포	vesiculation 물집형성
xanth/o	노란	xanthelasma 황색판종
xer/o	건조한	xerosis 건조증

2. 증상 용어

단 어	의 미
abscess	농양
acne	여드름
bulla, blister	대수포
corn	티눈
drug eruption	약진
eczema	습진
eruption, exanthem	피진, 발진
erysipelas	단독
erythema	홍반
herpes simplex	단순포진
herpes zoster	대상포진
ingrowing nail	내향성 손(발)톱
macule	반점
nevus	모반
nodule	결절
papule	구진
pruritus, itching	소양증
psoriasis	건선
purpura	자반
pustule	농포
scale	인설
scar, keloid	반흔(켈로이드)
vesicle	소수포
wheal, urticaria	두드러기

3. 진단명

단 어	의 미
alopecia	탈모증
cellulitis	봉소염
dermatitis	피부염
osmidrosis	취한증
tinea pedis	족부백선

4. 검사, 치료, 수술용어

단 어	의 미
punch biopsy	펀치생검, 세절채취법
cryotherapy	냉동요법
dermabrasion	박피술
electrodesiccation	전기건조법
skin test	피부검사

〈정신계〉

1. 어 근

어 근	의 미	예 문
psych/o, ment/o, phren/o	마음	psychalgia 정신성 동통
somat/o	신체	somatesthesia 신체감각
schiz/o	분열	schizophrenia 정신분열병

2. 증상 용어

단 어	의 미
ambivalence	양가성(반대의 감정이 병립하는 정신상태)
amnesia	기억상실, 건망(증)
anxiety	불안
autism	자폐(증)
compulsion	강박(행위)
confabulation	작화증
conversion	전환
delirium	섬망
delusion	망상
dementia	치매
disorientation	지남력 상실, 부위 감각상실
euphoria	도취감
hallucination	환각
illusion	착각
mania	조증
mental retardation	정신박약
neologism	신어구성
obsession	강박관념
phobia	공포(증)

3. 진단명

단 어	의 미
acrophobia	고소공포(증)
anorexia nervosa	신경성 식욕부진증
chronic alcoholism	만성 알코올중독
claustrophobia	밀실공포(증), 밀폐공포

단 어	의 미
delirium tremens(DT)	진전섬망
exhibitionism	노출증
fetishism	대물성 색욕이상증
hypochondriasis	건강염려증
involutional melancholia	퇴행기(갱년기) 울병
manic-depressive illness(MDI)	조울증
neurosis	신경증
obsessive-compulsive disorder	강박장애
organic brain syndrome (OBS)	기질성 뇌증후군
paranoid disoder	망상성장애
personality disorder	인격장애
shizoid p.d.	정신분열성 인격장애
psychosis	정신증
schizophrenia(SPR)	정신분열증
senile dementia	노인성 치매
social phobia	대인공포(증)
somatization disorder	신체화 장애
transsexualism	성전환증
transvestism	의상도착증

4. 검사, 치료, 수술용어

단 어	의 미
behavior therapy	행동요법
EST(eletroshock therapy)	전기충격요법
group psychotherapy	집단정신요법
hypnotherapy	최면(술)요법
intelligent quotient(I.Q)	지능지수

단 어	의 미
milieu therapy	환경요법
MMPI(minnesota multiphasic personality inventory)	다면적 인성검사
psychoanalysis	정신분석(학)

찾 아 보 기

ㄷ

ㅇ

ㅊ

ㅋ

ㅌ

ㅎ

◈ 저자 소개 ◈

천병수 박사

- 영국 그란필드대학 생화학연구소 연수
- 미국 앤더슨 암연구소 박사 후 과정
- 카톨릭대학교 임상의학센타 암연구소 연구교수
- 카이스트대학 의과학연구소 연구교수
- 연세대학교 의과대학 임상의학센타 교수
- 미국 하버드대학 교환교수 역임
- 미국 스탠톤대학 한의학과 교수
- 세계 사이언티스트 200인에 선정(1998년)
- 작가(등단) 겸 칼럼리스트. 500여 편의 논문
- 번역서 10여 권 및 저서 30여 권

건강기초의학대람 II

2025년 11월 10일 초판 인쇄
2025년 11월 15일 초판 발행

저 자 : 천 병 수
펴낸이 : 천 승 배
펴낸곳 : 도서출판 유한문화사

주소 : 경기도 고양시 덕양구 지도로124번길 8-35
전화 : 2668-2055
팩스 : 2668-2565
http://www.yuhansa.com
E-mail : yuhansa@hanmail.net

등록 : 제 5-31호. 1979. 3. 6.

값 45,000 원

ISBN : 978-89-7722-967-9 93590